UNION DES FEMMES DE FRANCE

# MANUEL DE L'INFIRMIÈRE HOSPITALIÈRE

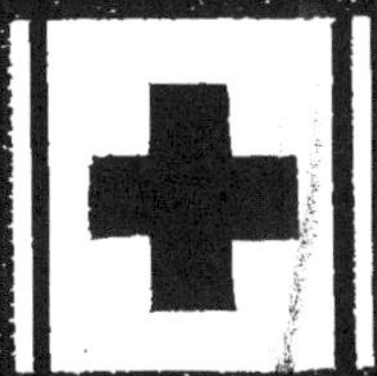

MANUEL

DE

# L'INFIRMIÈRE-HOSPITALIÈRE

L'**Union des Femmes de France** a pour but les secours aux malades et aux blessés en temps de guerre et les secours aux victimes des désastres publics.

Désireuse de s'assurer un personnel instruit, suffisamment nombreux, et de répandre l'instruction nécessaire aux secours à donner, en toutes circonstances, aux malades et aux blessés, elle a organisé, avec le concours de nombreux médecins et pharmaciens, des cours annuels, théoriques et pratiques.

L'ensemble des leçons comprend tout ce que doit savoir une infirmière, une garde-malade.

---

## *RÈGLEMENT*

### I. Certificat d'études élémentaire d'aide-infirmière.

Pour les élèves qui ne peuvent faire les stages dans les Dispensaires-Ecoles de l'Union et dans les hôpitaux :

1° Suivre tous les cours théoriques professés au siège social ou dans les sections des arrondissements ;

2° Suivre les leçons pratiques professées au siège social ;

3° Passer avec succès l'examen de fin d'année.

### II. Certificat d'études d'infirmière-hospitalière.

Les élèves désireuses d'obtenir ce certificat d'études doivent :

1° Suivre tous les cours théoriques professés au siége social ou dans les sections d'arrondissements ;

2° Suivre les leçons pratiques professées au siège social.

3° Faire un stage de trois mois au Dispensaire-Ecole de la Société, dans l'un des quatre trimestres précédant la session des examens ;

4° Passer avec succès l'examen de première année.

*Nota.* — Les élèves, à qui des occupations journalières ne permettent pas de faire ce stage trimestriel, sont autorisées à suivre les cours et les consultations du dispensaire le dimanche matin, pendant six mois.

### III. Diplôme d'infirmière-hospitalière.

Pour obtenir le diplôme d'infirmière-hospitalière de l'Union des Femmes de France après l'examen de première année, il faut :

1° Faire un stage à l'Hôpital-Ecole de la rue de La Jonquière, 32 ;

2° Faire un stage trimestriel dans un hôpital de l'Assistance publique ou dans un hôpital militaire ;

3° Faire un stage de massage au Dispensaire-Ecole de la rue de La Jonquière (3 mois) ;

4° Suivre les cours d'administration militaire ;

5° Passer l'examen avec des notes satisfaisantes.

**CROIX-ROUGE FRANÇAISE**

**UNION DES FEMMES DE FRANCE**

Reconnue d'utilité publique par décret en date du 6 août 1882

RATTACHÉE AU SERVICE DE SANTÉ MILITAIRE

SECOURS AUX BLESSÉS ET MALADES DE L'ARMÉE EN TEMPS DE GUERRE

*Secours aux victimes des désastres publics*

---



# MANUEL

DE

# L'INFIRMIÈRE-HOSPITALIÈRE

RÉDIGÉ SOUS LA DIRECTION DE

## LA COMMISSION MÉDICALE DE L'ENSEIGNEMENT

---

SIXIÈME ÉDITION

---

AVEC 319 FIGURES DANS LE TEXTE

**PARIS**

MASSON ET $C^{ie}$, ÉDITEURS

LIBRAIRES DE L'ACADÉMIE DE MÉDECINE

120, boulevard Saint-Germain.

---

1912

# SIXIÈME ÉDITION
# 1912

---

*Commission médicale de l'Enseignement.*

---

MM.

RECLUS, BOULOUMIÉ, DESFORGES, LABBÉ (MARCEL)
LEROUX (CHARLES), LETULLE, MORIN (ED.)
OZENNE, PASTEAU, PREUD'HOMME, SIGNEZ

---

*Membres des Commissions de Révision.*

---

**Anatomie**

*Président* : Dr Leroux.
*Rapporteur* : Dr Mouchet.
*Membres* : Drs Angelvin.
Jeanton.
Thoumas.
Yvon.

**Petite Chirurgie**

*Président* : Dr Fredet.
*Rapporteur* : Dr Desforges.
*Membres* : Drs Lance.
Morin.
Mouchet.
Wurtz.

---

**Soins aux Malades**

*Président et* Dr Contet.
*Rapporteur* : Dr Chevrey.
*Membres* : Drs Hutinet.
Lucas.
Pasteau.

**Hygiène**

*Président* : Dr Besson.
*Rapporteur* : Dr Rabasse.
*Membres* : Drs Abramoff.
Duvau.
Perregaux.
Tarnaud.

---

**Pharmacie**

*Président* : M. Preud'homme.
*Rapporteur* : M. Jaboin.
*Membres* : M. Dufau.
M. Henri Martin.

# MANUEL

DE

# L'INFIRMIÈRE-HOSPITALIÈRE

## INTRODUCTION

## ROLE ET FONCTIONS DE L'INFIRMIÈRE-HOSPITALIÈRE

**Par le Dr P. BOULOUMIÉ**

Secrétaire général de l'Union des Femmes de France.

Le rôle de l'infirmière-hospitalière, de la garde-malade, est de servir le malade en veillant constamment sur lui et sur tout ce qui l'entoure, et le médecin, en le secondant assidûment et docilement.

Le rôle du médecin est de diriger et prescrire; celui de la garde-malade consiste uniquement à se conformer à la direction donnée, à exécuter ou à faire exécuter les prescriptions.

A elle incombe le soin de mettre en œuvre tous les petits moyens, si utiles pour soulager le malade, pour lui rendre moins pénible sa situation et pour l'amener à la guérison.

« Il faut, dit Hippocrate, le père de la médecine, non seulement faire soi-même ce qui convient, mais encore être secondé par le malade, par ceux qui l'assistent et par les choses extérieures. » C'est pour vous apprendre à seconder le médecin et à faire un bon emploi des choses extérieures que cet enseignement vous est donné. — Il constitue un tout, dont chaque partie a son utilité ; vous devez prêter à toutes une égale attention. Si, dans les leçons, on vous donne quelques notions d'anatomie et de physiologie, d'hygiène, de pharmacie, de médecine et même de chirurgie, de soins aux malades et aux blessés, c'est uniquement pour que vous puissiez remplir votre mission d'aide du médecin.

Ces notions sommaires vous permettront en même temps d'apprécier combien plus étendu doit être le savoir du médecin ou du chirurgien et quel danger peut faire courir au malade ou au blessé l'intervention active de l'infirmière en dehors de ceux-ci ou de leurs prescriptions.

Ne vous laissez donc jamais aller à empiéter sur les attributions du médecin et à vous livrer à des pratiques qui ont pu parfois être taxées d'exercice illégal de la médecine. Outre qu'elles tombent sous le coup de la loi, elles seraient un manquement des plus blâmable à vos devoirs envers vos maîtres les médecins, envers la société qui vous a conféré certificat et diplôme et surtout envers les malades, auxquels vous risqueriez d'être souvent plus nuisibles qu'utiles.

Vous aurez à veiller, avec un soin tout particulier, à ce qui concerne l'hygiène physique du malade, comme aussi à son hygiène morale. Vous n'oublierez jamais que les soins de propreté et de désinfection doivent porter aussi bien sur le personnel hospitalier que sur les malades, l'infirmière-hospitalière devant, d'ailleurs, donner à tous l'exemple de la propreté la plus parfaite. De ces soins de propreté et des précautions antiseptiques et aseptiques minutieusement prises dépendent, en effet, vous le verrez, la guérison ou la mort du blessé. La responsabilité de la garde-malade, de l'infirmière-hospitalière, comme l'importance de son rôle sont donc immenses en pareil cas.

Très important aussi est le rôle de l'infirmière-hospitalière dans la convalescence, qui exige une surveillance toute particulière : mais je n'y insiste pas, ces divers points devant être envisagés et traités dans les leçons d'hygiène et de soins aux malades.

Il est, par contre, une partie considérable de vos attributions, celles qui sont d'ordre moral autant que matériel, sur laquelle je dois arrêter quelques instants votre atttention.

***Attitude de l'infirmière-hospitalière auprès des malades.*** — Par ces mots, il faut entendre l'attitude physique et l'attitude morale.

Une garde-malade doit tout faire en vue du malade et lui éviter toute fatigue, toute préoccupation ; elle doit toujours être à son service sans déployer un zèle fatigant et intempestif ; tout ce qu'elle fait doit être bien conçu, bien réglé, et exécuté avec précision.

Elle doit se placer en vue du malade, de manière à pouvoir le surveiller et voir un signe par lequel il peut l'appeler ; elle doit travailler à un travail régulier, un peu lent et, dans tous les cas, pouvant se faire sans bruit, sans déplacement et sans grands mouvements ; les ouvrages de tapisserie, de broderie sont ceux qui lui conviennent le mieux.

Tous les bruits inutiles doivent être évités, et ceux qui sont inévitables doivent être aussi réduits que possible. Les moindres bruits, en effet, sont une occasion de fatigue, d'énervement, parfois de réveil en sursaut et d'émotion pour le malade ; une robe qui bruisse, des chaussures qui craquent ou crient, une porte qui grince sur ses gonds, des jalousies, des persiennes qui battent fatiguent toujours et parfois exaspèrent les malades : il faut absolument que tous ces bruits leur soient évités.

Par son attitude autant que par ses actes, l'infirmière-hospitalière doit inspirer confiance au malade. Elle doit être calme, empressée sans affectation ni agitation, sûre d'elle-même et sachant toujours ce qu'elle va faire, et comment elle va le faire, quand elle se met en mouvement. Elle doit toujours agir avec précision et résolution. En faisant ainsi, elle donnera confiance au malade autant que par l'attention soutenue avec laquelle elle s'occupera de lui, afin que rien ne manque, que tout arrive au moment voulu et que nulle inquiétude ne puisse venir à l'esprit de celui qu'elle surveille.

Il faut, dans une chambre de malade, éviter tout chuchotement, toute conversation d'allure et de ton mystérieux, que ce soit avec l'entourage ou avec le médecin, pour ne pas fatiguer ou préoccuper le malade.

Il ne faut jamais penser tout haut, c'est-à-dire parler sans savoir exactement ce que l'on veut dire et faire. Il ne faut pas davantage parler trop haut à un malade, et l'interpeller brusquement. Il ne faut pas non plus le réveiller brusquement ou dans le premier sommeil, lui parler trop longuement, exciter son attention sous prétexte de le distraire, au moment où il doit s'endormir et se reposer.

Il faut éviter d'adresser au malade des questions réitérées sur son état et de le fatiguer ou de l'émouvoir inutilement, sous le prétexte ou en raison de l'intérêt qu'on lui porte. Savoir laisser un malade tranquille est une grande chose et une chose rare, même de la part des gens les plus intelligents. Être là, toujours en éveil, pour deviner ses désirs et s'y conformer s'ils sont compatibles avec les soins que comporte son état, pour faire tout ce qui a été prescrit, et pour saisir le moment de le faire sans le fatiguer, pour donner spontanément ou sur la d mande du malade tels ou tels petits soins suivant les circonstances, et tout faire à propos et adroitement, voilà le rôle et le devoir d'une garde-malade ou d'une infirmière, hospitalière ou autre.

Surtout quand un malade est affaibli, il ne faut pas lui parler trop bas pour ne pas l'obliger à faire un effort pour entendre, et il faut lui dire nettement ce qu'on a à lui dire, et non lui parler comme à un enfant, ainsi qu'on le fait souvent ; il ne faut pas lui parler longtemps et le laisser répondre trop longuement. Il ne faut pas, surtout, entrer en discussion avec lui ; s'il proteste contre ce qui est dit ou fait, il faut, avec douceur, mais avec énergie, lui faire comprendre clairement ce que l'on veut et pourquoi il est nécessaire qu'il s'y soumette. Quand il va mieux, on peut prolonger la conversation en lui racontant des choses ayant pour lui de l'intérêt, mais éviter encore tout ce qui peut l'émouvoir ou le surexciter, lui raconter ce qu'on a lu dans les journaux, ce qu'on a vu dans des voyages, etc., mais ne pas le lasser par des bavardages ou des récits mal présentés.

Plus tard, on lui fait quelques lectures bien choisies et bien coupées, en prononçant nettement et d'une voix suffisamment élevée. Ces lectures sont choisies à l'avance d'après les goûts et l'éducation du malade.

Les premiers livres à donner aux malades sont des livres illustrés, qui distraient sans fatiguer. On peut ensuite, progressivement, permettre quelques lectures, quelques travaux manuels.

Enfin, quand le malade se lève, il faut, au début, éviter de lui parler lorsqu'il sera debout ou en marche, éviter qu'il ne se mêle d'emblée aux conversations générales et ne se fatigue en aucune manière, la fatigue pouvant ramener de la fièvre et user inutilement les forces à peine renaissantes.

***Visites.*** — Vous aurez à surveiller les visites aux malades ; elles doivent être réglées avec soin ; leur nombre et leur durée doivent varier suivant l'état du malade ; parfois même, il faut les interdire complètement. Le visiteur doit toujours se placer en face du malade, parler peu et articuler nettement, bien écouter et ne pas discuter, éviter tout propos ayant rapport à la maladie et à ses conséquences ou au traitement suivi, sauf pour encourager à le suivre avec confiance ; les propos du visiteur sur ces matières pourraient être en désaccord avec ce qui a été dit par le médecin ou ses aides et ébranler la confiance, qui est un sérieux élément moral de guérison.

C'est à la personne chargée de la surveillance du malade qu'incombe le droit de faire cesser la visite, dès qu'elle aperçoit chez celui-ci les premiers indices de fatigue.

En cas de maladie grave, mais curable, ou de maladie incurable, mais à échéance un peu éloignée, ou dans laquelle le malade se fait illusion sur son état, il faut employer avec discernement tous les moyens pour relever son moral. Le faire sortir de l'indifférence et de la passivité dans lesquelles l'a plongé la maladie ést surtout indispensable à sa guérison, quand elle est possible. Dans les hôpitaux militaires, la perspective d'un congé de convalescence, d'un retour prochain dans la famille, d'une pension qui permettra de vivre honoré et à l'abri du besoin, d'une récompense, médaille, décoration, citation, est souvent d'un grand secours ; il en est de même, dans certains cas, de l'assurance formelle d'une guérison prochaine. Quand le malade se sait perdu, il ne faut user de ces moyens qu'avec beaucoup de tact, car ils peuvent aller à l'encontre du but poursuivi, en lui enlevant toute confiance dans les paroles de ceux qui le soignent. Il faut alors relever son courage en lui parlant d'une durée beaucoup plus longue qu'il ne croit de son état, des temps d'arrêt qui se produisent toujours dans la marche des maladies, des modifications possibles et probables à l'occasion de telle ou telle chose, et, s'il a des idées religieuses, l'engager adroitement à chercher des consolations et du courage dans l'exercice de ses devoirs religieux.

***Convalescence.*** — Dans la convalescence, le rôle de la garde-malade est immense ; bien rempli, il peut hâter et amener la guérison définitive ; mal rempli, il peut favoriser les rechutes et causer la mort de ceux qui viennent d'y échapper.

Il faut, durant cette période intermédiaire à la maladie et à la santé, veiller au fonctionnement régulier de tous les organes qui renaissent, pour ainsi dire, ou reprennent leur activité troublée ou suspendue depuis un temps plus ou moins long.

Il faut ménager scrupuleusement les forces du convalescent ; il en a encore si peu, et il en a tant à récupérer ! Aussi faut-il le faire coucher ou se reposer plus ou moins souvent dans la journée et le surveiller d'assez près, sans l'obséder cependant, pour prévoir le moment où surviendrait la fatigue, et ne pas attendre que celle-ci soit arrivée pour faire prendre un repos. Les muscles se fatiguent vite durant cette période, et les courbatures se manifestent facilement. Durant les premiers jours de la convalescence, il faut se méfier des syncopes que peuvent provoquer la faiblesse et l'anémie du cerveau qui en est la conséquence, à l'occasion d'un mouvement brusque fait pour se lever ou se retourner, ou quelquefois d'une émotion un peu vive.

L'appétit doit être parfois stimulé, mais le plus souvent modéré, et la plus stricte surveillance doit, dans ce dernier cas, être exercée sur le convalescent, notamment quand il relève d'une maladie ayant spécialement porté sur les voies digestives. Une indigestion, par défaut de qualité ou par excès de quantité de la nourriture, peut provoquer une rechute, grave dans certains cas, et entraîne toujours une prolongation de l'état maladif.

Toutes les précautions doivent être prises pour que le sommeil soit respecté ; il est indispensable au rétablissement du système nerveux et de toutes les fonctions, puisque toutes sont plus ou moins directement sous la dépendance de celui-ci.

***Agonie et décès.*** — Le rôle de la garde-malade ne cesse pas auprès d'un agonisant, tout au contraire, que ce soit dans la famille ou dans un hôpital. Dans la famille, elle devra conserver son sang-froid au milieu des lamentations des parents, éviter autant que possible au moribond ces cruelles émotions des derniers moments, et donner le ton par la correction et le calme de son attitude, en montrant bien qu'elle agit et commande dans l'intérêt du malade. Elle évitera, notamment, qu'on s'adresse au moribond, en l'appelant, en lui parlant haut, pour réveiller son attention, et surtout qu'on lui adresse cette question : « Vous me reconnaissez bien, n'est-ce pas ? Je suis un tel, etc., etc. » Par un sentiment d'égoïsme irréfléchi, les derniers moments d'un être cher ont ainsi bien souvent été troublés par l'appréciation plus ou moins exacte de sa situation et de l'imminence de la mort.

D'autres fois, dans la famille ou l'entourage, quelqu'un crie et se lamente et, si la respiration s'arrête un instant, si les traits changent d'aspect, s'il y a mort apparente, s'écrie : « Il est mort ! c'est fini ! etc. » L'infirmière-hospitalière ne devra pas oublier que, s'il ne reste pas au moribond la force de parler, il lui reste la faculté d'entendre. Méfiez-vous toujours de la conversation et quelquefois de l'acuité du sens de l'ouïe chez les malades et les moribonds. Parmi ceux-ci, devant lesquels on disait : « Il est mort », quelques-uns ont répondu d'une voix faible : « Pas encore ! »

Dans un hôpital spécialement, l'infirmière doit toujours veiller à ce que les moribonds soient entourés de tous les égards auxquels ils ont droit ; elle doit faire entourer leur lit de paravents et, autant que possible, ne quitter la salle qu'après la mort. Elle se tient même pendant toute la durée de l'agonie à portée du malade, tant pour le secourir que pour recevoir, au besoin, ses confidences.

Quand la mort est venue, elle informe immédiatement le médecin de garde, et elle porte le billet du défunt, au bureau des entrées, où sont remplies les formalités administratives.

L'infirmière dirige ensuite les diverses opérations qu'exige la levée du corps et le fait transporter à la salle des morts, à l'heure fixée par le médecin. Elle exige des infirmiers et des infirmières, dans l'accomplissement de ces fonctions, la plus grande décence et la plus grande réserve ; elle évite soigneusement de laisser voir aux autres malades le cadavre de leur camarade. Revenant ensuite dans la salle, elle fait enlever et remplacer les fournitures du lit dans lequel a eu lieu le décès, en prenant, dans ces diverses opérations, toutes les mesures antiseptiques prescrites.

N'oubliez jamais, au cours de votre noble mission, que vous tenez souvent en vos mains la vie du malade qui vous est confié, et que votre rôle auprès de lui est celui d'une mère ou d'une sœur.

---

# I

# ÉLÉMENTS D'ANATOMIE

**Par le Dr Albert MOUCHET**
Chirurgien des hôpitaux de Paris.

---

« L'anatomie a pour objet l'étude de la forme, de la structure et du développement des êtres organisés » (Poirier).

Dans l'exposé des notions élémentaires auquel nous devons nous borner ici, nous laissons de côté l'embryologie et l'histologie, et nous n'aurons en vue que l'anatomie descriptive. Chemin faisant, nous compléterons les descriptions anatomiques par quelques brèves notions de physiologie.

Le corps humain est un assemblage de cellules.

Les cellules d'une certaine variété se réunissent entre elles pour constituer des *tissus* : tissu osseux, tissu cartilagineux, tissu musculaire, tissu conjonctif, tissu épithélial, tissu nerveux.

Le tissu *conjonctif* est le plus répandu de tous dans l'économie, parce qu'il sert de tissu de soutien, de ciment pour les autres tissus ou encore de tissu de remplissage (tissu fibreux, aponévroses, tendons, tissu adipeux, couche profonde de la peau, membrane basale des séreuses, etc.).

Le tissu *épithélial* sert de revêtement, de vernis ; formé d'une ou de plusieurs couches de cellules accolées, il constitue le revêtement extérieur du corps (*épiderme de la peau*) et le revêtement interne des cavités (épithélium de la *muqueuse* des cavités du corps ou épithélium à rôle sécréteur des *glandes*).

Les tissus se réunissent pour constituer des *organes* ; un *appareil* constitue un ensemble d'organes (ainsi l'appareil de la locomotion comprend des os, des muscles, des articulations).

## OSTÉOLOGIE.

Les os forment le *squelette* et constituent la charpente du corps humain. Sur ces os prennent insertion les muscles, qui servent aux mouvements.

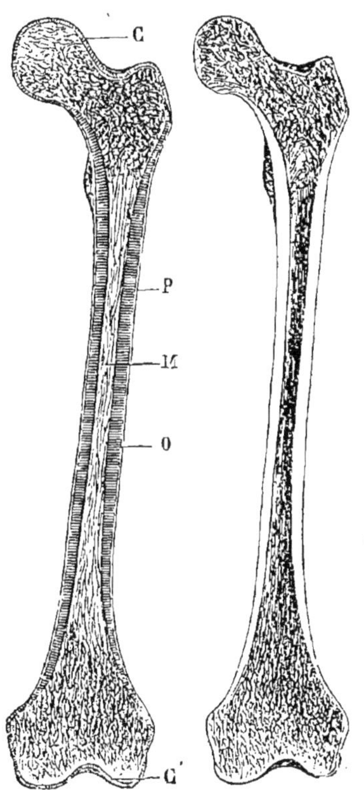


Fig. 1. — Coupe longitudinale d'un fémur adulte.— Os frais. — Os sec.

CC', Épiphyses ; O, diaphyse ; P, périoste ; M, moelle.

On distingue :

Les OS LONGS (fémur ou os de la cuisse, le plus long de l'économie, humérus, radius, etc.) ;

Les OS PLATS (omoplate, os iliaque) ;

Les OS COURTS (os du carpe, os du tarse).

Les os longs ont un corps appelé encore *diaphyse* et deux extrémités ou *épiphyses*. De ces deux épiphyses, la plus rapprochée du tronc est dite *proximale*, la plus éloignée *distale* (fig. 1).

La couleur des os est blanc rosé. On rencontre à leur surface des saillies dénommées *apophyses* (ne pas confondre avec épiphyses ; ces apophyses, sont, entre autres exemples, le grand et le petit trochanter au fémur, l'acromion à l'omoplate, l'apophyse styloïde au radius, etc.).

Les os présentent à leur surface les nombreux orifices des conduits vasculaires, par lesquels passent les vaisseaux sanguins de nutrition. Il passe également par ces conduits des veines et des filets nerveux, accompagnant les artères.

Sauf dans les endroits revêtus de cartilage (extrémités « articulaires »), la surface des os est recouverte par une membrane conjonctive (fibro-élastique), plus ou moins épaisse et plus ou moins adhérente suivant les régions, qu'on appelle PÉRIOSTE ; c'est la membrane nourricière de l'os (fig. 1).

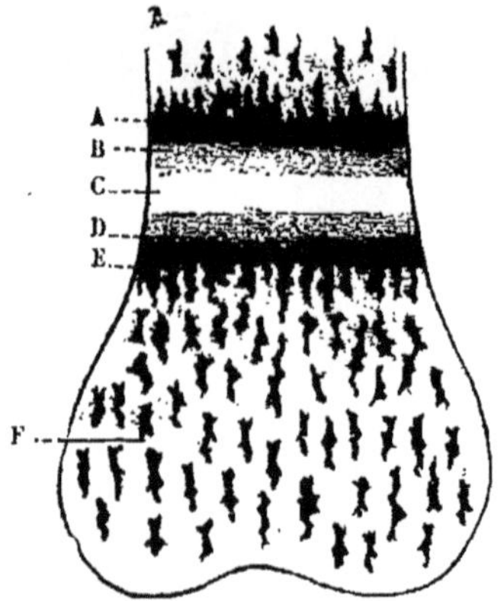


Fig. 2. — Coupe schématique d'un cartilage de conjugaison d'un os long (Charpy et Cunéo).

A, Zone calcifiée ; B et D, zone prolifératíve ; C, cartilage ; E, ligne d'ossification ; F, épiphyse.

Cette membrane, riche en éléments cellulaires, en vaisseaux et nerfs, préside à l'*accroissement* de l'os *en épaisseur*. C'est sur elle que s'insèrent les aponévroses et les tendons.

Un os long est formé d'un cylindre de substance compacte creusé d'un *canal médullaire* rempli par une substance molle, semi-fluide, généralement jaunâtre, qui est la *moelle* (fig. 1).

Cete substance grasse est constituée par une charpente de tissu conjonctif soutenant des vaisseaux et des nerfs, par des cellules médullaires spéciales, par des cellules adipeuses, par de la graisse libre.

Les *épiphyses* des os longs sont formées par une mince lame de tissu compact entourant un tissu spongieux dont les mailles renferment une moelle rouge.

Dans les *os plats*, une double lame de tissu compact, plus ou moins épaisse, et dans les *os courts* une mince coque compacte renferment une masse spongieuse.

Les os sont formés, — le plus souvent tout au moins, — aux dépens du tissu cartilagineux. Ainsi un os long n'est constitué par de la substance osseuse dans sa totalité que lorsque la croissance du sujet est complètement achevée, entre vingt et vingt-cinq ans.

Jusque-là il reste entre la diaphyse ossifiée et l'épiphyse également ossifiée une zone cartilagineuse, dite *cartilage de conjugaison* ou *cartilage jugal* (fig. 2) ; cette zône, relativement assez épaisse dans les premières années de la vie, va en s'amincissant au fur et à mesure de la croissance du sujet. Elle disparaît quand cette croissance est terminée ; l'ossification est alors complète. On dit que l'épiphyse s'est soudée à la diaphyse.

C'est aux dépens de ce cartilage jugal, principalement au niveau de sa face diaphysaire, que se fait l'accroissement en longueur des os.

Ainsi l'accroissement en épaisseur des os est dû au périoste ; l'accroissement en longueur est dû au cartilage jugal ou cartilage « dia-épiphysaire ».

***Constitution générale du squelette.*** — Le squelette humain se compose essentiellement d'une série de pièces osseuses, les *vertèbres*, superposées en une colonne qui répond au plan médian du corps, la colonne vertébrale (fig. 3).

De la partie moyenne de cette colonne, se détachent des arcs osseux, les *côtes*, qui viennent s'unir en avant à un os médian, le *sternum*, circonscrivant ainsi une cage osseuse, le *thorax*, qui loge les organes respiratoires et circulatoires.

A la partie supérieure de la colonne, les vertèbres modifiées profondément forment la *face* et le *crâne* ; à la partie inférieure, elles se soudent en un os médian, le *sacrum* terminé par le *coccyx*.

Toutes ces parties rattachées à la colonne vertébrale forment le *squelette du tronc*.

Les *membres* sont formés de pièces osseuses longues, placées bout à bout, prenant appui sur le tronc : membres *supérieurs* (antérieurs chez les animaux) appendus au thorax par la *ceinture scapulaire* (clavicule et omoplate) ;

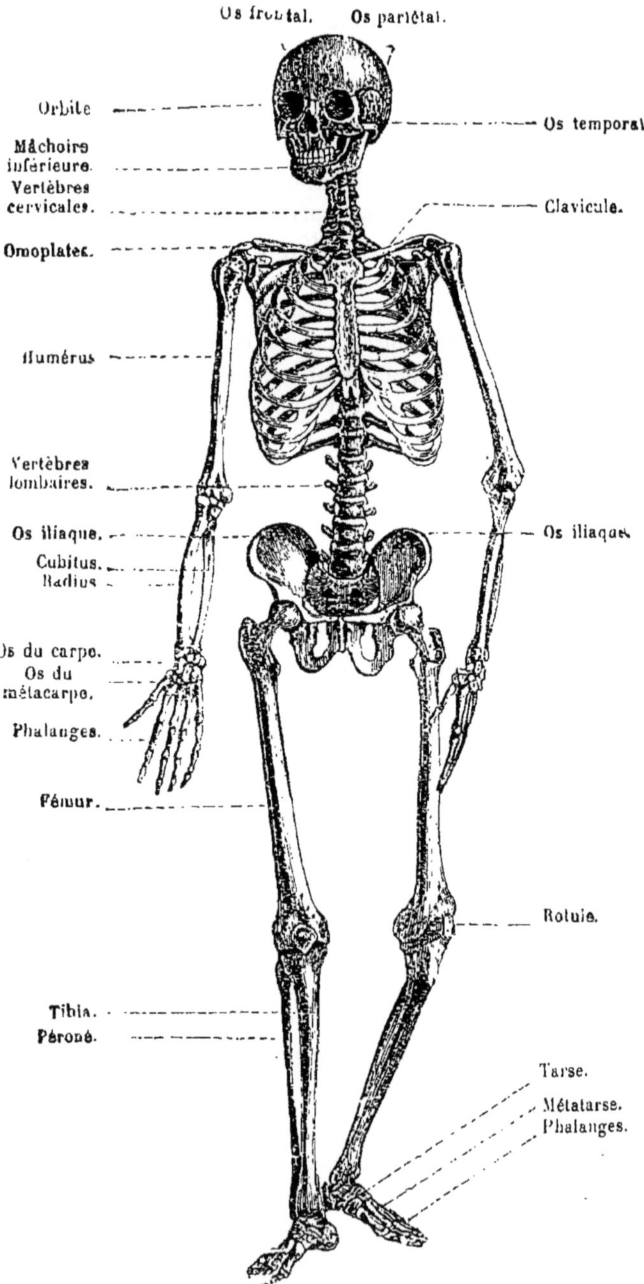


Fig. 3. — Squelette.

membres *inférieurs* (postérieurs chez les animaux) appendus au tronc par la *ceinture pelvienne* (os iliaques articulés avec le sacrum, circonscrivant ainsi une cavité dite cavité pelvienne ou *bassin*).

## I. — SQUELETTE DU TRONC.

Le squelette du tronc comprend la *colonne vertébrale*, les *côtes* et leurs *cartilages*, le *sternum*.

**Colonne vertébrale.** — La colonne vertébrale est formée par 33 vertèbres superposées et articulées entre elles : *vraies vertèbres*, comprenant de haut en bas *7 cervicales*, *12 dorsales*, *5 lombaires* ; et *fausses vertèbres*, le *sacrum* (5 vertèbres soudées entre elles) et le *coccyx* (4 vertèbres soudées, très atrophiées).

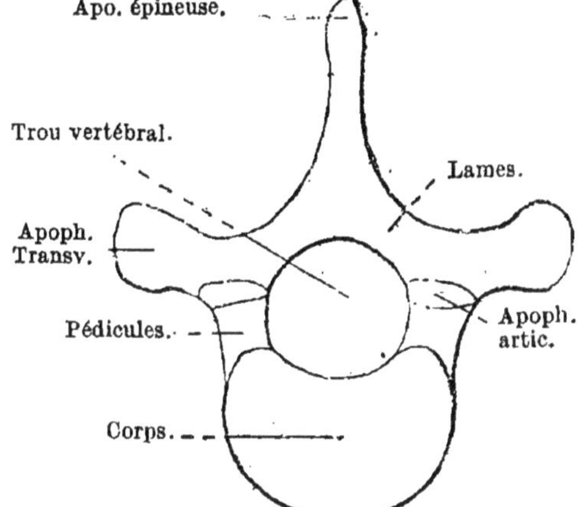

Fig. 4. — Vertèbre schématique, vue d'en haut.

Une vertèbre schématique est comparable à une bague osseuse dont le chaton serait tourné en avant ; ce chaton représente le *corps* ; le reste de la bague forme les *lames* rattachées au corps par les *pédicules*. Les lames se prolongent en arrière en une *apophyse épineuse* (les apophyses épineuses de la région dorsale, qui sont assez saillantes, forment par leur superposition ce qu'on appelle vulgairement l'épine dorsale). De chaque côté, à l'union de la lame et du pédicule, se trouvent les *apophyses transverses*, dirigées horizontalement en dehors (fig. 4).

Au même niveau que ces apophyses, se détachent verticalement les apophyses *articulaires* avec leurs facettes supérieures pour l'articulation avec la vertèbre sus-jacente, inférieures pour l'articulation avec la vertèbre sous-jacente (fig. 5).

L'orifice circonscrit par le corps et les lames est le *trou vertébral.*

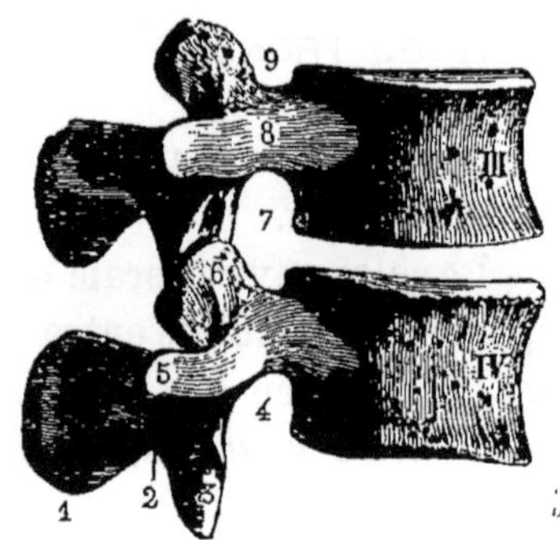


Fig. 5. — Troisième et quatrième vertèbres lombaires, vues de profil.

1, Apophyse épineuse ; 2, lames ; 3, apophyse articulaire inférieure ; 4, échancrure contribuant à former le trou de conjugaison, 7 ; 5 et 6, apophyses transverses.

La superposition des corps vertébraux forme une colonne pleine antérieure ; cette colonne limite avec la colonne des arcs superposés le *canal rachidien*, qui loge la moelle, les racines des nerfs rachidiens, leurs enveloppes et des vaisseaux.

Les pédicules limitent avec les pédicules des vertèbres contiguës les trous dits de *conjugaison*, par où sortent les nerfs rachidiens après leur origine à la moelle.

La première vertèbre cervicale porte le nom d'*atlas* ; elle présente un arc antérieur, un arc postérieur et deux colonnes osseuses nommées masses latérales, qui sont articulées avec la face inférieure de l'os occipital (fig. 6).

La deuxième vertèbre cervicale, ou *axis*, porte sur la face supérieure de son corps une dent ou apophyse odontoïde (fig. 6).

La *septième vertèbre cervicale* a une apophyse épineuse volumineuse, très saillante sous la peau chez tous les sujets : on l'appelle vertèbre *proéminente.*

La colonne vertébrale décrit des *sinuosités*, de telle sorte que, convexe en avant à la région cervicale et à la région lombaire, elle est concave en avant à la région dorsale et à la région sacrée.

De haut en bas, il y a donc successivement : convexité antérieure cervicale ; concavité antérieure dorsale ; convexité antérieure lombaire, concavité antérieure sacro-coccygienne (fig. 7).

La courbure lombaire est plus accentuée chez la femme.

A l'union de la courbure lombaire et de la courbure sacrée,

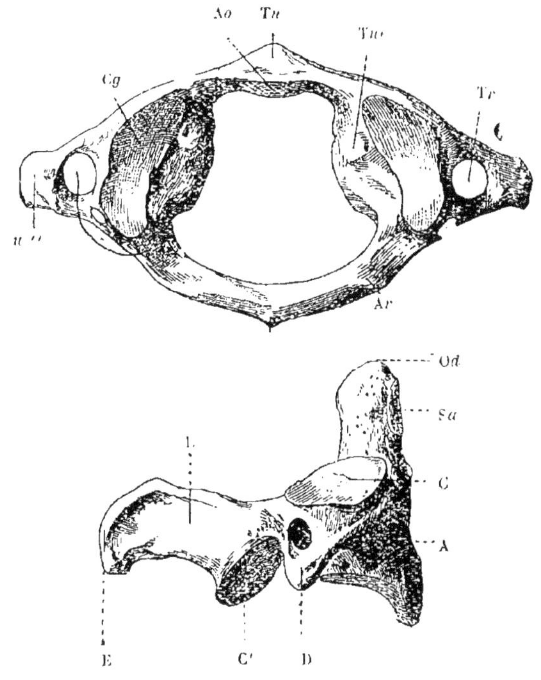


Fig. 6. — Atlas vu par sa face supérieure, et axis vu de profil.

Cg, Cavité glénoïde ; Ao, articulation apophyse odontoïde ; Tu, tubercule antérieur ; Tu', tubercule transverse ; Tr, trou transverse ; Ar, arc postérieur ; Tu'', tubercule latéral ; A, corps ; C, apophyse articulaire supérieure ; C', apophyse articulaire inférieure ; D, apophyse transverse avec son trou ; E, apophyse épineuse ; Sa et S'a', surface articulaire de l'atlas et de l'axis ; Od, apophyse odontoïde ; I, lame.

se trouve l'angle sacro-vertébral, ou *promontoire* (fig. 7).

***Thorax***. — La cage thoracique est formée par la colonne vertébrale dorsale en arrière, les côtes et les cartilages qui leur font suite sur les côtés, le sternum en avant (fig. 8 et 9).

Les côtes sont articulées en arrière avec les vertèbres par leurs têtes (corps vertébral) et par leurs tubérosités (apophyses transverses). En avant, elles sont reliées par leurs cartilages à un os médian, impair, qui est le sternum (fig. 8 et 9).

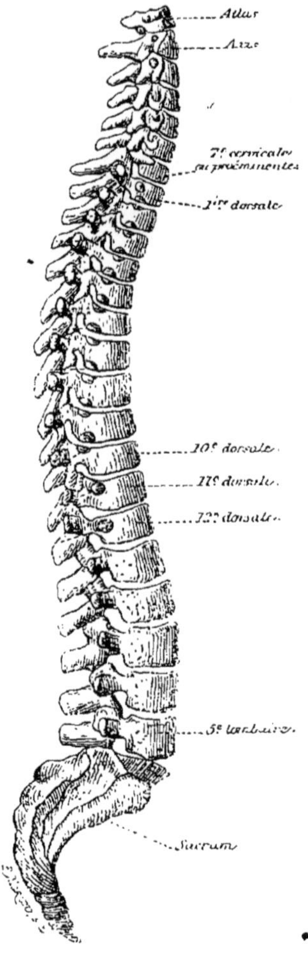


Fig. 7. — Colonne vertébrale, vue de profil.

Ce *sternum* o aplati, présente trois pièces osseuses principales : une supérieure, large, la poignée (ou manubrium) ; une moyenne, le corps, et une inférieure, effilée, l'appendice xiphoïde.

Les côtes sont des arcs osseux, au nombre de douze paires, désignées en allant de haut en bas : les sept premières sont les *vraies côtes*, c'est-à-dire qu'elles sont unies directement au sternum par leurs cartilages correspondants ; la huitième, la neuvième et la dixième côte sont dites *fausses côtes*, c'est-à-dire que leurs cartilages ne s'insèrent pas directement sur le sternum, mais s'insèrent sur le cartilage sus-jacent. Enfin les deux dernières côtes sont des *côtes flottantes* : l'extrémité antérieure du onzième cartilage costal et celle du douzième sont libres.

Les côtes sont séparées par des espaces comblés par des muscles intercostaux, des vaisseaux et des nerfs : il existe 11 espaces intercostaux. Le premier est situé entre la première et la deuxième côte.

***Membre supérieur, thoracique.*** — Le membre supérieur ou membre thoracique est appendu au tronc

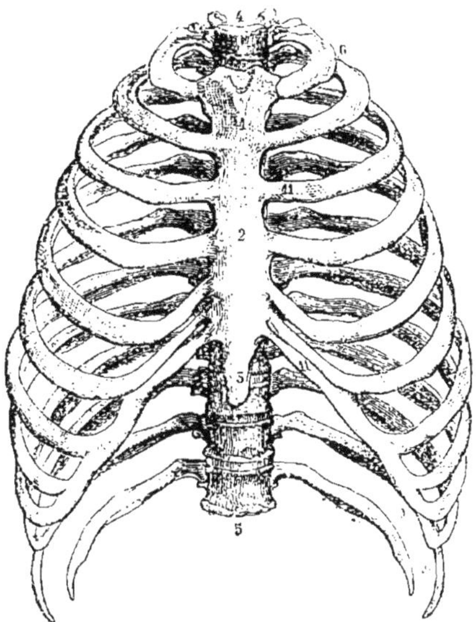

Fig. 8. — Thorax, face antérieure.

1, Poignée sternale ; 2, corps du sternum ; 3, appendice xiphoïde ; 4, ouverture supérieure du thorax ; 5, ouverture inférieure ; 6, première côte ; 7, deuxième côte ; 8, côtes sternales ; 9, fausses côtes ; 10, côtes flottantes ; 11, cartilages costaux.

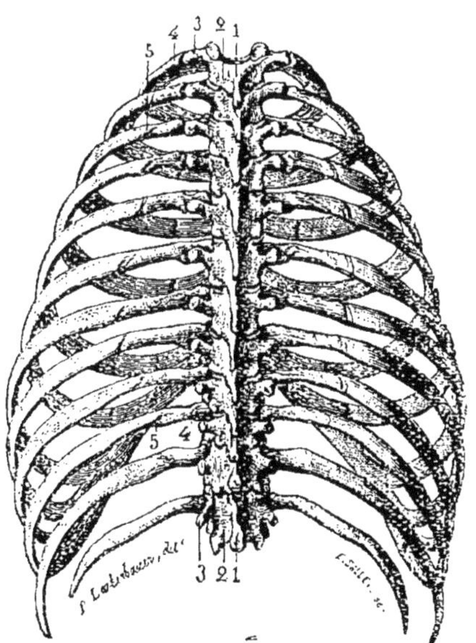

Fig. 9. — Thorax, face postérieure.

1, Crête épineuse ; 2, gouttières vertébrales ; 3, apophyses transverses ; 4, partie dorsale des côtes ; 5, angle des côtes.

par la ceinture scapulaire ; il est formé par quatre segments : 1° l'épaule ; 2° le bras ; 3° l'avant-bras ; 4° la main.

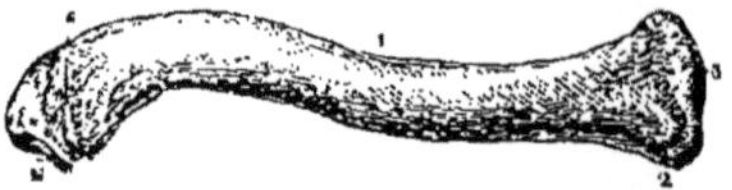

Fig. 10. — Clavicule droite, face supérieure (Sappey).

1, Corps ; 2, extrémité interne ; 3, facette sternale ; 4, extrémité externe ; 5, facette acromiale.

Ne pas oublier que le sujet est supposé placé au port d'armes, le membre supérieur collé au tronc, la paume de la main en avant et le pouce en dehors.

1° **Épaule.** — La ceinture scapulaire est constituée par deux os : la clavicule en avant, l'omoplate en arrière.

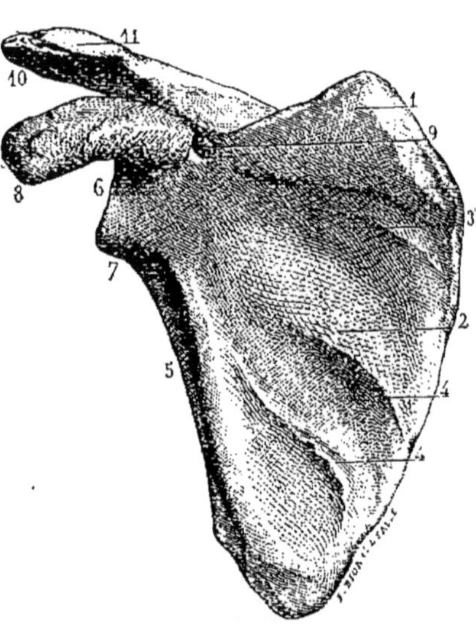


Fig. 11. — Omoplate droite, face antérieure.

1, 2, Fosse sous-scapulaire ; 3, 4, crêtes pour l'insertion du sous-scapulaire ; 5, bord axillaire ; 6, cavité glénoïde ; 7, insertion du triceps ; 8, apophyse coracoïde ; 9, échancrure coracoïdienne ; 10, acromion ; 11, facette articulaire claviculaire.

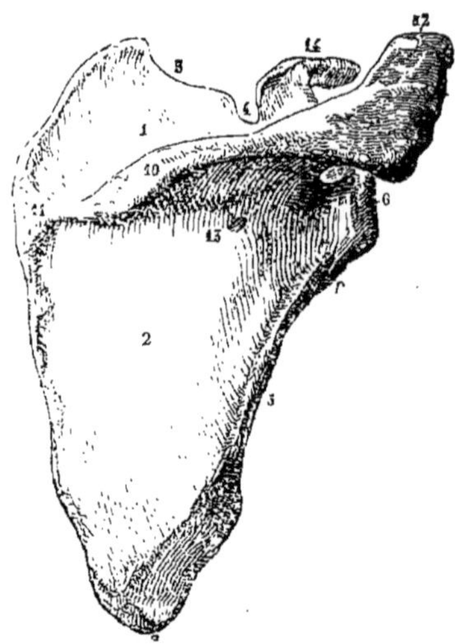


Fig. 12. — Omoplate droite, face postérieure.

1, Fosse sus-épineuse ; 2, fosse sous-épineuse ; 3, bord supérieur ; 4, échancrure coracoïdienne ; 5, bord axillaire ; 6, cavité glénoïde ; 7, angle inférieur ; 8, insertion du triceps ; 9, bord spinal ; 10, bord postérieur de l'épine ; 11, racine de l'épine ; 12, acromion ; 13, base de l'épine ; 14, acpohypse oracoïde.

La *clavicule*, placée latéralement à la partie antérieure et supérieure du thorax, s'articule en dedans avec le sternum et le premier cartilage costal, en dehors par l'acromion avec l'omoplate (fig. 10).

L'*omoplate* est un os plat, mince, triangulaire, à angle inférieur aigu (pointe de l'omoplate) (fig. 11 et 12).

Sa face postérieure, dorsale, présente une forte lame osseuse, l'épine de l'omoplate, qui se continue en dehors *avec l'acromion*. Au-dessus de cette épine est la « fosse sus-épineuse »; au-dessous, la « fosse sous-épineuse » (fig. 12).

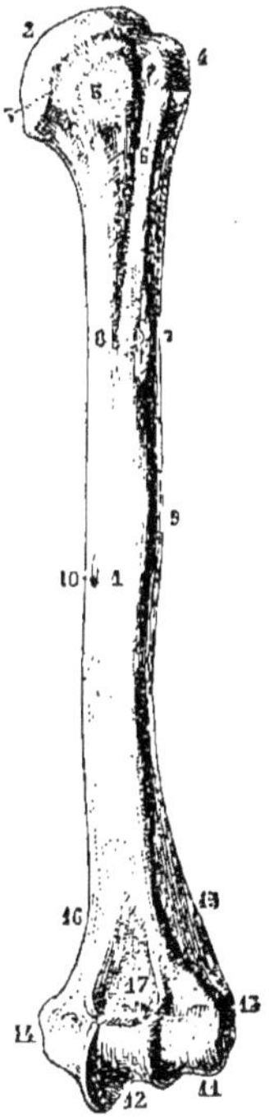

2° **Bras.** — L'os du bras, ou *humérus*, est un os long, qui s'articule en haut avec l'omoplate (cavité glénoïde de l'angle supéro-externe de l'omoplate), en bas avec le radius et le cubitus (fig. 13).

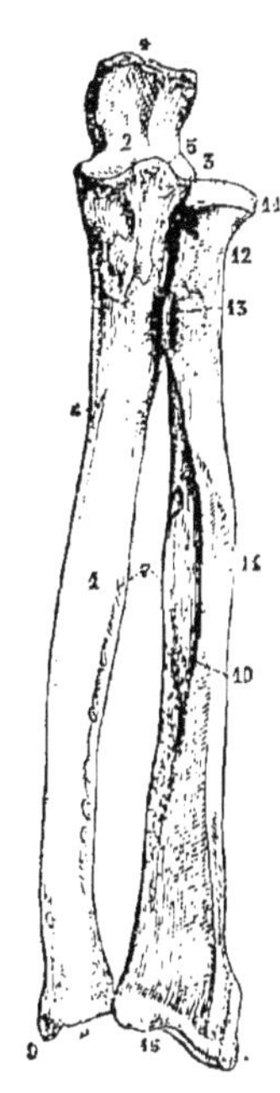

Fig. 13. — Humérus gauche, face antérieure (Sappey).

1, Diaphyse ; 2, tête humérale ; 3, col anatomique ; 4, grosse tubérosité ; 5, petite tubérosité ; 6, gouttière bicipitale : 7, insertion du coraco-huméral ; 8, bord antérieur ; 9, face externe ; 10, conduit nourricier ; 11, condyle ; 12, trochlée ; 13, épicondyle ; 14, épitrochlée ; 15, bord externe ; 16, bord interne ; 17, cavité coronoïdienne.

Fig. 14. — Radius et cubitus gauches (Sappey).

1, Corps du cubitus ; 2, grande cavité sigmoïde ; 3, petite cavité sigmoïde ; 4, olécrâne ; 5, apophyse coronoïde ; 6, trou nourricier ; 7, espace interosseux ; 8, tête du cubitus ; 9, apophyse styloïde du cubitus 10, corps du radius ; 11, tête du radius ; 12, son col ; 13, tubercule bicipital ; 14, insertion du rond pronateur ; 15, extrémité inférieure du radius ; 16, apophyse styloïde du radius.

3° **Avant-bras.** — Le squelette de l'avant-bras est

représenté par deux os disposés parallèlement : le radius en dehors, le cubitus en dedans (fig. 14) (1).

4° **Main.** — La main, segment terminal du membre

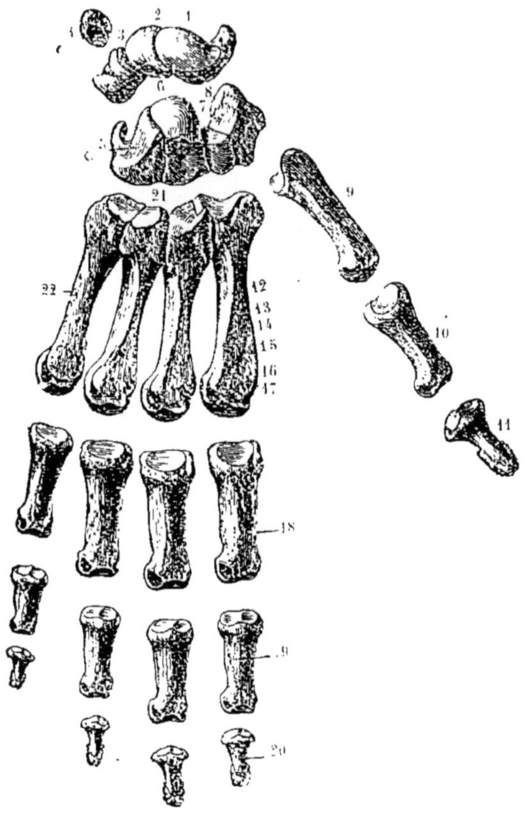


Fig. 15. — Os de la main droite, face dorsale.

1, Scaphoïde ; 2, semi-lunaire ; 3, pyramidal ; 4, pisiforme ; 5, os crochu ; 6, grand os ; 7, trapézoïde ; 8, trapèze ; 9, 1er métacarpien ; 10 et 11, phalanges du pouce ; 12 à 17, portions d'un métacarpien ; 18, 19, 20, phalanges de l'index ; 21, 3e métacarpien ; 22, 5e métacarpien.

supérieur, est constituée par le massif osseux du *carpe* (poignet), d'où se détachent comme autant de rayons

(1) Le cubitus présente deux saillies à son extrémité supérieure : une postérieure et verticale, l'*olécrâne* ; une antérieure, horizontale, sorte de console, l'*apophyse coronoïde*. Entre les deux, se trouve la

divergents, 5 métacarpiens continués par 5 doigts (fig. 15).

*a.* Le *carpe* est formé de 8 os, disposés en deux rangées de quatre os chacune : une rangée supérieure ou anti-brachiale, une rangée inférieure ou métacarpienne.

*b.* Le *métacarpe* constitue le squelette de la paume de la main ; c'est une sorte de gril osseux formé par 5 os, les

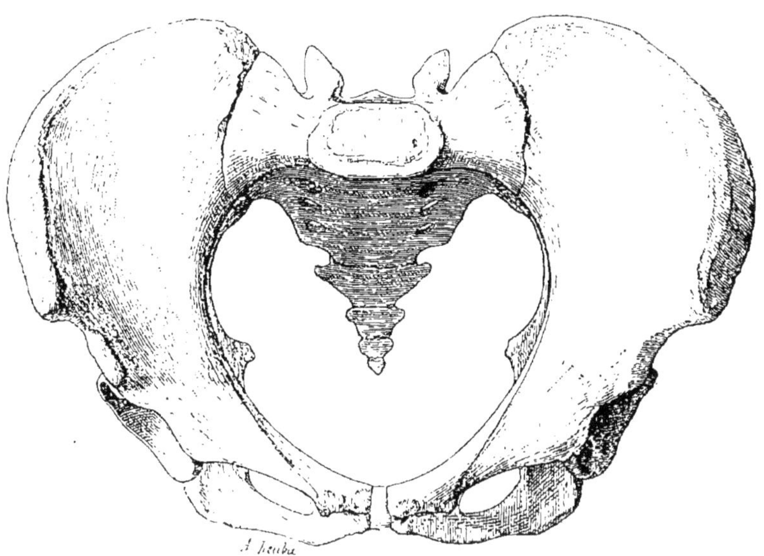

Fig. 16. — Bassin de femme.

métacarpiens, qu'on compte en partant de celui du pouce : premier, deuxième, troisième, quatrième, cinquième.

*grande cavité sigmoïde*, qui s'articule avec une poulie de l'extrémité inférieure de l'humérus nommée trochlée.

Le *radius* présente à son extrémité supérieure une *tête* qui s'articule et avec l'humérus et avec le cubitus. A son extrémité inférieure, le radius s'articule et avec le carpe (première rangée) et avec le cubitus. De la sorte, il se meut sur le cubitus, et l'avant-bras passe de la *pronation* à la *supination*.

Lorsque le membre supérieur est pendant le long du corps à l'état de repos, la face palmaire regarde l'axe du corps : le pouce est en avant. La *pronation* est le mouvement par lequel la face palmaire est tournée en arrière, le pouce devenant interne, collé au corps ; la *supination*, celui par lequel la paume est tournée en avant, le pouce devenant latéral.

*c.* Les *doigts*, numérotés de 1 à 5, en allant du bord radial au bord cubital, sont désignés par les noms de pouce, index, médius, annulaire, auriculaire ou petit doigt.

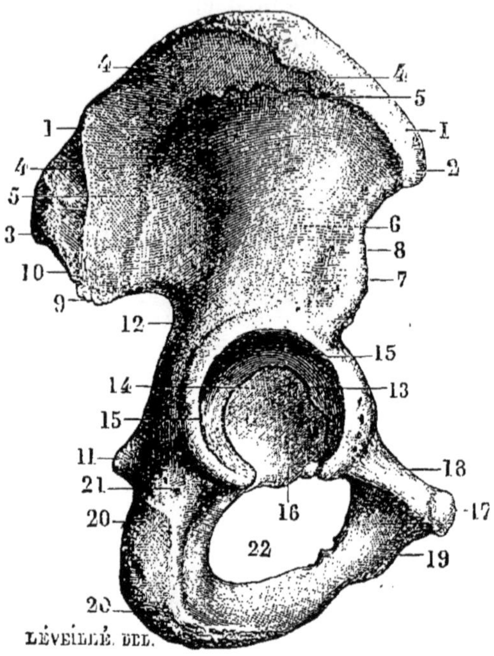


Fig. 17. — Face externe de l'os iliaque droit (Sappey).

1, Crête iliaque; 2, épine iliaque antérieure et supérieure; 3, épine iliaque postérieure; 4, ligne demi-circulaire supérieure; 5, ligne demi-circulaire inférieure; 6, surface d'insertion du petit fessier; 7, épine iliaque antérieure et inférieure; 8, échancrure située entre les deux épines antérieures; 9, épine iliaque postérieure et inférieure; 10, échancrure située entre les deux épines postérieures; 11, épine sciatique; 12, grande échancrure sciatique; 13, cavité cotyloïde; 14, arrière-fond; 15, circonférence de la cavité; 16, son échancrure inférieure; 17, épine du pubis; 18, branche horizontale; 19, corps et branche descendante; 20, ischion; 21, gouttière de l'obturateur externe; 22, trou sous-pubien ou obturateur.

Chaque doigt est formé de *trois phalanges* superposées et de volume décroissant: première phalange ou phalange proprement dite; deuxième phalange ou phalangine; troisième phalange, phalangette ou phalange unguéale. Le pouce n'a que deux phalanges: la deuxième phalange et la phalange unguéale.

***Membre inférieur, abdominal ou pelvien.*** — Le

membre inférieur est formé par quatre segments : 1° la ceinture pelvienne ; 2° la cuisse ; 3° la jambe ; 4° le pied.

1° **Ceinture pelvienne.** — Formée par l'os iliaque, qui est articulé en avant avec son homonyme (articulation du pubis), articulé en arrière avec le sacrum (fig. 16).

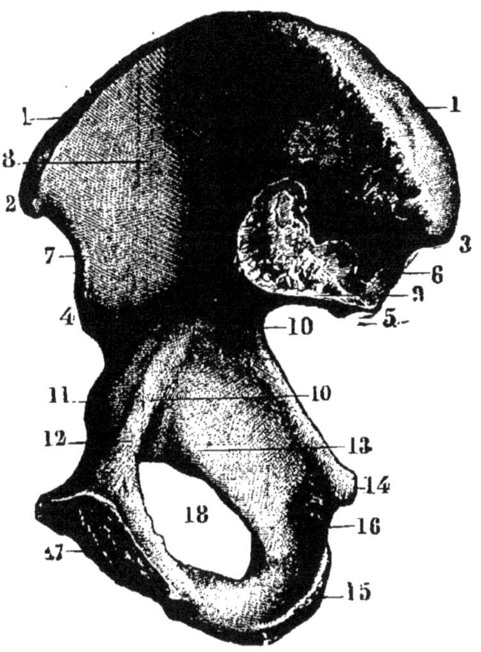


Fig. 18. — Face interne de l'os iliaque droit (Sappey).

1, Crête iliaque ; 2, épine iliaque antéro-supérieure ; 3, épine iliaque postéro-supérieure ; 4, épine antéro-inférieure ; 5, épine postéro-inférieure ; 6, échancrure séparant les deux épines postérieures ; 7, échancrure séparant les deux épines antérieures ; 8, fosse iliaque interne ; 9, facette auriculaire ; 10, ligne innominée ; 11, échancrure iléo-pectinée ; 12, branche horizontale du pubis ; 13, gouttière sous-pubienne ou obturatrice ; 14, épine sciatique ; 15, ischion ; 16, petite échancrure sciatique ; 17, symphyse pubienne ; 18, trou obturateur.

L'os iliaque, en forme d'hélice, est un os plat, volumineux ; il y en a deux, un à droite, un à gauche.

Chaque os iliaque est composé de trois portions primitivement séparées (fig. 17 et 18) : le *pubis* (portion qui s'articule avec celle du côté opposé en avant de la ceinture pelvienne), l'*iléon*, l'*ischion* (la portion osseuse sur laquelle le tronc prend point d'appui dans la position assise).

A l'union de ces trois portions, se trouve la cavité coty-

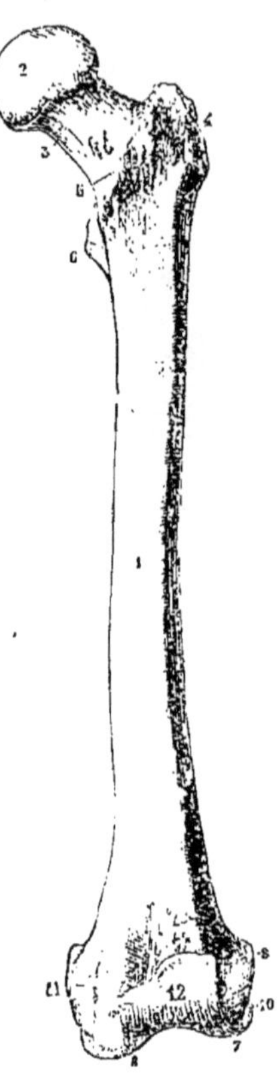

Fig. 19. — Face antérieure du fémur gauche (Sappey).

1, Corps ou diaphyse ; 2, tête ; 3, col anatomique ; 4, grand trochanter ; 5, ligne intertrochantérienne ; 6, petit trochanter ; 7, condyle externe ; 8, condyle interne ; 9, tubérosité du condyle externe ; 12, fossette d'insertion du muscle poplité ; 11, tubercule du condyle interne ; 10, poulie fémorale.

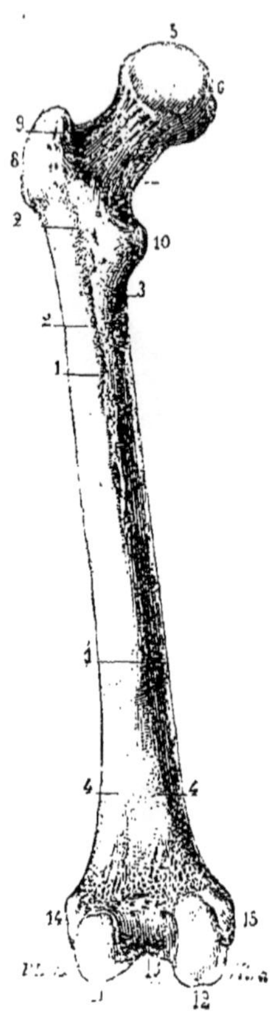

Fig. 20. — Face postérieure du fémur gauche (Sappey).

1, Ligne âpre ; 2-3, ligne allant de la ligne âpre au grand et au petit trochanter ; 4, lignes de bifurcation inférieure de la ligne âpre ; 5, tête fémorale ; 6, dépression du ligament rond ; 7, col anatomique ; 8, grand trochanter ; 9, cavité digitale ; 10, petit trochanter ; 11, condyle externe ; 12, condyle interne ; 13, échancrure intercondylienne ; 14, 15, tubérosités des condyles externe et interne.

loïde, par laquelle le membre inférieur s'articule avec le bassin (articulation coxo-fémorale).

2° **Cuisse.** — Le squelette de la cuisse est constitué par un os long, le fémur (fig. 19). Cet os s'articule en bas avec le tibia ; en haut, il présente une grosse tête arrondie (les deux tiers d'une sphère) qui s'articule avec la cavité cotyloïde de l'os iliaque. Cette tête est rattachée à la diaphyse par une portion rétrécie, le *col anatomique* ; au sommet de l'angle formé par le corps et le col, se trouve une grosse apophyse, le *grand trochanter*, que l'on sent directement sous la peau, point de repère anatomique important dans le diagnostic de plusieurs affections chirurgicales (fig. 20).

L'extrémité inférieure du fémur présente en avant une gorge articulaire, la *trochlée*, et en arrière, deux *condyles*, séparés par l'échancrure intercondylienne (fig. 20).

3° **Jambe.** — Le squelette de la jambe, comme celui de l'avant-bras, est constitué par deux os, le *tibia* et le *péroné*, de volume très inégal, disposés à peu près parallèlement, articulés par leurs deux extrémités (fig. 21).

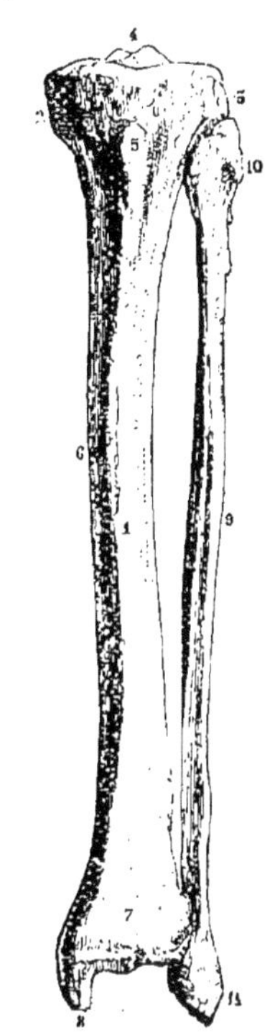

Fig. 21. — Os de la jambe gauche, face antérieure (Sappey).

1, Corps du tibia ; 2, tubérosité interne ; 3, tubérosité externe ; 4, épine du tibia ; 5, tubérosité antérieure ; 6, crête du tibia ; 7, extrémité inférieure ; 8, malléole tibiale ; 9, corps du péroné ; 10, extrémité supérieure du péroné ; 11, extrémité inférieure ou malléole péronière.

Le tibia, volumineux, est situé en dedans ; il s'articule en haut avec le fémur ; le péroné, grêle, placé en dehors, ne s'articule pas en haut avec le fémur ; il s'articule seulement avec le tibia comme en bas.

Les deux os constituent en bas, par leurs extrémités dénommées *malléoles* (malléole externe ou péronière, malléole interne ou tibiale), une mortaise, tibio-péronière, qui s'articule avec le tenon formé par l'astragale, os du pied.

La *rotule*, située à la face antérieure du genou, est un os court, aplati, dont le sommet inférieur donne attache au tendon rotulien qui la fixe à la tubérosité antérieure du tibia. Sa base, supérieure, donne insertion au tendon du muscle quadriceps crural (fig. 22 et 23).

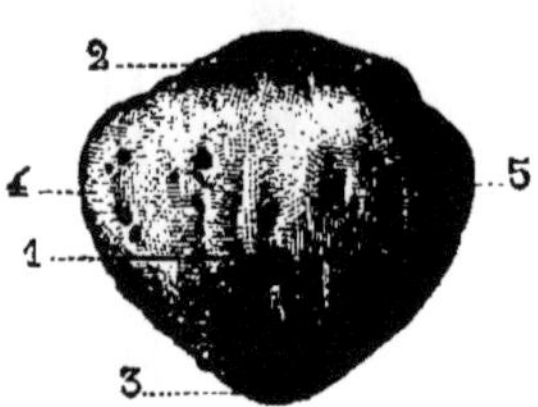


Fig. 22. — Face antérieure de la rotule droite (Sappey).

1, Face antérieure; 2, base ; 3, sommet; 4, bord externe; 5, bord interne.

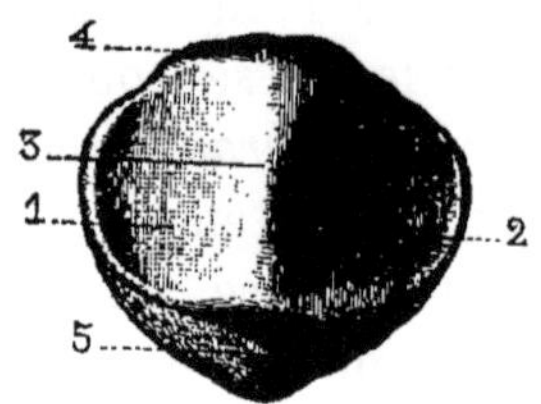


Fig. 23. — Face postérieure de la rotule droite (Sappey).

1 et 2, Face postérieure articulaire formée de deux fossettes; 3, crête séparant les deux fossettes articulaires; 4, base; 5, sommet où s'insèrent le tendon rotulien.

Le bord antérieur du tibia, saillant sous la peau, forme la *crête* du tibia.

4° **Pied.** — Le squelette du pied, disposé en forme de voûte pour supporter le poids du corps, est formé comme la main de trois segments, un segment qui le relie à la jambe, le *tarse* (homologue du carpe) ; un segment moyen, le *métatarse* (homologue du métacarpe) ; un segment terminal, les *orteils* (homologues des doigts).

A noter que, si le carpe est très réduit et les doigts longs au membre supérieur, le tarse est très développé et les orteils très réduits au membre inférieur (fig. 24).

Le tarse comprend sept os sur deux rangées : une rangée postérieure de deux os : l'astragale, qui s'articule avec la mortaise tibio-péronière; le calcanéum, le plus volumineux des os du tarse; l'os du talon et une rangée antérieure de cinq os: le scaphoïde, le cuboïde et les trois cunéiformes (fig. 24).

Il y a cinq métatarsiens, qu'on compte du bord interne au bord externe du pied, et cinq orteils : premier ou gros orteil, deuxième, troisième, quatrième, cinquième orteils.

Le premier orteil, comme le pouce, ne renferme que deux phalanges.

Les phalanges des orteils sont très atrophiées.

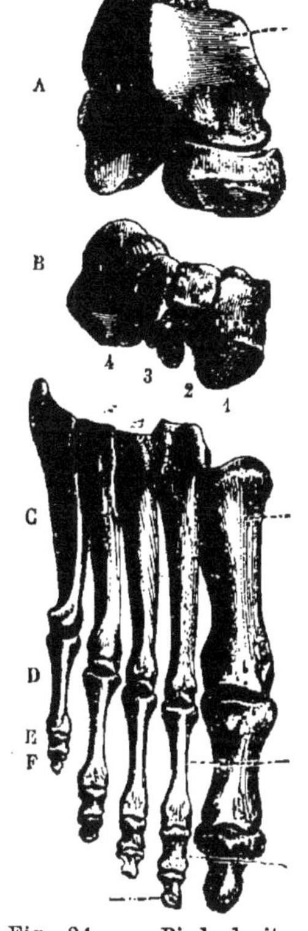

Fig. 24. — Pied droit (face dorsale).

A, Première rangée des os du tarse ; B, deuxième rangée ; *a*, astragale ; *b*, calcanéum ; *c*, scaphoïde, ; *l*, cuboïde ; 2, 3, 4, cunéiformes ; C, métatarse ; D, phalanges ; E, phalangiens ; F, phalangettes.

## II. — SQUELETTE DE LA TÊTE.

Le squelette de la tête comprend :

Le *squelette du crâne*, qui loge les centres nerveux ;

Le *squelette de la face*, creusé de cavités (orbitaires, nasales, buccale, etc.).

Plusieurs des os qui les composent sont communs aux deux.

A. ***Os du crâne***. — Le crâne est une boîte ovoïde à grosse extrémité postérieure, légèrement aplatie des deux côtés, comprenant deux parties :

1° Une *voûte*, le couvercle de la boîte, formée d'avant en arrière par l'os *frontal*, impair et médian, les deux *pariétaux* et l'os *occipital* impair et médian (fig. 25) ;

2° Une *base*, divisée en trois étages : antérieur, moyen et postérieur, et formée par l'os frontal, l'ethmoïde, le sphénoïde, le temporal, l'occipital (fig. 26).

Sur le frontal, je signalerai seulement les arcades orbitaires, avec les arcades sourcilières qui les surmontent et encore plus haut les bosses frontales.

A l'union du frontal et des deux pariétaux, se trouve le *bregma*. En ce point, chez le nouveau-né, on peut sentir la membrane dépressible qui transmet les battements du cerveau et qu'on appelle la grande fontanelle, *fontanelle* antérieure ou *bregmatique*; cette membrane correspond à une portion du crâne membraneux primitif qui n'a pas encore été envahi

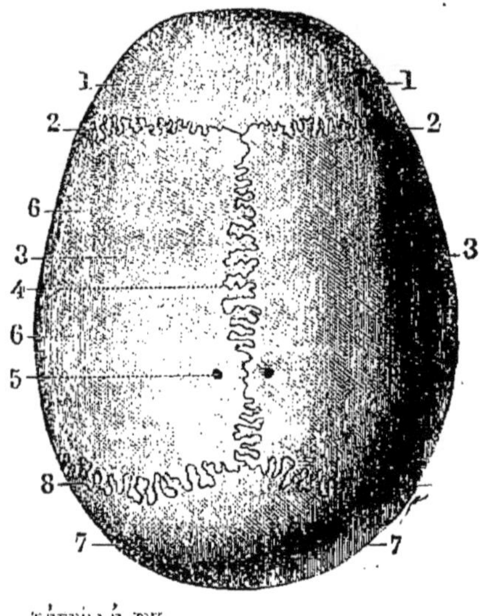

LÉVEILLÉ DEL.

Fig. 25. — Voûte du crâne.

1, Frontal; 2, suture fronto-pariétale; 3, pariétaux; 4, suture sagittale; 5, trou pariétal; 6, ligne courbe temporale; 7, occipital; 8, suture lambdoïde.

par l'ossification. Elle disparaît entre dix-huit et vingt-quatre mois (fig. 27).

Sur l'occipital, à noter le *trou* dont il est creusé et qui livre passage à la portion du système nerveux qu'on appelle bulbe rachidien, à des vaisseaux et à des nerfs; sur les côtés du trou occipital, on voit des éminences arrondies ou *condyles* par lesquelles l'occipital s'unit à la première vertèbre cervicale ou atlas.

Le *temporal* est formé d'une partie mince, l'*écaille*, qui appartient aux parties latérales du crâne (région de la tempe) et une partie épaisse, pyramidale, le *rocher*, qui

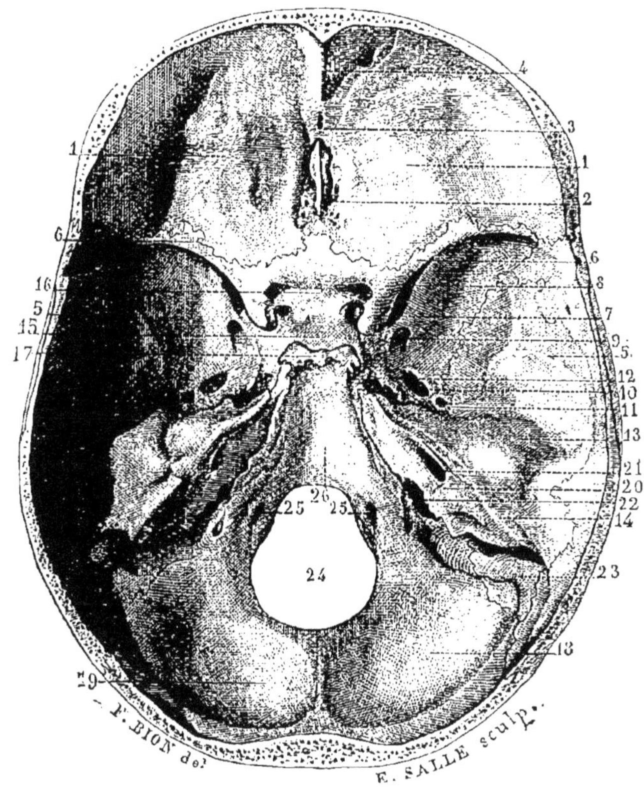


Fig. 26. — Base du crâne (face endocranienne) (Sappey).

1, Fosses latérales antérieures ; 2, fosse médiane antérieure ; 3, trou borgne 4, crête coronale ; 5, fosses latérales moyennes ; 6, apophyses d'Ingrassias ; 7, apophyse clinoïde antérieure ; 8, fente sphénoïdale ; 9, trou maxillaire supérieur ; 10, trou maxillaire inférieur ; 11, trou sphéno-épineux ; 12, trou déchiré antérieur ; 13, face antérieure du rocher ; 14, bord supérieur du rocher ; 15, fosse pituitaire ; 16, trous optiques ; 17, lame perpendiculaire du sphénoïde ; 18 et 19, fosses latérales postérieures ; 20, face postérieure du rocher ; 21, conduit auditif interne ; 22, trou déchiré postérieur ; 23, gouttière des sinus latéraux ; 24, trou occipital ; 25, trous condyliens antérieurs ; 26, gouttière basilaire.

loge les organes de l'ouïe. Au rocher on peut rattacher la mastoïde, apophyse située derrière l'oreille, immédiatement sous la peau, fréquemment atteinte par la suppuration à la suite des otites moyennes suppurées (fig. 28).

B. ***Os de la face.*** — Le squelette de la face comprend deux parties distinctes :

1° Le *massif maxillaire supérieur*, les deux *maxillaires supérieurs* unis sur la ligne médiane, et d'autres os groupés autour ; os *malaires* (os de la pommette), os *nasaux* ou os

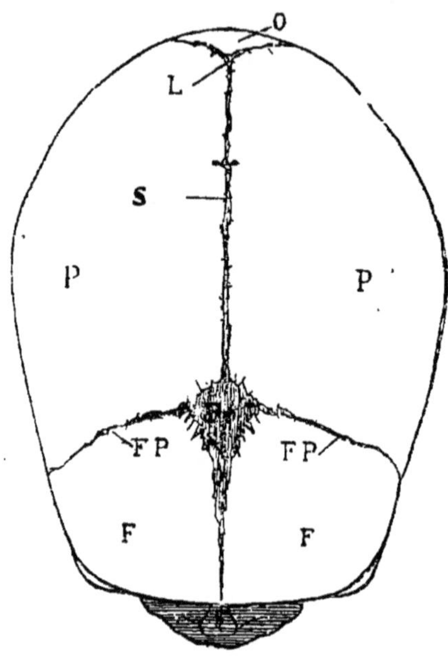


Fig. 27. — Voûte du crâne d'un fœtus à terme (Ribemont-Dessaigne et Lepage)

O, Pointe de l'occiput ; P, pariétaux ; F, frontaux ; S, suture sagittale ; FP, sutures fronto-pariétales ; L, fontanelle postérieure ; Br, fontanelle antérieure.

propres du nez, formant le dos du nez (du nez osseux, prolongé en avant par le nez cartilagineux), os *palatin*, etc. (fig. 28).

2° Le *massif maxillaire inférieur*, formé du *seul os maxillaire inférieur*, impair, médian (fig. 29).

Les deux maxillaires supérieurs, soudés entre eux sur la ligne médiane, sont creusés d'une cavité qui communique avec l'intérieur des fosses nasales et qu'on appelle le sinus maxillaire ; ils sont fermés en bas par l'apophyse palatine. Les deux apophyses palatines, soudées sur la ligne médiane et continuées en arrière par les os palatins proprement dits, forment ce qu'on appelle la voûte palatine (fig. 30).

Cette *voûte palatine* (« palais dur ») est prolongée en arrière par une cloison musculo-membraneuse, mobile, le *voile du palais* (« palais mou »).

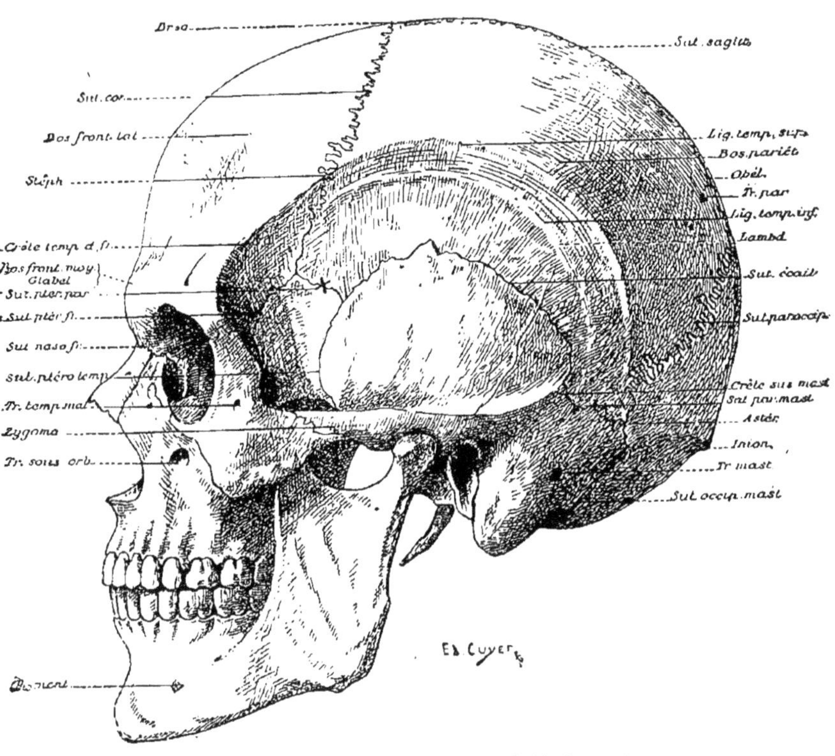


Fig. 28. — Squelette de la face, vue latérale Poirier

Le *maxillaire inférieur* s'articule avec le temporal et constitue à lui seul la mâchoire inférieure ; il a la forme d'un fer à cheval. La partie médiane qui porte les dents et qui présente l'éminence du menton s'appelle le *corps* ; les extrémités du fer à cheval relevées constituent les *branches montantes* (fig. 29).

Les *cavités orbitaires*, situées de chaque côté de la racine du nez, logent d'une part l'œil en avant, d'autre part les muscles, les vaisseaux et les nerfs qui lui sont destinés,

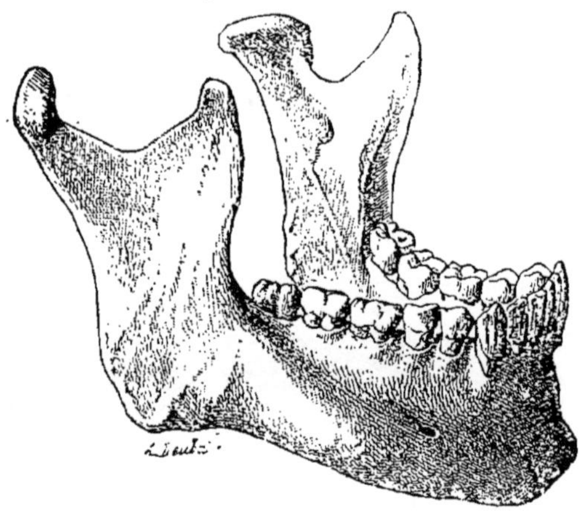

Fig. 29. — Maxillaire inférieur.

les glandes lacrymales, le tout plongeant dans une graisse abondante.

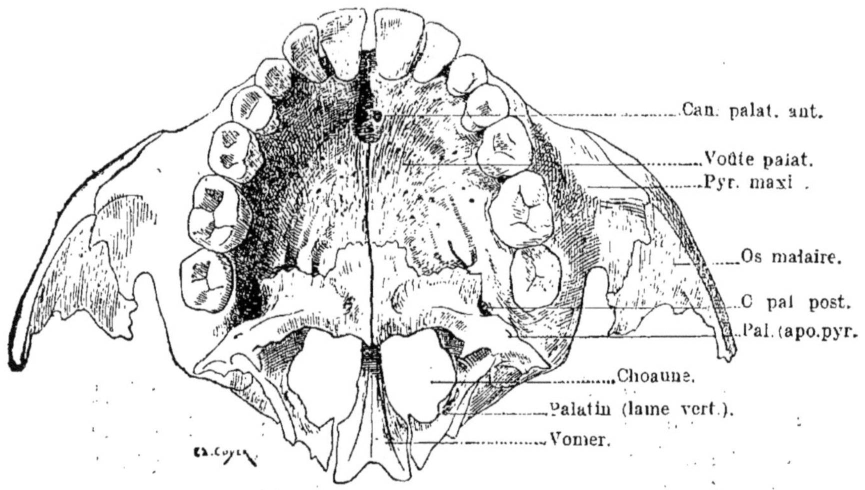


Fig. 30. — Voûte palatine.

Les *fosses nasales* constituent deux cavités séparées par une cloison médiane, s'ouvrant en arrière dans la portion supérieure du pharynx, ou pharynx nasal, ou *ca-*

*vum.* Elles présentent sur leur paroi externe des lames osseuses enroulées, dénommées *cornets* ; elles sont tapissées par une muqueuse qui est destinée, dans ses deux tiers supérieurs, à l'exercice de l'olfaction.

### Os hyoïde.

L'os hyoïde est le seul os du squelette qui soit complètement

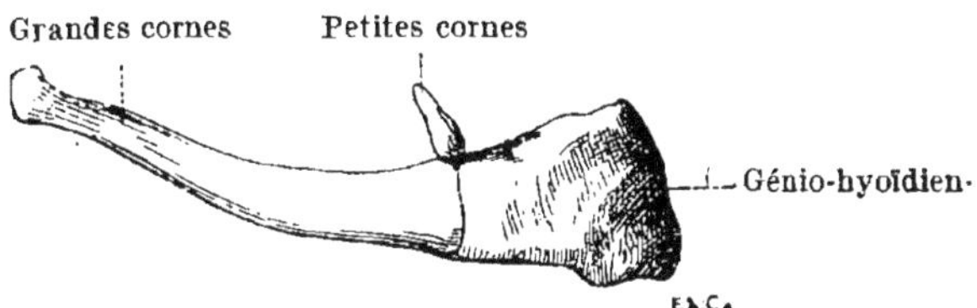


Fig. 31. — Os hyoïde ; vue latérale droite.

isolé. Il est situé à la partie antérieure du cou, en dessous de la base de la langue, au-dessus du larynx, en retrait sur le maxillaire inférieur qui le surplombe. Il a la forme d'un petit fer à cheva (fig. 31).

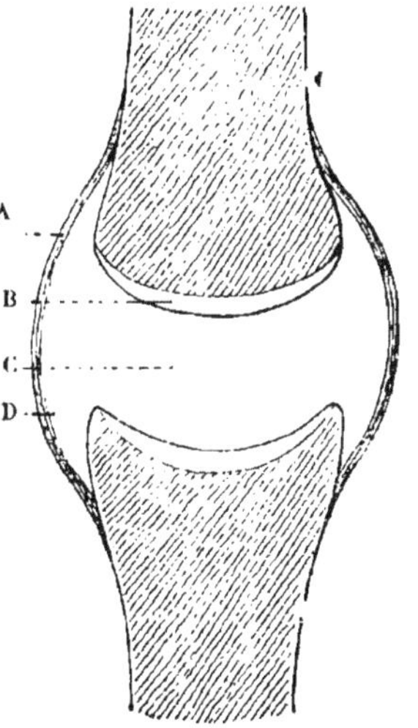


Fig. 32. — Schéma d'une diarthrose type (Poirier).

A, Capsule articulaire ; B, surface cartilagineuse ; C, cavité articulaire ; D, synovie.

## ARTHROLOGIE.

Les os s'unissent entre eux de diverses façons : le mode d'union constitue ce qu'on appelle l'*articulation.*

On distingue essentiellement :

1° La *suture* : cette articulation n'existe qu'au crâne et à la face; les surfaces osseuses s'engrènent par des dents (ainsi pour frontal et pariétaux, pariétaux et occipital, etc.), ou elles s'unissent par un large biseau (le temporal et le pariétal), ou elles s'unissent par des surfaces à peu près lisses (os nasaux) (fig. 28);

2° La *symphyse* (symphyse pubienne), dans laquelle les os sont unis par du tissu fibreux ou fibro-cartilagineux (fig. 16);

3° La *diarthrose* ou articulation mobile, dans laquelle

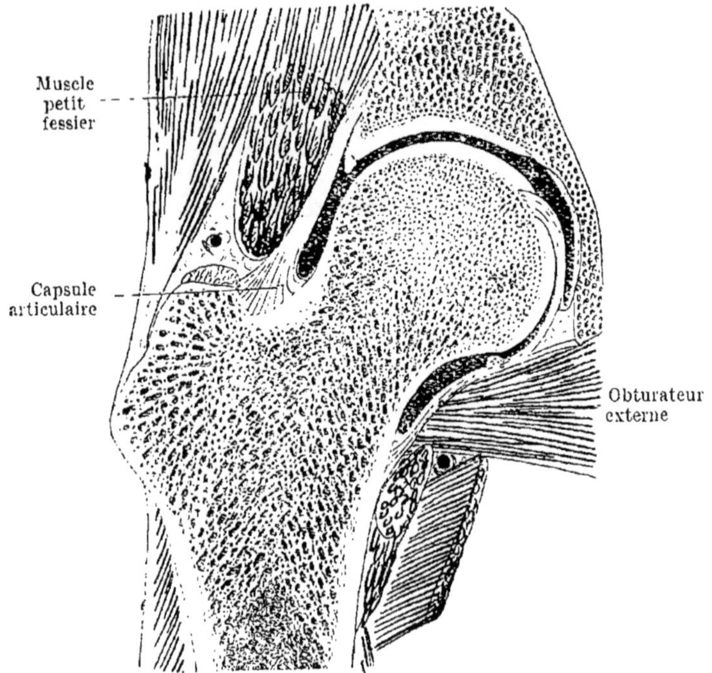


Fig. 33. — Articulation de la hanche droite. Coupe frontale. En noir, cavité articulaire.

les extrémités osseuses en contact sont revêtues de cartilage, sont unies par un manchon ligamenteux (capsule) et peuvent glisser l'une sur l'autre. C'est le type le plus parfait d'articulation (fig. 32, 33, 34).

Il y a une cavité articulaire bien circonscrite; les extrémités osseuses, revêtues d'un cartilage dit articulaire ou diarthrodial qui leur permet de glisser l'une sur l'autre, sont entourées d'un manchon fibreux, la capsule. Cette capsule présente en certains points des renforcements, des épaississements (*ligaments*).

Suivant les régions, la capsule est serrée (poignet) ou lâche (épaule).

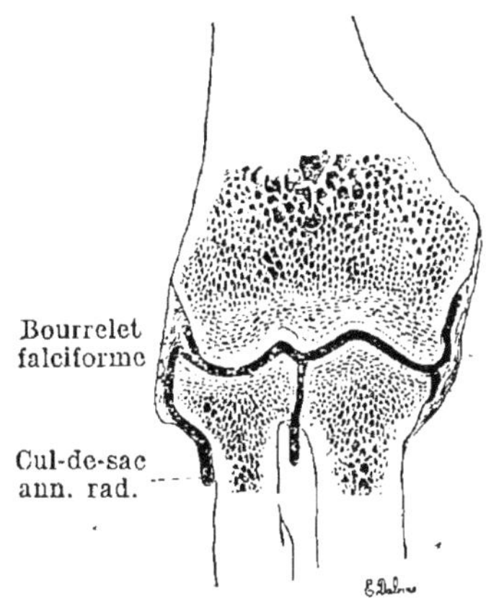

Fig. 34. — Articulation du coude droit. Coupe frontale (Poirier).

Sur sa face interne, qui regarde la cavité articulaire, la capsule est revêtue d'une membrane mince, la *synoviale* (fig. 32). Doublée quelquefois de graisse (plis, villosités), la synoviale se réfléchit sur l'os au niveau du point où la capsule s'insère pour se prolonger jusqu'au cartilage. Une petite quantité de liquide, *liquide synovial*,

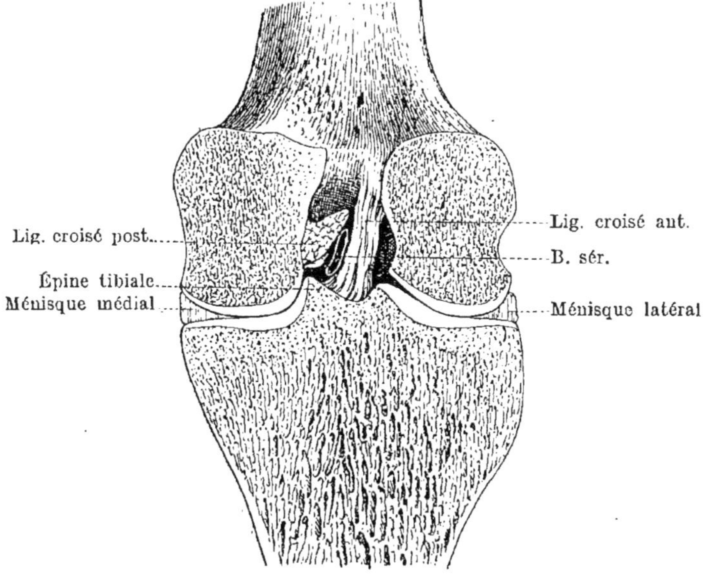

Fig. 35. — Articulation du genou. Coupe frontale.

lubréfie les surfaces articulaires pour permettre leur

glissement. Dans quelques articulations, au genou, par exemple, des disques interarticulaires de tissu fibro-cartilagineux sont interposés entre les surfaces articulaires et assurent leur contact (*ménisques*).

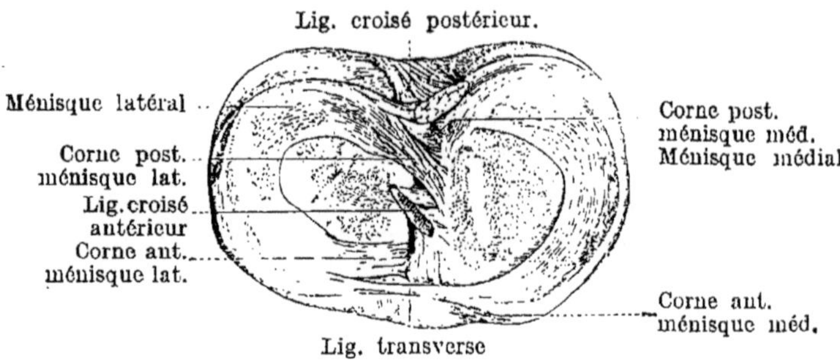


Fig. 36. — Cavités glénoïdes du tibia avec les ménisques interarticulaires ou fibro-cartilages semi-lunaires.

Il existe plusieurs *variétés de diarthroses* : *a.* l'*énarthrose* (une tête roulant dans une cavité, épaule, hanche, etc.) (fig. 33);

*b.* L'*articulation trochléenne* (poulie humérale à l'articulation du coude pour l'olécrâne et l'apophyse coronoïde du cubitus (fig. 34);

*c.* L'*articulation méniscale* (genou) (fig. 35 et 36).

## MYOLOGIE.

La *myologie* est l'étude du système musculaire. Les muscles sont des organes contractiles qui servent au mouvement.

Il y en a de deux sortes, que l'on distingue d'après leur aspect extérieur et d'après leur mode de fonctionnement :

1° Les *muscles striés*, muscles qui meuvent le squelette, et qui sont sous la dépendance de la volonté, muscles de la vie de relation ;

2° Les *muscles lisses*, muscles de la vie végétative, annexés aux appareils qui président à la nutrition, muscles dont la contraction n'est pas soumise à l'influence de la volonté.

Les *fibres musculaires du cœur* constituent une espèce intermédiaire (striées comme les fibres musculaires de la vie de relation, et à contractions involontaires, comme les fibres musculaires de la vie végétative).

Les fibres *lisses* sont disséminées dans tout l'organisme (paroi des vaisseaux, parois des bronches, parois de l'es-

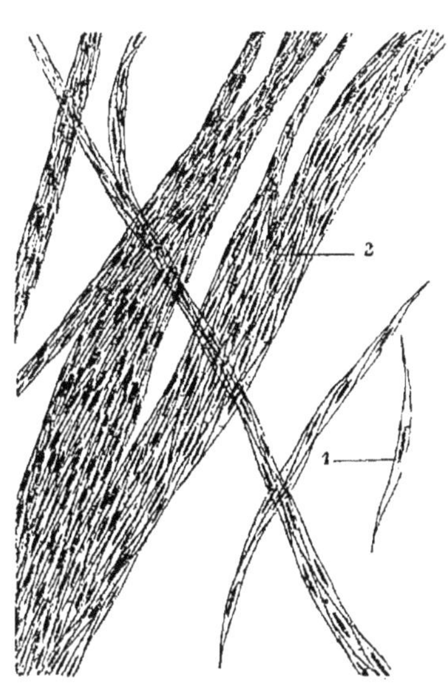

Fig. 37. — Fibres musculaires lisses.

1, fibre-cellule isolée ; 2, fibres-cellules réunies en faisceau.

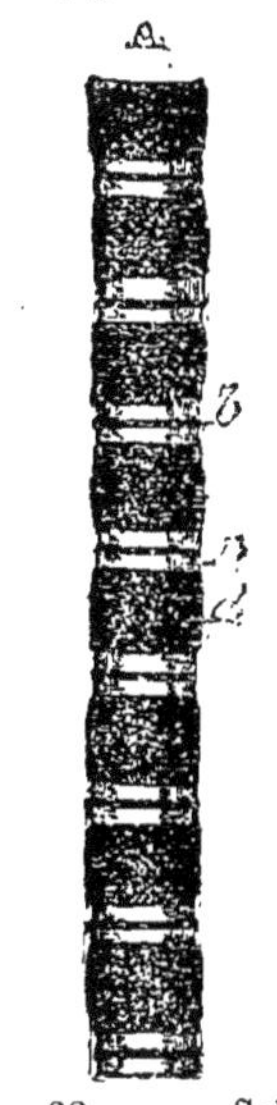

Fig. 38. — Schéma d'une fibre musculaire striée.

*a*, Disque épais; *b*, disque mince ; *c*, bande claire.

tomac et de l'intestin, etc.) ; elles sont éparpillées ou groupées en faisceaux ou en lames (fig. 37).

Les muscles *striés* sont constitués par des groupes de faisceaux unis par des travées conjonctives. Chaque faisceau est constitué par un ensemble de fibres ou de cellules musculaires. Chaque fibre ou cellule est décomposable en fibrilles segmentées (fig. 38).

Le muscle est entouré d'une enveloppe conjonctive.

En outre de cette enveloppe conjonctive mince, le muscle est entouré d'un manchon conjonctif (*aponévrose d'enve-*

*loppe*) ; il s'insère sur l'os soit par un cordon conjonctif nacré dénommé *tendon*, soit par une lame conjonctive étalée (*aponévrose d'insertion*) (fig. 39).

Certains tendons, tendons fléchisseurs des doigts, glissent dans une gaine fibreuse par l'intermédiaire d'or-

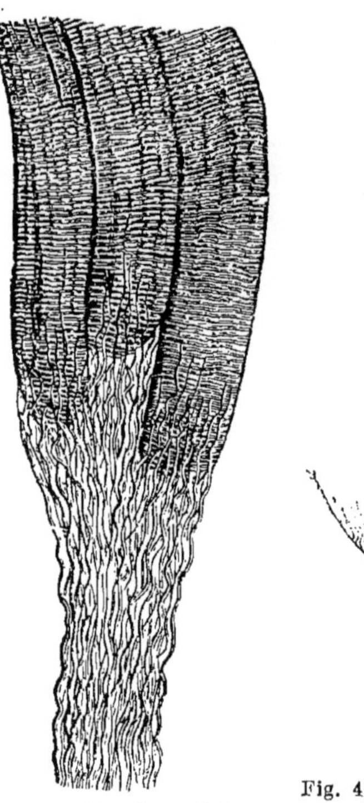

Fig. 39. — Faisceau de fibres musculaires avec leurs fibres tendineuses.

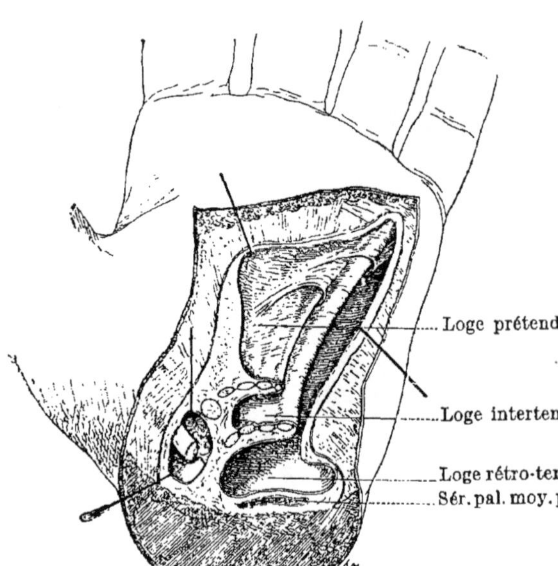


Fig. 40. — La gaine synoviale palmaire radiale annexée aux tendons fléchisseurs du pouce et la gaine synoviale palmaire cubitale annexée aux autres tendons fléchisseurs, cette dernière avec ses trois loges. (Poirier.)

ganes séreux (organes de glissement) dénommés *gaines synoviales* (fig. 40).

Nous ne pouvons ici qu'énumérer rapidement les muscles les plus importants à connaître (fig. 41 et 42).

I. ***Muscles du membre thoracique***. — *A l'épaule*, citons le muscle *deltoïde* (à cause de sa forme triangulaire de delta grec), ou muscle du moignon de l'épaule, celui qui donne la forme à cette région.

*Au bras*, il y a un groupe antérieur de muscles, les *fléchisseurs* (dont le biceps, bien connu, qui fléchit l'avant-bras

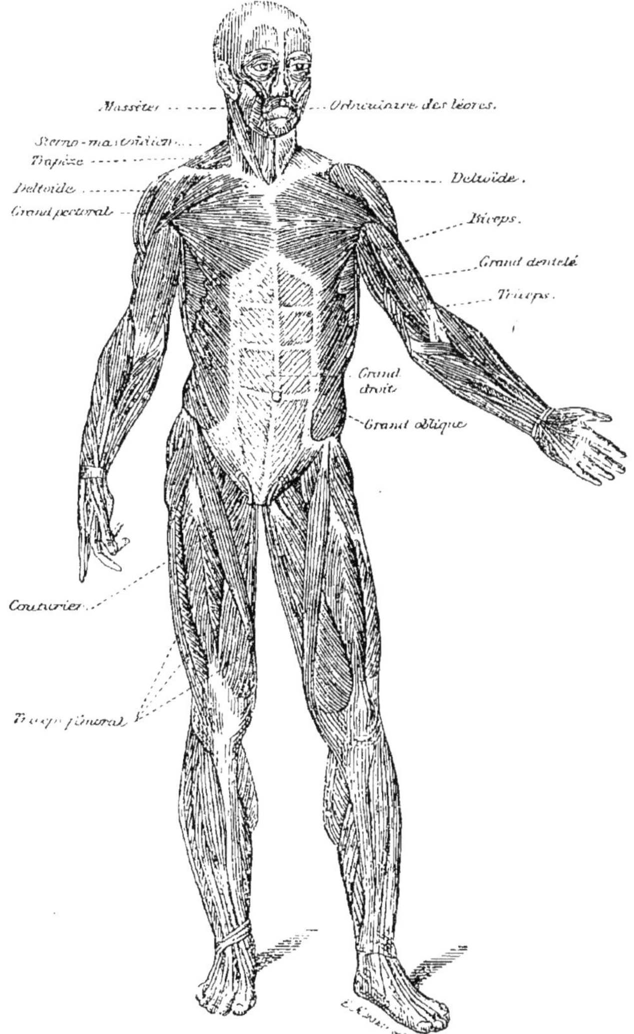


Fig. 41. — Muscles de la face antérieure du tronc et des membres.

sur le bras); un groupe postérieur, les *extenseurs* (le *triceps* brachial, muscle à trois chefs, — le *biceps* n'en a que deux).

*A l'avant-bras*, outre une région *externe*, on doit noter

encore une région *antérieure* (muscles fléchisseurs du poignet et des doigts), une région *postérieure* (muscles extenseurs).

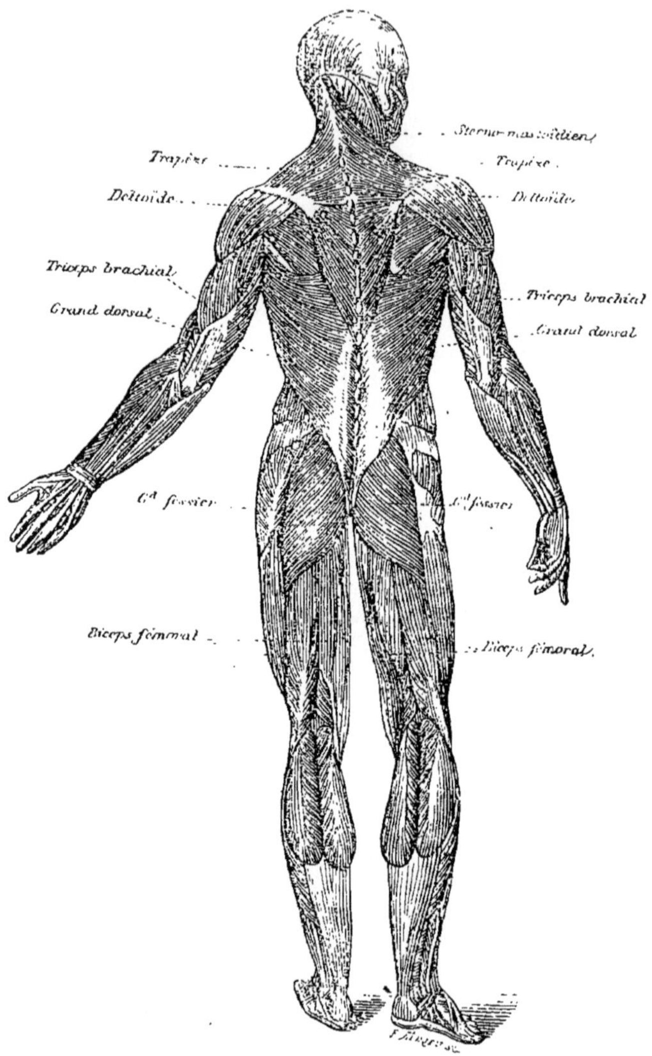


Fig. 42. — Muscles de la face postérieure du tronc et des membres.

*A la main*, deux saillies séparées par le creux palmaire (région palmaire moyenne) sont l'une, la région palmaire externe ou éminence thénar ; l'autre, la région palmaire interne ou éminence hypothénar. L'éminence thénar comprend les muscles du pouce ; l'hypothénar, les muscles du petit doigt (fig. 43).

La zone où se confondent les deux éminences en haut de la paume de la main est appelée le talon de la main.

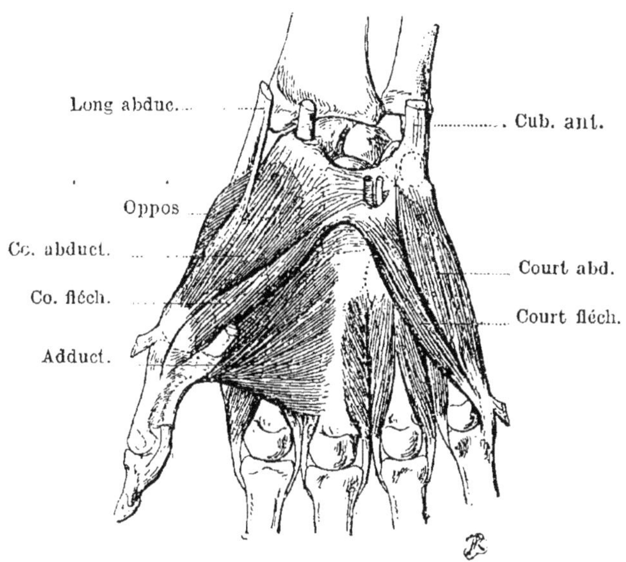


Fig. 43. — Muscles de la main. Éminence thénar (pouce). Éminence hypothénar (petit doigt).

II. ***Muscles du membre abdominal.*** — *Au bassin*, nous signalerons les muscles fessiers (grand fessier, le plus superficiel, moyen fessier, petit fessier).

*A la cuisse*, le plan musculaire *antérieur* est constitué non par les muscles fléchisseurs comme au bras, mais par les muscles extenseurs [triceps ou mieux *quadriceps* (car il a quatre chefs) *crural*] ; muscles postérieurs : biceps crural, permettant la flexion de la jambe sur la cuisse. Les quatre muscles du quadriceps sont fusionnés à leur extrémité inférieure en un large tendon du quadriceps, qui s'insère sur la base de la rotule et se continue au sommet de cet os avec le tendon rotulien.

En dedans de la cuisse sont les *muscles adducteurs*, qui

jouent un grand rôle dans l'équitation (pour serrer le cheval).

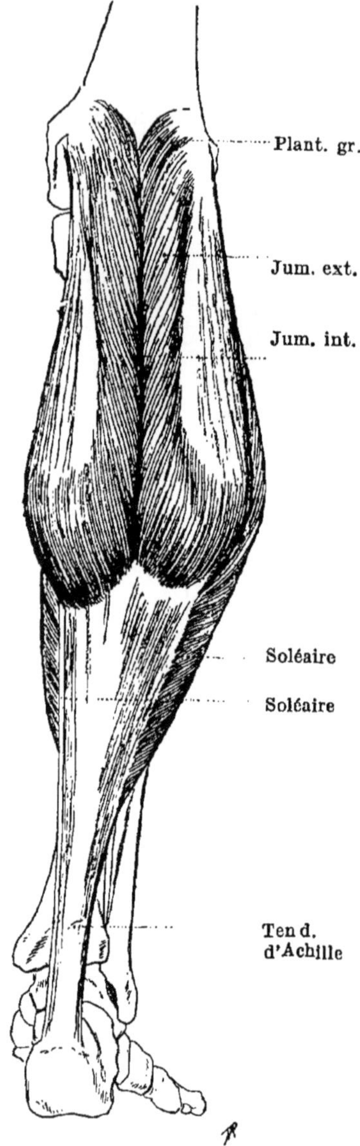


Fig. 44. — Muscle triceps sural (jambe droite).

*A la jambe*, les muscles antérieurs (jambier antérieur, extenseurs des orteils) fléchissent le pied sur la jambe. Les muscles postérieurs sont ceux qui étendent le pied sur la jambe et qui fléchissent les orteils. Le *triceps sural* (fig. 44) est le puissant muscle du mollet, composé des deux jumeaux superficiellement et du soléaire profondément, qui se termine en bas par le tendon d'Achille inséré à la face postérieure du calcanéum, et qui étend fortement le pied sur la jambe.

III. ***Muscles de la face***. — Les muscles de la face sont des muscles *peauciers*, c'est-à-dire immédiatement sous-jacents aux téguments, présentant des insertions dans la peau même, et, comme tels, ils sont avant tout des muscles servant à l'expression de la physionomie (1) (fig. 45).

Nous citerons le muscle *frontal*, le muscle *sourci-*

(1) Au cou, il y à, de chaque côté de la ligne médiane, un large *peaucier*, qui n'a pas de rôle « expressif ».

*lier*, le muscle *orbiculaire des paupières*, qui sert à la fer-

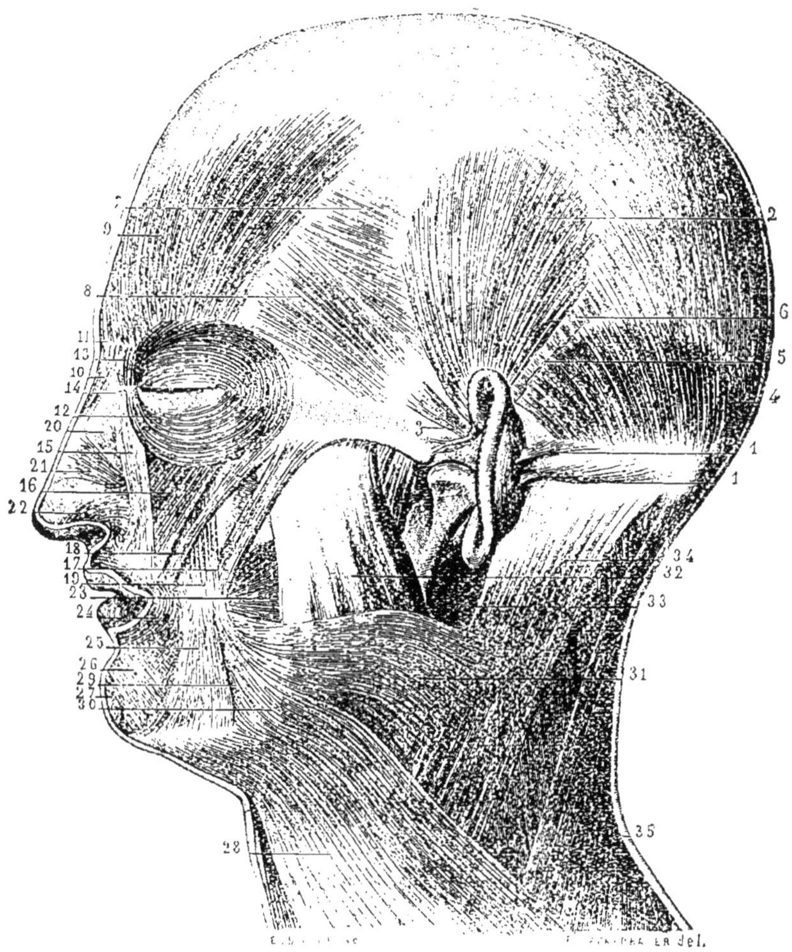

Fig. 45. — Muscles de la face (vue latérale), d'après Sappey.

1, Auriculaire postérieur ; 2, auriculaire supérieur ; 3, auriculaire antérieur ; 4, occipital ; 5, 6, aponévrose ; 7, 8, temporal superficiel ; 9, frontal ; 10, pyramidal ; 12, 13, 14, orbiculaire ; 15, releveur superficiel de la lèvre supérieure ; 16, releveur profond ; 17, grand zygomatique ; 18, petit zygomatique ; 19, canin ; 20, muscle innominé ; 21, transverse du nez ; 22, dilatateur ; 23, buccinateur ; 24, orbiculaire ; 25, triangulaire ; 26, carré du menton ; 27, muscle de la houppe ; 28, 29, 30, peaucier ; 31, risorius ; 32, masséter.

meture de la fente palpébrale ; le muscle *dilatateur du nez*, le muscle *releveur de la lèvre supérieure*, le muscle *orbicu-*

*laire* des lèvres, qui préside à la fermeture de la bouche, sert à la préhension des aliments, à la succion; le muscle de la joue ou muscle *buccinateur* (*buccinare*, jouer de la trompette), qui sert à jouer de la trompette, mais qui sert encore plus utilement à la mastication. Sur les parties latérales de la face et du crâne sont: les muscles *masticateurs* (masséter, temporal, ptérygoïdiens).

On voit et on sent en avant de l'oreille les contractions du masséter dans la mastication.

IV. ***Muscles du cou***.—Sur les parties latérales, signalons

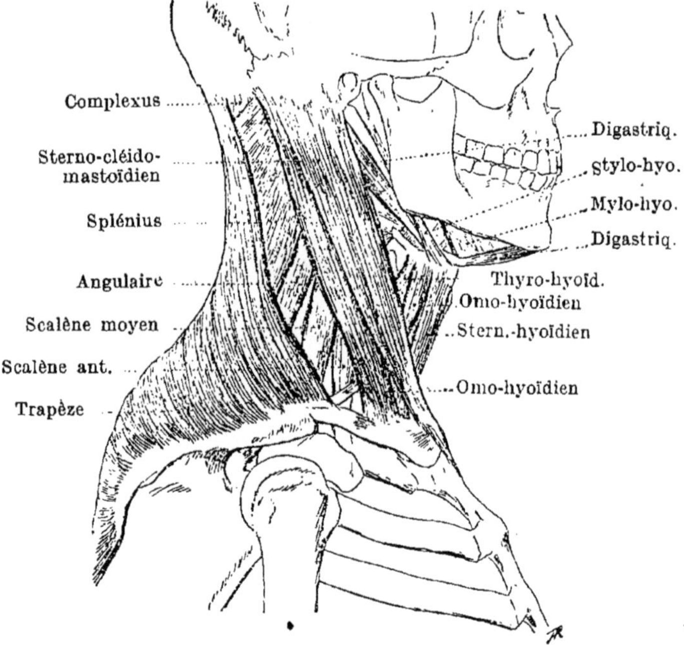


Fig. 46. — Muscles du cou; face latérale.

le muscle large, puissant, *sterno-cléido-mastoïdien*, muscle rétracté dans la torticolis. Il recouvre la carotide primitive, et sa région s'appelle la région sterno-mastoïdienne ou carotidienne (fig. 46).

V. ***Muscles du thorax***. — La région antéro-latérale du thorax est formée essentiellement par les puissants muscles *pectoraux*: grand pectoral et petit pectoral (fig. 47).

Au-devant du grand pectoral, à sa partie moyenne, se trouve la glande mammaire.

Les intervalles des côtes sont remplis par les muscles *intercostaux*, de deux ordres : les intercostaux externes et les intercostaux internes.

Un très large muscle endothoracique, le *diaphragme*,

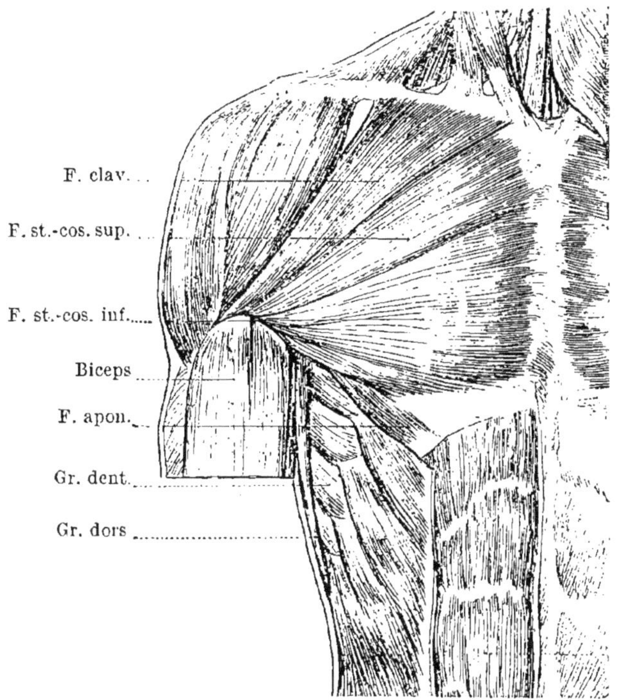


Fig. 47. — Grand pectoral.

constitue une cloison musculo-membraneuse interposée entre la cavité thoracique et la cavité abdominale, qu'il sépare l'une de l'autre ; il est convexe en haut, formant une sorte de coupole (fig. 48).

VI. ***Muscles de l'abdomen.*** — Les muscles de la paroi antéro-latérale de l'abdomen sont constitués par les *muscles grands droits*, verticaux, de chaque côté de la ligne médiane, séparés l'un de l'autre par une intersection aponévrotique appelée *ligne blanche* (fig. 49); sur les côtés sont les muscles *obliques* (grand et petit) et le muscle *transverse* plus profondément.

L'*ombilic* (ou nombril) est un orifice volumineux, aponévrotique, présenté par la ligne blanche un peu en

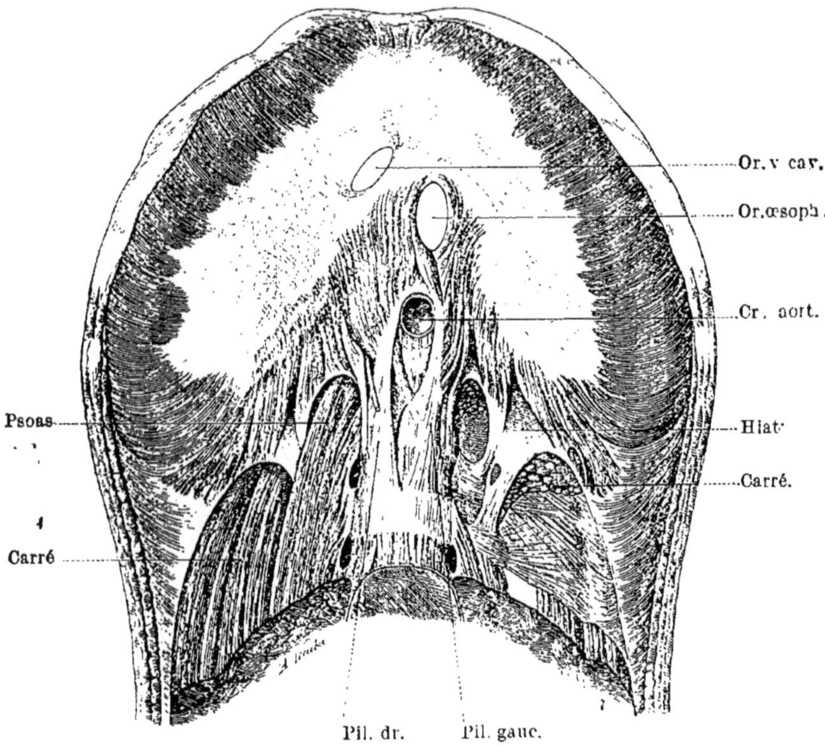


Fig. 48. — Face inférieure du muscle diaphragme avec son centre aponévrotique et ses insertions vertébrales ou piliers.

dessous de son milieu, en regard de la troisième vertèbre lombaire.

Au niveau de la partie inférieure de l'abdomen, c'est-à-dire dans la région inguino-crurale, la paroi abdominale présente deux orifices : l'anneau crural et le canal inguinal, qui tirent leur importance de ce fait qu'ils livrent souvent passage aux viscères abdominaux herniés (hernie crurale, hernie inguinale) ; les viscères passent encore souvent par l'ombilic, décrit plus haut (hernie ombilicale).

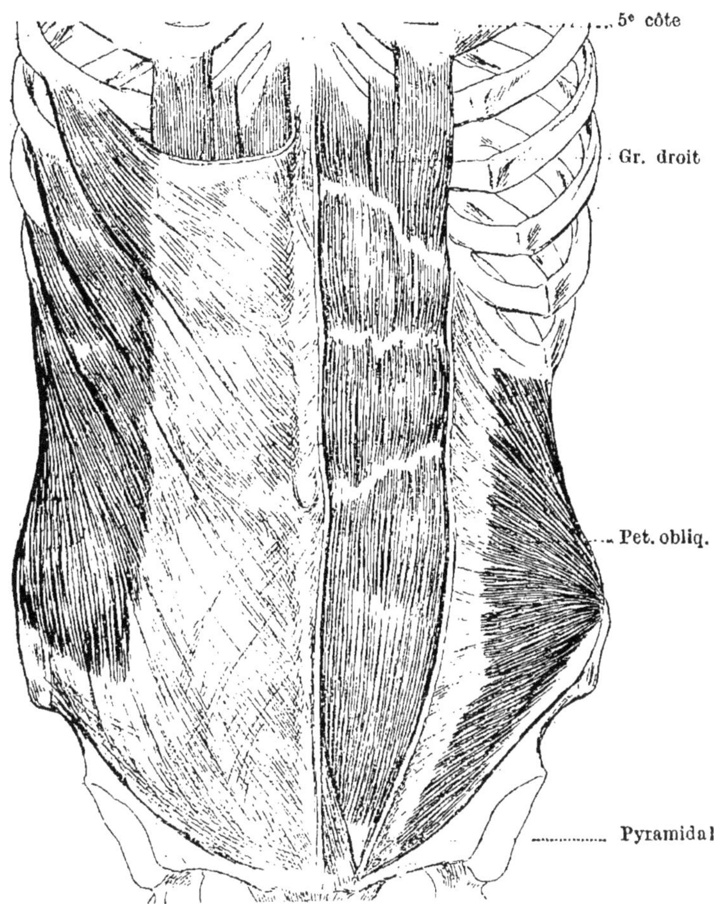


Fig. 49. — Muscle grand droit de l'abdomen avec le grand oblique à droite et le petit oblique à gauche (le grand oblique qui recouvrait ce dernier muscle a été enlevé).

VII. ***Muscles sphincters.*** — Des muscles annulaires sont disposés autour des orifices naturels, qui ont besoin d'être constamment fermés pour ne s'ouvrir que sous l'influence de la volonté : ce sont les *sphincters* ; sphincter de la vessie, sphincter de l'anus.

Autour du col vésical, comme autour de l'anus, il y a

deux sortes de sphincters : un sphincter lisse (fibres musculaires lisses) maintenant l'orifice fermé par sa tonicité normale, un sphincter strié (fibres musculaires striées), qui, sous l'influence de la volonté, vient en aide au précédent au cas où il faiblirait.

## NOTIONS D'ANATOMIE TOPOGRAPHIQUE.

I. ***Face et cou.*** — La région de la *nuque* peut être définie la portion cervicale de la région spinale. Impaire, médiane, symétrique, elle répond à la partie postérieure du cou. L'apophyse épineuse de la septième vertèbre cervicale (proéminente) constitue sa limite inférieure.

La région *sous-maxillaire*, qui renferme la glande salivaire du même nom, répond à la région sus-hyoïdienne latérale, au-dessous et en arrière du corps du maxillaire inférieur.

La région *parotidienne*, qui renferme la glande salivaire du même nom, est située (comme son nom l'indique : *para, ous*) au voisinage du conduit auditif externe, au-dessous de lui précisément et de l'articulation du maxillaire inférieur avec l'os temporal, en avant du muscle sterno-mastoïdien, en arrière de la branche montante du maxillaire inférieur.

II. ***Tronc.*** — *a.* **Thorax.** — Le *médiastin* est l'espace compris entre les deux poumons droit et gauche. Communiquant librement en haut avec le cou, il est fermé en bas par le diaphragme. On distingue dans le médiastin deux portions séparées par la bifurcation des bronches : le médiastin *antérieur*, occupé par le cœur et les gros vaisseaux qui partent de sa base, et tout en haut, par le thymus (1) ; le *médiastin postérieur*, qui livre passage à l'œso-

(1) Le thymus est une glande vasculaire sanguine, développée surtout dans les deux premières années de la vie, qui commence à s'atrophier dès la deuxième année et n'existe plus qu'à l'état de vestige chez l'adulte.

phage, à l'aorte thoracique, aux veines azygos, au canal thoracique, etc.

*b.* **Abdomen.** — Traçons sur la face antérieure de l'abdomen deux lignes parallèles, l'une AB tangente aux fausses côtes passant en dessous d'elles, l'autre BB, tangente aux deux crêtes iliaques (fig. 50).

Au-dessus de la ligne AA, nous avons la région épigastrique ; au-dessous de la ligne BB, nous avons la région hypogastrique; entre les deux lignes, la région ombilicale.

Abaissons maintenant par les points *aa'*, représentant le milieu des arcades crurales, les deux verticales *xx* et *x'x'*. Nous divisons ainsi chacune des zones précitées en trois régions : une médiane et les deux autres latérales.

De chaque côté de l'épigastre, ce sont les hypocondres droit et gauche ; de chaque côté de l'ombilic, les flancs et, de chaque côté de l'hypogastre, les régions iliaques droite et gauche.

Ces divisions sont artificielles, quelque peu désuètes, mais nous devions les mentionner, pour faire comprendre la signification des termes usuels qu'on entend souvent prononcer.

L'*épigastre*, ou creux de l'estomac, répond à la région pylorique de l'estomac, au pancréas tout à fait profondément, au foie superficiellement et en haut.

L'*hypocondre droit* répond au foie ; l'*hypocondre gauche*, au corps de l'estomac et à la rate ; la *région ombilicale*, à l'estomac, au côlon transverse et au grand épiploon ; l'*hypogastre*, à l'intestin grêle et à la vessie quand elle est remplie.

Les *flancs* et la *fosse iliaque* répondent à l'intestin grêle et au gros intestin. Ils comprennent essentiellement la région dite inguino-abdominale ou *inguinale* simplement, limitée en bas par le pli de l'aine répondant à l'arcade crurale qui la sépare de la région inguino-crurale (région triangulaire de la partie antérieure et supérieure de la cuisse), en dedans par le bord externe du muscle grand droit, en haut par une ligne horizontale qui, partant de l'épine iliaque antéro-supérieure, aboutirait au bord externe de ce muscle grand droit.

La *région lombaire* occupe la partie postérieure de la cavité abdominale : elle est limitée en dedans par la co-

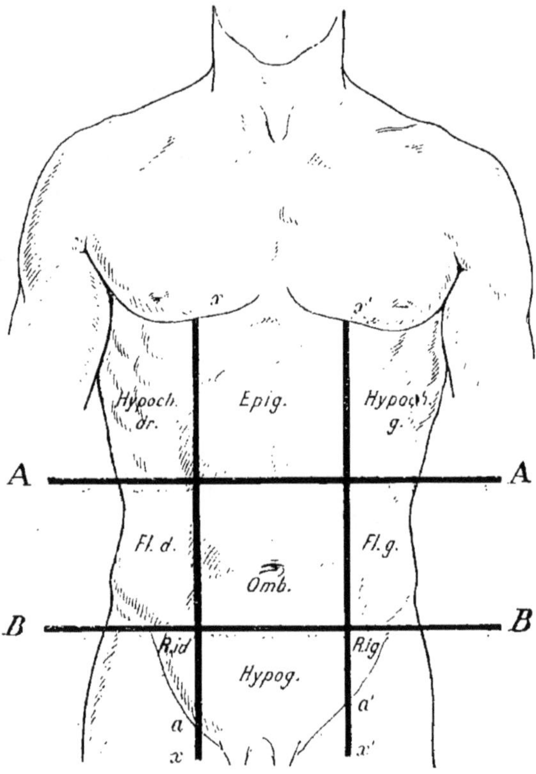


Fig. 50. — Régions de l'abdomen.

onne vertébrale ; en haut, par une ligne oblique en bas et en dehors, longeant la douzième côte ; en bas, par une ligne oblique en haut et en dehors, qui, partant de la base du sacrum, aboutit à la crête iliaque ; en dehors, par une ligne verticale qui répond au bord externe des muscles spinaux et sépare cette région de la région costo-iliaque (région du flanc et région iliaque, fig. 50).

Cette région répond à la loge du rein. C'est par là qu'on aborde opératoirement le rein dans le plus grand nombre des cas (bien qu'on l'aborde aussi par la région abdominale, antérieure ou latérale).

Le *périnée* désigne l'ensemble des parties molles qui forment en bas l'excavation pelvienne (peau, tissu cellulaire, aponévroses et muscles, portions terminales de l'appareil digestif et de l'appareil uro-génital).

On distingue le périnée *antérieur* ou uro-génital (comprenant la région de la verge et du scrotum chez l'homme, la région vulvo-vaginale chez la femme) et le périnée *postérieur* ou *ano-rectal.*

Les deux périnées sont séparés artificiellement par la ligne transversale qui réunit les deux tubérosités ischiatiques (ligne bi-ischiatique).

III. ***Membres.*** — La *région de l'aisselle* ou *creux axillaire* est la région située sur le côté interne de l'articulation de l'épaule (scapulo-humérale), entre cette articulation et le thorax, région de passage pour tous les organes, artères, veines, lymphatiques, nerfs qui descendent du cou au membre supérieur.

Le *creux de la main* (ou région palmaire moyenne) est sillonné par trois plis principaux : un pli supérieur (correspondant au mouvement d'opposition du pouce aux autres doigts) ; un pli moyen (correspondant au mouvement de flexion de l'index) ; un pli inférieur (correspondant au mouvement de flexion des quatre derniers doigts).

La *région poplitée* (ou creux poplité, creux du jarret) est la région intermédiaire à la cuisse et à la jambe, sur la face postérieure de l'articulation du genou. Elle est l'homologue de la région antérieure du coude ; elle répond à la flexion de la jambe sur la cuisse ; elle livre passage aux gros troncs vasculaires et nerveux qui descendent de la cuisse à la jambe.

## APPAREIL DIGESTIF.

L'appareil digestif se compose :

1° Du ***tube digestif***, canal étendu de la bouche à l'anus, formé de segments, les uns dilatés (bouche, estomac, etc.), les autres rétrécis (pharynx, intestin grêle, etc.).

2° Des ***glandes annexes***, qui sont :

*a.* Les **glandes salivaires**, annexées à la cavité buccale et sécrétant la salive qui sert à la digestion et à la déglutition ;

*b.* Le **foie**, annexé à l'intestin grêle (portion duodénale), qui sécrète la bile (liquide à la fois excrémentitiel et utile à la digestion), qui, d'autre part, produit du glycogène et de l'urée et qui enfin sert à détruire des poisons venus du tube digestif ;

*c.* Le **pancréas**, annexé également au duodénum, qui sécrète le liquide pancréatique, liquide très utile à la digestion ;

*d.* La **rate** enfin, organe lymphoïde, rangée autrefois parmi les glandes vasculaires sanguines, et chargée de produire des globules blancs surtout, de détruire et de produire des globules rouges.

Le ***tube digestif*** a une longueur de 9 mètres environ, dont 8 pour l'intestin seul.

Nous aurons successivement à lui décrire la **bouche**, cavité initiale, servant à la mastication (par les dents), à la gustation (par la langue), à l'insalivation des aliments, d'autre part servant accessoirement à l'articulation des sons ;

Le **pharynx**, séparé de la bouche par l'isthme du gosier, sorte de carrefour aéro-digestif, servant à la fois au passage de l'air inspiré par les fosses nasales et qui se dirige ensuite par le larynx et les bronches dans les vésicules du poumon, et au passage du *bol alimentaire*, c'est-à-dire des aliments insalivés et mastiqués dans la bouche et réduits en bouillie.

D'autre part, le pharynx sert de lieu de passage pour l'air expiré qui, en faisant vibrer les cordes vocales du larynx, produit un son inarticulé d'abord, qui devient « articulé » par suite de son issue par le pharynx, les fosses nasales, la cavité buccale ; ce pharynx sert donc à la déglutition, à la respiration et à la phonation ;

L'**œsophage**, se continuant insensiblement avec le pharynx et conduisant le bol alimentaire dans l'estomac ;

L'**estomac**, situé dans la région épigastrique, poche musculo-membraneuse intermédiaire à l'œsophage et au duodénum, où les aliments séjournent un temps variable et subissent une première digestion qui les transforme en une bouillie appelée *chyme*, grâce au suc gastrique que sécrète la muqueuse.

L'**intestin grêle**, divisé en deux segments : l'un *duodénum*, ou anse fixe de l'intestin grêle située profondément, séparée de l'estomac par l'orifice du pylore ; l'autre, le *jéjuno-iléon*, ou anse mobile retenue à la paroi abdominale par un repli péritonéal appelé *mésentère*.

On distinguait autrefois le jéjunum et l'iléon ; cette distinction est artificielle et arbitraire ; il faut réunir les deux portions en une seule, le jéjuno-iléon, étendu du duodénum au gros intestin.

L'intestin grêle est un organe de digestion et d'absorption.

Le **gros intestin**, enfin, étendu de l'iléon à l'anus, qui convertit en matières fécales le résidu des aliments et auquel on doit reconnaître les segments suivants :

Le *cæcum*, situé dans la fosse iliaque droite, en dessous de l'embouchure de l'iléon dans le côlon ; cæcum auquel est appendu un organe rudimentaire, l'*appendice*, dit « vermiculaire » ou « iléo-cæcal » ;

Le *côlon ascendant*, situé dans la fosse lombaire droite et dirigé verticalement ;

Le *côlon transverse*, occupant successivement l'hypocondre droit, la région ombilicale et l'hypocondre gauche, avec une partie droite, flexueuse, une gauche rectiligne, ascendante de droite à gauche ;

Le *côlon descendant*, situé dans la fosse lombaire gauche;

L'*S iliaque*, comprenant deux parties, une courte, située dans la fosse iliaque gauche (côlon iliaque), une longue et flexueuse dans le bassin (côlon pelvien) ;

Le *rectum*, portion terminale du tube digestif, réservoir ultime des produits excrémentitiels de la digestion qui sont expulsés par l'anus.

## I. — BOUCHE ET GLANDES ANNEXES (SALIVAIRES).

***Bouche.*** — La cavité buccale est fermée en avant par deux replis musculo-membraneux, les lèvres supérieure

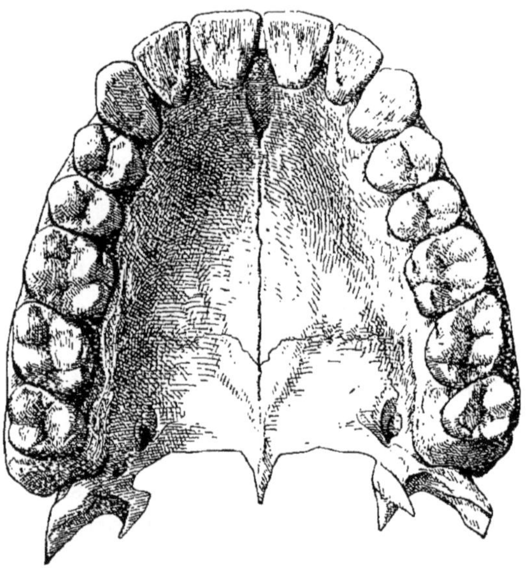

Fig. 51. — Arcade dentaire supérieure.

et inférieure, latéralement par les joues. En arrière des lèvres et des joues se trouvent les *arcades alvéolo-dentaires* tapissées par une muqueuse dense, celle des *gencives*, et munies de cavités ou alvéoles, dans lesquelles sont implantés des organes durs, les *dents*. Ces dents servent à la mastication, et accessoirement à l'articulation des sons.

L'homme possède *deux dentitions* : la **première dentition**, temporaire, particulière à la première enfance, débute aux sixième et septième mois après la naissance (date d'apparition des premières dents, les incisives médianes inférieures) et se termine à deux ou trois ans : 20 *dents* : 8 incisives (4 médianes, 4 latérales), 4 canines ; 8 molaires ; ces dents, dites *caduques* ou *dents de lait*, tom-

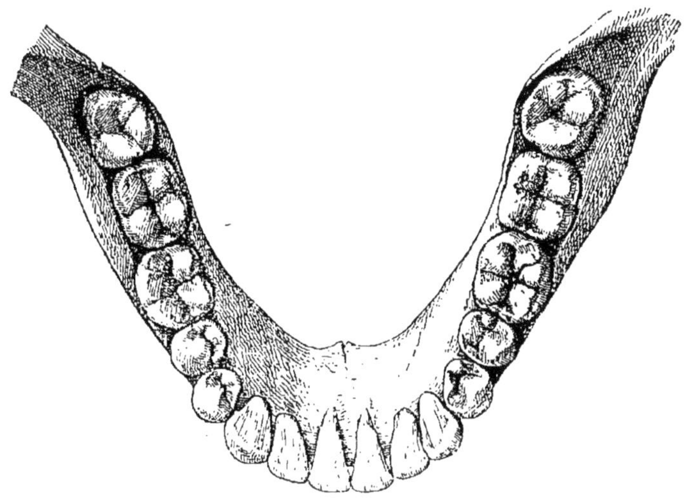

Fig. 52. — Arcade dentaire inférieure.

bent successivement de sept à douze ans et sont remplacées par les dents permanentes.

La **deuxième dentition**, ou des *dents permanentes*, apparaît de six ou sept ans jusqu'à douze ans, dans l'ordre même où étaient sorties les dents provisoires ; elle est caractérisée par l'apparition de 12 dents nouvelles (3 grosses molaires à chaque moitié d'arcade alvéolaire) ; elle comprend donc 32 *dents* : 8 incisives, 4 canines, 8 prémolaires, 12 molaires (fig. 51 et 52).

Les *troisièmes grosses molaires* ou dents de sagesse sortent de vingt à trente ans et souvent même ne sortent pas.

Les incisives coupent : les canines, si développées chez les carnivores, déchirent, et les molaires broient.

Le *plafond* de la cavité buccale est constitué par la

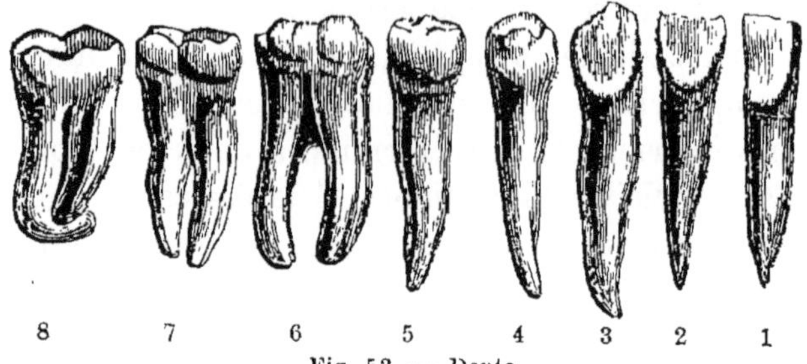


Fig. 53. — Dents.

1 et 2, incisives ; 3, canine ; 4 et 5, petites molaires ; 6, 7, 8, grosses molaires.

*voûte palatine*, palais dur, séparant la cavité buccale de la cavité nasale, et prolongée par le palais mou ou *voile du palais*, cloison musculo-membraneuse qui sépare la bouche du pharynx nasal (fig. 54). Le bord inférieur, libre, du voile présente à sa partie moyenne un prolongement conique, la *luette* (fig. 54).

De chaque côté du voile, descendent deux piliers : les uns, antérieurs, se terminent sur les côtés de la partie postérieure de la langue (*piliers antérieurs*) ; les autres, postérieurs, se portent vers le pharynx (piliers postérieurs (fig. 54).

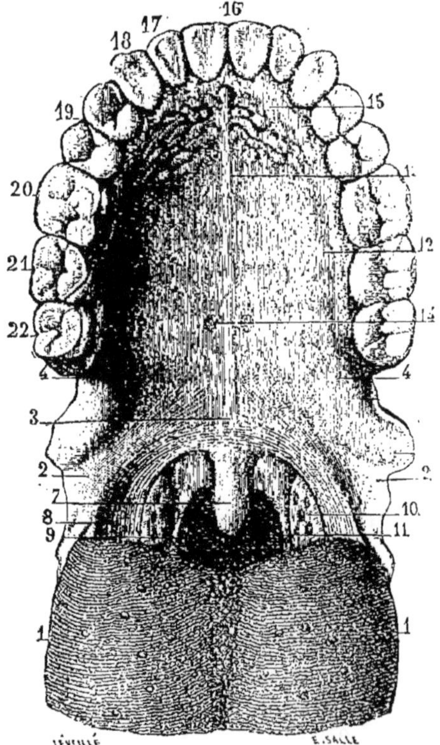


Fig. 54. — Voûte palatine et voile du palais.

1, langue ; 2, 3, 4, voile du palais ; 8, 9, ses piliers ; 10, amygdale ; 11, gosier ; 12, 13, 15, voûte palatine ; 14, glandes ; 16, 17, incisives ; 18, canines ; 19, petites molaires ; 20, 21, 22, grosses molaires.

Entre le voile en haut, la langue en bas, les piliers latéralement, se trouve circonscrit l'isthme du gosier, qui sépare la bouche du pharynx.

Entre les piliers antérieurs et les piliers postérieurs, on voit une excavation, la *fosse* ou *loge amygdalienne*, qui contient un organe lymphoïde, chargé de former des glo-

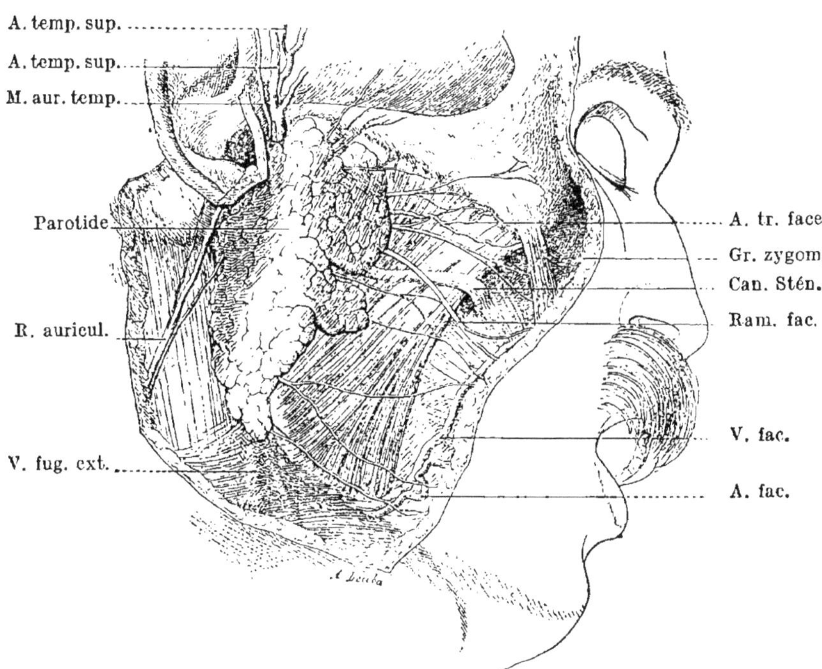


Fig. 55. — Glande parotide droite. Face externe (Charpy et Cunéo).

bules blancs, l'*amygdale* (fig. 54). Il y a ainsi deux amygdales palatines ou tonsilles, ayant à peu près la forme et le volume d'une amande et la surface irrégulière d'un noyau de pêche (cryptes de l'amygdale).

La *langue* est un organe musculo-membraneux, occupant la partie inférieure de la cavité buccale, recouvert par une muqueuse qui, sur la face dorsale, possède une surface veloutée, hérissée de papilles en rapport avec la fonction gustative de l'organe.

Elle est très mobile, quoique retenue par des attaches

multiples aux organes voisins, entre autres au maxillaire inférieur et à l'os hyoïde.

***Glandes salivaires.*** — Outre les glandes multiples situées dans la muqueuse de la bouche, il y a trois grosses glandes salivaires annexées à cette cavité de chaque côté d'elle :

La *parotide* ;
La *sous-maxillaire* ;
La *sublinguale*.

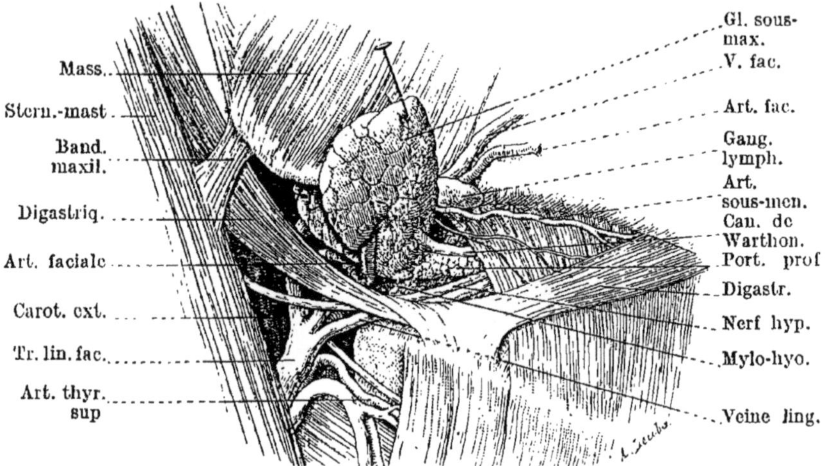


Fig. 56. — Glande sous-maxillaire droite (Charpy et Cunéo).

La *parotide*, la plus volumineuse, est située au-dessous et en avant de l'oreille, dans la région dite parotidienne (fig. 55). Elle sécrète une salive très fluide, surtout en rapport avec le broiement des substances sèches ; son canal excréteur s'ouvre sur la face interne de la joue, à la hauteur du collet de la deuxième grosse molaire (canal de Sténon).

La *glande sous-maxillaire* est située en dessous et en arrière du corps du maxillaire inférieur, dans la région sus-hyoïdienne latérale ou sous-maxillaire (fig. 56) ; son canal excréteur s'ouvre par un petit orifice sur le côté du frein de la langue et déverse une salive qui sert surtout à la gustation.

La *glande sublinguale* enfin est située sur le plancher de la bouche, sur le côté de la langue qui la recouvre (fig. 57);

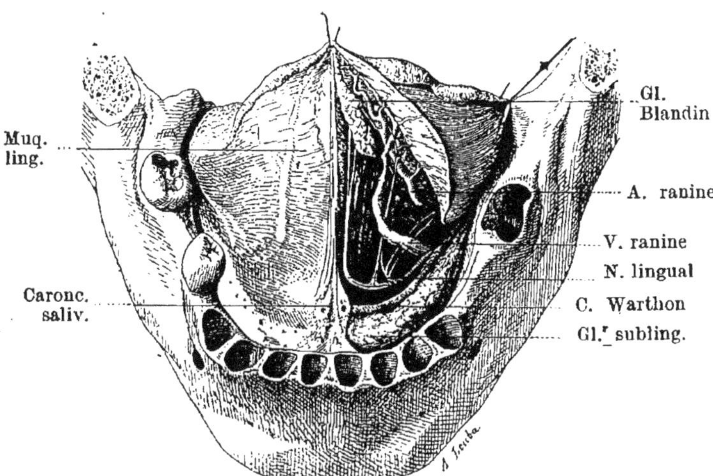


Fig. 57. — La glande sublinguale est disséquée (on la voit derrière l'os maxillaire inférieur).

ses conduits excréteurs s'ouvrent sur le plancher buccal; sa salive est particulièrement visqueuse.

## II. — PHARYNX, ŒSOPHAGE.

***Pharynx.*** — Le pharynx est une gouttière musculo-membraneuse ouverte en avant, de façon à communiquer successivement de haut en bas avec les fosses nasales, avec la cavité buccale, avec le tube laryngé (fig. 58); d'où trois portions du pharynx : le *pharynx nasal* (naso-pharynx, arrière-cavité des fosses nasales, cavum), étendu de la *base du crâne* (os occipital) au voile du palais, communiquant en avant avec les fosses nasales par les deux orifices postérieurs des fosses nasales ou *choanes* (1); le *pharynx buccal*, séparé de la bouche par l'isthme du gosier; le *pharynx laryngé*, depuis le niveau de l'os

(1) Prononcez : *koanes*.

hyoïde jusqu'au bord inférieur du cartilage cricoïde du larynx (qui répond en arrière au *corps de la sixième vertèbre cervicale*), communiquant avec le larynx par l'orifice

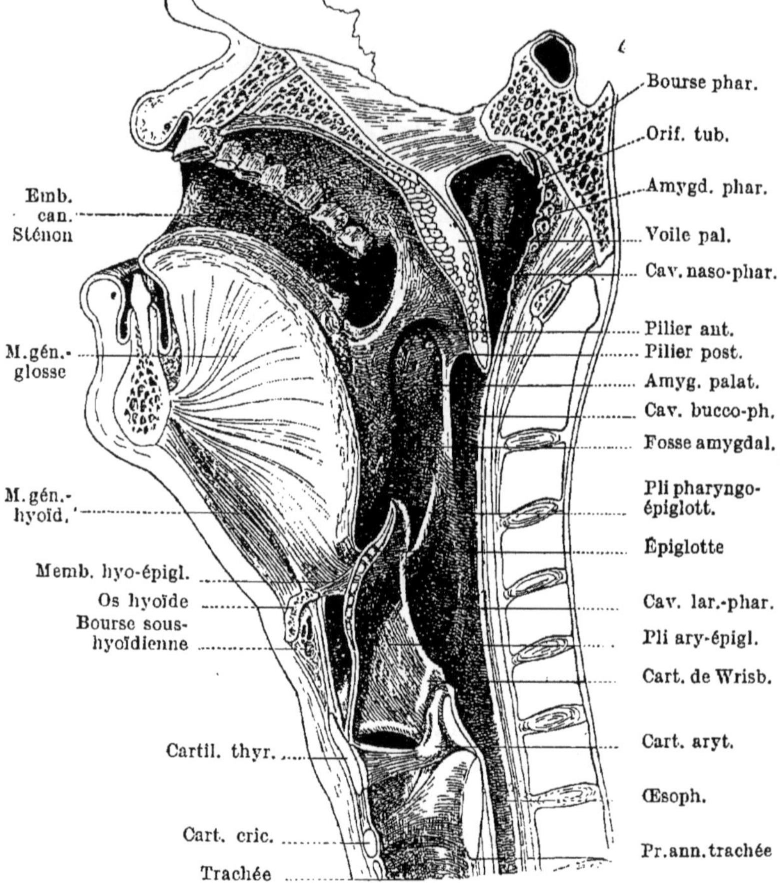


Fig. 58. — Cavité buccale et cavité pharyngienne en coupe médiane antéro-postérieure (d'après Luschka).

supérieur de celui-ci, orifice qui, pendant la déglutition, est fermé par l'*épiglotte*, sorte de soupape fibro-cartilagineuse, mobile, en forme de feuille de pourpier (fig. 59).

***Œsophage.*** — Le pharynx est continué par un conduit musculo-membraneux, l'œsophage, qui s'étend en bas jusqu'à l'estomac (dans lequel il s'ouvre par un orifice dénommé cardia), constamment situé au-devant de la

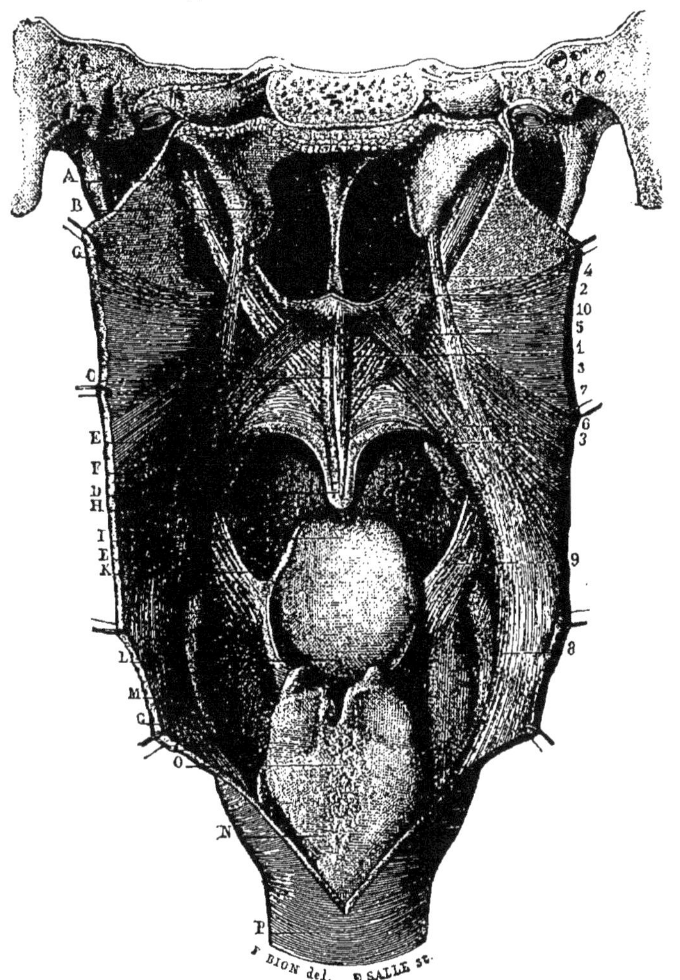


Fig. 59. —Pharynx vu par sa face antérieure (on a fendu et écarté sa paroi postérieure).

A, Trompe d'Eustache; B, fosses nasales; C, E, voile du palais et son pilier; D, luette; F, amygdale; G, paroi du pharynx; H, langue; I, K, épiglotte; L, N, larynx; M, cartilage thyroïde; O, glandes; P, œsophage. — 1 à 8, muscles staphylins; 9, muscle stylo-pharyngien; 10, constricteur du pharynx.

colonne vertébrale (depuis le corps de la sixième cervicale jusqu'au flanc gauche de la dixième dorsale), traversant successivement le cou (*portion cervicale* de l'œsophage, en arrière de la trachée), le thorax (*portion thoracique* de

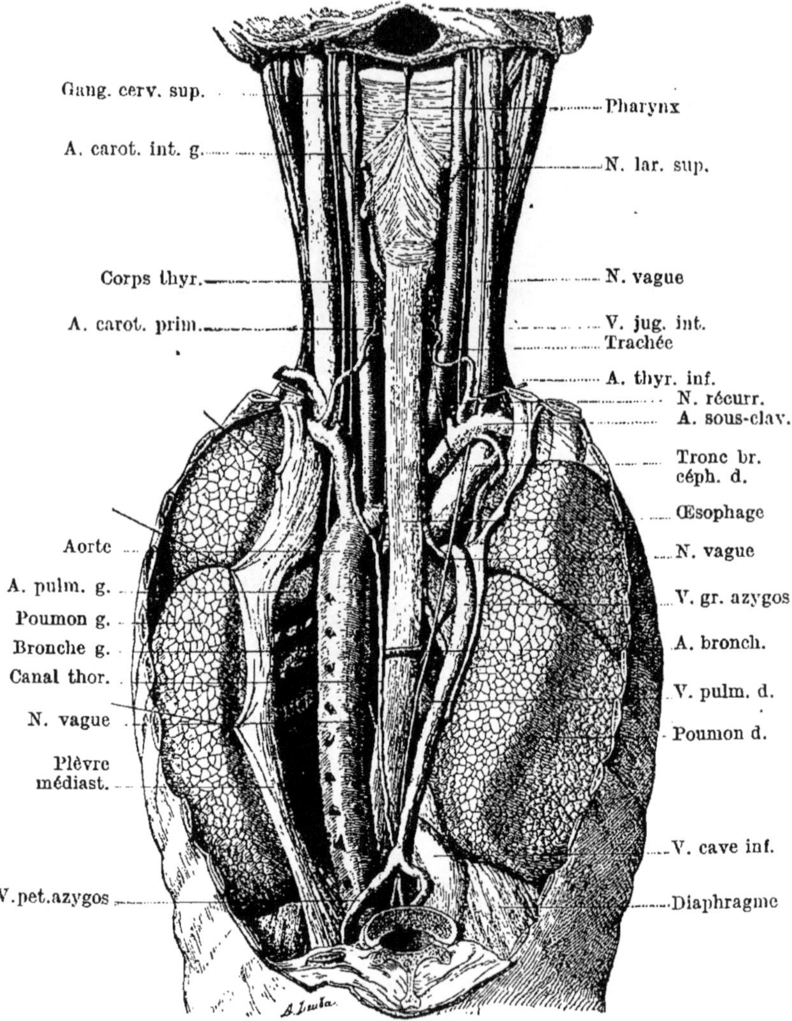


Fig. 60. — Œsophage vu par sa face postérieure (on a enlevé les côtes et la colonne vertébrale).

l'œsophage, dans le médiastin postérieur), l'abdomen (très courte portion *abdominale*) (fig. 60).

L'extrémité supérieure de l'œsophage est à 15 centimètres de l'arcade dentaire supérieure, ce qui montre la nécessité d'avoir des sondes œsophagiennes de 45 à 50 centimètres, puisque la sonde, pour pénétrer dans l'estomac, doit parcourir, outre ces 15 centimètres, les 25 centimètres de longueur que présente l'œsophage.

## III. — ESTOMAC.

L'*estomac* est une poche musculo-membraneuse, inter-

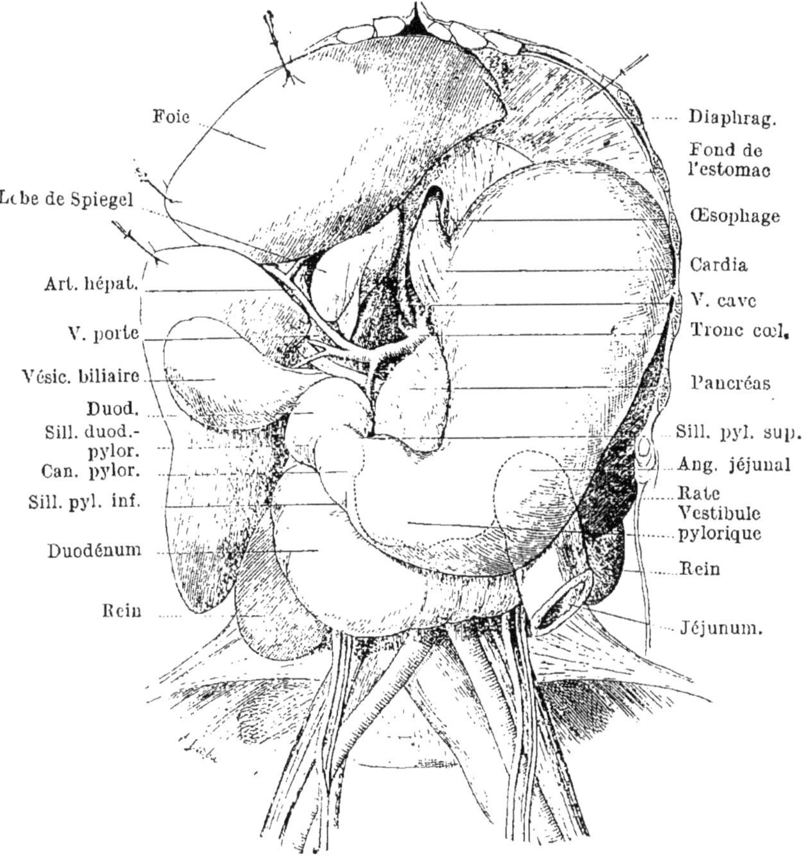


Fig. 61. — Estomac (le foie est relevé en haut et à droite).

médiaire à l'œsophage et à l'intestin grêle, dont la forme, très variable chez le même sujet suivant les étapes de la digestion, a été improprement comparée à celle d'une cornemuse.

Il est situé au-dessous du diaphragme, dans l'épigastre et l'hypocondre gauche. Il présente deux faces, antérieure

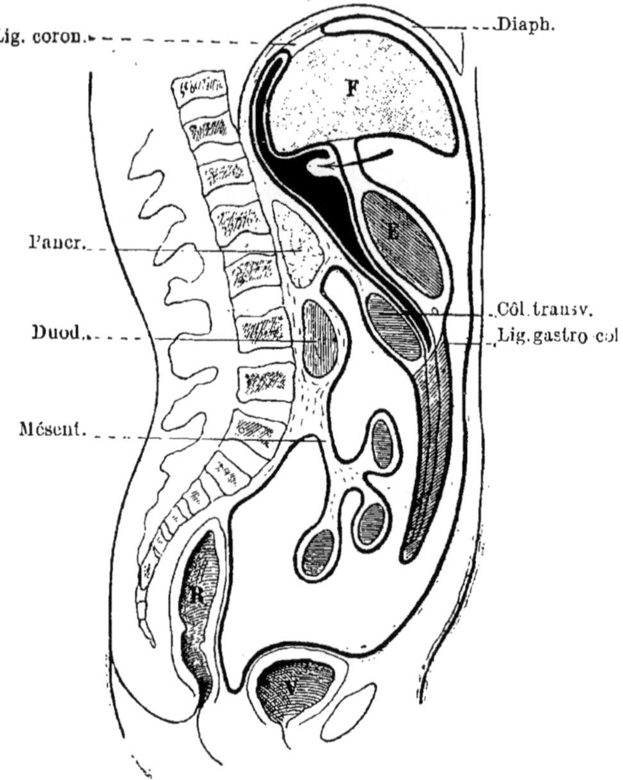


Fig. 62. — Disposition schématique du péritoine (coupe médiane antéro-postérieure chez l'homme adulte).

La grande cavité péritonéale en blanc ; l'arrière-cavité en noir.

*Lig. gastro-col.* : ligament gastro-colique ou grand épiploon qui pend en tablier

et postérieure ; deux bords, un bord droit ou petite courbure, un bord gauche ou grande courbure ; deux orifices, le *cardia* ou orifice œsophagien, et le *pylore*, ou orifice duodénal ; deux extrémités ou tubérosités, la grosse tubérosité (ou fond, ou grand cul-de-sac) et la petite tubérosité (petit cul-de-sac, antre du pylore).

Pour la plus grande partie de l'organe, la direction de l'estomac est verticale (fig. 61).

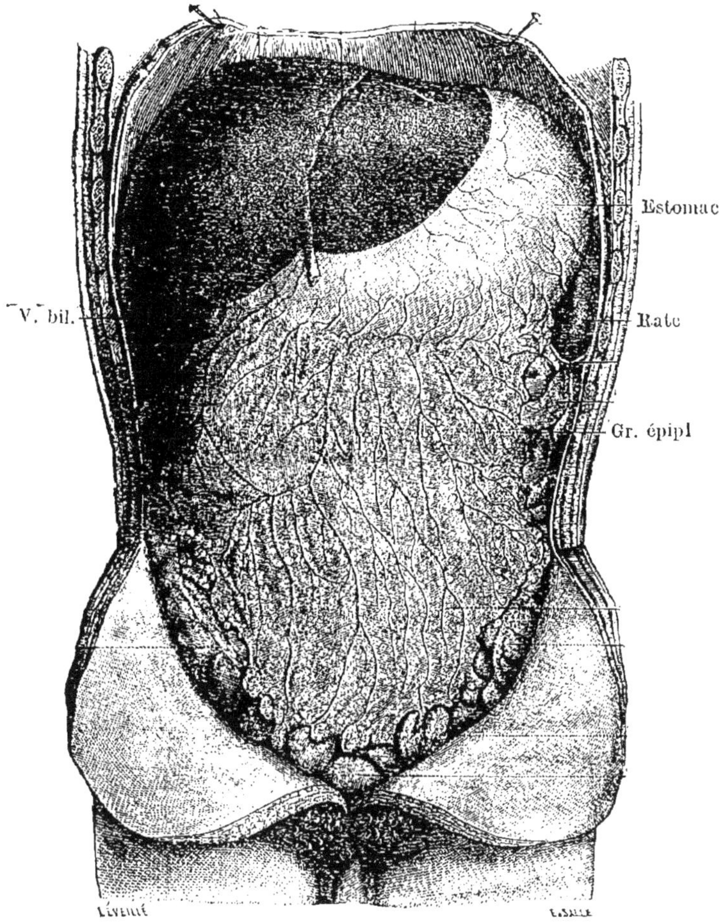


Fig. 63. — Estomac, foie et grand épiploon en place.

L'estomac, comme l'intestin (grêle ou gros), est, de la même façon que les autres viscères intra-abdominaux, recouvert par une séreuse qu'on appelle le *péritoine* (fig. 62).

Sac sans ouverture, comme toutes les séreuses (plèvre, péricarde, etc...), le péritoine recouvre toutes les portions du tube digestif contenues dans l'abdomen. Le feuillet pariétal est accolé à la paroi abdominale antérieure, à la paroi abdominale postérieure, à la fosse iliaque ; le feuillet viscéral recouvre les organes digestifs, tantôt seulement sur une face, tantôt, ce qui est le cas le plus fréquent, sur presque toute leur circonférence, sauf au niveau du point où pénètrent les vaisseaux. En ce point, les feuillets séreux s'adossent pour former ce qu'on appelle des *mésos* : mésentère, c'est-à-dire *meso* pour intestin (entère, du grec ἔντερον), ou méso spécial au jéjuno-iléon, méso-côlon transverse, etc.

Les *épiploons* sont des replis séreux qui vont d'un organe digestif à un autre : épiploon gastro-hépatique, gastro-splénique, etc. Le *grand épiploon*, qui s'étend de la grande courbure de l'estomac au côlon transverse, forme une sorte de vaste tablier graisseux qui s'étale au-devant de l'intestin grêle (fig. 63).

## IV. — INTESTIN ET GLANDES ANNEXES (FOIE, RATE, PANCRÉAS).

***Intestin grêle.*** — Tube cylindrique étendu de l'estomac au cæcum (ou première partie du gros intestin), l'intestin grêle se compose de deux portions :

1° Le **duodénum**, anse fixe, située profondément au-devant de la paroi abdominale postérieure, se continuant avec le jéjuno-iléon par un angle dit « duodéno-jéjunal » sur le côté gauche de la deuxième vertèbre lombaire (1).

Le duodénum forme un anneau autour de la glande nommée pancréas, et il est recouvert principalement par le foie.

C'est dans la cavité du duodénum que débouchent les canaux biliaire (cholédoque) et pancréatique (ou de Wirsung), venus le premier du foie, pour déverser la bile, le second du pancréas pour déverser le suc pancréatique.

2° Le **jéjuno-iléon**, beaucoup plus long que le duodénum (6 mètres en moyenne, alors que le duodénum

(1) Duodénum signifie douze travers de doigt, ce qui indique à peu près 20 à 22 centimètres de long. Ce chiffre est insuffisant avec la façon actuelle de délimiter le duodénum : cette longueur est d'au moins 27 centimètres.

n'a que 27 centimètres), décrit dans son trajet un grand nombre de flexuosités qui portent le nom d'*anses* ou de *circonvolutions* intestinales (fig. 64).

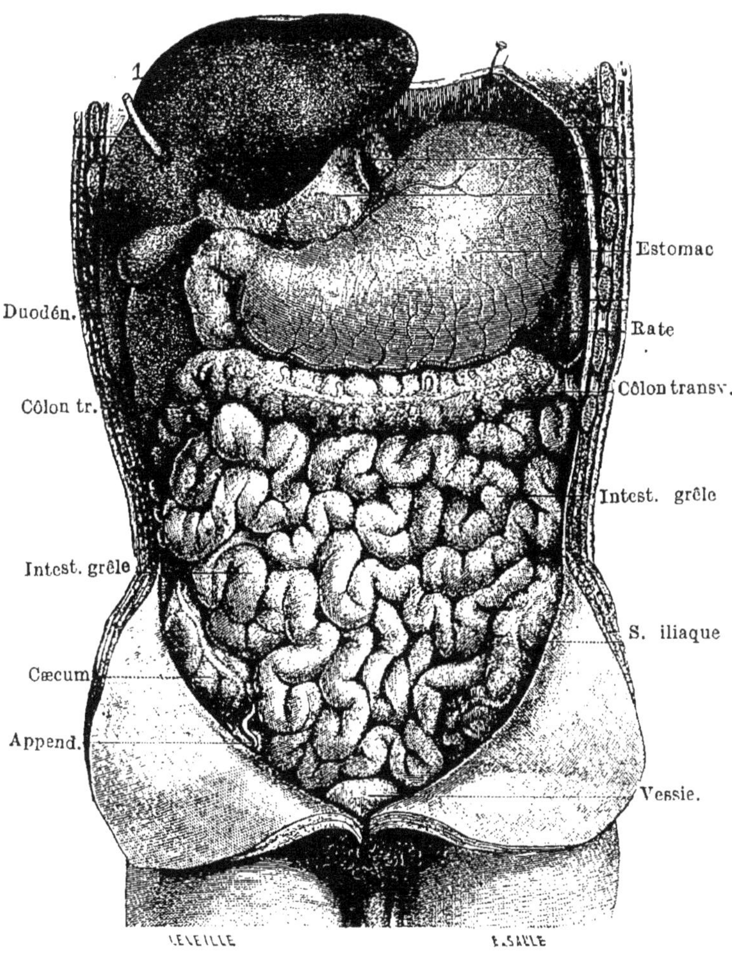


Fig. 64. — L'intestin grêle en place. Le foie relevé laisse voir les deux premières portions du duodénum. La situation de l'estomac n'est pas aussi horizontale que l'indique à tort la figure.

La masse du jéjuno-iléon occupe presque tout l'abdomen (région ombilicale, hypogastrique, les flancs, les fosses iliaques, une partie du bassin) ; elle est recouverte par un large repli péritonéal très infiltré de graisse, formant une sorte de tablier, qu'on appelle le *grand épiploon* (fig. 63).

Le jéjuno-iléon est encadré par le gros intestin (fig. 65).

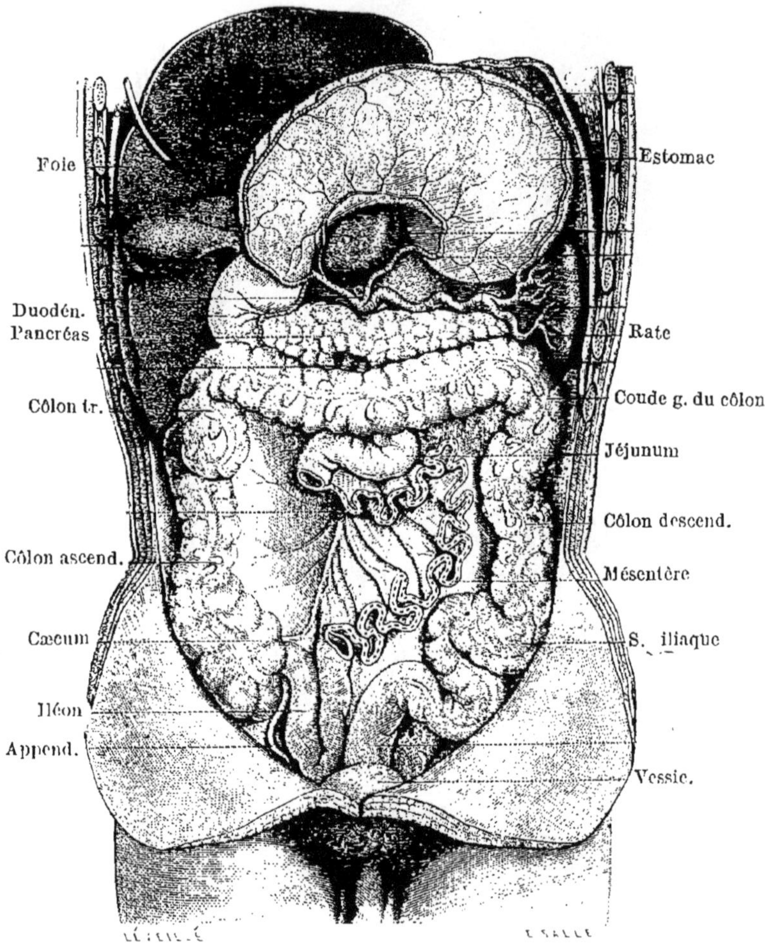


Fig. 65. — Le *gros intestin*. Le foie et l'estomac sont relevés. Le jéjuno-iléon a été réséqué le long de son bord mésentérique.

***Gros intestin.*** — Le gros intestin est la dernière portion du tube digestif, celle qui s'étend de l'iléon à l'anus. On le divise en trois segments : 1° le cæcum ;

2° le côlon (subdivisé lui-même en quatre portions : côlon ascendant, côlon transverse, côlon descendant, côlon iliaque) ; 3° le rectum.

Le gros intestin forme dans son ensemble une grande

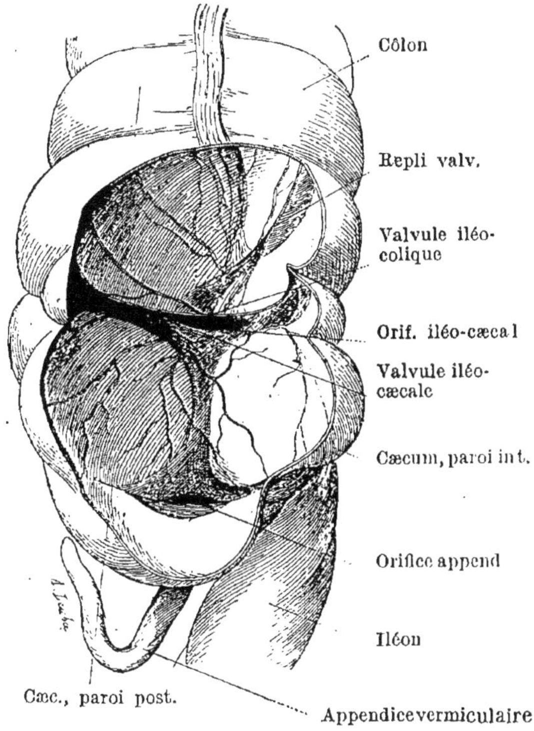


Fig. 66. — Cæcum : configuration interne. Pièce séchée et insufflée permettant de voir par une brèche de la paroi externe l'orifice iléo-cæcal et l'orifice appendiculaire.

anse à concavité inférieure, figurant assez bien un point d'interrogation (fig. 65).

Pour distinguer le gros intestin de l'intestin grêle, il faut tenir compte moins du *volume* qui, — dans les cas pathologiques, peut être le même pour l'intestin grêle que pour le gros intestin, — que des caractères suivants, qui sont typiques :

*a.* Les *bandelettes longitudinales*, bandelettes musculaires sur toute la longueur du gros intestin ;

*b.* Les *sillons transversaux* et la triple série des *bosselures* déterminée dans l'intervalle des bandelettes par ces sillons ;

*c.* Les *appendices épiploïques* ou graisseux, sortes de franges graisseuses, formées par de la graisse contenue

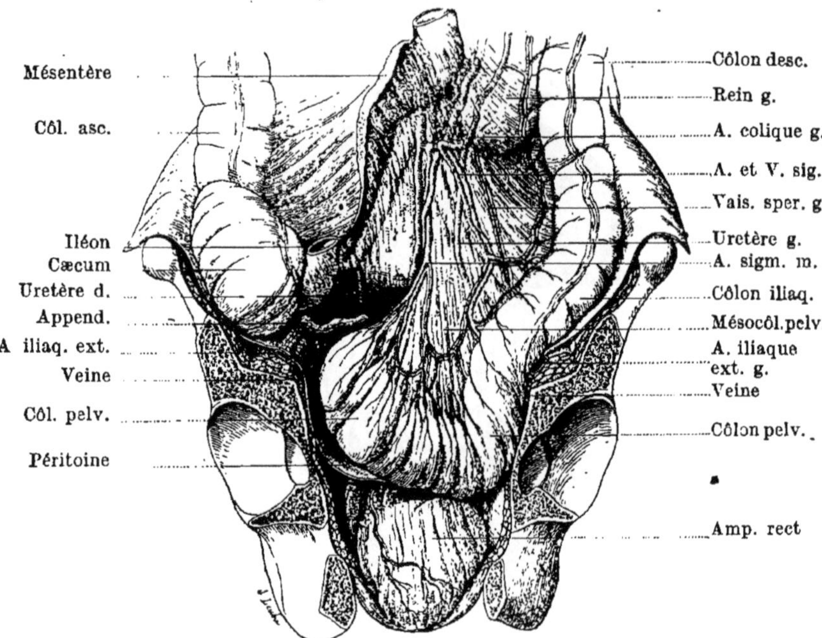


Fig. 67. — L'S iliaque avec ses deux portions, le côlon iliaque et le côlon pelvien.

dans de petits diverticules en doigt de gant de la membrane séreuse qui recouvre l'intestin.

**Cæcum.** — Le cæcum est une poche située dans la fosse iliaque droite, formant, comme son nom l'indique, une sorte de cul-de-sac en dessous de l'embouchure de l'iléon dans le côlon (fig. 66). Cette embouchure forme une sorte de valvule dénommée *valvule iléo-cæcale* ou valvule de Bauhin (autrefois « barrière des apothicaires », parce qu'on croyait, d'une façon un peu trop absolue, que la valvule s'opposait au reflux des matières et des lavements dans l'intestin grêle).

Du bord interne du cæcum, près du sommet, naît un organe rudimentaire, vrai diverticule en doigt de gant de la cavité du cæcum : c'est l'*appendice vermiforme* (ou vermiculaire, ou iléo-cæcal, ou cæcal), organe rétrogradé

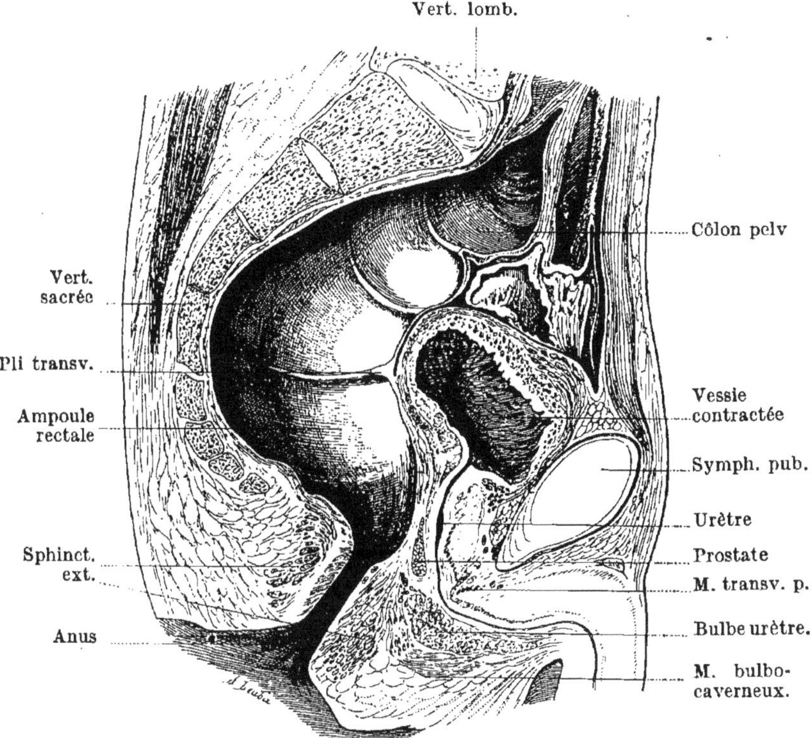


Fig. 68. — Rectum chez l'homme. On voit nettement les deux régions de l'ampoule rectale et de l'anus.

riche en tissu lymphoïde, qui est le siège de l'affection si fréquente, l'appendicite (fig. 66).

**Côlon ascendant.** — Le côlon ascendant monte verticalement du cæcum au côlon transverse dans la fosse lombaire droite (fig. 65).

**Côlon transverse.** — Ce côlon, avec sa direction générale horizontale, est étendu de la face inférieure du foie à la face interne de la rate, et il occupe successivement l'hypocondre droit, la région ombilicale et l'hypocondre gauche (fig. 65).

Sa moitié droite est flexueuse ; la portion gauche est rectiligne, ascendante de droite à gauche.

**Côlon descendant.** — Le côlon descendant, verticalement étendu du côlon transverse au côlon iliaque, occupe la fosse lombaire gauche (fig. 65).

**S iliaque.** — L'S iliaque, ainsi appelé à cause de sa forme en S, se divise en réalité en deux portions : 1° le *côlon iliaque*, portion courte, occupant la fosse iliaque gauche ; 2° le *côlon pelvien*, portion longue et flexueuse, occupant l'excavation pelvienne (fig. 67).

**Rectum.** — Le *rectum* (1), ou portion terminale du tube digestif, se compose de deux parties : une portion supérieure, dilatée, réservoir des matières fécales, l'*ampoule*, et une portion inférieure, canal d'évacuation, *canal anal*, s'ouvrant au dehors au fond d'un entonnoir cutané par un orifice appelé anus (fig. 68). C'est par cet orifice que les matières excrémentitielles sont évacuées au dehors.

## Physiologie.

Les aliments sont de trois sortes :

1° *Aliments azotés, albuminoïdes, quaternaires*, composés des quatre éléments : carbone, oxygène, hydrogène et azote, tels la viande, le lait, les œufs, etc. ;

2° *Aliments hydrocarbonés*, ternaires, composés de trois éléments : carbone, oxygène, hydrogène, tels le sucre, l'amidon, la fécule, la graisse, le beurre, l'huile ;

3° *Aliments minéraux*, composés des sels minéraux absorbés en nature ou contenus dans les autres aliments : chlorure de sodium, chlorure de potassium, fer, etc. L'alcool et l'eau sont dans une classe à part.

***Mastication et digestion buccale.*** — Les aliments sont mâchés dans la bouche par les dents; ils sont réduits en pâte et imprégnés par la salive mixte, résultat du mélange des

(1) *Rectum* signifie droit ; cette portion du gros intestin, en comparaison des autres, est en effet peu flexueuse.

trois salives parotidienne, sous-maxillaire et sublinguale (*insalivation*).

La *mastication* s'exerce sous l'influence des muscles masticateurs : masséter, temporal, ptérygoïdiens.

Les joues (muscle buccinateur) et la langue servent à ramener sans cesse les aliments entre les mâchoires et les empêchent de sortir de la bouche.

Les aliments *insalivés* sont réduits en une pâte appelée le *bol alimentaire*, qui subit un commencement de digestion dans la bouche sous l'influence de la ptyaline ou ferment soluble, diastase contenu, edans la salive, qui saccharifie les amidons, c'est-à-dire les transforme en un mélange de glucose et de lévulose, qui sera ultérieurement facilement absorbable dans le tube digestif.

***Déglutition.*** — Après insalivation, le bol alimentaire, ramassé sur le dos de la langue forme un plan incliné avec sa pointe relevée contre la voûte palatine (*premier temps de la déglutition*), va franchir l'isthme du gosier pour pénétrer dans le pharynx (*deuxième temps de la déglutition*).

Une fois dans le pharynx, le bol alimentaire doit éviter deux écueils : l'*entrée dans les fosses nasales* (le voile du palais se relève un peu et les piliers postérieurs se rapprochent à la façon des grands rideaux de nos fenêtres) et l'*entrée dans le larynx* (l'épiglotte se rabat sur l'orifice supérieur du larynx, et la glotte au besoin se fermerait).

Sous la seule influence des contractions musculaires « péristaltiques », le bol alimentaire franchit, — sans que le rôle de la pesanteur intervienne, — le pharynx, l'œsophage et arrive dans l'estomac (*troisième temps de la déglutition*).

***Digestion stomacale.*** — Les muscles de l'estomac brassent les aliments de façon à les mélanger intimement au suc gastrique acide. Un ferment soluble, la pepsine, que renferme ce suc (pepsine sécrétée par des glandes spéciales), transforme en présence de l'acide chlorhydrique les aliments albuminoïdes en peptones assimilables.

Le lait subit l'action d'un ferment spécial, le lab-ferment, qui désagrège la caséine du lait en petits grumeaux.

Le contenu de l'estomac passe dans le duodénum sous l'aspect d'une crème acide, le *chyme*.

***Digestion intestinale.*** — Dans le duodénum, se produisent les actes de digestion les plus importants. On y voit agir trois sucs : le suc intestinal (1), qui agit un peu sur les matières albuminoïdes (fibrine surtout) ; le suc pancréatique, qui, par plusieurs ferments solubles qu'il possède, agit à la fois sur les albuminoïdes qu'il achève de transformer en peptones, sur les graisses qu'il émulsionne (2) et saponifie, sur les amylacés qu'il saccharifie ; enfin la bile qui facilite la digestion et l'absorption des graisses.

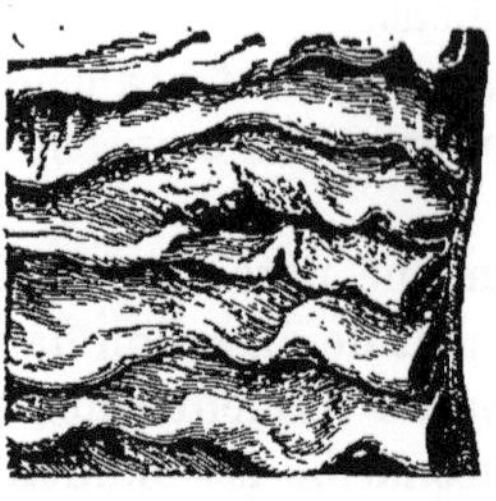

Fig. 69. — Valvules conniventes de la muqueuse de l'intestin grêle.

*Absorption.* — L'*absorption* des aliments ainsi transformés a lieu dans toute l'étendue de l'intestin grêle. La surface d'absorption est augmentée par la présence de nombreux replis ou *valvules conniventes* (fig. 69).

La muqueuse de l'intestin grêle a une surface veloutée,

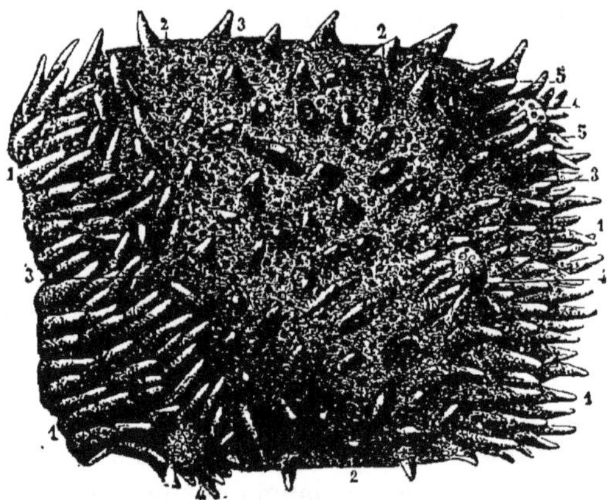


Fig. 70. — Villosités intestinales vues avec un certain grossissement.

1 et 2, Villosités ; 3, orifices de glandes ; 4 et 5, amas de tissu lymphatique ou follicules clos.

aspect dû à la présence d'innombrables petites saillies, les *vil-*

(1) Ou « suc entérique », suc sécrété par des glandes de l'intestin grêle.

(2) L'émulsion est un acte mécanique, physique, la division de la graisse des particules très fines directement absorbables en nature par la muqueuse intestinale ; la saponification est un acte chimique : c'est la transformation des graisses en savons solubles.

*losités*, qui sont autant d'organes d'absorption (fig. 70). Elles absorbent les graisses soit émulsionnées, soit saponifiées, qui passent dans les vaisseaux chylifères (1) et de là dans le système veineux ; elles absorbent également les autres substances (eau, sels, sucres, peptones), qui pénètrent dans le sang par les radicules de la veine porte (2).

Les chylifères et la veine porte constituent les deux voies d'absorption dans l'intestin grêle.

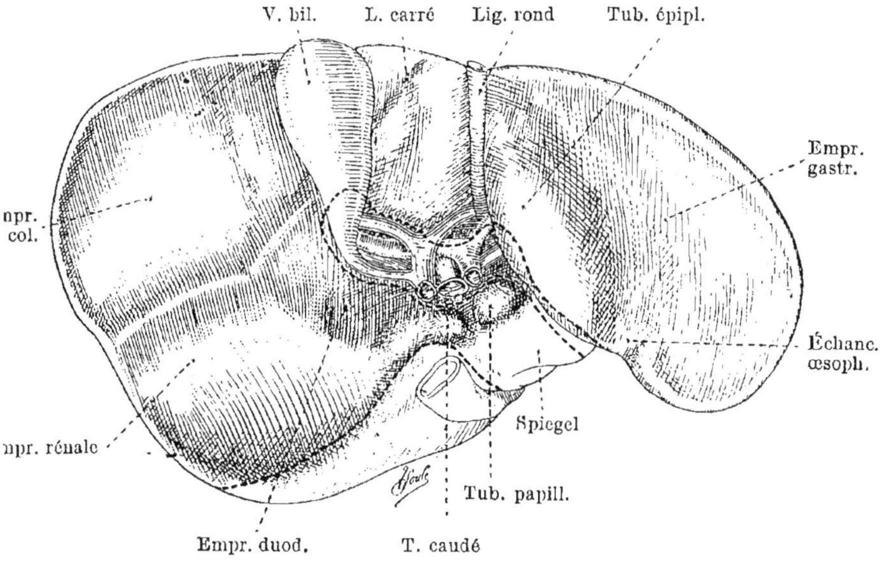


Fig. 71. Face inférieure du foie (celui-ci fortement relevé)
La ligne pointillée indique l'insertion du péritoine.

*Défécation.* — Les matières alimentaires cheminent dans l'intestin sous l'influence des mouvements péristaltiques et, à mesure que l'absorption se produit, le contenu intestinal prend une consistance de plus en plus grande.

Dans le gros intestin, il ne reste plus guère que les matières non assimilables (cellulose, tissu élastique, corné etc.) ; elles perdent de l'eau, deviennent plus solides et constituent les « fèces », ou le « bol fécal », ou les « excréments ». Ce bol fécal s'amasse dans le côlon pelvien et, lorsque le besoin de déféquer

(1) Voir *Système lymphatique*, p. 97.
(2) Voir *Système veineux porte*, p. 93.

apparaît, il traverse le rectum et est expulsé par l'anus (défécation), qu'un sphincter musculaire lisse, aidé par un sphincter strié, maintient fermé.

Au niveau du gros intestin, la muqueuse absorbe, et on utilise cette propriété quand on administre des lavements alimentaires ou médicamenteux ; mais cette absorption est faible.

***Glandes annexes de l'intestin.*** — 1° **Foie.** — Le foie est une glande volumineuse (1 500 gr.) destinée à la sécrétion de la bile et du sucre, occupant la presque totalité de l'hypocondre droit, une partie de l'épigastre et de l'hypocondre gauche, au-dessous du diaphragme qui le sépare des poumons et du cœur, au-dessus de l'estomac et de l'intestin (fig. 63).

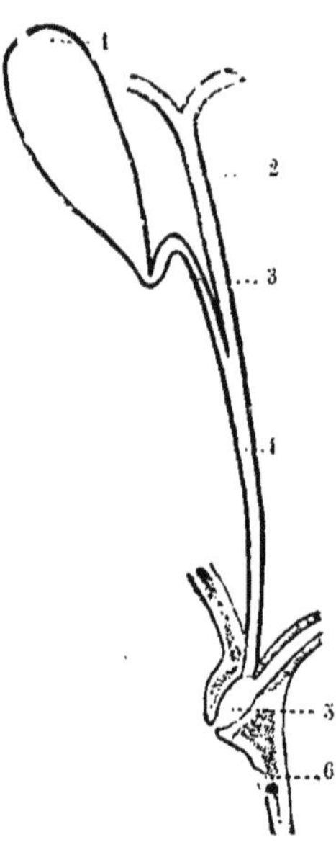


Fig. 72. — Voies biliaires.

1, Vésicule biliaire ; 2, canal hépatique ; 3, canal cystique ; 4, canal cholédoque ; 5, ampoule de Vater, dans laquelle se jette, en dessous du cholédoque, le canal pancréatique ; 6, paroi du duodénum.

De couleur rouge brun, le foie représente un segment d'ovoïde dont la grosse extrémité est à droite ; il offre à considérer une face supérieure convexe, en rapport avec le diaphragme qui le sépare des organes thoraciques ; une face inférieure plane, sur laquelle il faut noter, outre la grosse veine porte pénétrant dans le sillon transverse (ou hile), un petit réservoir à bile, piriforme, dénommé vésicule biliaire (ou vésicule du fiel) (fig. 71).

La queue de la poire représente le *canal cystique*, qui conduit la bile par un canal plus gros, le *cholédoque*, dans le duodénum (fig. 72 et 73).

Ce canal cholédoque résulte de la fusion des deux canaux : cystique venu de la vésicule biliaire et hépatique venu directement du foie.

La bile sécrétée par le foie peut s'écouler directement dans le duodénum par le canal hépatique et le cholédoque, mais elle peut aussi, une fois dans le canal hépatique, remonter par le canal cystique pour aller s'accumuler

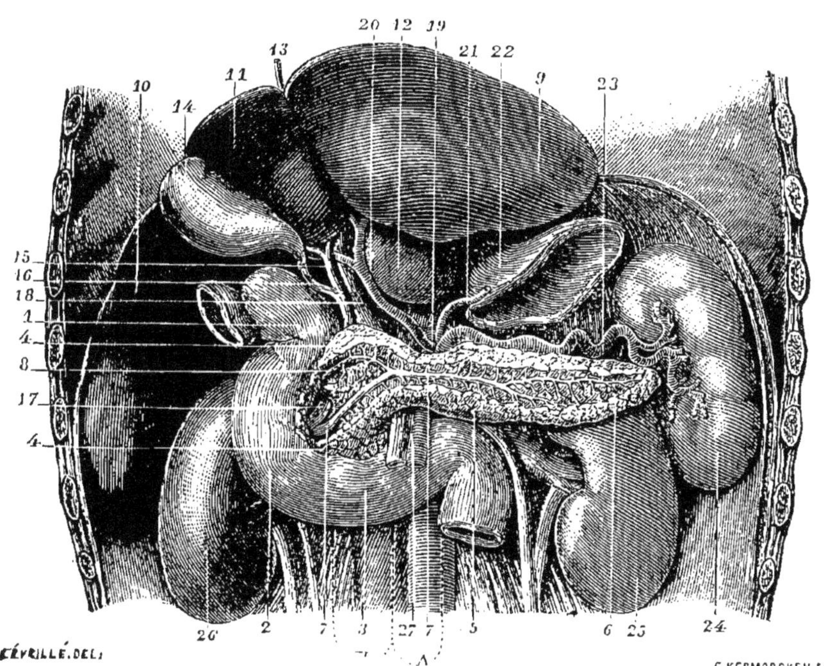


Fig. 73. — Pancréas ; situation générale.

1, 2, 3, Duodénum ; 4, 5, 6, pancréas ; 7, 8, ses conduits excréteurs ; 9 à 13, foie ; 14, vésicule biliaire ; 15, 16, 17, canaux hépatique, cystique et cholédoque ; 18 et 28, veines porte et cave ; 19, tronc cœliaque ; 20, 21, 23, 27, artères hépatique, coronaire, splénique et mésentérique ; 22, estomac ; 24, rate ; 25, 26, reins

dans la vésicule biliaire ; celle-ci, par ses contractions, chasse la bile dans le canal cystique et de là, par le cholédoque, dans le duodénum lorsque le « chyme », expulsé par l'estomac, est arrivé dans cette portion de l'intestin grêle (fig. 72) et a besoin de subir l'action digestive de la bile.

Le foie a une double fonction : il sécrète la bile, qui est à la fois un liquide excrémentitiel et un liquide servant à la digestion (des matières grasses surtout), et il forme le glycogène ou « amidon animal », qui, en se transformant en glucose, fournit les matériaux du travail des muscles. Il a aussi un rôle antitoxique et hématopoiétique.

2° **Pancréas.** — Le pancréas est une grosse glande, en forme de marteau, enserrée dans l'anneau incomplet

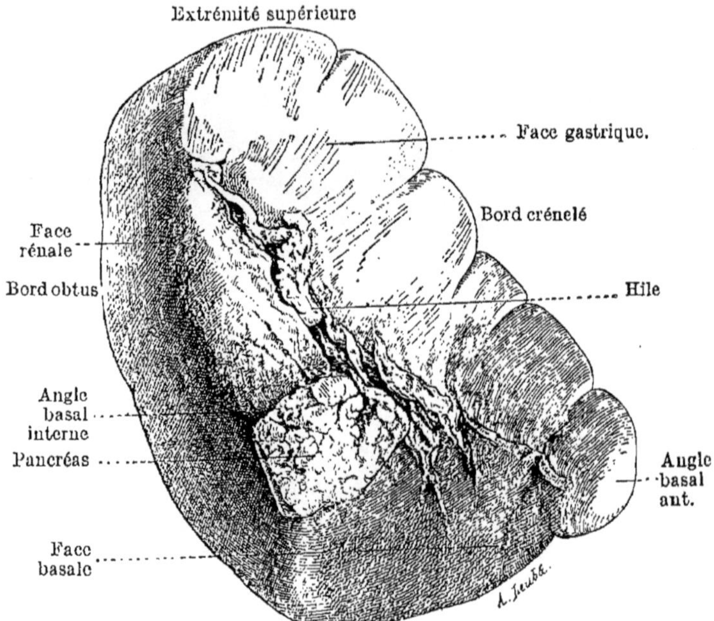


Fig. 74. — Rate vue par sa face interne, à laquelle tient un segment de la queue du pancréas.

que lui forme le duodénum, couchée transversalement au-devant de la deuxième vertèbre lombaire, derrière l'estomac.

Dans son épaisseur, formant à peu près son axe, se trouve logé le canal excréteur de la glande ou canal pancréatique, canal de Wirsung, qui déverse dans le duodénum, en dessous du canal cholédoque (fig. 72 et 73), le suc pancréatique, suc chargé de digérer l'albumine, les graisses et les féculents.

3° **Rate.** — Organe lymphoïde, de couleur rouge foncé, la rate est logée en arrière de la grosse tubérosité de l'estomac, en avant de l'extrémité supérieure du rein gauche, dirigée obliquement le long de la paroi postéro-latérale de l'abdomen.

Une scissure de sa face interne, ou « hile » de la rate, présente les orifices d'entrée des artères et de sortie des veines qui président à la vascularisation de l'organe (fig. 74).

A la différence du foie et du pancréas, dont le rôle est très important dans la digestion, l'un par la bile, l'autre par le suc pancréatique, la rate n'a pas de sécrétion externe ; elle est un *organe lymphoïde* qui produit surtout des globules blancs, qui détruit et produit des globules rouges.

## APPAREIL CIRCULATOIRE.

### I. — CŒUR.

L'organe central de la circulation est le *cœur*, muscle creux entouré d'un sac fibro-séreux, dénommé *péricarde*, et tapissé intérieurement d'une membrane lisse, l'*endocarde.*

Les fibres musculaires du cœur forment ce qu'on appelle le *myocarde* ; contrairement aux fibres musculaires des autres viscères de l'économie, ces fibres sont striées.

Le *péricarde* est formé par une poche fibreuse extérieure, envoyant des expansions sur les organes voisins (diaphragme, sternum, vertèbres, etc.) et doublée par un sac séreux (feuillet pariétal tapissant la surface interne de la poche fibreuse, feuillet viscéral recouvrant la surface extérieure du cœur).

Les artères du cœur viennent des artères cardiaques ou *coronaires*, branches de l'aorte ascendante.

Le cœur est *situé dans le médiastin antérieur*, entre les deux poumons, derrière le sternum et les côtes, surtout les côtes gauches, presque couché en bas sur le muscle diaphragme (fig. 75).

Il apparaît sous la forme d'une *pyramide triangulaire* aux angles arrondis, dont le sommet, répondant au ventricule gauche, regarde en avant et à gauche; dont la base regarde en arrière et à droite.

*Son axe*, c'est-à-dire la ligne qui joint le sommet au centre de la base, est presque horizontal.

La *coloration* du cœur est rougeâtre ; autour des vais-

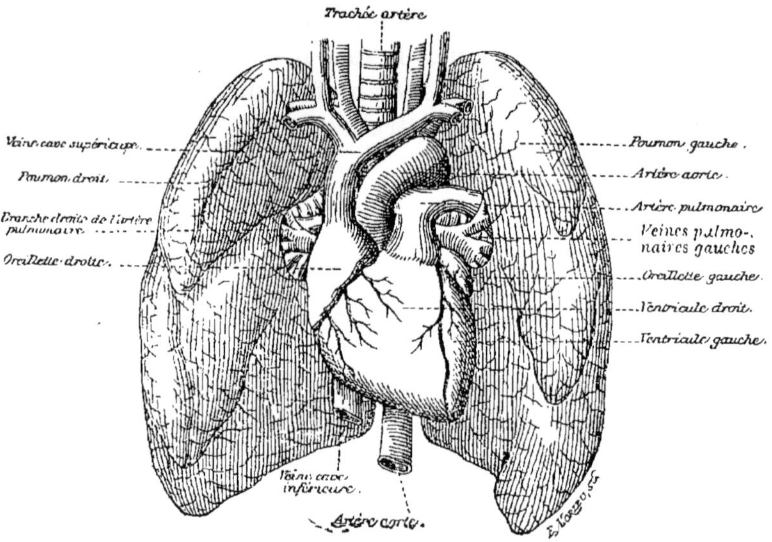


Fig. 75. — Cœur et poumons.

seaux et dans les sillons, on voit apparaître en jaune des amas graisseux.

Le *volume* du cœur, très variable suivant l'âge, le sexe et suivant les sujets, a été improprement comparé à celui du poing.

Des *trois faces du cœur*, l'une regarde en avant et à droite (face sterno-costale), l'autre en arrière et à gauche (face pulmonaire), la troisième est inférieure (face diaphragmatique).

On distingue dans le cœur quatre *cavités* : deux supérieures, à parois minces, les *oreillettes* ; deux inférieures, à parois très épaisses (surtout pour la cavité gauche), les *ventricules.* Les oreillettes ne communiquent pas entre elles et les ventricules ne communiquent pas entre eux, mais l'oreillette droite communique avec le ventricule droit, l'oreillette gauche avec le ventricule gauche. L'orifice auriculo-ventriculaire droit s'appelle encore orifice *tricuspide* et l'orifice auriculo-ventriculaire gauche, orifice *mitral*, du nom des valvules qui

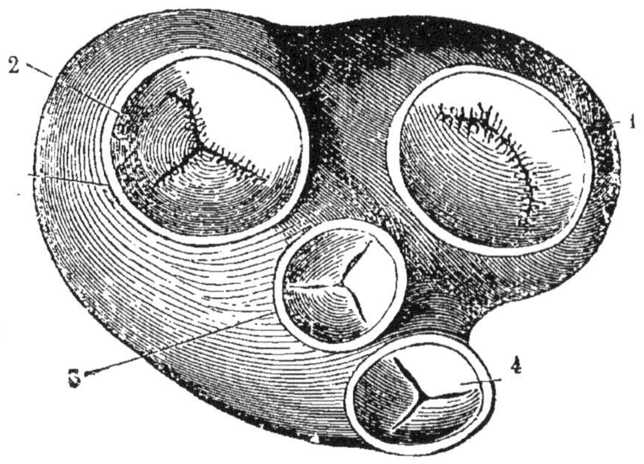


Fig. 76. — Valvules du cœur vues par-dessus.

1, Valvule mitrale; 2, valvule tricuspide ; 3 et 4, valvules sigmoïdes.

obturent à certains moments ces orifices de communication (fig. 76). La pointe du cœur appartient au ventricule gauche.

Cette absence de communication des oreillettes entre elles et des ventricules entre eux fait qu'il existe en quelque sorte *deux cœurs séparés : l'un droit et l'autre gauche* (fig. 77).

Le *cœur droit* (oreillette et ventricule droits) ne contient que du *sang noir* venu par les veines caves supérieure et inférieure qui le déversent dans l'oreillette ; le *cœur gauche* (oreillette et ventricule gauches) ne contient que du *sang rouge* venu du poumon par les veines pulmonaires (droites et gauches).

Le sang noir, que l'oreillette droite chasse dans le ventricule droit, est lancé par la contraction de ce dernier dans le tronc de l'artère pulmonaire qui porte ce sang impropre à la nutrition des tissus dans le poumon droit (artère pulmonaire droite) et dans le poumon gauche (artère pulmonaire gauche), où il va prendre l'oxygène à l'air contenu dans les alvéoles (*hématose*).

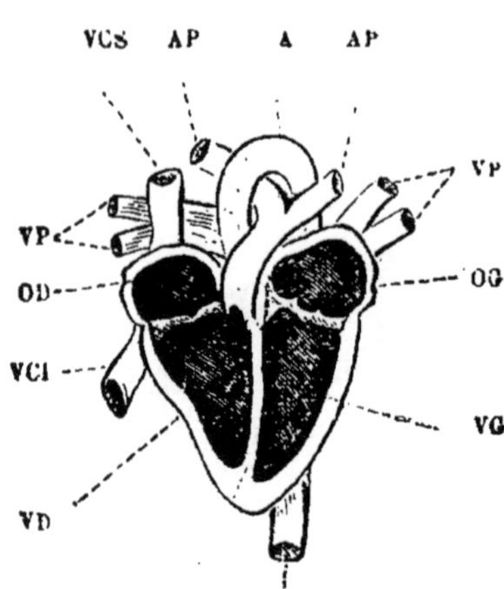


Fig. 77. — Coupe du cœur (figure schématique).

A, Aorte ; VG, ventricule gauche ; VD, ventricule droit ; OG, oreillette gauche ; OD, oreillette droite ; VP, veines pulmonaires ; AP, artère pulmonaire ; VCS, veine cave supérieure ; VCI, veine cave inférieure.

Ce sang ainsi oxygéné dans les poumons revient au cœur au niveau de l'oreillette gauche par les veines *pulmonaires* (deux veines pulmonaires droites et deux veines pulmonaires gauches) ; c'est la *petite circulation* ou *circulation pulmonaire*. De l'oreillette gauche il est déversé dans la ventricule gauche, qui le chasse dans l'artère aorte et de là dans toutes les artères du corps (fig. 77).

Ce sang, après avoir passé par les vaisseaux artériels, chemine dans de petits vaisseaux très fins intermédiaires aux artères et aux veines, qu'on nomme des *capillaires* pour pénétrer dans l'intimité des tissus.

Une fois que le sang a servi à la nutrition des tissus et qu'il est devenu noir, il est repris par les veines et ramené par les veines caves (supérieure et inférieure) à l'oreillette droite. Ce grand cercle parcouru par le sang qui, parti de l'aorte, arrive dans l'intimité des tissus et revient au cœur par les veines, est le cercle de la *grande circulation* (fig. 80).

Il faut noter dès maintenant que les *artères contiennent ordinairement du sang rouge et les veines du sang noir.*

Mais il faut faire exception pour les vaisseaux de la petite circulation. *L'artère pulmonaire contient du sang noir* qui se rend au poumon pour y prendre de l'oxygène, et les *veines pulmonaires contiennent du sang rouge* qui vient de prendre cet oxygène dans les alvéoles pulmonaires.

Le système d'obturateurs qui séparent les cavités des oreillettes des cavités des ventricules (*valvules tricuspide à droite, mitrale à gauche*), est disposé de telle façon qu'il laisse passer le sang de l'oreillette dans le ventricule, mais qu'il

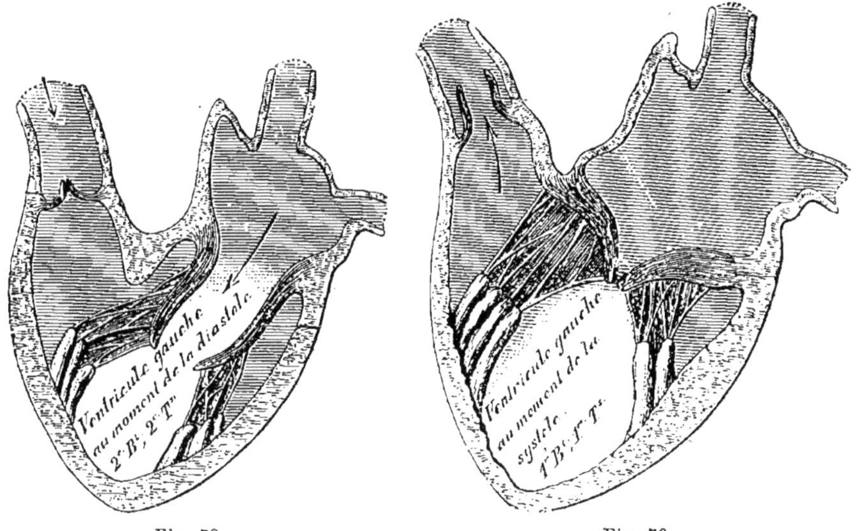


Fig. 78. Fig. 79.

empêche ce sang de refluer du ventricule dans l'oreillette (fig. 76).

Le cœur possède la propriété de se contracter *rythmiquement* (70 à 75 « battements » par minute). Les oreillettes se contractent ensemble, et les ventricules se contractent ensemble. La contraction s'appelle *systole* et la dilatation *diastole*. Pendant que les oreillettes sont contractées (*systole auriculaire*), il y a dilatation des ventricules qui reçoivent le sang chassé par la contraction des oreillettes (*diastole ventriculaire*) (fig. 78 et 79). De même pendant que les ventricules sont contractés (*systole ventriculaire*) pour chasser le sang dans les vaisseaux (à droite dans l'artère pulmonaire, à gauche dans l'aorte), les oreillettes sont dilatées pour recevoir le sang venu des veines caves à droite, des veines pulmonaires à gauche (*diastole auriculaire*).

La succession de tous ces mouvements constitue une révolution cardiaque dont la durée est un peu moins d'une seconde (70 à 75 battements par minute chez l'adulte).

Lorsqu'on ausculte la région précordiale, on entend des *bruits rythmés* séparés par des silences, un tic tac (1° premier bruit; 2° petit silence; 3° deuxième bruit; 4° grand silence).

Au moment du premier bruit, il y a un *choc de la pointe* du cœur contre la paroi thoracique.

Dans la syncope, il y a un arrêt des battements du cœur et des mouvements respiratoires.

Le premier bruit est dû à la contraction des ventricules, et à lui correspondent le choc de la pointe et le soulèvement de l'artère radiale, si facile à percevoir au-devant de l'extrémité inférieure du radius ou *pouls* radial. On peut encore percevoir le pouls dans d'autres régions où l'artère est superficielle et appuyée sur un plan résistant; ces deux conditions sont indispensables (artères temporale, fémorale, etc.).

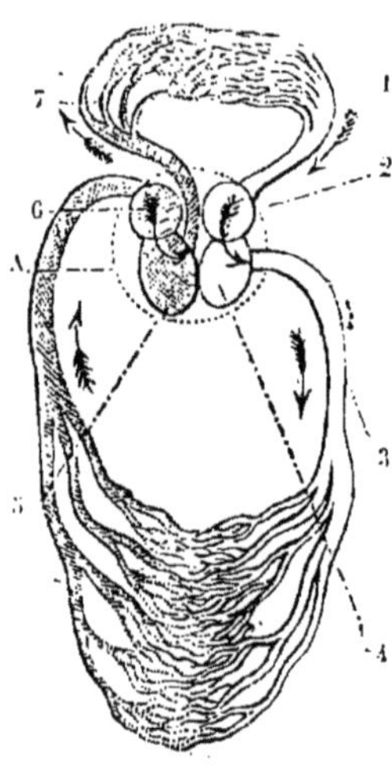

Fig. 80. — Schéma de la circulation (petite et grande circulation).

A, Cœur; 1, veine pulmonaire; 2, oreillette gauche; 3, artère aorte; 4, ventricule gauche; 5, ventricule droit; 6, oreillette droite; 7, artère pulmonaire.

## II. — VAISSEAUX.

A. ***Petite circulation***. — Du ventricule droit part le tronc de l'*artère pulmonaire*, qui se divise en artère pulmonaire droite et artère pulmonaire gauche. Ces vaisseaux se divisent en capillaires. Aux capillaires font suite des branches de plus en plus volumineuses qui se résument en quatre troncs veineux (deux venus du poumon droit et deux venus du poumon gauche), les quatre *veines pulmonaires* qui déversent leur sang dans l'oreillette gauche (fig. 77).

B. ***Grande circulation***. — L'aorte qui part du ventricule gauche fournit le sang de toute la grande circulation. Presque en sortant du cœur, elle donne naissance aux deux artères du cœur, les artères *coronaires* ou cardiaques (fig. 81).

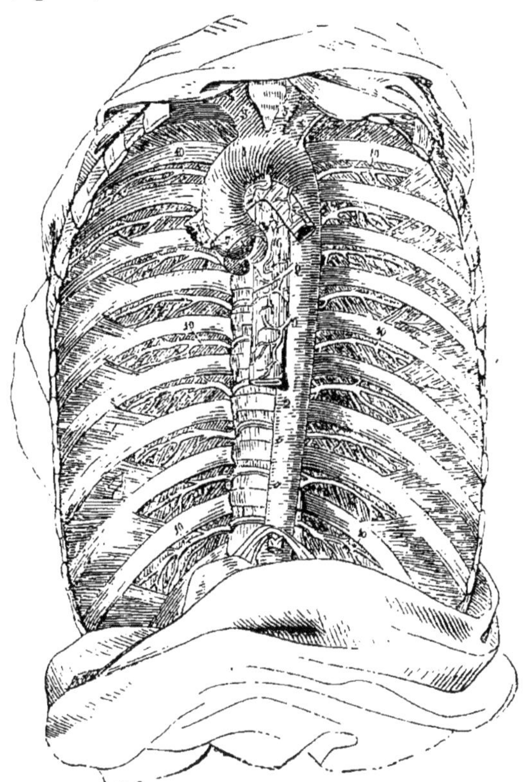

Fig. 81. — Crosse de l'aorte et aorte thoracique.

1, Crosse de l'aorte ; 2, aorte thoracique oblique de haut en bas et de gauche à droite ; 3, tronc brachio-céphalique se bifurquant à son extrémité supérieure ; 4, sous-clavière gauche ; 5, carotide primitive gauche ; 6, valvules sigmoïdes de l'aorte ; 7, 7, origine des artères coronaires ; 8, 8, artères bronchiques droite et gauche ; 9, 9, 9, artères œsophagiennes ; 10, 10, 10, artère intercostales aortiques ou postérieures.

Montant d'abord verticalement (aorte ascendante), l'aorte se recourbe en *crosse* au-dessus de la bronche gauche, puis passe dans le médiastin postérieur (aorte thoracique) pour suivre le côté gauche de la colonne vertébrale.

Elle traverse le diaphragme par un orifice spécial et devient *aorte abdominale*, pour se diviser en *iliaques primitives* (fig. 82).

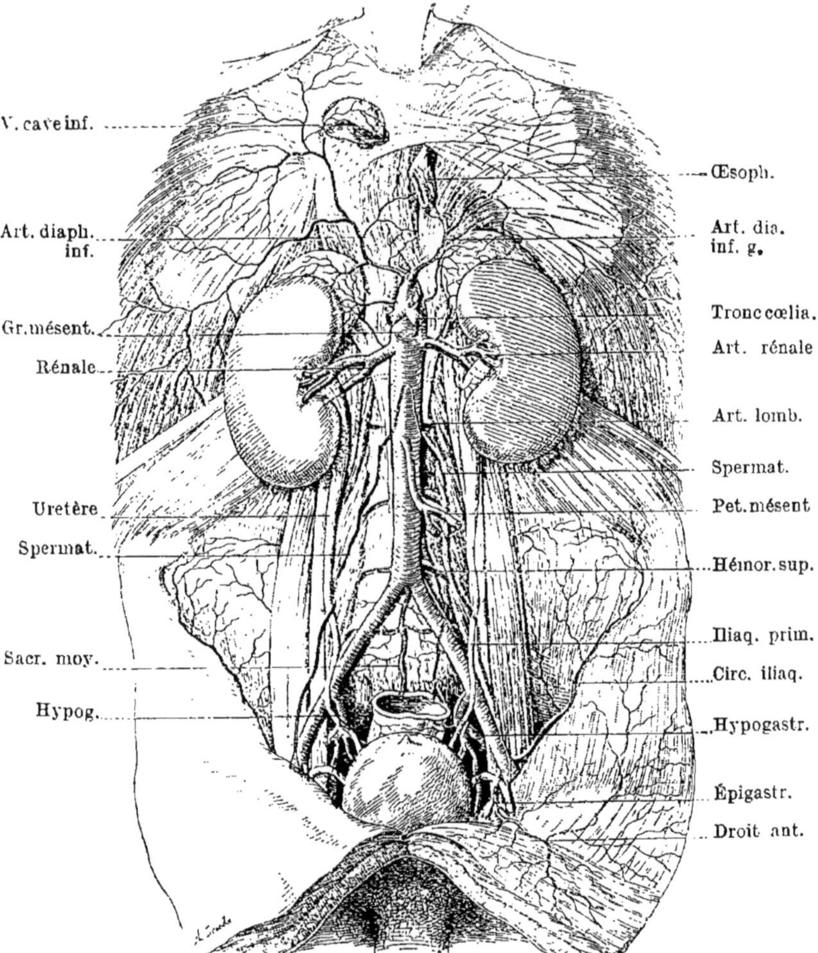


Fig. 82. — Aorte abdominale.

Les iliaques primitives se bifurquent pour fournir les *iliaques externes* (continuées par les *fémorales* ou crurales) et les *iliaques internes* ou hypogastriques (artères du bassin).

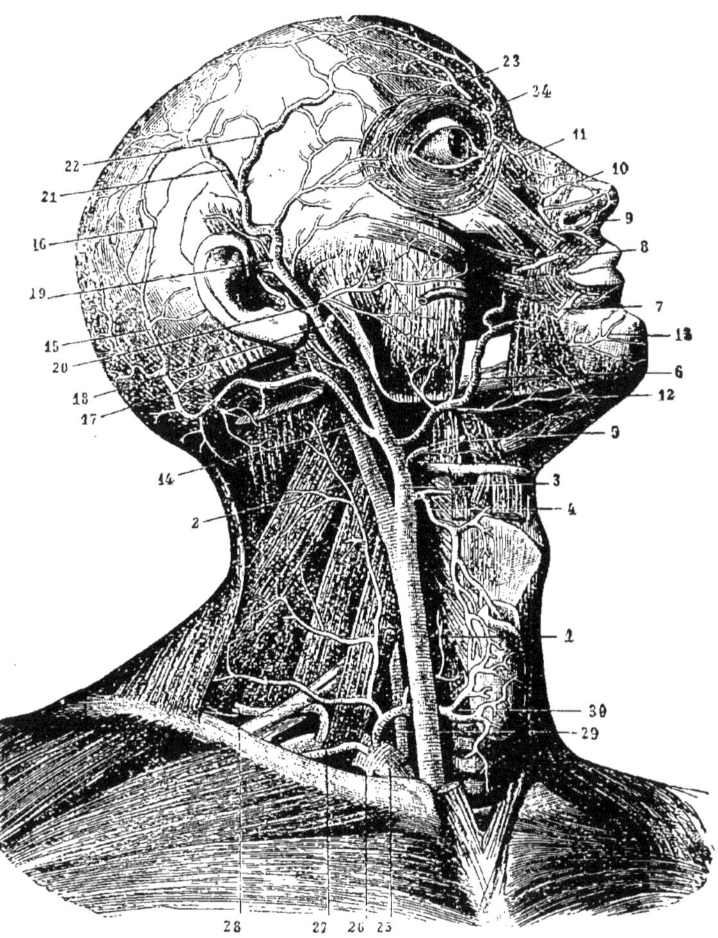


Fig. 83. — Artères du cou et de la tête.

1, Artère carotide primitive droite; 2, artère carotide interne; 3, carotide externe; 4, thyroïdienne supérieure; 5, linguale; 6, faciale; 7, labiale inférieure; 8, labiale supérieure; 9, artère de la sous-cloison; 10, artère de l'aile du nez; 11, rameau par lequel la branche nasale de l'ophtalmique s'anastomose avec la partie terminale de la faciale; 12, artère sous-mentale; 13, partie terminale de la dentaire inférieure; 14, occipitale; 15, branches cutanées de cette artère; 16, anastomoses de l'occipitale avec la branche postérieure de la temporale superficielle; 17, auriculaire postérieure; 18, origine de la maxillaire interne; 19, temporale superficielle; 20, transversale de la face; 21, branche verticale de la temporale superficielle; 22, branche antérieure de la même artère; 23 artère sus-orbitaire; 24, artère frontale interne; 25, sous-clavière; 26, mammaire interne; 27, sus-scapulaire; 28, scapulaire postérieure; 29, vertébrale; 30, thyroïdienne inférieure.

De la crosse de l'aorte naissent trois artères : 1° *tronc brachio-céphalique* droit, divisé bientôt en artère carotide primitive droite et artère sous-clavière droite ; 2° l'*artère carotide primitive gauche* ; 3° l'artère *sous-clavière gauche* (fig. 81).

Les carotides fournissent les artères de la tête et de la face en se divisant en carotides externe et interne (fig. 83) ; les sous-clavières sont continuées par les artères axillaires (troncs artériels du membre supérieur), les artères humérales, radiales et cubitales, etc. (fig. 84).

L'*aorte thoracique* fournit les artères bronchiques, œsophagiennes, intercostales, etc. : l'aorte abdominale fournit les diaphragmatiques, le *tronc cœliaque* (pour foie, rate, estomac), les artères mésentériques, les artères rénales, etc...

L'artère *fémorale* (fig. 85) ou crurale est continuée par l'artère *poplitée* dans le creux du jarret (fig. 86), qui se divise en tronc tibio-péronier (artère tibiale postérieure et

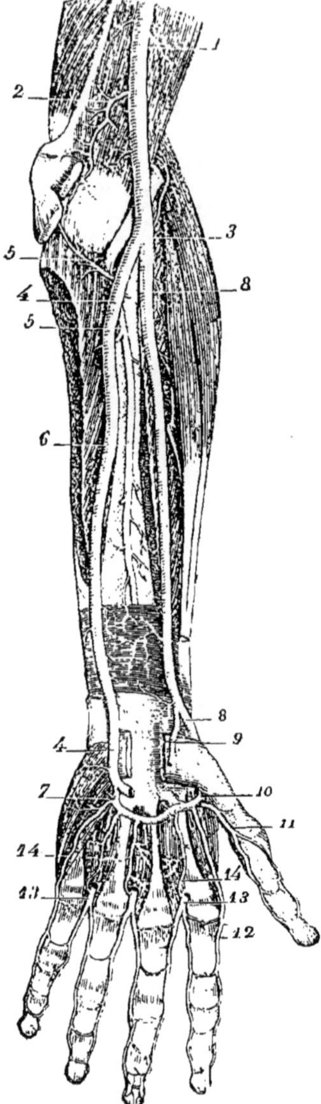


**Fig. 84.** — **Artères du membre supérieur (humérale, radiale, cubitale, etc.).**

1. **Humérale**; 2, collatérale interne ; 3, bifurcation de l'humérale ; 4, 4, cubitale ; 5, tronc commun des interosseuses ; 6, interosseuse antérieure ; 7, 7, artère cubito-radiale ; 8, radiale ; 9, radio-palmaire ; 10, arcade palmaire profonde ; 11, collatérale interne du pouce ; 12, collatérale externe de l'index ; 13, 13, les trois dernières digitales ; 14, 14, les interosseuses antérieures, s'anastomosant à leur terminaison avec les artères précédentes.

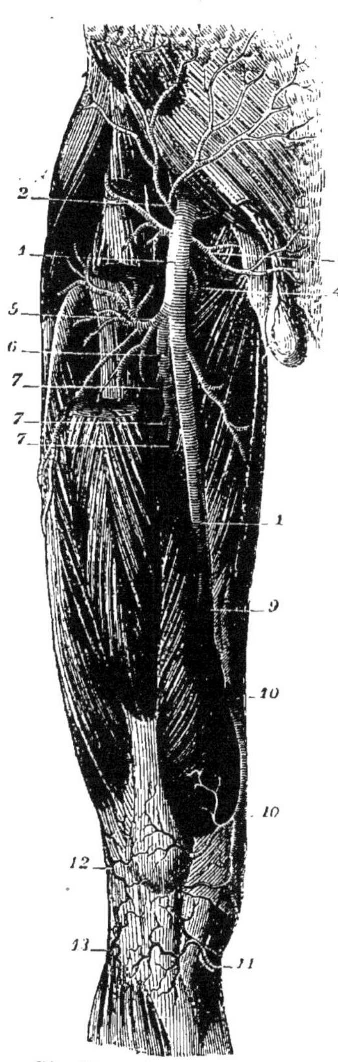


Fig. 85. — Artère fémorale.

1, 9, Artère fémorale; 2, artère tégumentaire de l'abdomen; 3, artères honteuses externes; 4, 4', artère circonflexe interne; artère grande musculaire superficielle; 5', petite musculaire supérieure; 6, 8, fémorale profonde; 7, perforantes; 10, grande anastomotique; 11, 12, 13, articulaires.

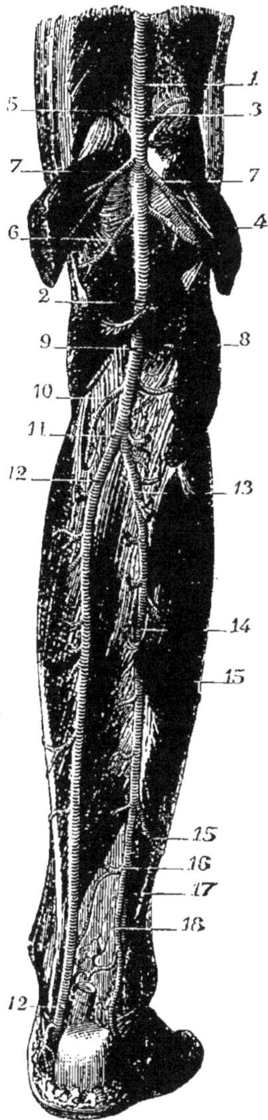


Fig. 86. — Artère poplitée et tronc tibio-péronier (péronière et tibiale postérieure).

1, 2, Artère poplitée; 3, 4, artères articulaires externes supérieure et inférieure; 5, 6, artères artic. internes; 7, artères jumelles; 8, 12, artères tibiales antér. et postér.; 9, 11, tronc tibio-péronier; 10, artère du tibia; 13 à 17, artère péronière et ses branches; 18, péronière postérieure.

artère péronière) et artère tibiale antérieure (fig. 87).

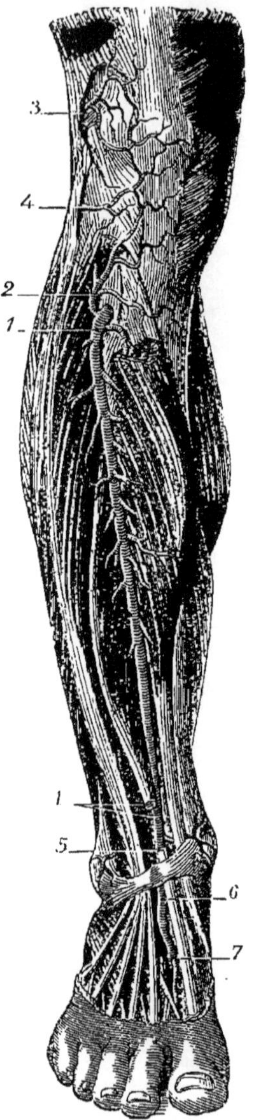


Fig. 87. — Tibiale antérieure et pédieuse.

1 et 5, Artère tibiale antérieure; 2, artère récurrente tibiale; 3, 4, artères articulaires externes supérieure et inférieure; 6, 7, artère pédieuse.

Les *artères* présentent ce *caractère particulier* de rester béantes à la coupe et de donner lieu à un jet de sang rouge *saccadé*. Cela tient à leur richesse en tissu élastique.

Cette élasticité permet au sang de progresser dans les artères ; elle fait que ces vaisseaux, après s'être laissés distendre à chaque battement du cœur, se contractent ensuite dans l'intervalle des battements.

Les *veines* ont des parois moins épaisses et beaucoup moins riches en tissu élastique; aussi ces parois s'affaissent-elles lorsqu'on coupe une veine, et le sang sort-il en bavant au lieu de sortir en jet saccadé. Pour faciliter la progression du sang dans l'intérieur de ces veines, surtout dans les régions où ce sang doit remonter contre la pesanteur, il existe sur la surface interne de beaucoup de veines des replis dénommés *valvules*, en forme de nids de pigeon disposés par paires. Ces valvules sont surtout nombreuses dans les veines des membres inférieurs : ce sont des soupapes contre le reflux (fig. 88).

**Capillaires et veines.** — Chacune des branches artérielles que nous avons citées donne des branches secondaires qui se divisent à leur tour en branches plus petites, et ainsi de suite, jusqu'à former un réseau de vaisseaux extrêmement fins qui se confond avec un réseau semblable formé par les veines : ce sont les *capillaires*. Les capillaires sont donc le trait d'union entre le système artériel et le système veineux. Ils sont répandus dans tout l'organisme.

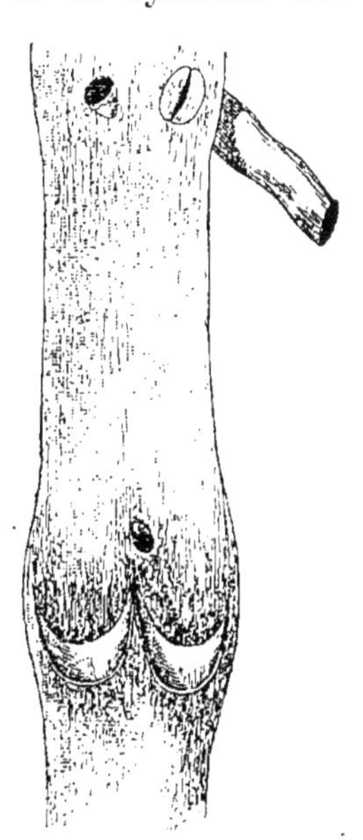

Fig. 88. — Valvules des veines (en bas, valvules pariétales; en haut, valvules situées à l'embouchure de veines affluentes ou valvules ostiales).

En dehors du sang des poumons qui revient au cœur (à l'oreillette gauche) par les veines pulmonaires, tout le sang du corps arrive au cœur, grâce à la pression nulle qui se trouve à l'oreillette droite (1), par les veines caves : 1° la *veine cave supérieure*, formée par la réunion des deux troncs veineux brachio-céphaliques et résumant la circulation veineuse de la tête, du cou (veines jugulaires) et du thorax (veine azygos) ; 2° la *veine cave inférieure*, tronc commun des veines sous-diaphragmatiques, satellite de l'aorte abdominale (fig. 89).

Il faut noter à part le *système veineux porte*. La veine porte ramène au foie (au niveau du hile par où elle pénètre dans cet organe en se divisant en deux branches principales) le sang des organes digestifs abdominaux. Commençant par des capillaires qui se réunissent ensuite en tronc, elle se ramifie dans le foie en capillaires (fig. 91).

**Sang.** — Le sang est un liquide visqueux, d'un rouge vif dans les artères de la grande circulation, d'un rouge brun ou violacé dans les veines. Il a une saveur légèrement salée, une odeur âcre particulière et une réaction

(1) Le cœur se trouve être à la fois une pompe aspirante et foulante.

alcaline. La quantité de sang contenue dans le corps humain est d'environ 5 ou 6 litres.

Au point de vue de sa composition, le sang comprend deux parties bien distinctes : le *cruor*, qui se compose de

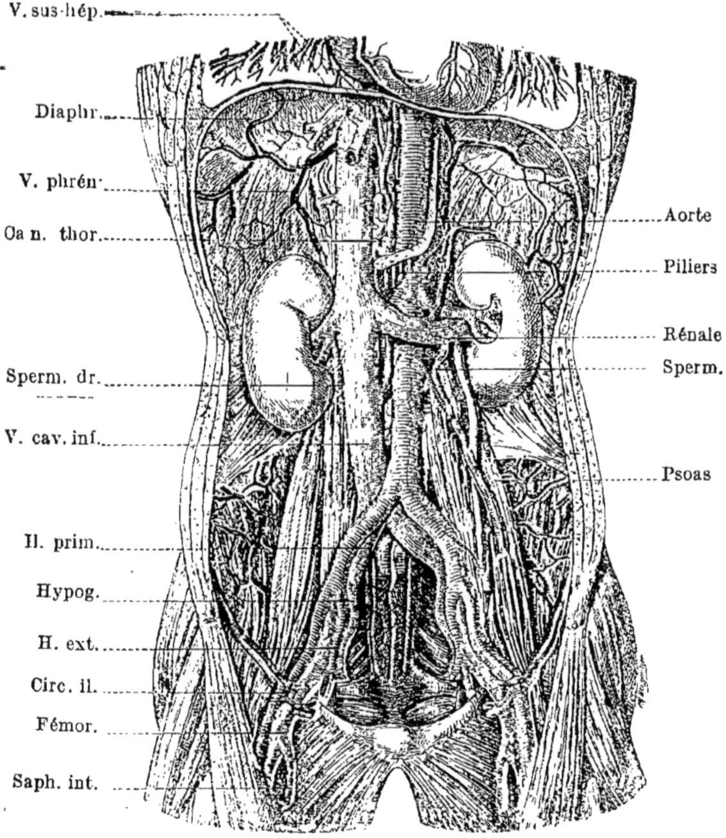


Fig. 89. — Aorte abdominale et veine cave inférieure.

la partie solide, les *globules*, et le *liquor* ou *plasma*, qui contient toute la partie liquide (*albumine*, *fibrine* et *eau*). Ces deux parties, cruor et liquor, sont en quantités à peu près égales. Le liquor ou plasma sert de véhicule aux globules composant le cruor et leur permet de se transporter dans toute l'économie ; de plus, il contient de l'albumine, de la fibrine, de la sérine, des sels (chlorure de sodium, phosphate de soude, manganèse, etc.).

Si on laisse du sang en repos à l'air, il ne tarde pas à se diviser en deux parties : l'une, solide, qu'on a appelée *caillot*; l'autre, liquide, nommée *sérum*. C'est ce qu'on appelle la *coagulation* dans laquelle la fibrine a emprisonné les globules, à la façon d'un filet dans ses mailles.

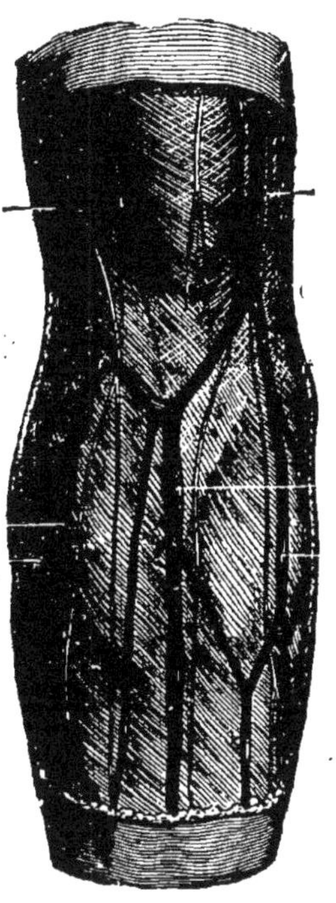

Fig. 90. — Veines superficielles du pli du coude lieu d'élection de la saignée.

Les *globules* sont la partie la plus importante du sang. Ils se présentent sous deux aspects différents, les *globules rouges* ou hématies et les *globules blancs* ou *leucocytes* (fig. 92).

Les globules rouges, beaucoup plus nombreux que les blancs (300 rouges pour 1 blanc), ont la forme de petits disques circulaires biconcaves. Ils sont très élastiques, ce qui fait qu'ils peuvent passer dans les plus petits vaisseaux et reprendre ensuite leur forme primitive. Ils contiennent, entre autres substances, de l'*hémoglobine*, laquelle, avide d'oxygène, se transforme à son contact en *oxy-hémoglobine*. C'est cette propriété de l'hémoglobine qui fait que le sang absorbe l'oxygène de l'air dans les poumons. Les globules rouges sont en quelque sorte, comme le disait Küss autrefois, les « commis voyageurs en oxygène » du sang.

Les globules blancs sont incolores, sphériques et plus grands que les globules rouges.

Ces globules blancs sont très mobiles, doués de mouvements, dits *amiboïdes*, qui leur permettent, dans les fins capillaires, de se faufiler dans l'interstice des cellules de la paroi et de sortir ainsi des vaisseaux pour lutter contre les microbes envahisseurs (diapédèse des globules blancs). La *phagocytose* décrite par Metchnikoff est la propriété

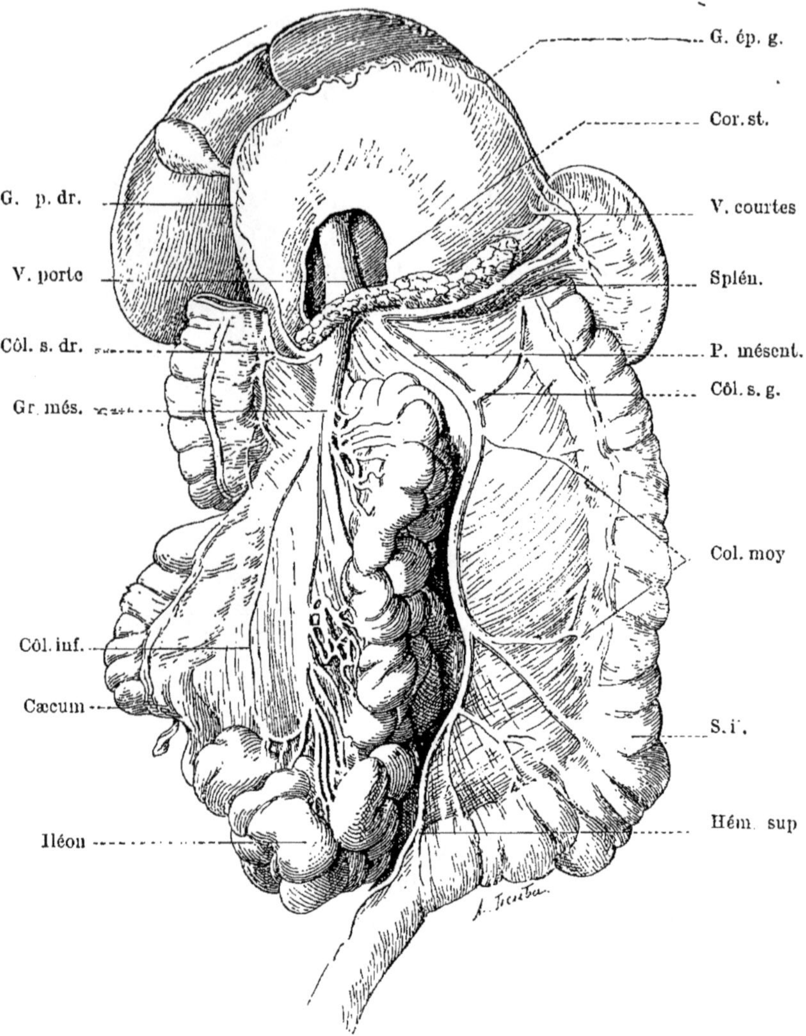


Fig. 91. — Veine porte. L'intestin grêle est rejeté à droite ; le côlon transverse réséqué, le foie et l'estomac relevés.

que possède le globule blanc de dévorer le microbe, de l'englober.

Dans le phénomène de l'*hématose* qui se passe au niveau des capillaires pulmonaires, le sang perd son acide carbonique qui était dissous dans le plasma et prend l'oxygène de l'air qui vient se combiner avec l'hémoglobine du globule pour former l'oxyhémoglobine.

Dans l'asphyxie par l'oxyde de carbone, ce gaz forme une

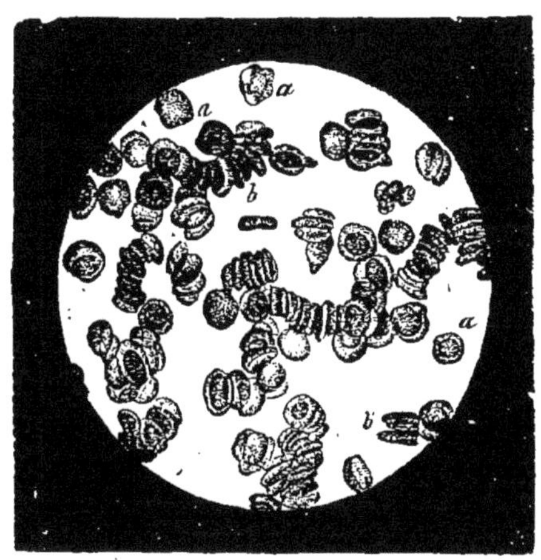


Fig. 92.

combinaison avec l'hémoglobine du globule, et cette combinaison est plus stable que celle de l'oxygène avec l'hémoglobine ; c'est ce qui fait la gravité de cette asphyxie et la difficulté d'y remédier.

## CIRCULATION LYMPHATIQUE.

Le système lymphatique est un appareil de drainage, annexé au système veineux. Il est constitué par un ensemble de vaisseaux qui naissent par un réseau capillaire clos et se terminent dans le système veineux après avoir traversé des organes spéciaux, les ganglions lymphatiques. Ils se capillarisent dans ces derniers (fig. 93).

Les vaisseaux et ganglions lymphatiques contiennent la lymphe.

La lymphe est un liquide incolore sur le sujet à jeun, lactescent au moment de la digestion, qui contient des leucocytes ; au point de vue chimique, elle renferme des matières albuminoïdes (globuline, fibrine, sérine), des graisses, du sucre, de l'urée, des sels. Elle se coagule hors des vaisseaux, mais plus lentement que le sang.

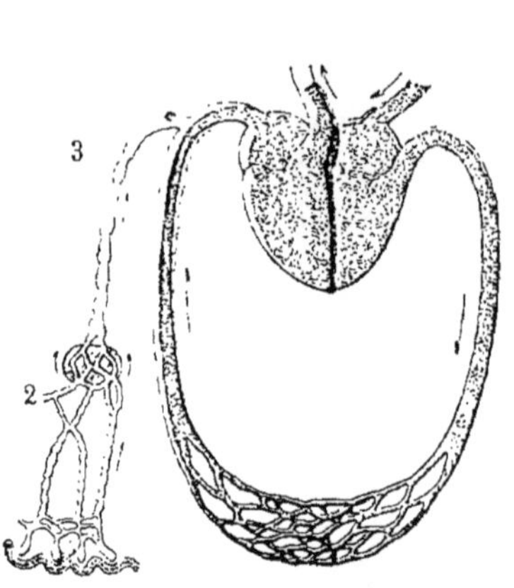


Fig. 93. — Schéma de la disposition générale du système lymphatique.

1, Origine close, sous-épithéliale, des capillaires ; 2, réseaux d'où partent les troncs collecteurs qui se capillarisent dans le ganglion ; 3, troncs efférents plus gros et moins nombreux, qui déversent la lymphe dans le sang veineux (G. Delamarre, *in* Poirier-Charpy).

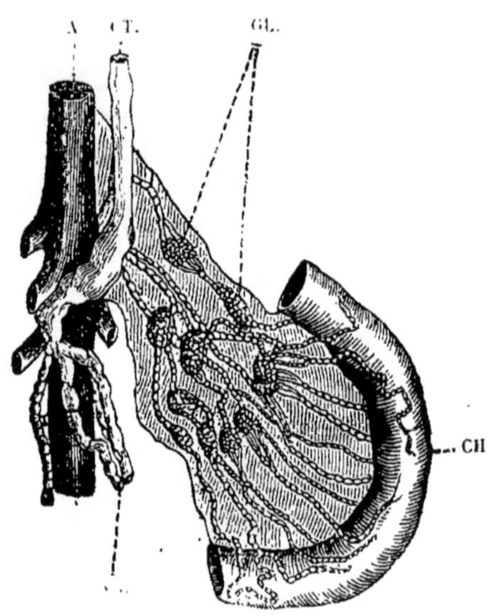


Fig. 94. — Vaisseaux chylifères contenus dans le mésentère.

A, Aorte ; CT, canal thoracique ; GL, VL, ganglions et vaisseaux lymphatiques ; CH, origine des chylifères sur l'intestin.

Les ganglions lymphatiques jouent un rôle de défense contre les infections grâce aux phagocytes qu'ils renferment.

Les vaisseaux lymphatiques venus de l'intestin grêle, annexés aux vaisseaux mésentériques, sont dénommés *chylifères* parce qu'ils transportent dans le courant sanguin les produits absorbés par l'intestin grêle, le « chyle », constitué principalement par des substances grasses (fig. 94).

Les ganglions lymphatiques sont répandus partout,

mais ils sont particulièrement abondants en certaines régions ; ainsi au cou (ganglions sous-maxillaires, paro-

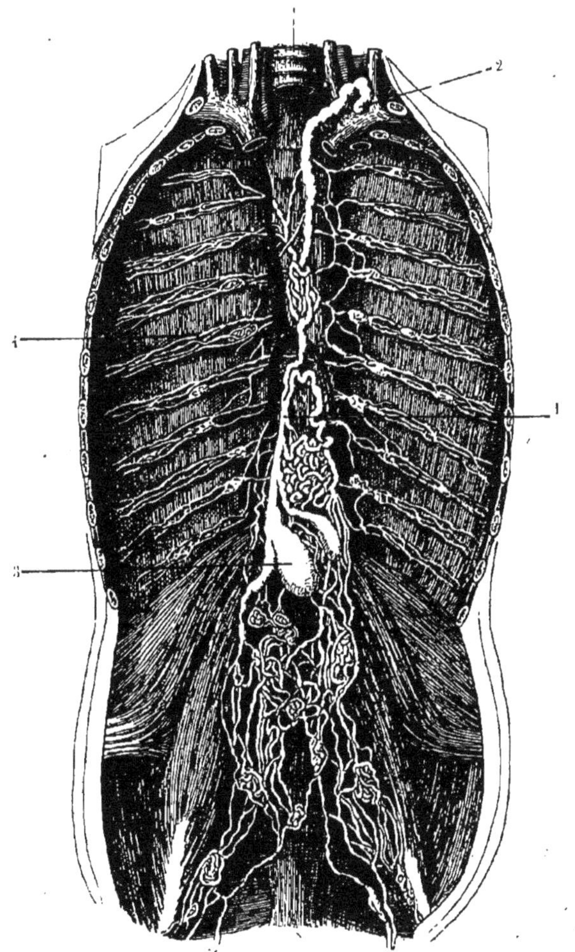


Fig. 95. — Canal thoracique et citerne de Pecquet.

1, Canal thoracique ; 2, point d'abouchement du canal thoracique dans la veine sous-clavière gauche ; 3, citerne de Pecquet ; 4, lymphatiques intercostaux.

tidiens, sous-sterno-mastoïdiens et sus-claviculaires) ; dans le thorax (ganglions bronchiques) ; dans l'aisselle (ganglions axillaires) ; dans l'aine (ganglions inguinaux et cruraux); dans l'abdomen (ganglions mésentériques), etc.

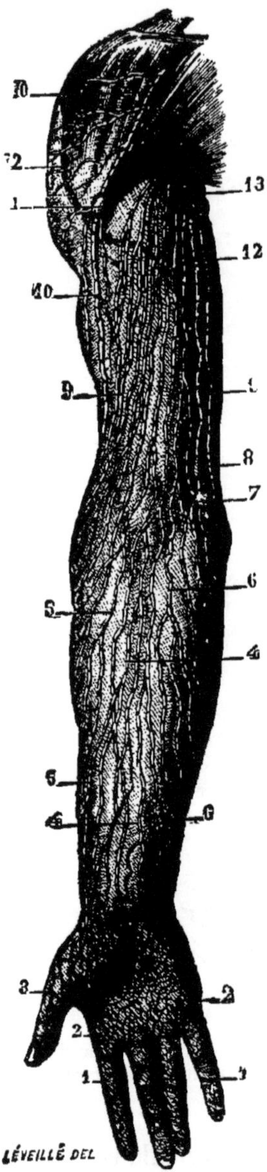


Fig. 96. — Lymphatiques superficiels du membre supérieur droit (face antérieure).

La circulation lymphatique est résumée par deux troncs collecteurs ; le *canal thoracique* et la *grande veine lymphatique droite.*

Le canal *thoracique* commence au niveau de la deuxième vertèbre lombaire par un renflement appelé *citerne de Pecquet*, à laquelle aboutissent les chylifères venant de l'intestin ; il traverse le diaphragme avec l'aorte, remonte à gauche de la colonne vertébrale et vient s'ouvrir dans la *veine sous-clavière gauche*. La grande veine lymphatique n'a guère que 1 centimètre de longueur et s'ouvre dans la *veine sous-clavière droite* (fig. 95).

En même temps qu'un appareil de drainage, le système lymphatique constitue un puissant

1, 1, Réseau lymphatique des doigts ; 2, 2, réseau lymphatique de la paume de la main ; 3, 3, tronc lymphatique collatéral externe du pouce ; 4, 4, vaisseaux qui naissent du réseau de la face palmaire ; 5, 5, troncs qui viennent de la partie postéro-externe de la main et de l'avant-bras ; 6, 6, troncs provenant de la partie postéro-interne ; 7, 7, ganglion sus-épitrochléen dans lequel se portent quelques-uns de ces troncs ; 8, second ganglion qu'on rencontre quelquefois au-dessus du précédent ; 9, 9, ensemble des troncs qui occupent la face antérieure du bras ; 10, 10, gros tronc qui occupe l'interstice séparant le deltoïde du grand pectoral ; 11, ganglion situé sur le trajet de ce tronc ; 12, 12, coupe demi-circulaire des téguments ; 13, ganglions axillaires. (Sappey.)

appareil de défense de l'organisme contre l'invasion microbienne. Une plaie du tégument, par exemple, lorsqu'elle est infectée, s'accompagne facilement de lymphangite et d'adénite ; les ganglions répondant au territoire lymphatique qui entoure la plaie sont enflammés et augmentent de volume. Ils produisent des leucocytes chargés de pourvoir à la phagocytose.

## APPAREIL RESPIRATOIRE.

La respiration est la fonction par laquelle l'homme prend à l'air de l'oxygène et rejette au dehors l'acide carbonique, nuisible à la nutrition de ses tissus.

Cet échange gazeux a lieu entre l'air extérieur et le sang au niveau des poumons.

Le sang, chargé d'acide carbonique, pendant son passage dans l'intimité des tissus, arrive dans le poumon par l'artère pulmonaire. Il se débarrasse dans le poumon de l'acide carbonique qui est rejeté par l'air *expiré*, et il emprunte l'oxygène, utile à la nutrition de nos tissus, à l'air extérieur ; cet air extérieur a été amené après avoir traversé le nez, le pharynx, par les voies aériennes (c'est-à-dire le larynx, la trachée et les bronches).

L'échange gazeux se fait par *osmose* au travers d'une mince membrane épithéliale qui sépare de l'air contenu dans les alvéoles pulmonaires le très riche réseau extrêmement fin des capillaires pulmonaires.

Le *nez*, par lequel doit normalement passer l'air qui arrive aux poumons, pour avoir les qualités de chaleur et d'humidité voulues, sera décrit plus loin à propos des organes des sens ; le *pharynx* que l'air doit suivre ensuite (portion nasale et portion buccale du pharynx) avant de pénétrer dans les voies aériennes a été décrit avec l'appareil digestif.

Les *voies aériennes* proprement dites comprennent le *larynx*, la *trachée*, les *bronches*.

L'organe de la respiration est constitué par les deux

*poumons*, droit et gauche, situés dans la cavité thoracique.

I. ***Voies aériennes***. — A. **Larynx**. — En même temps qu'il est conduit aérifère, le larynx est l'organe de la phonation.

Il est situé dans la région moyenne du cou, au-dessous de

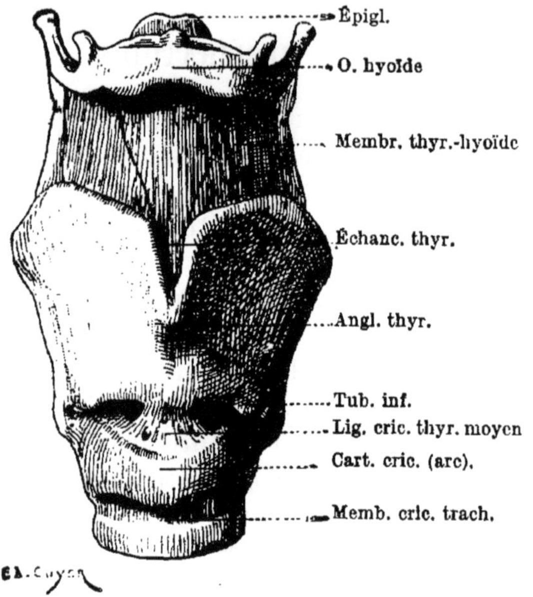


Fig. 97. — Face antérieure du larynx.

l'os hyoïde, au-devant de la colonne vertébrale (depuis la quatrième vertèbre jusqu'au bord inférieur du corps de la septième) ; il a environ 7 centimètres de hauteur chez l'homme adulte, 5 chez la femme.

Il est constitué par un certain nombre de pièces cartilagineuses dont les principales sont le *cartilage thyroïde*, dont le bord antérieur saillant (surtout chez l'homme adulte) forme ce qu'on appelle vulgairement la *pomme d'Adam* et le cartilage cricoïde, au-dessous du précédent, semblable à une bague dont le chaton serait en arrière (fig. 97).

Les pièces cartilagineuses du larynx sont articulées entre elles ou unies par des liens fibreux, recouvertes par des muscles et revêtues intérieurement par une muqueuse, muqueuse douée d'une extrême sensibilité qui provoque la toux dès qu'une parcelle alimentaire tente de pénétrer entre les cordes vocales.

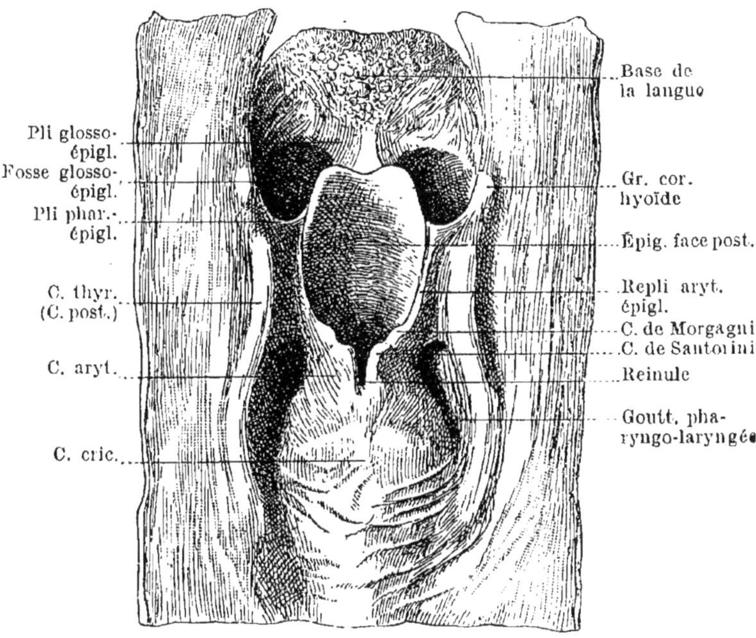


Fig. 98. — Face postérieure du larynx avec l'orifice supérieur de ce larynx. La paroi postérieure du pharynx a été incisée sur la ligne médiane, et ses deux moitiés ont été écartées en dehors.

L'orifice supérieur du larynx, qui s'ouvre dans le pharynx sous la base de la langue, est recouvert pendant la déglutition par l'épiglotte qui s'abaisse sur lui (fig. 98).

Cette épiglotte est un repli cartilagineux, en forme de feuille de pourpier, rattaché en avant à la base de la langue, sur les côtés du larynx.

Dans la cavité laryngée, on peut observer deux paires de replis, tendus horizontalement et d'avant en arrière, les uns au-dessus des autres et qu'on appelle *cordes vocales supérieures* et *inférieures* (fig. 99).

Les *inférieures* sont les *seules vraies cordes vocales*, prenant part à la phonation, constituant, sous l'influence

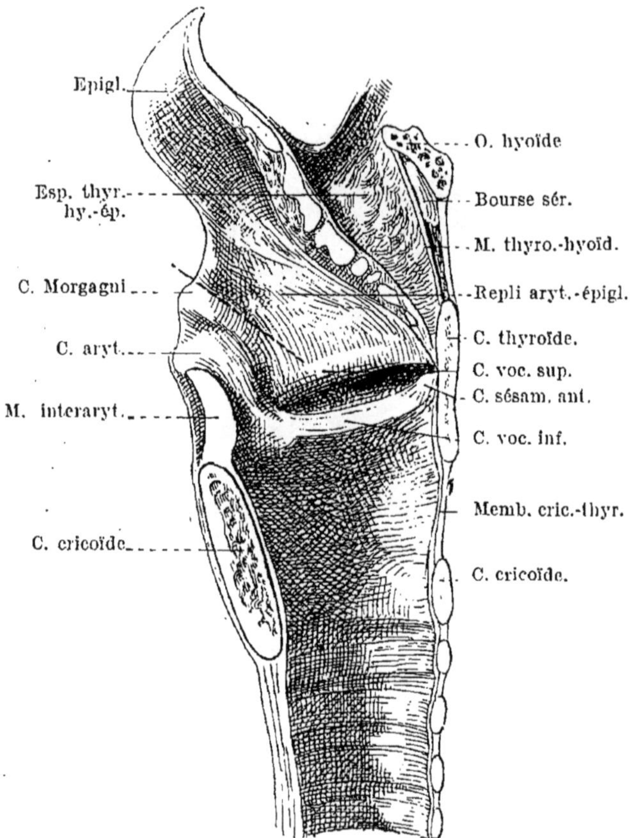


Fig. 99. — Moitié latérale gauche du larynx vue par sa face interne.

de la pression de l'air expiré, de vraies *anches vibrantes « et vivantes »* ; les cordes vocales supérieures ou fausses cordes vocales, plus petites que les précédentes, uniquement muqueuses (au lieu que les inférieures sont des replis renfermant un muscle dans leur épaisseur) peuvent s'appliquer sur les cordes vocales inférieures pour limiter l'amplitude de leurs vibrations (faisant en cela fonction de « rasettes » des tuyaux à anches) (fig. 100).

Les cordes vocales inférieures limitent par leur écartement une fente appelée *glotte*, glotte vocale ou glotte interligamenteuse. Ce n'est que la zone antérieure de la glotte proprement dite ; la zone postérieure est dite glotte intercartilagineuse, limitée par les faces internes des deux cartilages aryténoïdes. La *glotte* doit donc être définie dans le sens le plus général de la façon suivante : c'est l'*espace compris entre les cordes vocales inférieures et les faces internes des cartilages aryténoïdes.*

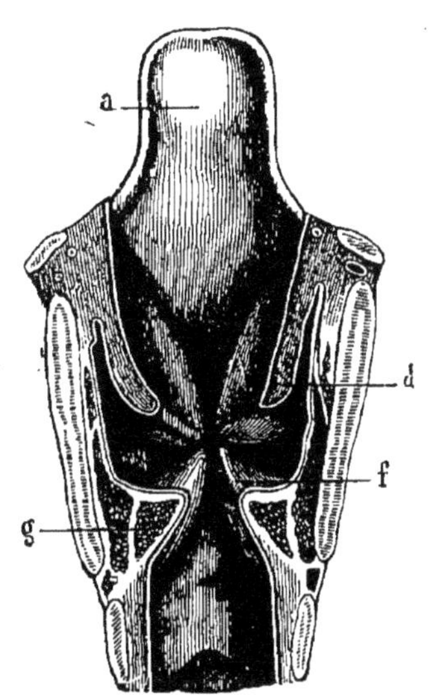


Fig. 100. — Coupe vertico-transversale du larynx (celui-ci est vu d'arrière en avant).

*a*, Épiglotte ; *d*, cordes vocales supérieures ; *f*, cordes vocales inférieures ; *g*, coupe du muscle des cordes vocales inférieures.

Le son « glottique » produit au niveau de la glotte par les vibrations des cordes vocales inférieures sous l'influence de l'air expiré est un son inarticulé, qui possède seulement les qualités de hauteur et d'intensité, mais non celle de timbre. Le son devient *articulé* par son passage dans les cavités pharyngienne, buccale, nasale (voyelles, consonnes décomposables en labiales, linguales, gutturales, nasales).

B. **Trachée** (1). — La *trachée* fait suite au larynx. Elle est située d'abord dans le cou (portion *cervicale* de la trachée), puis s'enfonce dans le thorax (portion *thoracique*) et se bifurque au niveau du corps de la troisième ou de la quatrième vertèbre dorsale en deux *bronches*. Elle est située en avant de l'œsophage.

(1) Il faut définitivement renoncer à la dénomination si défectueuse de trachée-artère.

Elle a une longueur de 12 centimètres en moyenne chez l'homme.

Elle est formée par 18 à 20 anneaux cartilagineux

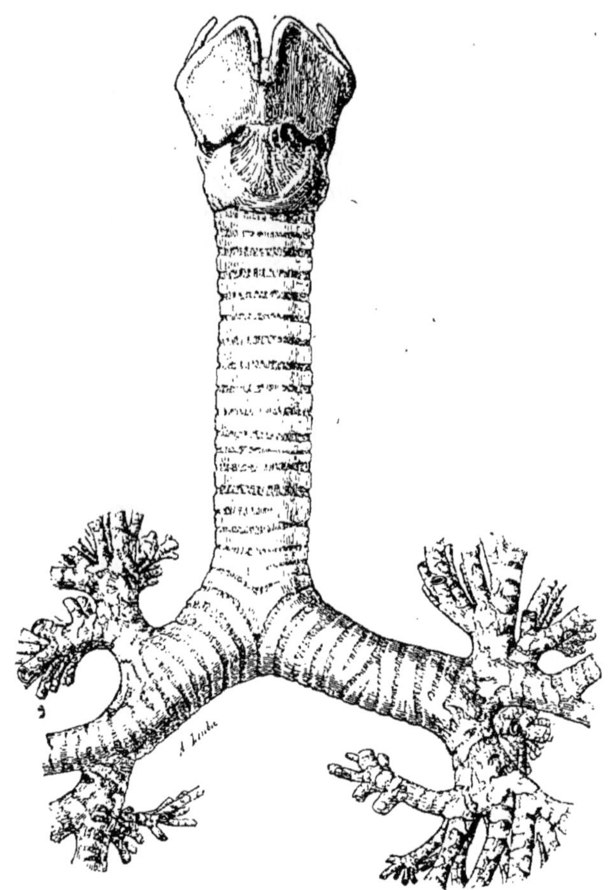

Fig. 101. — Face antérieure du larynx, de la trachée et des bronches. (L'angle de bifurcation de la trachée est trop ouvert sur ce dessin.)

(incomplets en arrière et unis là entre eux par du tissu fibreux) qui donnent à la trachée la forme d'un tube cylindrique aplati (au niveau de la paroi postérieure).

C. **Bronches.** — La trachée se bifurque dans le thorax en deux *bronches* : l'une *droite* (pour le poumon droit), l'autre *gauche* (pour le poumon gauche) (fig. 101). La bronche droite, plus courte de moitié, est plus oblique, continuant presque la direction de la trachée, plus volumineuse que la bronche gauche.

Les bronches sont formées par des anneaux cartilagineux complets.

Les bronches, unies aux vaisseaux et aux nerfs de la région, constituent les *pédicules* des poumons.

Après un court trajet, les bronches pénètrent dans les poumons et s'y divisent en ramifications de plus en plus petites.

II. ***Poumons.*** — Il y a deux poumons : un droit et un

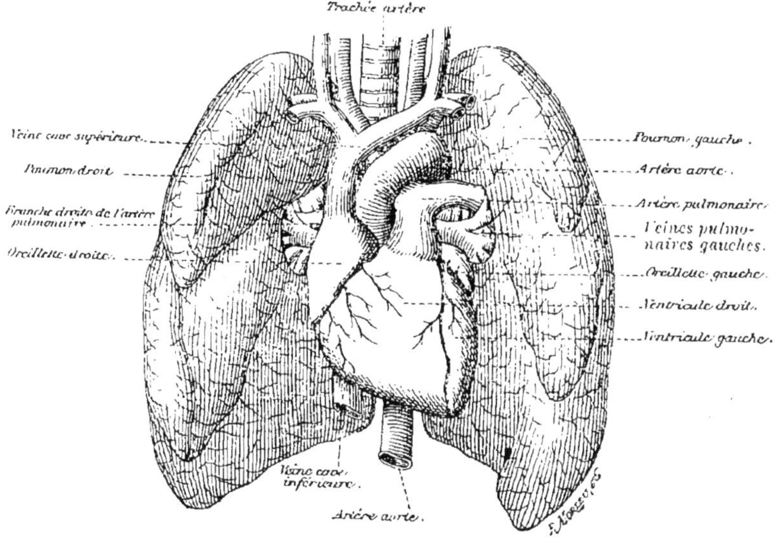


Fig. 102. — Rapports du cœur et des poumons.

gauche ; le *droit* plus volumineux, divisé par des *scissures* en *trois* lobes ; le *gauche* ne présente que *deux lobes*.

Les poumons sont situés dans la cage thoracique, à droite et à gauche du *médiastin*, divisible en *médiastin antérieur* (où sont logés le cœur et les gros vaisseaux qui partent de sa base) et en *médiastin postérieur* (que traversent l'œsophage, l'aorte thoracique, les veines azygos, le canal thoracique) (fig. 102).

Chaque poumon est entouré sur presque toute son étendue (excepté dans la zone de sa face interne ou médiastinale, dénommée *hile*, par où pénètrent les bronches et les vaisseaux et nerfs) par un sac séreux, la *plèvre*. C'est la plèvre *viscérale* ; un autre feuillet de cette séreuse, dit *pariétal*, recouvre la paroi thoracique, la face supé-

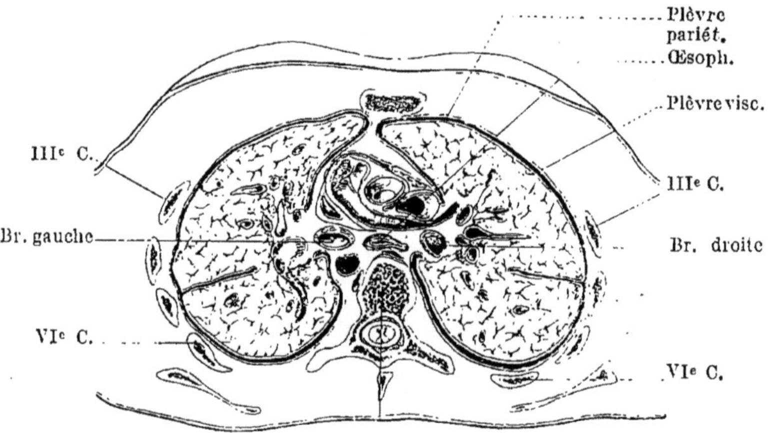


Fig. 103. — Coupe du thorax au niveau du hile des poumons. Trajet des feuillets pleuraux.

rieure du diaphragme, les organes du médiastin (fig. 103). Les deux feuillets pleuraux restent accolés l'un à l'autre, lubréfiés seulement par un peu de sérosité, contenue dans la cavité close virtuelle qu'est la cavité pleurale (comme la cavité de toute séreuse). Cette disposition permet de comprendre comment les poumons suivent le thorax et le diaphragme dans leurs mouvements.

On considère au poumon : un *sommet* arrondi, qui correspond à l'orifice supérieur du thorax (circonscrit par la première côte) ; une *base* oblique, concave, en rapport avec le muscle diaphragme qui sépare le thorax de l'abdomen ; une face *externe* convexe, costale, une face *interne* concave, médiastinale, en rapport d'avant en arrière avec le cœur et les organes du médiastin postérieur ; un bord postérieur, un bord antérieur et un bord inférieur (fig. 104, 105 et 106).

La *surface extérieure* du poumon est lisse, humide, brillante ; elle doit cet aspect à la séreuse pleurale (feuillet « viscéral ») qui la recouvre. Cette surface est parsemée de

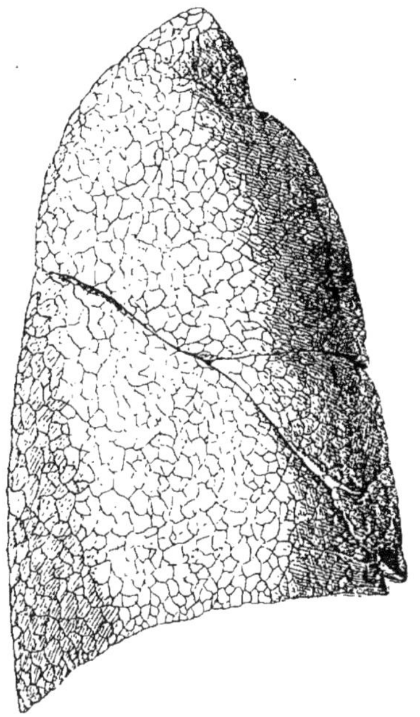

Fig. 104. — Face externe du poumon droit.

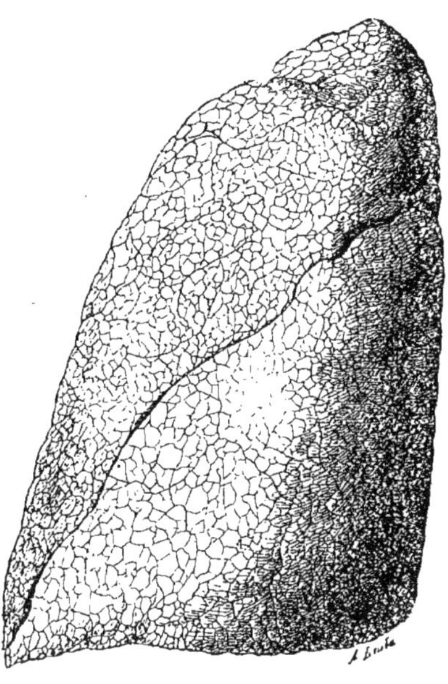

Fig. 105. — Face externe du poumon gauche.

champs polygonaux ; ces champs polygonaux, dont les côtés sont dessinés en noir par suite de la présence de particules charbonneuses dans le tissu conjonctif interstitiel, répondent à la *base des lobules* ; le tissu conjonctif sépare les lobules les uns des autres (fig. 104, 105 et 106).

La *consistance* des poumons qui ont respiré est molle, spongieuse ; ils s'affaissent quand on les comprime, sans reprendre ensuite complètement leurs dimensions premières.

Lorsque la compression est brusque, elle s'accompagne d'une crépitation particulière.

Les petits *lobules*, dont la base est marquée à la surface

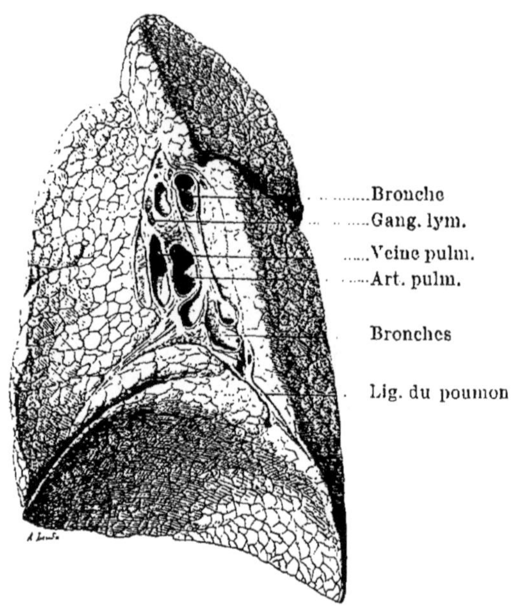


Fig. 106. — Face interne du poumon droit avec le hile.

du poumon par les figures polygonales ci-dessus mentionnées, représentent les *éléments de la substance pulmonaire* (1). Ces segments polyédriques de 1 centimètre à 1$^{cm}$,5 de hauteur sont appendus aux fines divisions des bronches ; le pédicule du lobule est constitué par une bronche dite lobulaire et une branche ultime de division de l'artère pulmonaire.

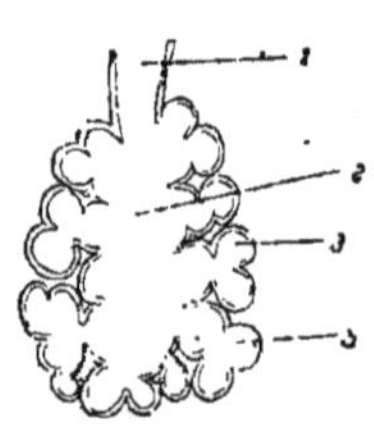

Fig. 107. — Schéma d'un acinus (Launois).

1, Bronchiole terminale ; 2, conduit alvéolaire ; 3, alvéoles.

Le lobule est décomposable en un certain nombre d'acini (fig. 107), munis d'*alvéoles* ou logettes ultimes isolées des alvéoles voisins. Dans la paroi de l'alvéole, séparée seulement par une très mince mem-

(1) Chaque lobule est une sorte de poumon en miniature.

brane épithéliale de l'air contenu dans l'alvéole, se trouve un riche réseau capillaire très fin dans lequel les globules ne peuvent circuler qu'un à un, « à la queue leu leu », pour prendre à l'air inspiré son oxygène et lui céder leur acide carbonique. Cet échange gazeux entre l'air et le sang qui se fait par osmose au travers du mince épithélium alvéolaire constitue ce qu'on appelle l'*hématose*.

Il faut considérer dans la respiration des *phénomènes mécaniques* et des *phénomènes chimiques*

A. Phénomènes mécaniques. — La respiration se compose de deux mouvements : l'un actif, l'*inspiration* ; l'autre purement passif, l'*expiration*. L'inspiration est l'acte par lequel l'air extérieur est appelé dans le poumon; il se fait sous l'influence du muscle diaphragme, qui, en s'abaissant, appuyé sur les viscères abdominaux, augmente le diamètre vertical du thorax, et, en projetant les côtes en dehors et le sternum en avant, agrandit également le thorax dans le sens antéro-postérieur et dans le sens transversal. La cage thoracique étant ainsi agrandie, le vide se produit dans la plèvre, le poumon suit le thorax dans son expansion, et l'air se précipite jusque dans les alvéoles (1).

Une fois que l'inspiration est faite, le poumon, en vertu de son élasticité, revient sur lui-même et entraîne le diaphragme et la paroi thoracique : c'est l'acte *passif* de l'*expiration*.

Le nombre des mouvements respiratoires est de 16 environ chez l'adulte au repos.

Dans l'*effort*, le thorax est en inspiration forcée avec fermeture de la glotte pour pouvoir fournir un point d'appui solide aux muscles qui s'insèrent sur lui.

Le *bâillement* est une inspiration profonde ; le *hoquet*, une inspiration spasmodique ; la *toux*, l'*éternuement*, le *rire* constituent des modifications de l'expiration normale.

B. Phénomènes chimiques. — Au moment de l'inspiration, le sang afflue dans les capillaires pulmonaires ; « l'air et le sang vont au-devant l'un de l'autre » (Paul Bert). Le sang perd son acide carbonique, élimine une partie de son eau sous forme de vapeur d'eau et se rafraîchit au contact de l'air. Il prend

(1) Il entre environ 500 centimètres cubes d'air par inspiration.

l'oxygène de l'air inspiré, qui se combine avec l'hémoglobine des globules rouges.

L'air expiré n'a plus que 15 volumes d'oxygène au lieu de 21 ; il a plus de 4 volumes d'acide carbonique au lieu de 3 à 4 dix-millièmes.

L'azote, qui servirait pour certains à modérer la combustion, reste en même quantité dans l'air inspiré et dans l'air expiré.

## GLANDE THYROÏDE.

La *glande thyroïde* ou *corps thyroïde* est une glande dite vasculaire sanguine, à sécrétion interne, c'est-à-dire non

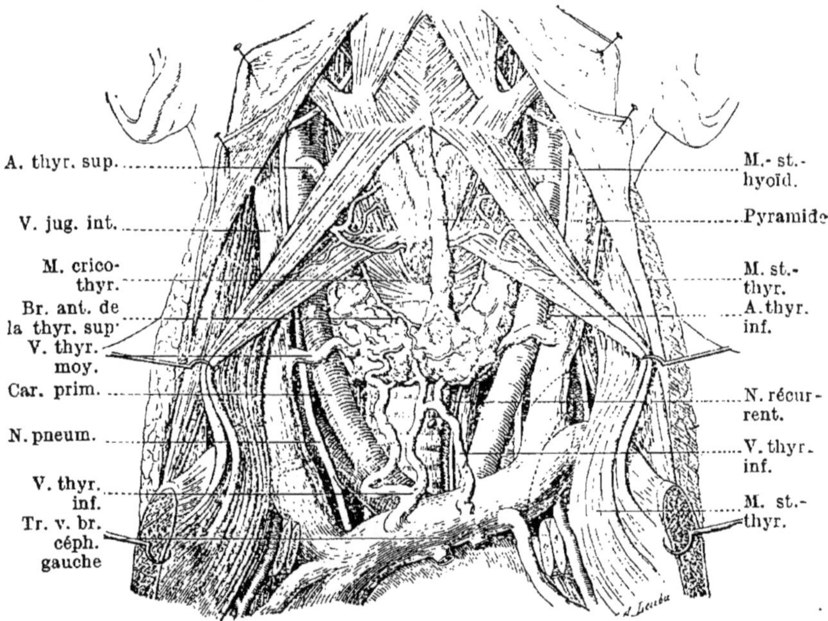


Fig. 108. — Corps thyroïde (face antérieure). Les muscles sous-hyoïdiens sont réclinés latéralement.

pourvue de canal excréteur et versant dans le sang, par les veines et les lymphatiques, des substances utiles à l'économie (des produits iodés).

Elle est située au-devant de la trachée et du larynx, sur

la *face antérieure du cou* ; d'une surface lisse, unie, d'une coloration rouge, elle offre à considérer une portion médiane rétrécie en bandelette, ou *isthme*, étalée au-devant des deuxième, troisième et quatrième anneaux de la trachée, et deux portions latérales renflées ou *lobes* latéraux étendus du cinquième ou sixième anneau de la trachée (en bas) au bord postérieur du cartilage thyroïde dans sa portion moyenne (en haut) (fig. 108).

Dans l'ensemble, la glande thyroïde a la forme d'un fer à cheval à concavité supérieure.

Son hypertrophie plus ou moins pathologique constitue le *goitre.*

Il existe chez beaucoup de sujets des *thyroïdes accessoires* ou *aberrantes* et chez tous les sujets des petites glandes *parathyroïdes* appendues à moins qu'elles n'y soient incluses aux lobes latéraux de la thyroïde.

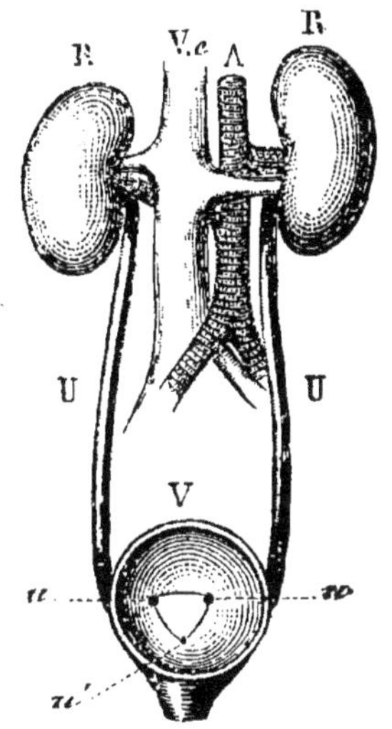


Fig. 109. — Schéma de l'appareil urinaire.

R, Reins ; U, uretère ; *u*, orifice de l'uretère dans la vessie V ; *u'*, orifice de l'urètre; Vc, veine cave inférieure ; A, aorte.

## APPAREIL URINAIRE.

L'appareil urinaire comprend:

1° Les *reins*, au nombre de deux, un droit et un gauche, chargés de sécréter l'urine, liquide excrémentitiel formé aux dépens du sang qui arrive aux reins par les artères rénales ;

2° Les canaux excréteurs (*calices*, *bassinet* et *uretères*) ;

3° Un réservoir commun, la *vessie*;

4° L'*urètre*, canal qui déverse l'urine au dehors.

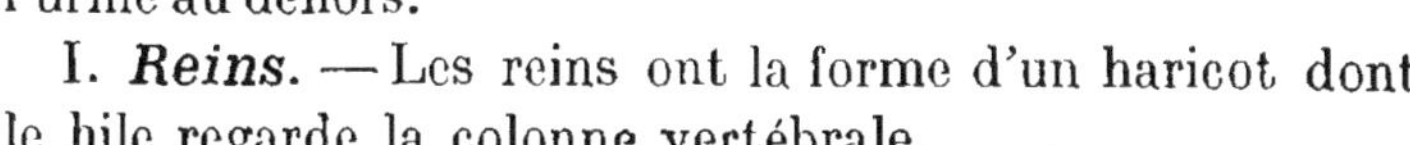

I. **Reins.** — Les reins ont la forme d'un haricot dont le hile regarde la colonne vertébrale.

Dirigés un peu obliquement de haut en bas et de dedans

en dehors, ils sont situés profondément dans l'abdomen, tout contre sa paroi postérieure, dans la fosse lombaire, de chaque côté de la colonne vertébrale, depuis le bord inférieur de la onzième côte en haut jusqu'au bord supérieur de la troisième apophyse transverse lombaire en

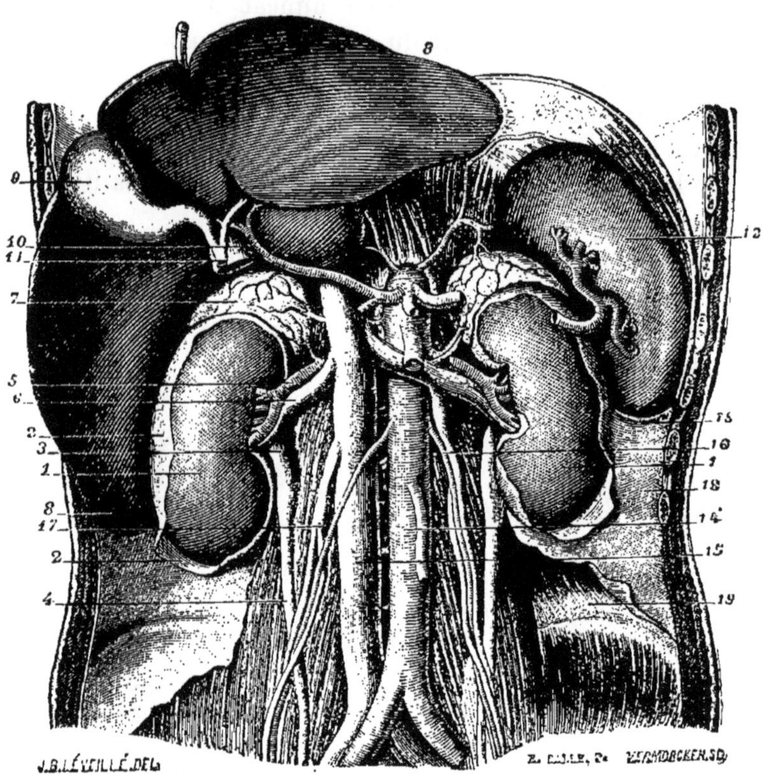

Fig. 110. — Reins vus par leur face antérieure, avec les capsules surrénales au-dessus d'eux. Le foie est fortement relevé en haut.

1, Les reins ; 2, capsule fibreuse ; 3, bassinet ; 4, uretère ; 5, 6, artères et veines rénales 7, capsule surrénale ; 8, foie ; 9, vésicule biliaire ; 10, veine porte ; 1, cholédoque ; 12, rate ; 14, aorte ; 15, veine cave inférieure ; 16, 17, artères et veines spermatiques ; 18, lame cellulo-fibreuse ; 19, muscles lombaires.

bas. Ils sont donc situés sur les côtés de la douzième vertèbre dorsale et des deux premières vertèbres lombaires (fig. 110 et 111). Ils sont entourés de graisse (capsule adipeuse du rein).

Ils sont recouverts en avant par l'intestin à droite comme à gauche et par le foie à droite.

Ils sont surmontés, comme d'un cimier de casque,

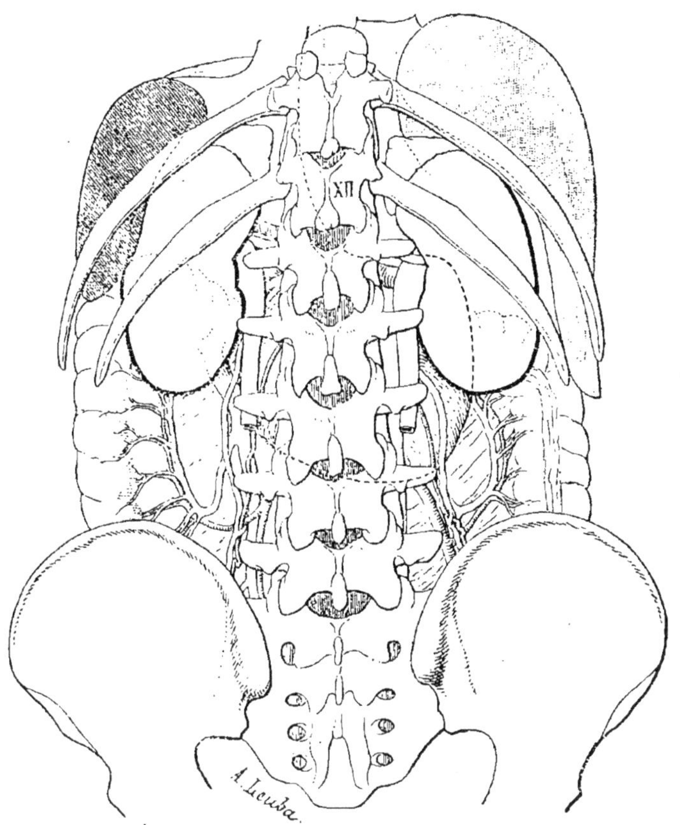


Fig. 111. — Reins vus par derrière (leurs rapports avec le squelette et les autres viscères abdominaux; XII, douzième vertèbre dorsale).

d'une glande dénommée capsule surrénale, glande à sécrétion interne (1) (fig. 110).

Au hile (ou échancrure moyenne de son bord interne) arrivent les artères rénales (branches de l'aorte abdomi-

(1) Cette glande ne présente avec le rein que des rapports de contiguïté, et c'est tout. C'est une glande sans canal excréteur, versant dans le sang des produits utiles à l'économie (glande à sécrétion interne).

nale) et de ce hile sortent les veines rénales; il en sort, en outre, le *bassinet*, réservoir résultant de la fusion d'une série de petits entonnoirs membraneux situés dans le rein et dénommés *calices*.

L'ensemble des organes sus-nommés : artères, veines et lymphatiques, bassinet, placés dans cet ordre d'avant en arrière, s'appelle le *pédicule rénal* (fig. 112).

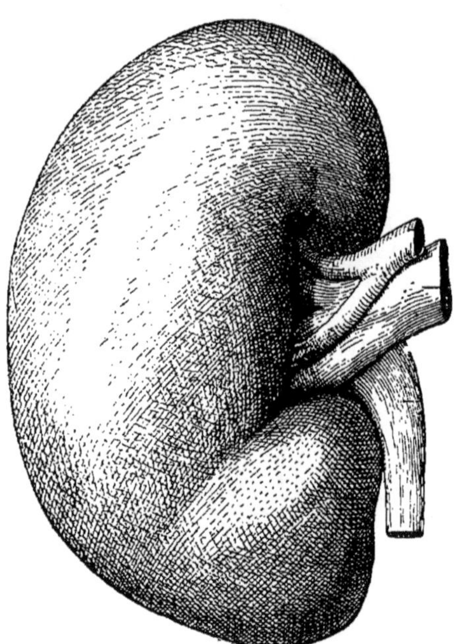

Fig. 112. — Face antérieure du rein droit avec les artères, les veines et le bassinet.

Lorsqu'on fait une coupe du rein suivant son bord convexe, on s'aperçoit que la glande est entourée d'une tunique fibreuse et que le parenchyme (1) est formé de deux substances de couleur et d'aspect différents : l'une *centrale* ou médullaire, constituée par des segments triangulaires de coloration plus ou moins foncée : les *pyramides* de Malpighi (au nombre de neuf à douze) ; l'autre *corticale*, placée entre la capsule fibreuse et la base des pyramides de Malpighi et s'insinuant entre ces pyramides (fig. 113).

II. ***Canaux excréteurs.*** — Chaque sommet de la pyramide (*papille*) est coiffé par un *calice* ou petit réservoir membraneux qui recueille l'urine, formée par filtration du sang au niveau des petits grains rouges de la substance

(1) On désigne ainsi la substance glandulaire elle-même (nom commun à toutes les glandes, foie, reins, pancréas, etc.).

corticale ou glomérules de Malpighi et au niveau des premiers tubes urinifères ou « tubes contournés ».

La pyramide de Malpighi constitue ainsi comme un petit rein en miniature.

Les *calices* (autant que de pyramides : neuf à douze) se réunissent par groupes de trois ou quatre pour former les *grands calices* qui confluent en un *bassinet*.

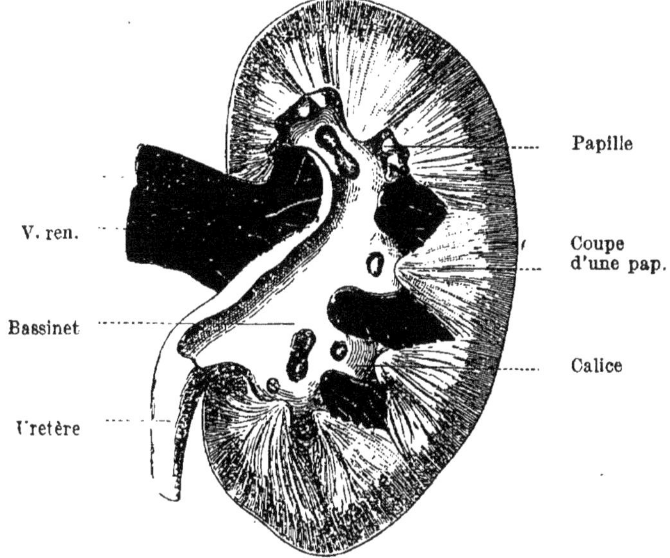


Fig. 113. — Coupe du rein droit; on a réséqué la face postérieure du bassinet, et on voit les calices et les pyramides.

Le bassinet se continue avec l'uretère qui déverse l'urine dans la vessie par petites éjaculations intermittentes.

Long de 25 à 30 centimètres, l'*uretère* est un tube flexueux, aplati, qui suit la paroi lombaire, puis la fosse iliaque, enfin la paroi pelvienne pour gagner la vessie dans sa partie inférieure ; l'orifice vésical de ce conduit est séparé de celui du côté opposé par une distance moyenne de 3 centimètres.

III. ***Vessie***. — La vessie est un réservoir musculo-membraneux dans lequel l'urine s'accumule dans l'intervalle des mictions.

Située dans la cavité abdominale et au-dessus du pubis chez l'enfant, la vessie est située chez l'adulte dans la cavité pelvienne, derrière la symphyse pubienne, au-devant du rectum.

Aplatie quand elle est vide, elle prend la forme d'un ovoïde quand elle se distend ; elle remonte dans l'abdomen, derrière la paroi abdominale antérieure ; la palpation permet alors de sentir un « globe », et la percussion révèle de la matité.

IV. ***Urètre***. — L'*urètre* (ne pas confondre avec *uretère*), étendu du col de la vessie à la partie antérieure des organes génitaux mâle et femelle, est le canal par lequel l'urine, chassée par la contraction vésicale, s'écoule au dehors.

Le rein est un filtre dépurateur qui soutire au sang un liquide excrémentitiel, limpide, jaune ambré, d'odeur spéciale, de réaction acide, de densité 1020. L'urine contient de l'urée, produit de combustion des aliments azotés dans l'organisme (30 grammes en moyenne dans les vingt-quatre heures), de l'acide urique en minime quantité, des chlorures, des phosphates, et une matière colorante, l'urochrome.

*L'urine normale ne doit contenir ni albumine ni sucre.* Le rein n'est donc pas un simple filtre mécanique, c'est un *filtre sélecteur.*

Le rein est, avec le foie, l'émonctoire principal par lequel s'éliminent normalement les produits toxiques.

## MAMELLES.

Les mamelles sont des organes glanduleux qui sécrètent le lait nécessaire à la nutrition de l'enfant après sa naissance.

Rudimentaires chez l'homme, elles se développent chez la femme au moment de la puberté, entre treize et quinze ans, et acquièrent leur maximum de développement après l'accouchement, au moment de la lactation.

Elles sont au nombre de deux, une droite et une gauche,

situées sur la paroi antérieure du thorax, de la troisième côte en haut à la sixième ou septième côte en bas, de chaque côté du bord sternal.

Les mamelles présentent au centre un *mamelon* plus ou moins saillant, entouré d'une zone fortement *pigmentée*, l'*auréole*, sur laquelle sont des saillies (tubercules de Morgagni), surtout apparentes pendant la grossesse (fig. 114).

La glande mammaire est appuyée par sa face posté-

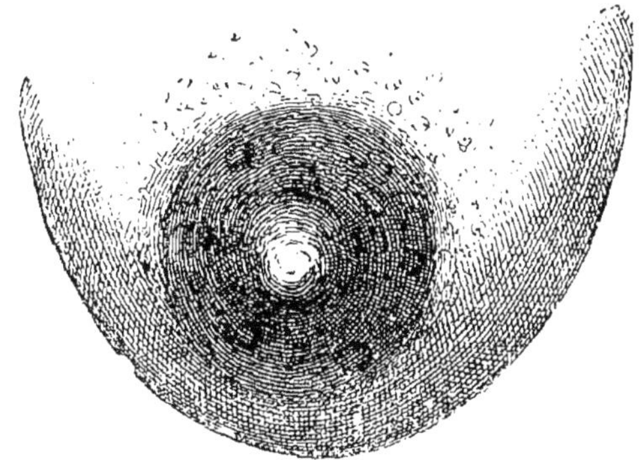

Fig. 114. — Mamelle.

rieure sur le muscle grand pectoral, dont elle est séparée par du tissu cellulaire lâche.

Elle est formée (glande en *grappe*) de quinze à vingt lobes noyés dans une graisse plus ou moins abondante et auxquels font suite autant de conduits excréteurs ou *conduits galactophores*.

Ces conduits déversent le lait au dehors par autant d'orifices ou pores lactifères au sommet du mamelon.

## SYSTÈME NERVEUX.

Le système nerveux, qui préside à la motilité, à la sensibilité et qui met en relation les diverses parties de notre organisme, se compose de deux systèmes différents :

1° Le système nerveux de la *vie végétative*, ou vie organique (nutrition, sécrétions, etc.), dont les fonctions s'accomplissent en dehors de la volonté : système du *grand sympathique*;

2° Le système nerveux de la *vie de relation*, fonctionnant sous l'influence de la volonté, ou système *cérébro-spinal*, de beaucoup le plus considérable, qui tient sous sa dépen-

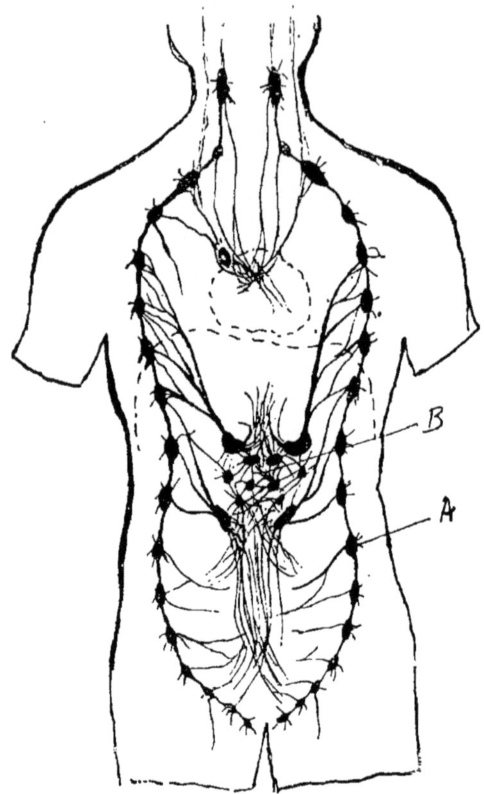


Fig. 115. — Système du grand sympathique.

dance les mouvements volontaires, la sensibilité consciente, les fonctions des organes des sens.

Ces deux systèmes nerveux, qui ont des fonctions distinctes, communiquent l'un avec l'autre.

Le système du *grand sympathique* est formé d'organes nerveux ou ganglions reliés entre eux et avec la moelle, mais jouissant d'une certaine autonomie.

Ces ganglions sont disposés en chaîne (cordon du grand sympathique) en avant de la colonne vertébrale et du crâne, ou bien enfouis dans la profondeur des viscères.

La sensibilité inconsciente et la motilité involontaire qui ont lieu dans les organes, l'état de resserrement ou de dilatation des vaisseaux, les phénomènes de nutrition sont dévolus au grand sympathique.

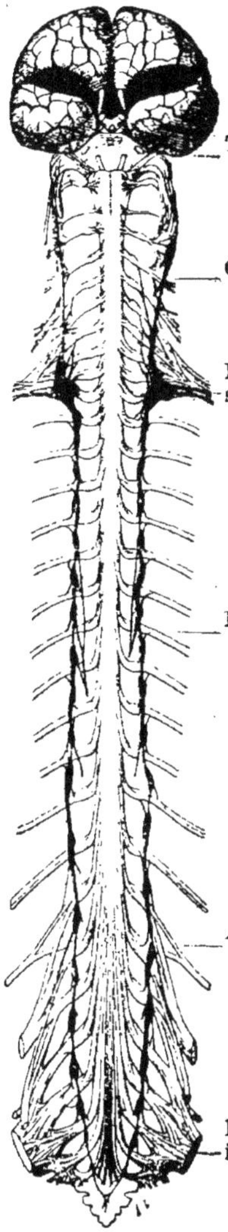

Le système nerveux de la *vie de relation* est formé de deux parties :

*a*. Le système nerveux *central* (*encéphale*, c'est-à-dire cerveau, cervelet, bulbe, dans le crâne ; *moelle épinière*, dans le canal rachidien) ;

*b*. Le système nerveux *périphérique*, c'est-à-dire les nerfs qui partent de l'encéphale (nerfs *craniens*) et de la moelle épinière (nerfs *rachidiens*).

I. ***Système du grand sympathique***. — Ce système comprend deux cordons nerveux (fig. 115), situés de chaque côté de la colonne vertébrale et interrompus de place en place par des ganglions. Suivant la région, il y a le grand sympathique *cervical*, le sympathique *thoracique* et *lombaire*, le sympathique *pelvien*.



Fig. 116. — Le grand sympathique et le système nerveux cérébro-spinal.

Les ganglions sont reliés entre eux verticalement ; ils reçoivent des rameaux dits « communicants » (fig. 116), venus des filets rachidiens, de telle sorte que la plupart des actes de la vie végétative auxquels le grand sympathique préside ont un centre supérieur dans la moelle ou le bulbe.

Ils émettent des rameaux efférents, en grand nombre, qui s'anastomosent en plexus (plexus cardiaque, pulmonaire, solaire, etc.) et se rendent aux viscères thoraciques abdominaux et pelviens (ce sont les *nerfs périphériques* du grand sympathique).

Le grand sympathique a une fonction motrice, une action sensitive inconsciente, une action vaso-motrice, surtout constrictive.

II. ***Système nerveux de la vie de la relation.*** — A. **Encéphale.** — L'encéphale comprend le cerveau,

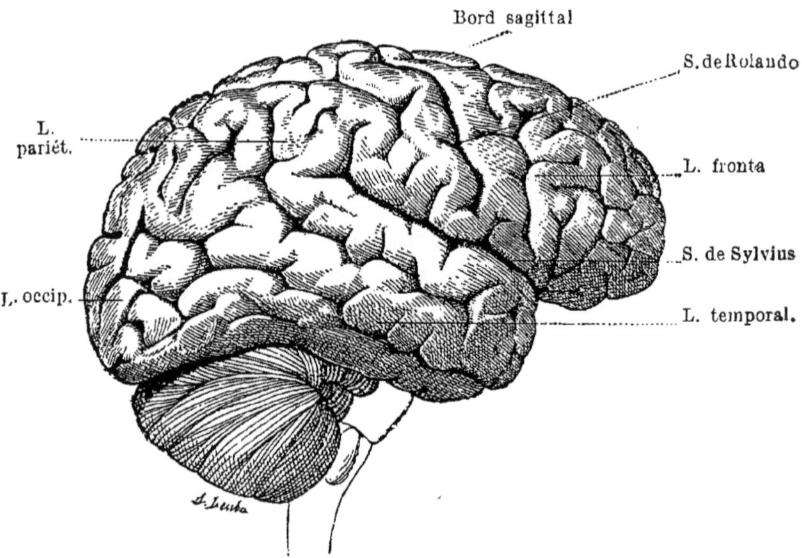


Fig. 117. — Encéphale vu par sa face externe (cerveau, cervelet, et en avant de celui-ci, protubérance et bulbe).

le cervelet et le bulbe ; c'est la partie du névraxe qui occupe la cavité cranienne (fig. 117).

Le *cerveau* est formé de deux moitiés ou *hémisphères* reliés par un pont de substance blanche dénommé *corps calleux* et séparés dans le reste de leur étendue par une scissure interhémisphérique. Le cerveau est en rapport avec la voûte cranienne et avec les deux étages antérieur et moyen de la base, appuyé en arrière sur le cervelet (1).

Les hémisphères cérébraux ont la surface plissée par les *circonvolutions* qui, en se groupant, constituent, suivant le siège, les lobes frontal, temporo-sphénoïdal, pariétal et occipital. — Les lobes sont séparés par des scissures; les circonvolutions, par des sillons. Sur la face externe de chaque hémisphère, un sillon assez profond, dénommé *scissure de Sylvius*, sépare les circonvolutions frontales des circonvolutions temporales.

La substance du cerveau se décompose en substance blanche et en substance grise. La substance grise, extérieure, de 2 à 3 millimètres d'épaisseur, forme l'*écorce*, la zone corticale ; elle est constituée par des cellules nerveuses (cellules pyramidales) ; c'est la partie — physiologiquement capitale — du cerveau. La substance blanche, formée de fibres nerveuses, est conductrice (2).

Le cerveau est le siège de l'intelligence et de la volonté.

Le *cervelet* est situé en arrière et au-dessous du cerveau, dans les fosses occipitales inférieures, par conséquent au-dessous de la protubérance occipitale externe ou inion, située sur la surface extérieure de l'occipital.

Il présente deux hémisphères réunis par un lobe médian ou *vermis* ; il préside aux fonctions d'équilibration des mouvements du corps.

Le *bulbe* est le renflement supérieur de la moelle épinière, qui unit cette moelle à la *protubérance annulaire* (3) ; il est situé en partie dans le crâne, en moindre partie dans le canal rachidien.

Du bulbe sortent la plupart des *nerfs craniens.* Il y a *douze paires de nerfs craniens.*

(1) Dont il est séparé par un repli de la dure-mère (Voy. plus loin).

(2) A noter que, dans la moelle épinière, c'est la substance blanche qui est extérieure ; la substance grise est recouverte par la blanche.

(3) Masse cubique, intermédiaire au bulbe, aux pédoncules cérébraux et au cervelet.

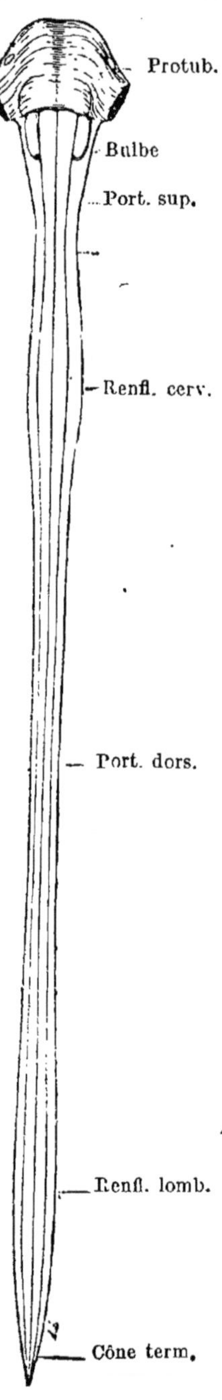


Fig. 118. — Moelle vue par sa face antérieure.

Dans le bulbe, les fibres nerveuses venant de la moelle épinière et allant au cerveau se croisent; de telle sorte que les lésions d'un côté du cerveau amènent des troubles du côté opposé du corps. Par exemple, un foyer d'hémorragie de l'hémisphère cérébral droit produit une paralysie du côté gauche du corps.

B. **Moelle épinière.** — La moelle est la partie des centres nerveux qui occupe le canal rachidien ; c'est une longue tige cylindrique se continuant en haut avec le bulbe au niveau de l'espace occipito-atloïdien et terminée en bas au niveau du corps de la deuxième vertèbre lombaire.

Au-dessous de ce point, la moelle est continuée par un fin cordon, le *filum terminale*, qui s'attache à la face postérieure du coccyx et autour duquel se trouvent un ensemble de nerfs lombaires et sacrés formant ce qu'on appelle la *queue de cheval.* Dans le sens transversal, la moelle n'occupe que la moitié ou les deux tiers du diamètre du canal. Elle est comme immergée dans un bain de liquide céphalo-rachidien.

Deux renflements de la moelle correspondent à l'origine des nerfs qui se rendent aux membres (*renflement cervical ou brachial*, *renflement lombaire ou crural*) (fig. 118).

Un sillon médian antérieur et un sillon médian postérieur divisent la moelle en deux moitiés réunies par un pont de substance blanche en avant, grise en arrière (commissure blanche au fond du sillon médian antérieur,

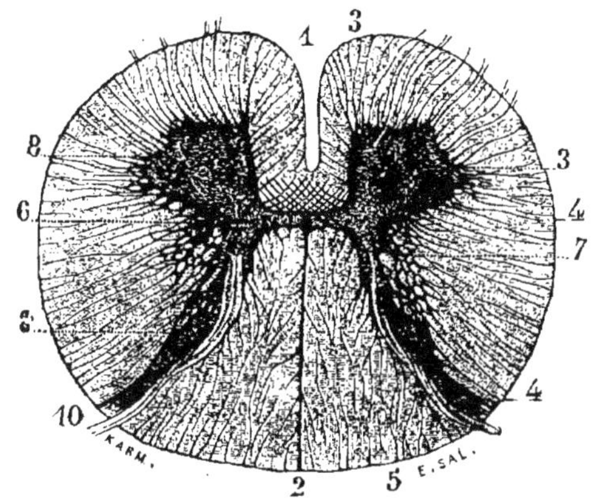


Fig. 119. — Coupe transversale de la moelle épinière.

1, Sillon antérieur ; 2, sillon postérieur ; 6, commissure postérieure ou grise 8, corne antérieure ; 9, corne postérieure.

commissure grise au fond du sillon médian postérieur) (fig. 119).

La substance blanche engaine la substance grise, qui sur une coupe transversale de la moelle présente la forme d'un H : la barre transversale de l'H est la commissure grise ; les cornes antérieures grises renflées donnent naissance aux racines rachidiennes antérieures (de nature motrice), dont la ligne d'insertion représente le sillon *collatéral antérieur* ; des cornes postérieures effilées émergent les racines postérieures ou sensitives (sillon collatéral postérieur) (fig. 120).

Une fois sorties de la moelle et avant de sortir du canal rachidien, les racines antérieures et les racines postérieures s'unissent l'une à l'autre pour former un nerf unique (fig. 120). Ce nerf sort par le trou de conjugaison, situé en face de lui; il est *mixte*, à la fois moteur et sensitif.

Les nerfs rachidiens sont, suivant le siège, des nerfs cervicaux, dorsaux, lombaires, sacrés, coccygiens : trente et une paires de nerfs rachidiens (1).

Tous les nerfs rachidiens sont des nerfs mixtes ; les nerfs craniens sont les uns uniquement moteurs (grand hypoglosse), les autres uniquement sensitifs (optique, olfactif); quelques-uns à la fois moteurs et sensitifs (trijumeau).

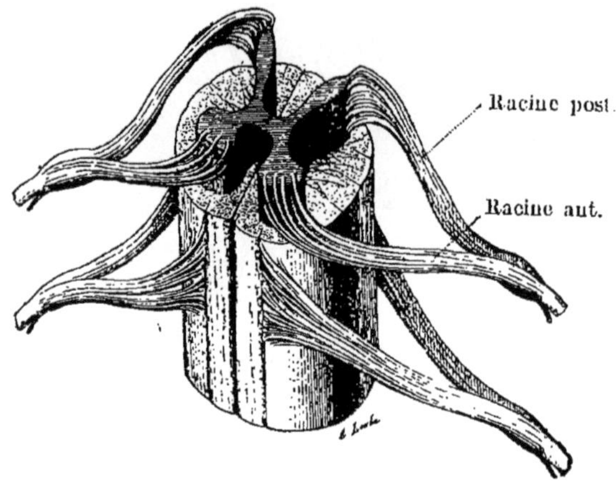


Fig. 120. — Racines rachidiennes nées de l'H de substance grise de la moelle.

La moelle épinière a une double fonction : 1° c'est un *centre de transmission* ; la substance blanche est décomposable en cordons qui, les uns, vont de la moelle au cerveau (centripètes), apportant à ce cerveau les impressions sensitives recueillies par les nerfs périphériques ; qui, les autres (centrifuges), vont du cerveau à la moelle, transmettant aux nerfs périphériques et aux muscles que ceux-ci innervent les impulsions motrices émanées du cerveau.

2° La moelle est un *centre d'action réflexe*. Dans ce qu'on appelle l'acte réflexe, le cerveau n'intervient pas ; l'axe gris de la moelle reçoit la sensation qu'il transforme en acte moteur.

(1) 8 paires cervicales, 12 dorsales, 5 lombaires, 5 sacrées, 1 coccygienne.

Ainsi, sur une grenouille décapitée, piquez une patte ; vous verrez la grenouille retirer cette patte : voilà un acte réflexe. La sensation de piqûre transmise à la moelle par les nerfs centripètes a été « réfléchie » par la moelle qui transmet aux muscles de la patte piquée par l'intermédiaire des nerfs

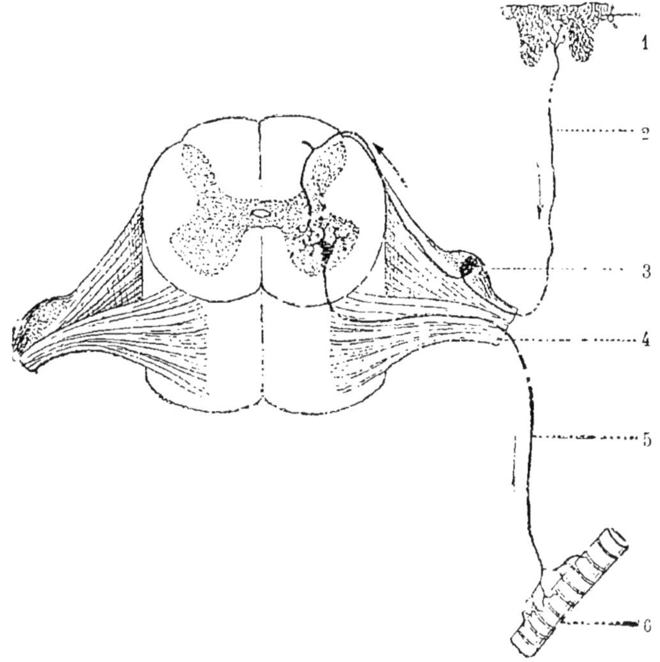


Fig. 121. — Schéma d'un acte réflexe.

1, Peau ; 2, nerf sensitif ; 3, ganglion spinal ; 4, racines antérieures ; 5, nerf moteur ; 6, muscle. Les flèches indiquent la marche de l'influx nerveux.

centrifuges l'ordre de se contracter pour retirer la patte (fig. 121).

La plupart des actes de la vie végétative sont sous la dépendance des actions réflexes.

C. **Méninges.** — L'encéphale et la moelle sont enveloppés par trois membranes protectrices, les *méninges*, qui sont de dehors en dedans :

*a.* La *dure-mère*, membrane fibreuse, résistante, adhérente à l'os, formant des replis, comme la faux du cerveau, qui sépare les deux hémisphères cérébraux, la tente du cervelet qui recouvre le cervelet et le sépare du cerveau, etc... Elle remplit un rôle de protection (fig. 122);

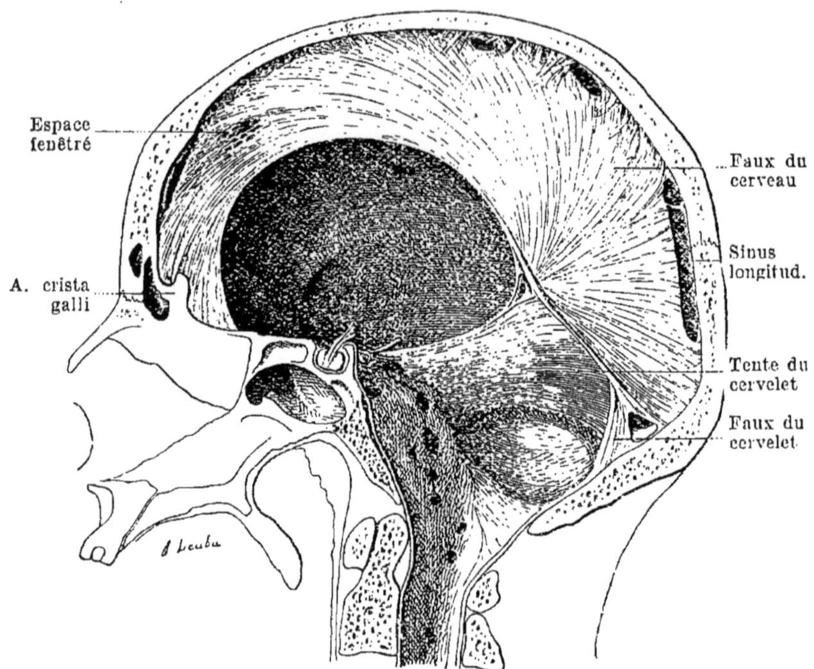


Fig. 122. — Dure-mère cranienne (faux du cerveau, tente du cervelet, faux du cervelet).

*b.* L'*arachnoïde*, membrane séreuse mince, à deux feuillets (fig. 123);

*c.* La *pie-mère*, membrane *nourricière*, *essentiellement vasculaire*, qui suit les circonvolutions jusque dans leurs moindres replis (fig. 123).

Entre l'arachnoïde et la pie-mère, se trouve un tissu spongieux rempli d'un liquide spécial, *céphalo-rachidien*, ou sous-arachnoïdien, dont l'accumulation en quantité excessive constitue l'hydrocéphalie.

C'est un liquide très limpide, légèrement citrin, de réaction alcaline, ne coagulant pas par la chaleur. Il sert à régulariser la tension intracranienne et intrarachidienne.

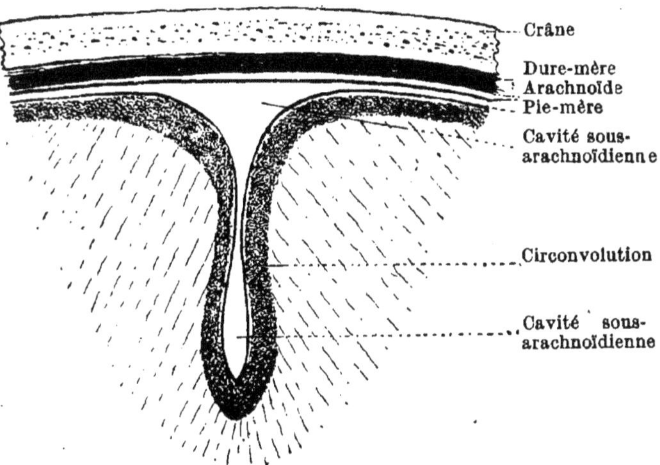


Fig. 123. — Rapports des méninges craniennes avec le cerveau.

## ORGANES DES SENS.

Les organes des sens servent à mettre l'homme en relation avec le monde extérieur.

Il y a cinq sens : le *toucher*, la *vue*, l'*ouïe*, l'*odorat* et le *goût*.

Le toucher s'exerce par toute la peau ; les autres sens sont localisés dans des organes spéciaux (œil, oreille, fosses nasales, langue).

***Toucher***. — La *peau*, qui est d'une couleur variant suivant les races et le milieu extérieur, comprend deux parties : une couche profonde, conjonctive, contenant des vaisseaux et des nerfs, hérissée de papilles, le *derme*; une couche superficielle, l'*épiderme*, sorte de vernis épithélial, dépourvu de vaisseaux, mais renfermant des plexus nerveux.

La peau présente à sa surface des *pores* ou orifices des follicules pileux, des glandes sébacées et des glandes sudoripares (ces orifices ne sont guère visibles qu'à la loupe) ; des saillies *papillaires* disposées en crêtes ; des *plis* qui sont presque tous des plis creux.

A sa face profonde, la peau est en rapport avec le tissu graisseux sous-cutané.

L'épiderme est formé de deux couches principales, qui se séparent sur le vivant dans les bulles de vésicatoires et les phlyctènes. La couche superficielle est la *couche cornée* ;

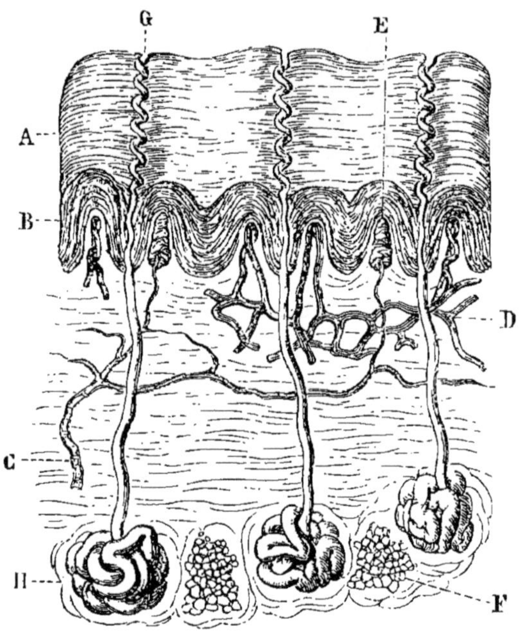


Fig. 124. — Coupe de la peau.

A, Couche cornée de l'épiderme ; B, couche muqueuse de l'épiderme ; C, derme, un nerf ; D, vaisseaux du derme ; E, corpuscule du tact ; F, graisse ; G, pore sudoripare ; H, glande sudoripare.

la couche profonde est le *corps muqueux de Malpighi*, renfermant du pigment dans sa partie la plus profonde (fig. 124).

Le derme se divise également en deux couches principales : la couche superficielle, papillaire, présentant les saillies dénommées papilles, dont les unes sont vasculaires (contenant une anse capillaire), les autres nerveuses (contenant un corpuscule du tact ou de Meissner).

**Ongles et poils.** — Les ongles et les poils sont des productions épidermiques.

Les *ongles* sont des écailles cornées qui terminent les doigts et les orteils sur la face dorsale de la phalangette. L'ongle est sécrété par une couche épidermique sous-jacente à sa racine, couche épidermique qui répond au corps muqueux de Malpighi.

Les *poils* sont des productions épidermiques piliformes et flexibles qui s'élèvent audessus de la peau : ce sont des organes de protection contre le froid, les frottements : l'homme n'a pas de poils tactiles, comme certains animaux (le chat) en ont.

Le poil a une partie libre ou *tige*, terminée par une pointe effilée, et une partie située dans la peau, descendant jusqu'à la couche profonde du derme, ou *racine* (fig. 125).

Cette racine est contenue dans un tube épithélial (invagination de l'épiderme), qui est le follicule pileux ; elle est renflée à l'extrémité en un bouton ou *bulbe*.

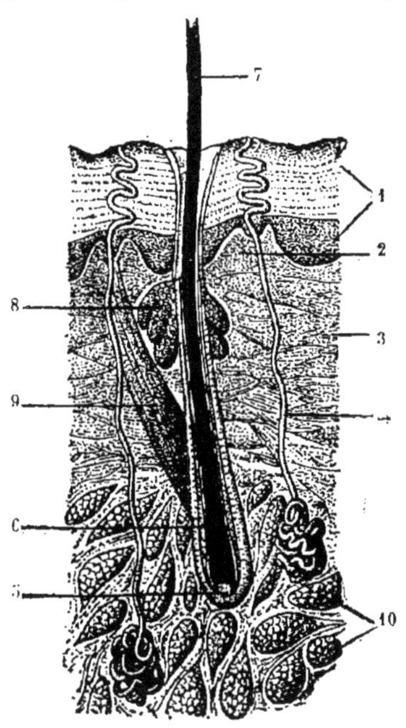


**Fig. 125. — Coupe de la peau et constitution d'un poil.**

**1, Épiderme ; 2, derme ; 3, papille du derme ; 4, glande sudoripare ; 5, papille du poil ; 6, follicule pileux ; 7, tige du poil ; 8, glande sébacée ; 9, muscle redresseur du poil ; 10, graisse du tissu cellulaire sous-cutané.**

Dans la cavité du follicule débouchent les glandes sébacées (deux en général par poil), chargées de lubréfier le poil (fig. 125). A chaque poil est annexé un muscle dit « redresseur du poil » formé de fibres musculaires lisses, dont la contraction redresse le poil et produit le phénomène de la chair de poule ou de l'horripilation.

Les poils existent sur toute la surface du corps, à l'exception de la face palmaire de la main et des doigts, de la face plantaire du pied et des orteils.

*Glandes de la peau.* — Le peau renferme deux espèces de glandes :

1° Les *glandes sébacées*, glandes en grappe, annexées aux poils (deux par poil en général) et situées dans les couches superficielles du derme ; elles sécrètent un liquide huileux destiné à lubréfier le poil (fig. 125) ;

2° Les *glandes sudoripares*, glandes en tube, situées dans les couches profondes du derme, volumineuses surtout à la paume de la main, à la plante des pieds, au front, à l'aisselle.

La partie sécrétante forme un tube enroulé en peloton (glomérule), auquel fait suite un canal *sudorifère*, qui monte verticalement dans le derme, traverse l'épiderme en tire-bouchon et débouche à la surface par un « pore » (fig. 124).

Les nerfs de la peau ont trois sortes de terminaisons sensitives.

1° Des plexus *nerveux intra-épidermiques* dans le corps muqueux de Malpighi ;

2° Des corpuscules *du tact* ou *de Meissner* dans les papilles du derme ;

3° Des corpuscules *de Pacini* dans le tissu graisseux sous-dermique, surtout constants le long des nerfs collatéraux des doigts et des orteils, où ils sont assez gros pour être vus (petits boutons de 1 à 4 millimètres).

Les terminaisons nerveuses précédentes ne sont visibles qu'au microscope.

Il y a plusieurs sortes de sensibilité : la sensibilité tactile proprement dite, qui semble s'exercer surtout par les corpuscules de Meissner ; la sensibilité à la température (peut-être par les plexus nerveux intra-épidermiques) ; la sensibilité à la douleur et la sensibilité à la pression.

La *sueur* est un liquide de nature excrémentitielle, renfermant des sels tels que le chlorure de sodium, de l'urée, etc.

Son rôle est d'une part un rôle *dépurateur* (fonction de suppléance du rein jusqu'à un certain point ; l'ensemble de l'appareil sudoripare équivaut comme élimination à la moitié d'un rein) ; d'autre part, la sécrétion sudorale permet de lutter contre l'élévation de température du corps, qui reste constante à l'état normal, alors que la chaleur est produite dans l'organisme d'une façon continue. En s'évaporant, la sueur absorbe une certaine quantité de chaleur empruntée au corps.

La sécrétion sudorale ne se produit pas uniquement sous 'influence de l'élévation de la température de la peau et de l'afflux sanguin dans les glandes ; il y a des sueurs « froides », des sueurs « agoniques », qui surviennent avec pâleur des téguments sous l'action de filets nerveux spéciaux.

*Vue.* — L'organe de la vue est l'œil. Les deux yeux sont logés dans la partie antérieure des cavités orbitaires, au-dessous du front, de chaque côté du nez, au-dessus des os maxillaires supérieurs. Chaque orbite renferme, outre le globe oculaire, de la graisse, des muscles (1), qui servent à mouvoir l'œil; des vaisseaux, des nerfs, dont le nerf optique qui pénètre dans l'orbite au voisinage de son sommet ; la glande lacrymale (2), située sous sa paroi supérieure au voisinage de l'angle supéro-externe.

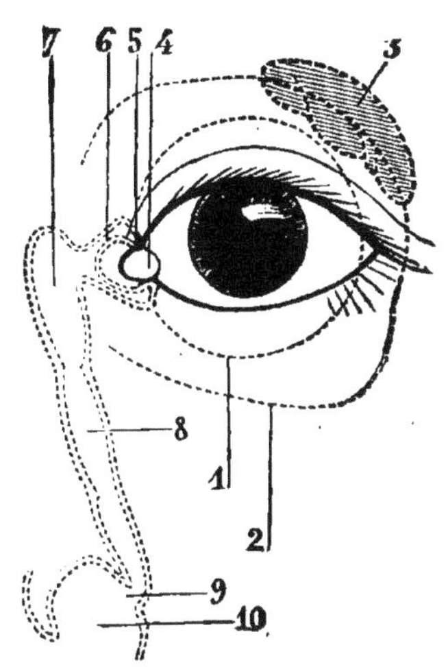


**Fig. 126. — Appareil lacrymal.**

1, Contour du globe de l'œil ; 2, contour de l'orbite ; 3, glande lacrymale ; 4, caroncule lacrymale ; 5, tubercule et point lacrymal supérieurs ; 6, conduit lacrymal supérieur ; 7, sac lacrymal ; 8, canal nasal ; 9, ouverture inférieure du canal ; 10 méat inférieur des fosses nasales.

Dans les cavités orbitaires, les yeux sont fixés par un appareil aponévrotique formé par la capsule de Tenon.

La base de l'orbite donne insertion à deux voiles musculo-membraneux, les *paupières*, qui, bordées de poils ou cils, limitent entre elles une ouverture transversale, la fente palpébrale.

(1) Muscle releveur de la paupière supérieure, muscles droits, muscles obliques.

(2) Ne pas confondre la glande lacrymale avec la *caroncule lacrymale*, petit mamelon d'apparence muqueuse, situé à l'angle interne des paupières, qui contient de nombreuses glandes, mais n'a aucun rapport avec la sécrétion lacrymale.

Au-dessus de l'orbite se trouvent d'autres poils appelés *sourcils*, qui recouvrent des saillies musculo-cutanées.

La surface interne des paupières est tapissée par une membrane muqueuse, mince, se repliant au-devant du globe de l'œil, la *conjonctive.*

Cette conjonctive est humectée constamment par les larmes sécrétées par la glande lacrymale, grâce aux mouvements des

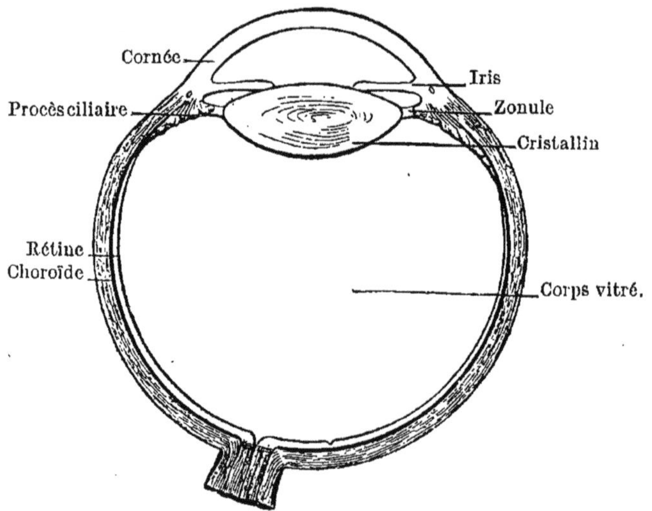


Fig. 127. — Coupe horizontale de l'œil droit.

paupières ; ces larmes sont réparties ainsi sur la partie antérieure de l'œil, dont elles empêchent la dessiccation et vont s'écouler au niveau de l'angle interne de l'œil dans les fosses nasales par un canal *lacrymo-nasal* (fig. 126).

L'œil a une forme sphérique. Il est constitué par une série de membranes enveloppantes avec un contenu transparent.

Les membranes enveloppantes sont au nombre de trois : 1° une membrane fibreuse, la *sclérotique* et la *cornée* ; 2° une membrane vasculaire, la *choroïde* avec le corps ciliaire et l'iris ; 3° une membrane nerveuse, la *rétine*, membrane sensible, recevant les impressions lumineuses qui sont transmises au cerveau.

1° La *sclérotique* est une membrane conjonctive, épaisse, résistante, de couleur blanche, perforée en arrière pour laisser passer le nerf optique, présentant en avant une plus large ouverture dans laquelle est enchâssée, à la façon d'un verre de montre, la cornée (1) (fig. 127).

2° La *choroïde* est une membrane très vasculaire, renflée en avant pour former une zone annulaire (muscle ciliaire et procès ciliaires). Tout à fait en avant, elle forme un diaphragme vertical, diversement coloré suivant les sujets ; c'est l'*iris*, percé en son centre comme un diaphragme d'optique d'un orifice, la *pupille* (fig. 127).

Cette pupille peut s'agrandir ou se rétrécir suivant les circonstances : agrandie dans l'obscurité pour pouvoir livrer passage au plus grand nombre de rayons lumineux possible, elle se rétrécit dans le jour, et surtout au soleil. Le rétrécissement de la pupille est dû à l'action d'un muscle lisse, annulaire, le *sphincter irien.*

Entre la cornée et l'iris se trouve un espace rempli par un liquide, l'*humeur aqueuse* ; cet espace est la *chambre antérieure de l'œil.* Entre l'iris et le cristallin, se trouve la *chambre postérieure*, occupée également par l'humeur aqueuse ;

3° La *rétine* est la fine membrane nerveuse, épanouissement du nerf optique dans l'œil.

Les *milieux de l'œil* sont constitués par l'humeur aqueuse occupant la chambre antérieure et la *chambre postérieure* de l'œil ; par le *cristallin*, lentille biconvexe maintenue dans sa situation par la choroïde (muscles et procès ciliaires) et organe de l'accommodation. Le cristallin est susceptible de se bomber plus ou moins, pour que l'image lumineuse soit toujours bien nette au fond de l'œil,

(1) On l'appelle encore quelquefois cornée transparente, par opposition à la cornée opaque qui servait à désigner la sclérotique. Mais le terme de cornée opaque ayant disparu de la nomenclature, on doit dire *cornée* tout simplement.

quelle que soit la distance des objets (*accommodation*).

Enfin, entre le cristallin et la rétine, se trouve la *chambre postérieure* de l'œil, remplie par un liquide gélatineux, le *corps vitré*.

L'œil peut être comparé à un appareil photographique : le globe de l'œil est la chambre noire ; la plaque sensible, la rétine. La lentille est le cristallin ; le diaphragme, l'iris.

Le cristallin peut devenir plus ou moins convexe pour la mise au point (accommodation). L'image perçue par la rétine est transmise par le nerf optique au cerveau, qui en prend connaissance ; c'est lui qui arrive à voir droites les images qui sont renversées sur la rétine et qui réunit en une seule image les images des deux yeux.

***Ouïe.*** — L'organe de l'ouïe est l'oreille, qui comprend trois parties : *oreille externe* (organe de réception), *oreille*

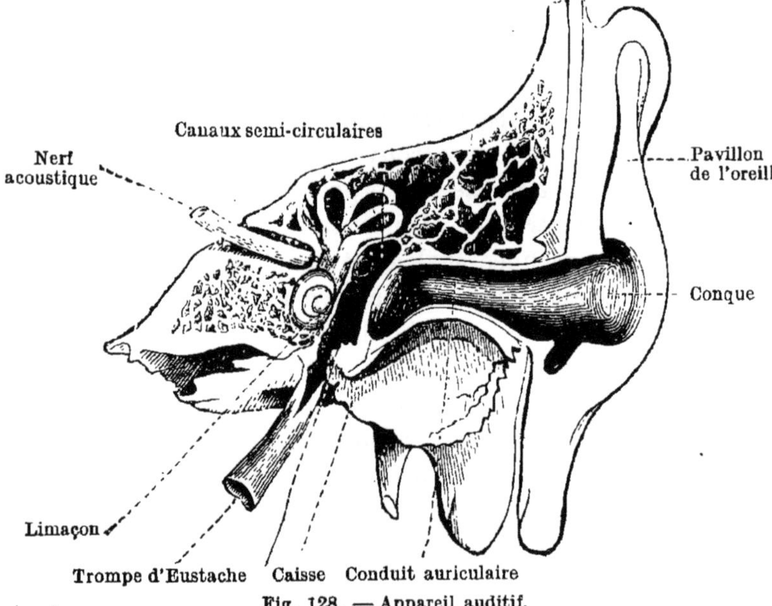


Fig. 128. — Appareil auditif.

*moyenne* (organe de transmission), *oreille interne* (organe de perception des vibrations sonores). L'oreille moyenne et l'oreille interne sont contenues dans le rocher (os dépendant de l'os temporal (fig. 128).

1° L'*oreille externe* est formée de deux parties: le *pavillon*, sorte d'entonnoir irrégulier, de cornet acoustique, et le *conduit auditif* externe, canal ostéo-cartilagineux qui recueille les ondes sonores et les transmet au tympan, membrane qui sépare l'oreille externe de l'oreille moyenne.

Le conduit auditif externe est riche en follicules pileux, en glandes sébacées annexées à ces follicules et en glandes sudoripares spéciales, ou glandes *cérumineuses*, sécrétant une matière grasse, jaunâtre, le *cérumen.*

2° L'*oreille moyenne* ou caisse du tympan est une petite cavité en forme de tambour aplati, de lentille biconcave, obliquement inclinée, fermée sur sa paroi externe par la membrane du *tympan* qui la sépare du conduit auditif externe.

En avant, elle communique avec le pharynx nasal par un conduit appelé la *trompe d'Eustache* ; en arrière, avec les *cellules mastoïdiennes* creusées dans l'*apophyse* mastoïde de l'os temporal.

Sur sa paroi interne, osseuse, se trouvent deux orifices fermés par une membrane, *fenêtre ovale* et *fenêtre ronde.*

Dans l'intérieur de la caisse du tympan, entre le tympan et la fenêtre ovale, se trouve une chaîne de *trois osselets* : le *marteau*, l'*enclume* et l'*étrier* (1). Ces os sont articulés entre eux : le marteau est enchâssé en partie dans la membrane du tympan, l'étrier s'applique par sa base sur la fenêtre ovale (fig. 129).

Ces osselets peuvent se mouvoir les uns sur les autres grâce à des muscles.

3° L'*oreille interne* ou labyrinthe, partie essentielle de l'appareil auditif, comprend le vestibule, le limaçon, les canaux demi-circulaires (fig. 128) ; toutes ces cavités sont creusées dans le rocher et renferment des tubes membraneux séparés de leurs parois par du liquide.

C'est dans ces tubes que se trouvent les ramifications

(1) Il faut définitivement renoncer à citer à part l'*os lenticulaire* qu'on décrit entre l'enclume et l'étrier et qui est seulement un renflement de l'enclume à son union avec l'étrier.

ultimes du nerf acoustique. C'est dans le limaçon qui aboutit à la fenêtre ronde et au vestibule que se trouve l'organe de Corti, ou appareil nerveux de l'audition.

Les sons transmis par le conduit auditif externe au tympan font vibrer cette membrane. Les vibrations sont transmises à l'oreille interne soit par l'air de la caisse, soit par les osselets.

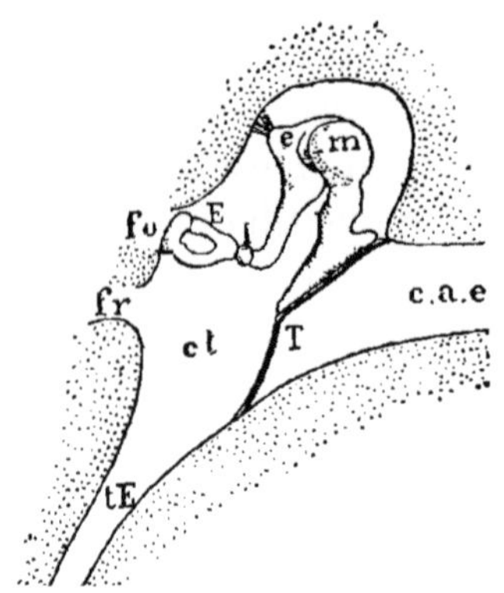


Fig. 129. — Coupe verticale de l'oreille moyenne ou caisse du tympan (*ct*) (d'après Rudaux).

*c.a.e*, Conduit auditif externe ; T, tympan dans lequel est enchâssé le manche du marteau ; *m*, marteau ; *e*, enclume ; E, étrier ; *fo*, fenêtre ovale ; *fr*, fenêtre ronde ; *tE*, trompe d'Eustache.

L'air de la caisse est toujours à la même pression que l'air extérieur, par suite de la communication de la caisse avec la trompe d'Eustache, qui est largement ouverte à chaque mouvement de déglutition.

Les vibrations transmises ensuite au liquide de l'oreille interne vont impressionner les cellules nerveuses de cette oreille.

Le bruit est recueilli par le vestibule et les canaux demi-circulaires.

Le son, sensation harmonieuse, est perçu par l'organe de Corti du limaçon qui le transmet au cerveau.

***Odorat.*** — Le sens de l'olfaction est localisé dans les fosses nasales, à la partie supérieure seulement de ces fosses nasales.

Les cavités osseuses des fosses nasales sont prolongées en avant par une portion cartilagineuse, le nez ouvert au dehors par les deux orifices des narines. En arrière, les fosses nasales s'ouvrent par deux orifices, les « choanes », dans le cavum pharyngien ou pharynx nasal (fig. 130).

La paroi externe des fosses nasales est recouverte de saillies osseuses enroulées sur elles-mêmes et dénommées cornets, qui sont, en allant de haut en bas, le cornet supérieur, le cornet moyen et le cornet inférieur. Entre eux, se trouvent les méats (fig. 130 et 131).

Au-dessus du bord inférieur du cornet moyen, se trouve la *région dite olfactive des fosses nasales*. Au-dessous, c'est la région « respiratoire », par où passe l'air inspiré qui se réchauffe et s'humidifie dans les fosses nasales avant d'arriver par le pharynx, le larynx et les bronches aux alvéoles pulmonaires.

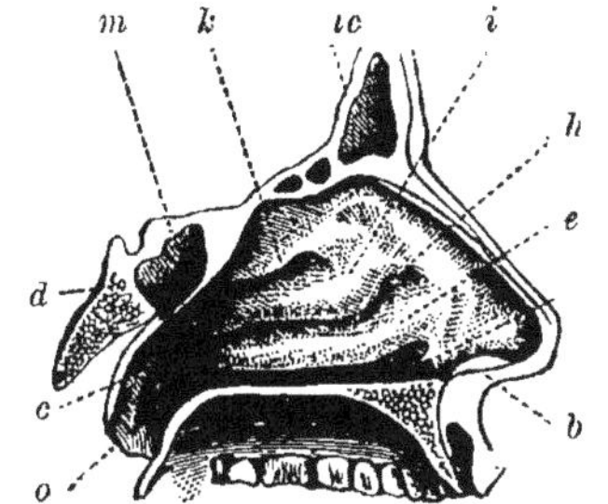


**Fig. 130. — Fosse nasale gauche, vue de profil.**

***b*, Narines ; *c*, orifice de la trompe d'Eustache; *d*, os sphénoïde; *e*, *i*, cornets; *f*, *h*, *k*, méats; *m*, *l*, *c*, sinus; *o*, pharynx.**

La muqueuse nasale ou *pituitaire* est riche en glandes qui sécrètent du mucus et, dans sa portion olfactive de coloration jaunâtre, en cellules nerveuses, dites olfactives, qui sont la terminaison des filets du nerf *olfactif*.

Il faut, pour que l'olfaction ait lieu : 1° que le corps odorant émette des particules ; 2° que ces particules entraînées par un courant d'air dans la région olfactive des fosses nasales impressionnent les cellules nerveuses de la muqueuse pituitaire (1).

Cette impression sensitive transmise au cerveau par le nerf olfactif devient une sensation odorante.

*Goût.* — Le sens du *goût* qui nous permet de percevoir la saveur des corps est localisé à la muqueuse de la langue sur sa face dorsale et surtout à sa base, au niveau du V lingual.

Le dos de la langue, les bords et la pointe sont hérissés d'une série de papilles : 1° *filiformes* (petites, coniques, existant sur toute la surface); 2° *fongiformes*, grosses comme des têtes d'épingle, formant de petits champi-

(1) Une condition importante encore est l'état d'humidité de la muqueuse nasale.

gnons rouges, épars çà et là ; 3° *caliciformes*, les plus volumineuses, ressemblant à des fongiformes entourées d'un calice ; ce sont les plus importantes ; au nombre de huit à dix, elles forment un V à l'union des deux tiers antérieurs et du tiers postérieur de la langue (*V lingual*).

La langue possède une sensibilité générale, *tactile*, et

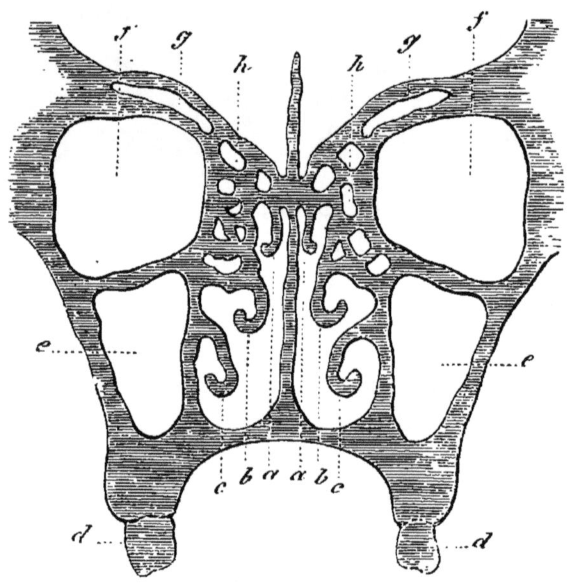


**Fig. 131. — Coupe vertico-transversale des fosses nasales.**

*a, a*, Cornet supérieur ; *b, b*, cornet moyen ; *c, c*, cornet inférieur ; *d, d*, 1re grosse molaire ; *e, e*, sinus maxillaire *f, f*, orbites ; *g, g*, sinus frontaux ; *h, h*, cellules ethmoïdales.

une sensibilité spéciale, *gustative*. Les nerfs chargés de recueillir la sensibilité tactile se terminent par des corpuscules du tact comme ceux de la peau ; les nerfs présidant à la sensibilité gustative se terminent par des renflements cellulaires spéciaux ou bourgeons du goût, remplis de cellules gustatives hérissées de sortes de cils périphériques destinés à recueillir les impressions sapides.

Ces bourgeons gustatifs sont surtout nombreux au niveau des papilles caliciformes ; il en existe quelquefois dans les papilles fongiformes.

Les nerfs gustatifs de la langue proviennent du nerf lingual (deux tiers antérieurs de la face dorsale) et du nerf glosso-pharyngien (base de la langue et papilles caliciformes).

Pour que la gustation ait lieu, il faut que le corps dit « sapide »

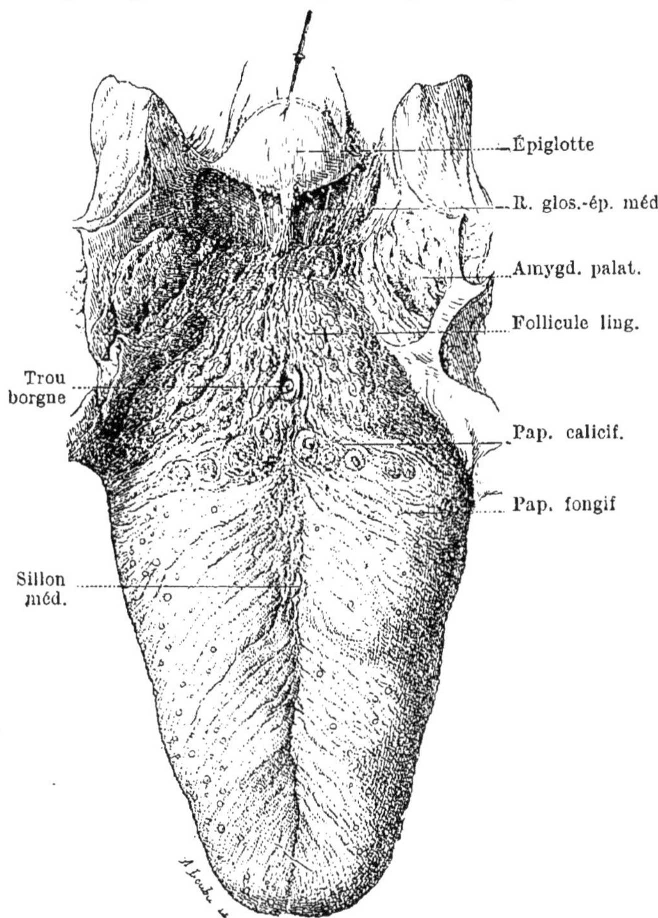


Fig. 132. — Face dorsale de la langue étalée.

soit dissous à la surface de la langue et vienne ainsi exercer une sorte d'action chimique sur les terminaisons verveuses gustatives.

Les substances sucrées sont surtout perçues par la muqueuse située en avant du V lingual, les substances amères en arrière du V.

Le goût et l'odorat sont des sens qui fonctionnent ensemble; l'intégrité de l'un est nécessaire au fonctionnement de l'autre. D'une part, les dégustateurs perçoivent surtout par le nez; d'autre part, lors d'inflammation de la muqueuse nasale ou coryza, les mets ne semblent plus sapides.

---

II

# PETITE CHIRURGIE ET SOINS AUX BLESSÉS

Par M. le Dr DESFORGES

## PREMIÈRE PARTIE

## PETITE CHIRURGIE

### I. — Opérations de petite chirurgie.

RÉSUMÉ.

I. — RÉVULSION.

1° *Rubéfaction.*
   a. *Frictions* sèches, humides.
   b. *Chaleur :* humide : eau chaude ; chaleur sèche : marteau de Mayor.
   c. *Sinapisation :* sinapisme, cataplasme sinapisé, sinapisme en feuilles, bain sinapisé.
   d. *Médicaments :* teinture d'iode, essence de térébenthine.

2° *Vésication.*
   Marteau de Mayor, ammoniaque.
   *Vésicatoire :* application, pansement, précautions à prendre. Mouche de Milan.

3° *Cautérisation.*
   a. *Cautérisation par la chaleur :* marteau de Mayor. Thermocautère, démonstration et mise en marche, galvanocautère.
   b. *Cautérisation par les caustiques :* 1° caustiques *alcalins :* potasse, pâte de Vienne, ammoniaque ;
      2° Caustiques *acides* : acides azotique, sulfurique, chlorhydrique, chromique ;
      3° Caustiques *salins :* nitrate d'argent, sulfate de cuivre, chlorure de zinc, pâte de Canquoin.

II. — DÉRIVATION.

a. *Ventouses* sèches, ventouses scarifiées.
b. *Saignée :* saignée locale : sangsues (mode d'emploi).
   Saignée générale : préparatifs, lancette, cuvette, ouate, bandes.

### III. — Hypodermie.

*Instruments :* seringues stérilisables en verre ou en métal, de Pravaz, de Lüer, etc. ; aiguilles en acier, en platine iridié.

*Technique :* stériliser la seringue et l'aiguille ; charger la seringue (ampoule ou flacon); choix et désinfection de la région ; injection sous-cutanée ou intramusculaire ; nettoyage et entretien de la seringue et de l'aiguille.

*Accidents à éviter :* douleur, hémorragie, rupture de l'aiguille, abcès, escarre.

*Sérothérapie :* sérums spécifiques (antidiphtérique, antitétanique, etc.) ; sérum artificiel : ampoule, ballon, seringue de Roux.

### IV. — Ponctions.

1° *Ponction exploratrice*, avec aiguille et seringue de Pravaz : stériliser l'aiguille, désinfecter la peau.

2° *Ponction évacuatrice* avec trocart : faire bouillir le trocart, nettoyer la peau, préparer un pansement occlusif. Ex. : paracentèse.

3° *Ponction aspiratrice* avec l'appareil Potain : entretien, stérilisation montage et fonctionnement de l'appareil. Ex. : thoracentèse.

### V. — Anesthésie.

1° *Anesthésie locale :*

*a.* Par *réfrigération :* glace et sel ; éther ; chlorure d'éthyle, chlorure de méthyle ;

*b.* Par *injections sous-cutanées* de cocaïne, novocaïne, stovaïne, etc.

2° *Anesthésie générale :*

*a.* Par *inhalation :* chloroforme, éther, bromure d'éthyle, chlorure d'éthyle.

*b.* Par *injections rachidiennes :* cocaïne, novocaïne, stovaïne, etc.

3° *Préparatifs d'une chloroformisation :*

Préparer pour le *médecin* quelques flacons de chloroforme, compresse ou mouchoir, masque spécial ou improvisé, serviette pince à langue, ouvre-bouche. Le *malade* sera à jeun, couché, tête basse, cou, poitrine et ventre dégagés, membres attachés, pièces dentaires retirées. Pour combattre les *accidents :* matériel de trachéotomie, appareil électrique, seringue de Pravaz, ballon d'oxygène, éther, caféine. Respiration artificielle, tractions rythmées de la langue.

# PETITE CHIRURGIE

## I

## OPÉRATIONS DE PETITE CHIRURGIE.

Parmi les opérations dites « de petite chirurgie », les unes peuvent être confiées aux infirmières : *frictions*, application de *sinapismes* et de *vésicatoires*, préparation de *cataplasmes* et de *bains sinapisés*, pose de *sangsues* et de *ventouses*, *injections hypodermiques* ; les autres ne doivent être faites que par le médecin, mais l'infirmière qui l'assiste doit connaître, entretenir et mettre en marche les instruments ou le matériel nécessaires : le *thermocautère* pour les pointes de feu, la lancette et le bandage pour la *saignée*, le trocart et l'appareil Potain pour les *ponctions*, et les *aspirations*, le chloroforme, l'éther, etc., pour l'*anesthésie*. L'infirmière a le *devoir* de s'instruire, pour exécuter convenablement les prescriptions médicales, mais elle n'a pas le *droit* de faire une piqûre, d'appliquer un vésicatoire ou de poser des ventouses sans avis du médecin.

### 1. — RÉVULSION.

Il est difficile de donner une définition simple et complète de la *révulsion*. Le mot, emprunté au latin, désigne l'action d'arracher le mal, de l'attirer au dehors. La signification a varié avec les doctrines médicales. Depuis Hippocrate (qui employait la farine de moutarde) jusqu'à nos jours, la médication révulsive a toujours été très employée. Son but est de modifier, par voie réflexe, la circulation, la sensibilité et la nutrition dans une partie du corps ou dans tout l'organisme, en produisant une réaction locale douloureuse et inflammatoire. Intense ou légère, rapide ou lente, elle comprend trois degrés, suivant qu'elle amène une simple rougeur de la peau, *rubéfaction*, un soulèvement de l'épiderme avec accumulation de sérosité dans les ampoules, *vésication*, une destruction des tissus plus ou moins profonde, *cautérisation*. Cette classification, basée sur le degré d'action locale, n'a qu'une valeur pratique ; elle permet d'exposer plus clairement le premier chapitre de petite chirurgie.

1° ***Rubéfaction***. — La rubéfaction, qui est en quelque sorte le premier degré de la révulsion, consiste à produire une rougeur de la peau, au moyen d'agents divers : frictions, chaleur, sinapismes, teinture d'iode, essence de térébenthine.

*a*. **Frictions**. — La *friction* consiste à exécuter des frottements rapides et répétés sur une région ou sur toute la surface du corps. Elle est *sèche*, quand on n'emploie aucun liquide, *humide* quand on se sert d'alcool, d'eau de Cologne, de baume de Fioraventi, de vinaigre, d'essence de térébenthine, d'eau-de-vie camphrée, etc.

La friction se fait soit avec la main nue, soit avec un linge de toile, soit avec une flanelle, soit avec un gant de laine ou de crin, soit avec une lanière, soit avec une brosse de crin ou de chiendent. Légère, s'il s'agit d'activer les fonctions de la peau, plus rude, quand on veut obtenir une rubéfaction rapide et énergique, en cas de syncope ou d'asphyxie, elle sera toujours attentivement surveillée pour éviter les excoriations et les brûlures de la peau.

Généralement rapide et courte, elle peut être prolongée quand elle est une manœuvre de massage, ou un moyen de faire pénétrer une pommade active (iodurée, mercurielle), appliquée sur la peau.

*b*. **Chaleur**. — La chaleur permet d'obtenir facilement et rapidement la rougeur de la peau (le premier degré des brûlures est une rubéfaction).

On emploie la chaleur *humide* sous forme de compresses, de serviettes, d'éponges trempées dans l'eau chaude, bien exprimées et appliquées sur une région du corps :

au-devant du cou, dans les laryngites aiguës et le faux croup des enfants, sur l'épigastre, dans les crises douloureuses de l'estomac, sur le thorax, pour les points de côté et sur l'abdomen, dans les coliques intestinales.

La *chaleur sèche* est souvent utilisée sous forme de serviettes de flanelle ou de briques chauffées, de sacs de caoutchouc et de cruchons remplis d'eau chaude, qu'on applique sur la peau, en surveillant la révulsion produite.

Quand il s'agit de malades atteints de syncope, de coma, d'asphyxie, on emploie quelquefois le *marteau de Mayor*.

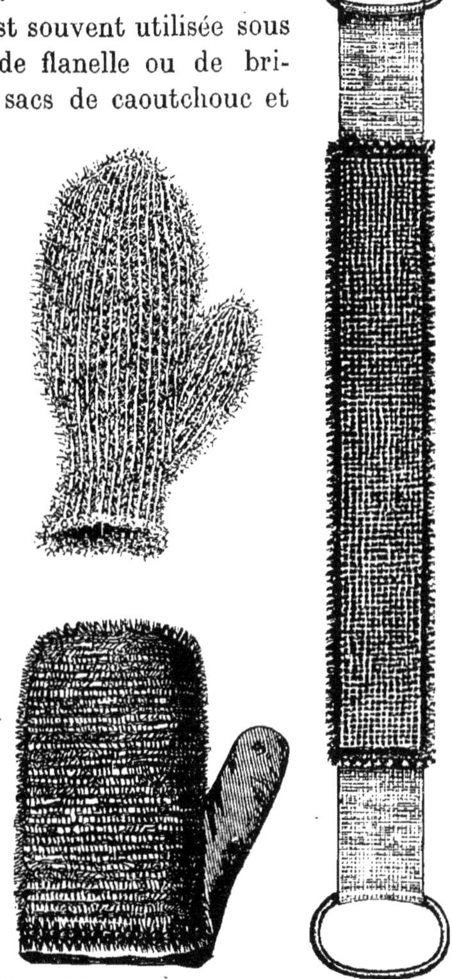

Fig. 133, 134, 135. — Gants, brosses et lanière de crin (modèle Huclin).

C'est un marteau en métal chauffé dans l'eau bouillante pendant une minute, qui permet d'obtenir, suivant la durée d'application, les trois degrés de la brûlure : la rougeur, l'ampoule, l'escarre. Un contact d'une à deux secondes ne produit qu'une simple rubéfaction. Ce procédé rapide de révulsion est surtout employé au niveau du creux épigastrique, dans les cas d'asphyxie ou de collapsus.

*c.* **Sinapisation.** — Pour obtenir une bonne *sinapisation*, il faut se servir de farine de moutarde noire (*sinapis nigra*) fraîchement préparée. Cette farine doit ses propriétés à une essence qui se développe surtout au contact de l'eau froide ou tiède.

Il ne faut pas employer d'eau chaude, ni de vinaigre, ni d'alcool, qui ne peuvent que diminuer ou supprimer la production de cette substance active.

On utilise différents procédés de sinapisation pour produire une rubéfaction rapide et énergique : le sinapisme, le papier sinapisé, le cataplasme, le bain et les enveloppements sinapisés.

Le *sinapisme* ou cataplasme rubéfiant se prépare en mélangeant de la farine de moutarde avec de l'eau froide ou tiède, en quantité suffisante pour obtenir une pâte consistante qui est étendue entre deux feuilles de tarlatane ou de mousseline. Ce cataplasme est appliqué sur la peau et laissé de quinze à vingt minutes.

La douleur ressentie par le malade et la rougeur qui se produit indiquent le moment où il faut l'enlever.

Chez les enfants, les femmes et toutes les personnes à peau délicate, il est nécessaire de surveiller l'action du sinapisme pour éviter la vésication ou même des brûlures longues à guérir.

Dans ces cas, on préfère employer le *cataplasme sinapisé*, qui est moins énergique, et qui peut être laissé plus longtemps.

Il suffit de saupoudrer de farine de moutarde un cataplasme tiède, de farine de lin, puis de le recouvrir d'une feuille de mousseline. La durée d'application, variable suivant les individus, sera en moyenne d'une demi-heure à une heure.

Le sinapisme ordinaire est maintenant remplacé par le *sinapisme en feuille* préparé d'avance. C'est une feuille de papier enduite de farine de moutarde débarrassée de son huile grasse et rendue adhérente par une dissolution de caoutchouc dans le sulfure de carbone et le pétrole.

On trempe le papier dans l'eau froide, on l'applique immédiatement sur la peau, en le fixant avec un mouchoir ou une serviette, et on le laisse dix à quinze minutes.

Si, après avoir enlevé un sinapisme ou un cataplasme sinapisé, il reste de la farine de moutarde sur la peau, il faut la laver, l'essuyer, et (quand la douleur est vive) la saupoudrer d'amidon.

Chez les malades plongés dans le coma, l'infirmière qui a « promené des sinapismes » sur les cuisses et les mollets doit surveiller leur action.

Des brûlures accompagnées de sphacèle de la peau pourraient résulter de sa négligence et de son oubli.

On emploie quelquefois le *bain sinapisé* et assez souvent le bain de pieds ou *pédiluve sinapisé.* Le bain sinapisé se prépare en délayant 1 kilogramme de farine de moutarde dans de l'eau froide et en versant ce mélange dans une baignoire remplie d'eau tiède à 32°.

Au bout de quelques minutes, le malade ressent une cuisson vive et un frisson violent ; il doit alors sortir du bain. Pour préparer un pédiluve ou *bain de pieds sinapisé*, on délaye 100 grammes de farine de moutarde dans une certaine quantité d'eau froide, qu'on ajoute à l'eau tiède du bain.

Le malade assis sur une chaise ou sur le bord du lit plonge les pieds dans le bassin, ayant de l'eau jusqu'à mi-jambe; ses genoux sont recouverts d'un drap ou d'une couverture pour éviter l'action irritante de la vapeur de moutarde sur le nez et les yeux.

La durée moyenne d'un pédiluve sinapisé est de douze à quinze minutes. C'est un procédé de révulsion et de dérivation qui doit être employé à jeun, ou quelques heures après le repas.

*d.* **Teinture d'iode.** — La *teinture d'iode* est un liquide brun, d'odeur caractéristique, formé d'une partie d'iode pulvérisé pour neuf parties d'alcool à 90°.

Elle doit être employée fraîche pour éviter la formation d'acide iodhydrique, qui la rend caustique.

On l'applique sur la région indiquée au moyen d'un tampon de coton ou d'un petit pinceau, et on met une couche d'ouate.

Quand on ne connaît pas la susceptibilité du sujet, il est prudent de ne faire qu'une seule application, car la teinture d'iode peut produire chez certains malades, à peau délicate et sensible, de l'œdème, de la vésication et des douleurs très vives.

Dans ce cas, il suffit de laver la partie irritée et de la recouvrir d'un cataplasme d'amidon.

On utilise quelquefois le *coton iodé*, dont l'action est plus lente et qu'on laisse longtemps en place, en surveillant son effet révulsif.

*c.* **Essence de térébenthine.** — L'*essence de térébenthine*, employée en frictions, produit une rubéfaction énergique et même brutale qui nécessite des précautions. Quelques gouttes versées sur une flanelle qu'on applique sur la peau amènent rapidement de la rougeur et de la douleur.

2° ***Vésication.*** — La *vésication* peut être considérée comme le deuxième degré de la révulsion.

Elle est caractérisée par la formation d'ampoules ou phlyctènes remplies de sérosité. Pour l'obtenir, on utilise quelquefois la chaleur (marteau de Mayor) ou l'ammoniaque, mais presque toujours on fait usage du vésicatoire à la cantharide.

*a.* **Marteau de Mayor.** — Le *marteau de Mayor*, appliqué sur la peau pendant trois à quatre secondes, produit une vésication. Ce procédé n'est plus guère employé.

*b.* **Ammoniaque.** — On verse X à XV gouttes d'ammoniaque dans un verre de montre recouvert d'une rondelle de flanelle, qu'on applique sur la peau, en le retournant sur lui-même ; on peut aussi imbiber un morceau de linge ou d'amadou recouvert de taffetas gommé ou de gutta-percha, pour empêcher l'évaporation de l'ammoniaque.

Il faut surveiller la révulsion qui se produit habituellement au bout de cinq à dix minutes et qui est assez douloureuse.

L'*huile de croton*, le *chloral*, le *chloroforme*, l'*acide phénique* peuvent aussi être utilisés comme moyens de vésication.

*c.* **Vésicatoire.** — Le vésicatoire, connu depuis l'antiquité, très employé pendant les trois derniers siècles, est aujourd'hui d'un usage restreint.

C'est un emplâtre formé de résine élémi, d'huile d'olive, d'onguent basilicum, de cire et surtout de poudre de cantharide, qui constitue le principe actif. Cet emplâtre est étalé sur une feuille de diachylon coupée suivant les dimensions fixées par le médecin.

Aujourd'hui, on utilise des sparadraps vésicants, préparés dans le commerce, sur des toiles cirées portant sur le revers une division en centimètres.

Avant d'appliquer un vésicatoire, il faut d'abord nettoyer la région indiquée par le médecin, la savonner et la frotter à l'alcool. L'emplâtre, préalablement saupoudré de camphre, sera légèrement chauffé et maintenu appuyé sur la peau, pendant quelques minutes.

Fixé par deux bandelettes de diachylon entre-croisées, recouvert d'une serviette ou d'une bande, il restera en moyenne trois à quatre heures chez l'enfant, six à huit heures chez la femme, dix à douze heures chez l'homme.

La durée d'application variera suivant la finesse de la peau, la susceptibilité du malade et les effets qu'on veut obtenir.

Quand la vésication paraît suffisante, l'emplâtre est retiré avec précaution; on évite de déchirer l'épiderme, on ouvre légèrement les ampoules avec une aiguille ou des ciseaux flambés, puis on applique un cataplasme de farine de lin ou d'amidon, pendant une heure.

Puis on fait les pansements matin et soir avec de la gaze, ou du papier brouillard, enduits de vaseline stérilisée ou de cérat frais, ou on emploie du coton aseptique qu'on laisse en place, pendant quelques jours.

Presque toujours la cicatrisation se fera en moins d'une semaine.

Grâce à l'asepsie de la peau et des pansements, les accidents locaux sont devenus très rares, mais la vésication peut encore produire quelques complications du côté des voies urinaires.

Il y a parfois de la *cystite cantharidienne*, caractérisée par des urines fréquentes, douloureuses et sanguinolentes.

Pour éviter ou combattre ces accidents, l'infirmière devra faire prendre au malade des boissons chaudes, du lait, de l'eau de Vichy, des tisanes de chiendent, de queues de cerises, d'orge, de graines de lin, et appliquer des cataplasmes sur le ventre.

On distinguait autrefois le vésicatoire *volant* et le vésicatoire *permanent*. Le premier est celui qui vient d'être décrit; le second n'est plus guère employé aujourd'hui.

Pour l'établir, on coupait l'épiderme avec des ciseaux; on pansait la plaie avec de la vaseline, puis les jours suivants avec de la pommade épispastique à base de garou ou de cantharide. La suppuration était entretenue pendant des mois ou des années, suivant les indications.

On supprimait le vésicatoire permanent en cessant l'application des pommades irritantes et en revenant à la vaseline ou au cérat, jusqu'à la cicatrisation.

On utilise encore la *mouche de Milan*, petite rondelle de taffetas noir, large de 4 centimètres, recouverte d'une pâte de cantharide légèrement différente de celle de l'emplâtre vésicant. Ce petit vésicatoire peut rester au contact de la peau pendant plusieurs jours; on le panse, quand il est retiré, avec de la vaseline stérilisée.

3° ***Cautérisation***. — La *cautérisation* est une opération qui consiste à désorganiser rapidement les tissus vivants par la *chaleur*, par l'*électricité* et par certains *agents chimiques*.

On désigne sous le nom de cautérisation *actuelle* celle qui est produite par la chaleur; les instruments employés sont des *cautères*. On appelle cautérisation *potentielle* celle qui se pratique au moyen de *substances chimiques*, connues sous le nom de *caustiques*.

L'électricité permet d'obtenir ces deux modes de cautérisation, soit en élevant la température, *galvanocaustie*, soit en provoquant une décomposition chimique, *électrolyse*.

*a*. **Cautérisation par la chaleur**. — Le *marteau de*

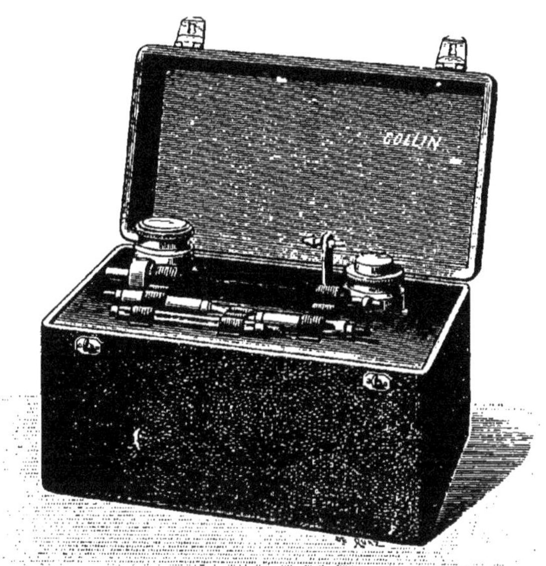


Fig. 136. — Thermocautère de Paquelin.

*Mayor*, appliqué sur la peau, pendant huit à dix secondes, produit une *escarre*, c'est-à-dire le troisième degré de la brûlure.

Pour faire une cautérisation, on employait autrefois les *cautères métalliques*, de formes variées, supportés par des manches en bois.

Ils étaient chauffés, suivant les cas, au rouge sombre, au rouge-cerise et au rouge blanc, dans des réchauds de charbon de bois.

Ils sont remplacés aujourd'hui par un appareil très pratique et universellement connu, le *thermocautère de Paquelin*.

Cependant, en cas d'urgence, on peut improviser un petit cautère au moyen d'une tringle de rideau, d'un fil de fer recourbé ou d'une paire de pincettes qu'on fait chauffer.

THERMOCAUTÈRE. — Le thermocautère est basé sur ce fait que le platine, porté au rouge, se maintient

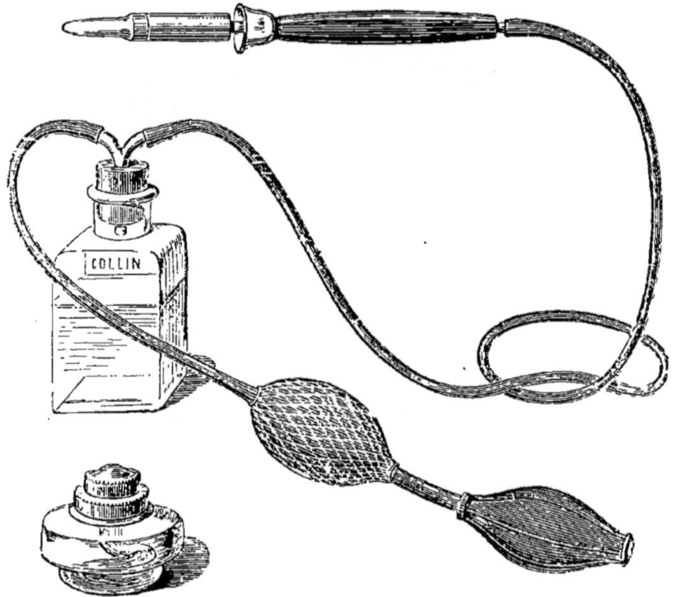


Fig. 137, 138. — Thermocautère de Paquelin.

incandescent au contact d'un mélange d'air et de vapeur inflammable.

Il se compose de trois parties : un foyer de combustion ou cautère, un récipient d'essence, une soufflerie.

Le *cautère* est formé d'une lame de platine, montée sur un tube en cuivre nickelé percé de trous à son extrémité; il se visse sur un manchon en bois canaliculé et traversé par un tube métallique.

Le *récipient* d'essence est un flacon de verre fermé par un bouchon en caoutchouc, traversé par deux tubes métalliques divergents, recevant les tuyaux de caoutchouc.

Le récipient communique ainsi, d'un côté, avec la *soufflerie* analogue à celle des vaporisateurs ordinaires ; de l'autre, avec le manche du cautère. Il y a aussi une petite lampe à alcool pouvant servir de chalumeau. Toutes ces pièces séparables sont renfermées dans une boîte spéciale.

C'est avec le *thermocautère* que le médecin pratique la cautérisation.

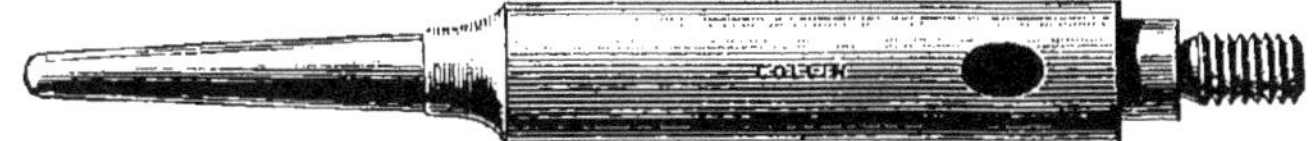

Fig. 139 — Cautère (pour pointes de feu).

L'infirmière doit connaître l'appareil ; elle doit l'entretenir en bon état et savoir le mettre en marche.

Pour faire fonctionner le thermocautère, les diverses pièces sont d'abord agencées ; le flacon est rempli, au tiers, d'essence minérale, et la lampe est chargée d'alcool ; on choisit la lame de platine — pointe ou couteau — et on la fait rougir à la flamme de la lampe ; au bout d'une minute environ, on fait fonctionner doucement la soufflerie :

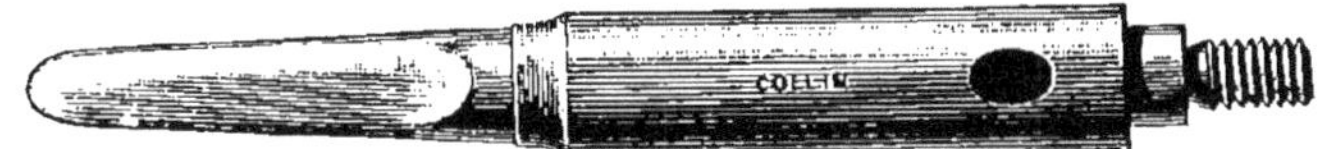

Fig. 140. — Cautère (couteau pour opération).

la vapeur d'essence arrive alors au contact du platine chauffé et entretient la combustion du cautère, qui peut être retiré de la flamme. L'incandescence sera d'autant plus vive que le jeu de la soufflerie sera plus actif.

Quand un médecin fait des « pointes de feu », il est généralement assisté d'un aide, qui a préparé l'appareil et qui fait marcher la soufflerie.

Pendant la durée de l'opération, l'infirmière doit entretenir une combustion plus ou moins vive, en évitant les insufflations brusques et en tenant compte des observations qui lui sont faites à chaque instant.

L'opération terminée, elle porte le cautère au rouge vif, en activant la soufflerie pour détruire les particules charbonneuses qui pourraient se déposer à l'intérieur ou à l'extérieur de la lame de platine; puis elle retire brusquement le tube de caoutchouc et laisse le cautère se refroidir à l'air libre.

Elle nettoie ensuite l'instrument, en le frottant avec un linge mouillé et en l'essuyant soigneusement.

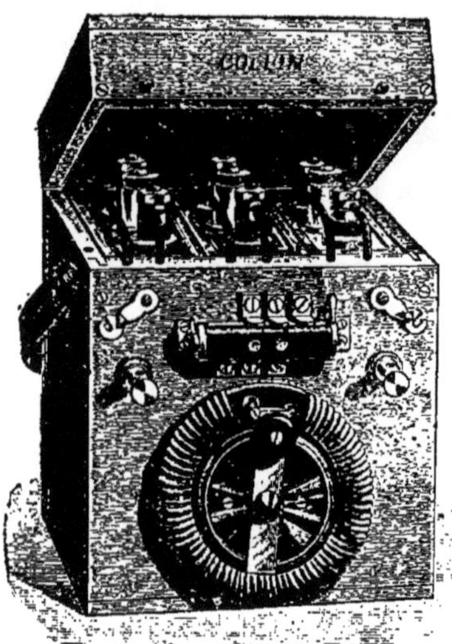

Fig. 141. — Galvanocautère.

A chaque opération, il est bon de renouveler l'essence et de vérifier s'il y a de l'alcool dans la lampe.

Galvanocautère. — La chaleur développée dans un fil métallique par un courant électrique intense permet de faire des cautérisations : c'est la galvanocaustie thermique.

Les spécialistes de la gorge, du nez, du larynx, de la peau, emploient volontiers le *galvanocautère*.

C'est un appareil excellent pour détruire une tumeur, ponctionner un abcès, diviser un tissu, arrêter une hémorragie; mais c'est aussi un agent de révulsion, permettant de faire des pointes de feu.

Il a l'avantage d'être petit, de dégager peu de chaleur rayonnante, de pouvoir être placé à froid sur la région à cautériser (ce qui n'effraie pas le malade), de se chauffer et de s'éteindre presque instantanément.

Mais il a aussi des inconvénients : il est coûteux, compliqué, et il exige des manipulations, qui sont du ressort du médecin et n'intéressent pas l'infirmière.

*b*. **Cautérisation par les caustiques**. — On pratique la cautérisation potentielle au moyen de substances chimiques appelées *caustiques.*

Il y a les caustiques liquéfiants, qui donnent des escarres molles, et les caustiques coagulants, qui produisent des escarres sèches. En pratique, il y a trois types de caustiques : les *alcalins* (potasse, ammoniaque), les *acides* (sulfurique, azotique, chlorhydrique), les *sels* (nitrate d'argent, sulfate de cuivre, chlorure de zinc).

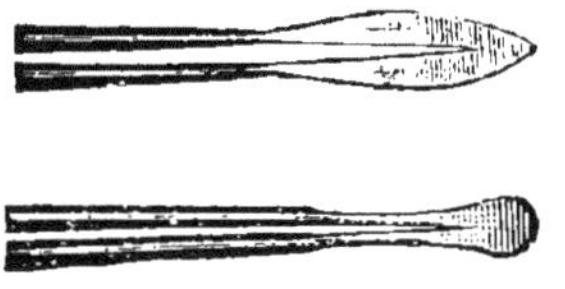

Fig. 142. — Lames pour galvano cautère.

1. Caustiques alcalins. — La potasse et l'ammoniaque sont les deux caustiques les plus employés.

Autrefois, on utilisait des pastilles de *potasse caustique* pour produire des petites escarres nommées cautères.

On taillait dans un carré de diachylon un petit orifice; on collait l'emplâtre sur la région indiquée par le médecin, puis on appliquait sur la peau, par l'orifice découpé, une lentille de potasse qui était recouverte d'un autre carré de diachylon. Le malade éprouvait de la douleur et une sensation de cuisson ; puis, au bout de cinq à sept heures, l'escarre était faite. Elle se détachait lentement, laissant un petit ulcère qui tantôt était pansé avec de la vaseline pour arriver à la cicatrisation (*cautère volant*), tantôt était entretenu en suppuration au moyen d'un pois d'iris (*cautère permanent*).

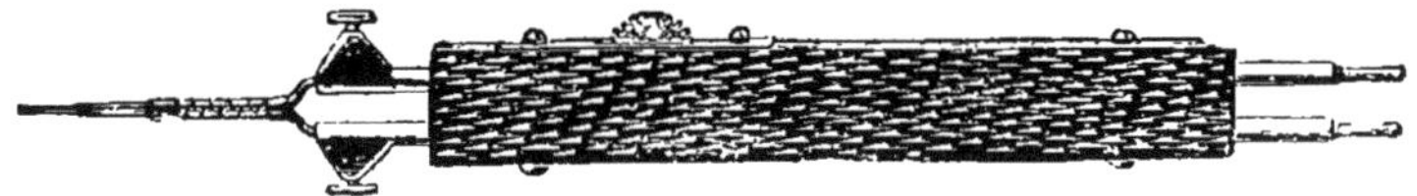

Fig. 143. — Manche de galvanocautère avec pointe fine.

La *poudre de Vienne*, mélange de potasse et de chaux vive, est employée sous forme de pâte pour faire un cautère.

Il suffit de la délayer avec un peu d'alcool et de l'appliquer à l'aide d'une spatule sur la peau, dans l'ouverture faite au diachylon. La *pâte de Vienne* agit plus rapidement que la potasse caustique ; puisque l'escarre est formée au bout de dix à quinze minutes.

L'*ammoniaque* ou alcali volatil permet d'obtenir une vésication et aussi une cautérisation.

Elle jouit depuis longtemps d'une grande faveur auprès du public, contre les piqûres d'insectes et les morsures de vipères. Mais c'est un caustique insuffisant.

2. CAUSTIQUES ACIDES. — Les acides sont des caustiques énergiques et dangereux, qu'il ne faut manier qu'avec une extrême prudence.

Les plus employés sont l'*acide azotique* ou nitrique (eau forte), l'*acide chlorhydrique* (esprit de sel), l'*acide sulfurique* (vitriol), l'*acide chromique*, etc.

Ils sont surtout utilisés pour cautériser les verrues et les végétations.

3. CAUSTIQUES SALINS. — Le sel métallique le plus connu

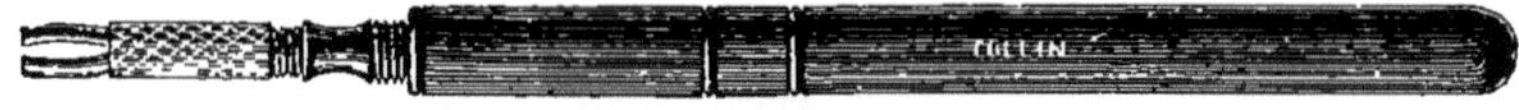

Fig. 144. — Porte-nitrate.

est le *nitrate d'argent*, employé sous forme de crayon appelé vulgairement « pierre infernale ». Sur les muqueuses, il fait une tache blanche ; sur la peau et le linge, une tache noire (qui peut s'enlever au moyen d'une solution d'iodure de potassium).

Il est renfermé dans un étui, dit *porte-nitrate*, qu'on trouvait dans les anciennes trousses de médecin ; on s'en sert pour cautériser les bourgeons charnus des plaies en voie de cicatrisation et certaines ulcérations.

Le *sulfate de cuivre* cristallisé, taillé en crayon, est encore employé comme caustique dans les affections des yeux et des paupières.

Le *chlorure de zinc* n'agit que sur les muqueuses et sur la peau, dépouillée de son épiderme. Liquide, concentré et déliquescent, il est appliqué avec un pinceau ou un tampon de coton hydrophile.

Mélangé avec de la farine, il constitue la *pâte de Canquoin*, qui était utilisée autrefois pour la destruction des tumeurs : c'était la *cautérisation en flèches*, qui agissait dans la profondeur des tissus.

## II. — DÉRIVATION

La *révulsion* et la *dérivation* ont été souvent confondues, malgré la distinction établie par Galien. Elles ont à peu près le même but. La dérivation se propose soit de diminuer la pléthore de l'appareil circulatoire, soit de décongestionner une partie de l'organisme. Les agents dérivatifs sont aussi nombreux que variés : tantôt ce sont des moyens physiques, ventouses, émissions sanguines, tantôt des médicaments purgatifs. Il n'y a lieu d'étudier que les procédés d'émission sanguine : *ventouses*, *sangsues*, *saignée générale*.

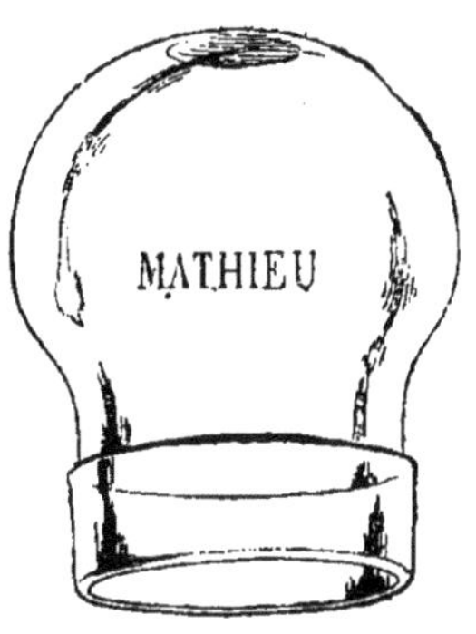

Fig. 145. — Ventouse.

1° **Ventouses.** — Les ventouses sont de petits vases en verre, à bords épais et arrondis ayant la forme d'une cloche, à corps renflé. elles peuvent être remplacées par des verres ordinaires On nomme *ventouse sèche* celle qui est destinée à faire une simple dérivation en attirant le sang dans les capillaires superficiels ; la *ventouse scarifiée* est celle qui est appliquée sur une région déjà congestionnée, et ayant subi des scarifications, afin d'obtenir une saignée locale.

*a.* **Ventouse sèche.** — Pour appliquer une ventouse, il faut d'abord raréfier l'air dans son intérieur, au moyen de la chaleur (les ventouses mécaniques à poire en caoutchouc, ou à pompe aspirante, ne sont plus employées). La région est d'abord savonnée et au besoin rasée ; on place l'orifice de la ventouse au-dessus de la flamme d'une lampe à alcool, ou on jette dans l'intérieur un petit fragment d'ouate ou de papier enflammé; puis on applique immédiatement la ventouse bien à plat sur la peau, en appuyant légèrement pendant quelques instants.

Grâce au vide qui s'est fait, la peau se gonfle, monte

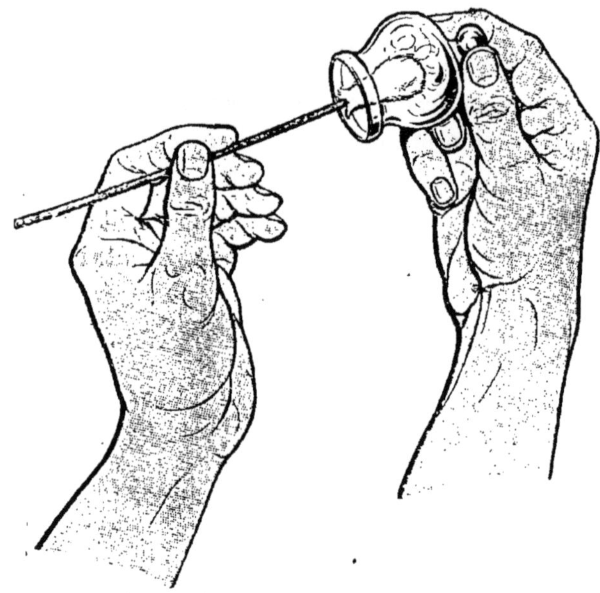

Fig. 146. — Manière de faire le vide dans une ventouse à l'aide d'un pinceau enflammé.

dans la ventouse, devient rouge et violacée, par suite de l'afflux du sang dans les capillaires dilatés.

On laisse l'appareil en place, pendant cinq à dix minutes; pour le retirer, on l'incline d'un côté, tandis que de l'autre on appuie avec les doigts sur la peau, afin de déterminer la pénétration de l'air dans le récipient. A la suite de cette application, la peau reste gonflée et colorée pendant quelque temps.

*b.* **Ventouse scarifiée.** — La ventouse scarifiée constitue une petite saignée locale. On congestionne d'abord la peau, en appliquant des ventouses sèches qui sont retirées au bout de quelques minutes. On pratique ensuite des scarifications, soit avec une lancette, un bistouri, ou un rasoir, soit avec un *scarificateur* spécial, muni de douze à seize lames faisant de petites incisions parallèles et superficielles.

On replace alors les ventouses, et le sang vient sourdre par toutes les incisions et remplit une partie du verre. Au bout de dix minutes, les ventouses sont retirées, la

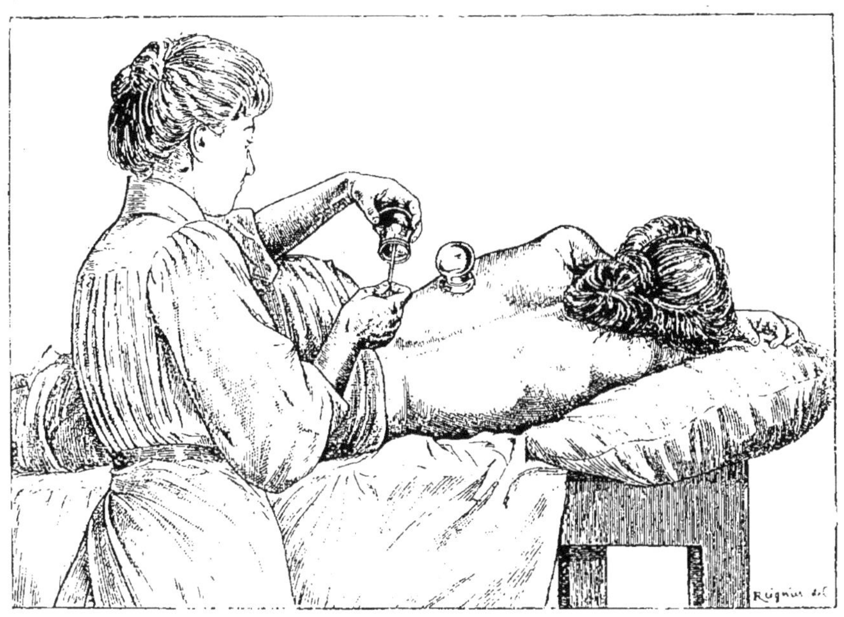

Fig. 147. — Application des ventouses.
(Tuffier et Desfosses, *Petite chirurgie pratique*.

peau est lavée et essuyée : la perte sanguine n'est jamais considérable.

2° **Sangsues**. — La *sangsue* est un animal de la famille des Hirudinées, qui se rencontre dans l'eau des mares et des étangs. Deux espèces sont surtout utilisées en France : 1° la *sangsue verte*, dont le corps garni de six bandes rousses longitudinales a une teinte verdâtre et un ventre sans taches ; 2° la *sangsue grise*, à corps olivâtre, à ventre tacheté de noir, bordé d'une bande et le dos garni également de six bandes rousses.

Elles ont le corps allongé et formé d'anneaux ; elles portent une ventouse antérieure, munie de trois mâchoires à dentelures fines, et une ventouse postérieure qui leur permet de se fixer ou d'avancer. Leur poids est de 2 grammes. Quand on les comprime de l'extrémité postérieure vers l'antérieure, elles ne doivent pas laisser échapper de sang. On les conserve dans des vases remplis d'eau froide, fréquemment renouvelée ; il faut rejeter celles qui ont déjà servi.

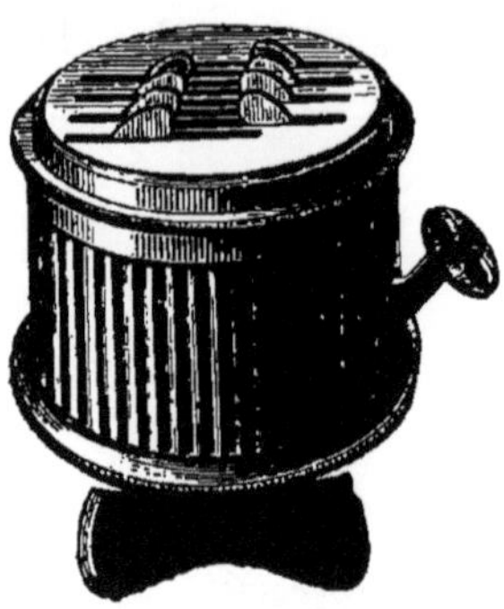

Fig. 148. — Scarificateur (modèle Pichot).

**Emploi des sangsues.** — Le médecin indique le nombre de sangsues à poser et le lieu d'application : nettoyer d'abord la peau, la raser, si besoin, la sécher et la frotter pour congestionner les petits vaisseaux. Placer les sangsues dans un verre à Bordeaux ou une tasse que l'on retourne rapidement sur la région fixée, ou bien les rouler dans une compresse qui est appliquée sur la peau et maintenue avec la paume de la main. Lorsqu'on veut poser seulement une sangsue, il suffit de la saisir entre les doigts et de la tenir jusqu'à ce qu'elle ait mordu ; mais il est préférable de l'enfermer dans une carte roulée sur elle-même, qu'on retire quand elle paraît fixée sur la peau. Parfois il faut humecter la région malade d'eau sucrée ou de lait quand la sangsue ne veut pas mordre.

On évitera les artères superficielles et les veines.

La sangsue, une fois fixée, ne doit plus être touchée ; si elle se détache, dès le début, c'est qu'elle ne vaut rien. En général, elle tombe spontanément au bout d'une demi-heure ou d'une heure, quand elle est gorgée de sang (10 à 15 grammes).

On est quelquefois obligé de déterminer leur chute, soit en les saupoudrant de sel ou de cendre, soit en les coupant avec des ciseaux; mais il ne faut pas les arracher de force, car on risque de briser et de laisser leurs mâchoires dans les tissus. Un pansement sec aseptique, à la gaze ou au coton hydrophile, sera immédiatement appliqué et maintenu jusqu'à la guérison des piqûres, qui se fait en deux ou trois jours, laissant des cicatrices triangulaires, caractéristiques.

Si on désire prolonger l'écoulement sanguin, on met des compresses chaudes humides ou on place une ventouse.

Parfois, une hémorragie tenace succède à cette petite saignée locale (on a signalé des accidents mortels) : une bonne compression, avec de la gaze aseptique ou du coton imbibé d'eau oxygénée ou de solution concentrée d'antipyrine, suffira pour arrêter l'écoulement de sang. Quand une sangsue pénètre dans une cavité naturelle, dans la bouche, les fosses nasales, l'anus, etc., il faut faire des injections d'eau salée.

3° ***Saignée générale***. — La *saignée* est une hémorragie artificielle faite dans un but thérapeutique. Il en existe deux variétés : la *saignée locale*, qu'on obtient au moyen des ventouses scarifiées et des sangsues, et la *saignée générale*, qui consiste à soustraire rapidement une certaine quantité de sang par l'ouverture d'un gros vaisseau.

La saignée générale se pratique sur les veines, *phlébotomie*, en particulier sur les veines superficielles du pli du coude.

Cette petite opération, si banale autrefois, est maintenant exceptionnelle. Elle ne peut être faite que par le médecin; mais l'infirmière doit connaître et préparer les instruments et les objets nécessaires : lancettes, cuvettes, bandes, pansement aseptique.

Le malade est couché, le lit garni d'une alèze ; sur le bras mis à nu, l'infirmière roule une bande dite « bandage avant la saignée », qui a pour but de faire gonfler les veines et de les rendre très apparentes. Puis elle lave à l'eau bouillie et au savon la région du pli du coude, qu'elle frotte ensuite à l'alcool ou à l'éther. Le médecin, tenant sa lancette entre le pouce et l'index, ouvre la veine; le sang s'échappe et tombe dans la cuvette tenue par l'infirmière.

Quand la saignée paraît suffisante, on défait la bande qui serre le bras, on fléchit l'avant-bras, on lave la région et on fait un pansement aseptique et légèrement compressif au moyen d'une bande croisée au-dessus du pli du coude, qui est le « bandage après la saignée ».

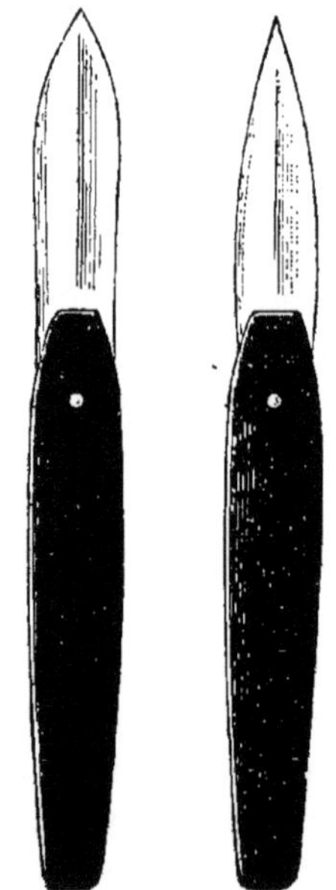

Fig. 149. — Lancettes à grain d'orge et à grain d'avoine (Huclin).

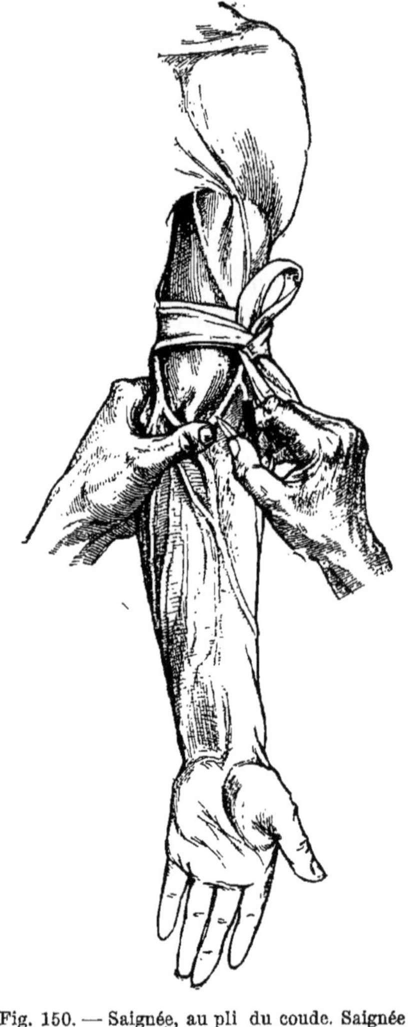

Fig. 150. — Saignée, au pli du coude. Saignée de la veine médiane céphalique. Le pouce gauche fixe la veine que va ponctionner la lancette tenue entre le pouce et l'index de la main droite.

En raison des accidents qui peuvent surgir, il est bon

de préparer un bistouri, deux pinces à disséquer, des ciseaux, des pinces à forcipressure et du catgut.

## III. — HYPODERMIE.

***Injections hypodermiques.*** — La *méthode hypodermique* est maintenant très employée. Elle a pour but de faire pénétrer sous la peau une certaine quantité de liquides médicamenteux. Les injections se font soit sous la peau (*injection sous-cutanée*), soit dans les muscles (*injection intramusculaire*), soit dans les veines (*injection intraveineuse*).

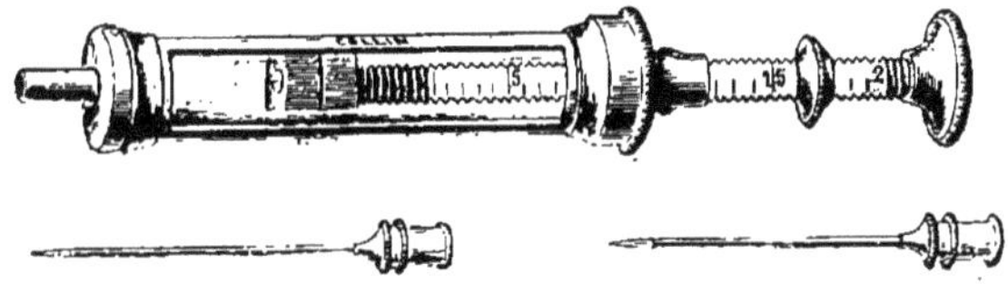

Fig. 151. — Seringue de Pravaz.

Les médicaments injectés sont très nombreux. Les uns stimulent l'organisme, comme l'éther, la caféine; les autres sont des calmants, comme la morphine et la cocaïne; d'autres arrêtent les hémorragies, comme l'ergotine et l'adrénaline; quelques-uns sont des toniques, comme les solutions de cacodylate et de glycéro-phosphate, ou des spécifiques comme les sels de mercure et de quinine ou les sérums (antidiphtérique, antitétanique, etc.).

Les injections se font au moyen de seringues qui dérivent de la *seringue de Pravaz.*

L'appareil se compose d'une seringue graduée et d'une aiguille tubulée. La seringue est un corps de pompe en cristal, en métal ou en caoutchouc durci, d'une contenance variable, dans lequel se déplace un piston garni de rondelles de cuir, d'amiante ou de caoutchouc.

Le corps de pompe est fermé en haut par un ajutage qui laisse passer la tige du piston et en bas par un ajutage à embout, qui reçoit le pavillon de l'aiguille.

La seringue de Pravaz, ne pouvant être stérilisée par la chaleur, est remplacée maintenant par la seringue en verre du type *Lüer*, qui supporte facilement l'ébullition.

Simple, mais fragile, elle est constituée par deux cylindres en cristal s'emboîtant exactement l'un dans l'autre; le cylindre plein sert de piston, tandis que le creux représente le corps de pompe et porte un ajutage rodé, sur lequel on adapte l'aiguille. Ce modèle peut se faire en métal; on a ainsi une seringue solide et facile à stériliser.

Les aiguilles varient d'épaisseur et de longueur; elles

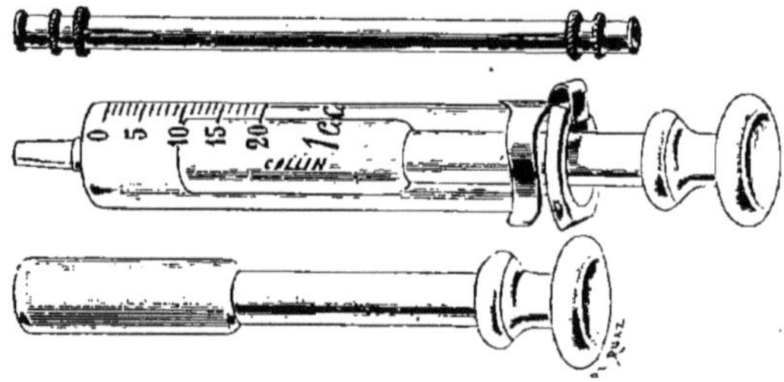

Fig. 152. — Seringue en verre (type Lüer)

sont en acier, en nickel ou en platine iridié. Elles sont aseptisées par l'ébullition ou le flambage.

***Technique***. — Avant de pratiquer l'injection prescrite par le médecin, l'infirmière doit d'abord stériliser la seringue et l'aiguille.

La seringue est démontée, plongée dans l'eau froide et soumise à l'ébullition, ainsi que l'aiguille, pendant dix minutes. Elle doit ensuite vérifier la nature de la solution qui va être employée, pour éviter des erreurs.

Le liquide est contenu dans un *flacon* portant une étiquette, qui indique la formule de la solution (morphine, cocaïne, etc.), ou dans une *ampoule* de verre scellée à la lampe.

Si la solution est en flacon, elle la verse dans un petit récipient stérilisé et l'aspire avec la seringue. Si c'est une ampoule, elle casse l'une des extrémités et puise directement avec l'aiguille plongée dans l'ampoule. La seringue étant remplie, elle pousse le piston pour chasser les bulles d'air.

Il faut maintenant choisir la région (quand elle n'est pas indiquée par le médecin) et la nettoyer. Les piqûres peuvent se faire dans un grand nombre de points du corps, en évitant les veines, les plans fibreux et osseux ; mais, en général, on choisit la région fessière ou la partie postérieure et supérieure de la cuisse.

La peau est savonnée à l'eau bouillie et frottée à l'alcool et à l'éther, ou simplement badigeonnée de teinture d'iode.

L'infirmière tenant la seringue chargée de liquide, comme un porte-plume, enfonce l'aiguille, soit perpendiculairement, soit parallèlement.

Dans le premier cas, elle tend la peau avec l'index et le pouce gauche, et elle enfonce l'aiguille jusqu'à la garde, comme si elle piquait une épingle sur une pelote. Dans le deuxième cas, elle fait un pli à la peau, en la pinçant dans toute son épaisseur, et elle fait pénétrer l'aiguille à la base de ce pli, parallèlement à la surface cutanée.

Après l'injection, il est inutile de masser ou d'appliquer du collodion. La seringue est nettoyée à l'eau bouillie; s'il s'agit d'une solution huileuse, elle sera passée à l'alcool ou à l'éther. Un fil d'argent est introduit dans l'aiguille pour empêcher son oblitération.

La technique des injections intramusculaires est la même; il faut seulement employer une aiguille plus longue (4 à 6 centimètres) et l'enfoncer directement dans la peau bien tendue et soigneusement stérilisée. Quand il s'agit de sels insolubles, l'opération se fait en deux temps : on pique d'abord l'aiguille, en évitant les vaisseaux, puis on adapte la seringue et on pousse lentement le piston.

L'injection intraveineuse n'est pratiquée que par le médecin.

***Accidents à éviter.*** — La méthode hypodermique peut déterminer quelques accidents : il faut les connaître pour les éviter, en prenant certaines précautions. L'injection est quelquefois douloureuse (éther, quinine), mais supportable. Si la *douleur* ne peut pas toujours être supprimée (sels de mercure), elle sera cependant diminuée par le choix de la région, la rapidité de la piqûre et la qualité de l'aiguille.

Il y a parfois une petite *hémorragie* qu'il est facile d'éviter en ne pénétrant pas dans les vaisseaux.

La *rupture de l'aiguille* dans la peau est un accident sans gravité, qui effraye beaucoup les malades et leur entourage.

Quand l'extraction du fragment est très facile, on peut la tenter; dans le cas contraire, il faut s'abstenir de toute intervention. L'emploi des aiguilles en platine iridié permet d'éviter presque toujours cet accident désagréable.

Lorsqu'une piqûre est faite trop superficiellement, on peut voir survenir une plaque de sphacèle.

Cette petite *escarre*, longue à guérir, sera recouverte d'un pansement. Elle ne se produirait pas si on enfonçait l'aiguille sous la peau et non pas dans la peau. Grâce à l'asepsie, on ne voit plus d'*abcès* consécutifs aux injections hypodermiques. La désinfection rigoureuse de la seringue et de son aiguille, l'emploi de solutions stérilisées et en particulier des ampoules, le nettoyage de la peau, sont des précautions indispensables à prendre, pour éviter les abcès et les phlegmons.

***Sérothérapie.*** — Les injections sous-cutanées de sérum tiennent une grande place dans la médecine contemporaine. Tantôt il s'agit de remèdes spécifiques contre la diphtérie, le tétanos, le venin des serpents, la peste (sérums antidiphtérique, antitétanique, etc.), tantôt de solutions salines (sérum artificiel).

On emploie généralement la *seringue de Roux*, d'une contenance de 20 centimètres cubes, composée d'un corps de pompe en cristal, d'une armature métallique et d'un piston garni de caoutchouc et surmonté d'une tige graduée; un raccord en caoutchouc unit la seringue à l'aiguille et facilite l'opération, surtout chez les enfants indociles.

Les *injections de sérum* sont faites par le médecin,

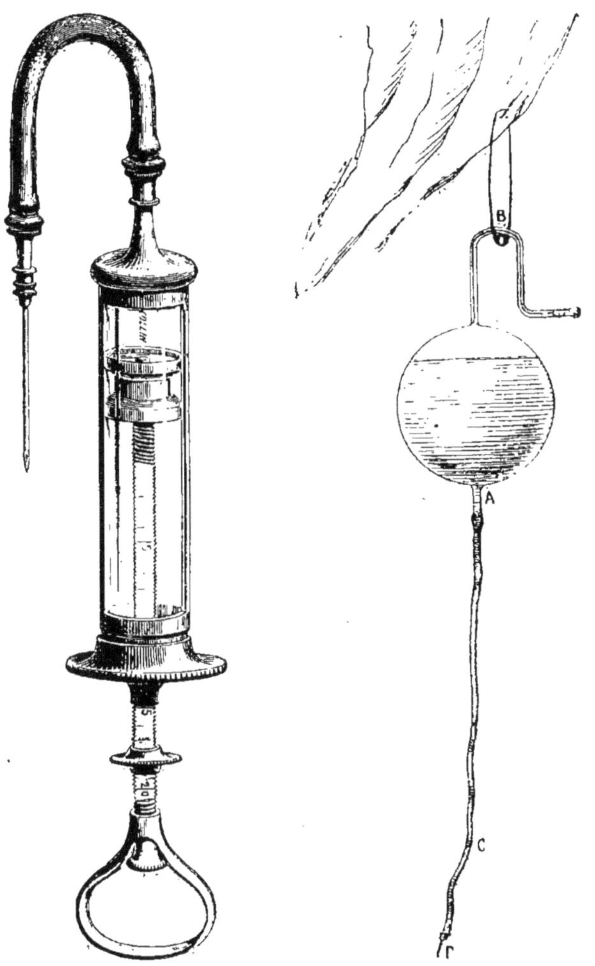


Fig. 153. — Seringue de Roux.

Fig. 154. — Appareil à injection de sérum.

mais l'infirmière doit connaître la seringue de Roux, la préparer, la démonter et la faire bouillir.

Elle peut être chargée des injections de *sérum artificiel*, si souvent employées en médecine et en chirurgie.

On se sert maintenant d'ampoules ou ballons en verre renfermant les solutions indiquées.

Il suffit de briser d'un trait de lime les extrémités effilées, d'adapter à la pointe inférieure le tube de caoutchouc, terminé par une aiguille en platine iridié. On suspend le ballon à une certaine hauteur ; le liquide s'échappe, il n'y a plus qu'à enfoncer l'aiguille sous la peau, préalablement désinfectée, soit à la face antéro-externe de la cuisse, soit à la partie latérale de l'abdomen. Le sérum s'écoule lentement, formant une « boule » qui se résorbe au bout de quelques heures.

L'injection est parfois assez douloureuse et suivie d'un érythème étendu, mais fugace.

## IV. — PONCTIONS.

La *ponction* est une petite opération qui consiste à introduire dans les tissus, une aiguille ou un trocart, soit pour explorer une région, soit pour évacuer ou aspirer un liquide.

L'infirmière ne doit pas pratiquer ces opérations, mais elle peut servir d'aide et, par conséquent, elle aura à préparer, à stériliser et à entretenir les instruments nécessaires.

1° ***Ponction exploratrice.*** — Le médecin pratique la *ponction exploratrice* quand il veut être fixé sur la nature solide ou liquide d'une tumeur, quand il désire connaître la qualité d'un liquide (pus, sang, sérosité) ou qu'il a besoin d'en pratiquer l'examen clinique, bactériologique ou cytologique, quand il se trouve en présence d'une pleurésie dont le diagnostic doit être fixé.

Il se sert de la seringue de Pravaz ou de Lüer, préalablement stérilisée.

2° ***Ponction évacuatrice.*** — Pour donner issue à une collection liquide, il peut faire une *ponction évacuatrice*, soit avec une lancette ou un bistouri (abcès, kyste superficiel), soit avec un trocart. Le *trocart* se compose d'une tige d'acier ou poinçon, fixée sur un manche solide et terminée par une pointe acérée, à trois pans (trois quarts), qui glisse dans une canule métallique un peu plus courte.

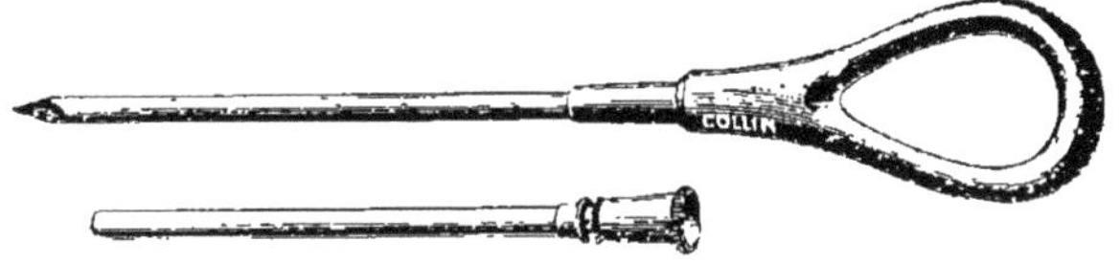


Fig. 155. — Trocart.

La ponction évacuatrice, au moyen du trocart, n'est plus guère employée que dans les ascites des maladies de foie ou du cœur (*paracentèse* de l'abdomen).

Avant l'opération, l'infirmière doit faire flamber le trocart, savonner et frotter à l'alcool ou badigeonner de teinture d'iode la paroi abdominale, préparer quelques compresses stérilisées, du collodion, de la ouate et un bandage de corps, se munir de cuvettes et d'un seau pour recueillir le liquide.

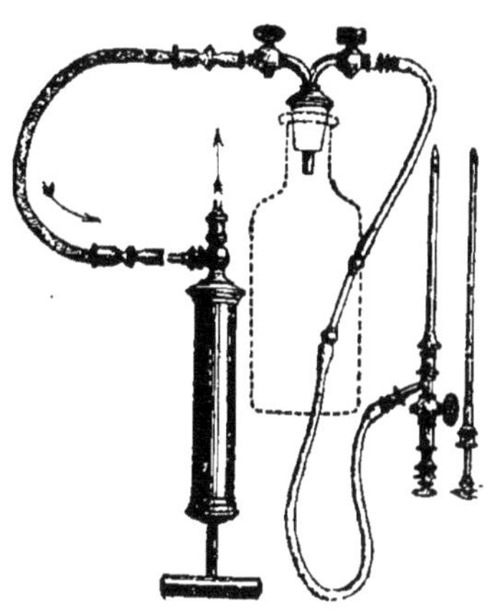

Fig. 156. — Appareil de Potain.

3° ***Ponction aspiratrice***. — La *ponction aspiratrice* a pour but d'empêcher la pénétration de l'air dans la cavité ponctionnée. Elle est surtout employée pour vider les épanchements liquides de la plèvre et prend alors le nom de *thoracentèse*.

Elle se fait avec des appareils aspirateurs, dont les plus connus sont ceux de Dieulafoy et de Potain : ce sont des pompes aspirantes et foulantes pouvant servir à retirer le liquide, puis à faire des injections dans la cavité débarrassée de son contenu.

Les médecins ne se servent aujourd'hui que de l'appareil de Potain.

**Thoracentèse. — Aspirateur Potain.** — L'infirmière doit connaître l'*aspirateur Potain*, pour savoir le nettoyer, le monter, le faire fonctionner, en aidant le médecin dans l'opération de la thoracentèse. L'appareil se compose de trois parties : d'une pompe pour aspirer, d'un réservoir qui peut être remplacé par

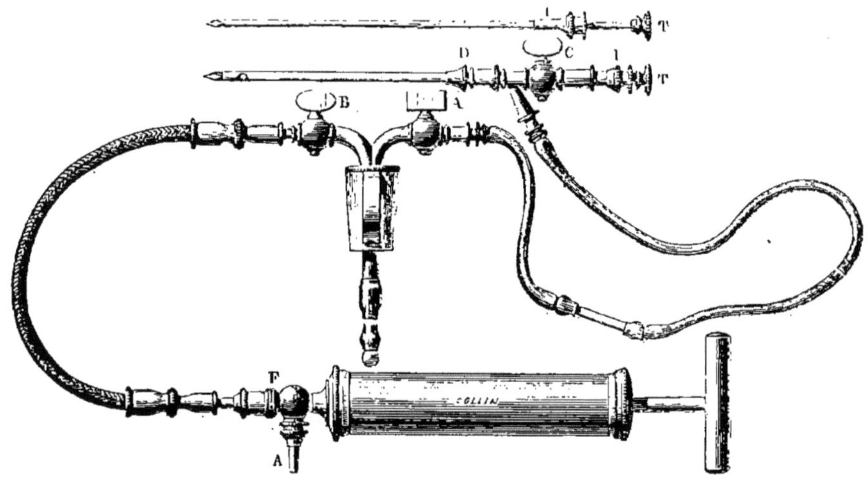


Fig. 157. — Aspirateur Potain.

une bouteille quelconque, dans lequel on fait le vide, de trocarts ou d'aiguilles, qui servent à ponctionner. La pompe métallique présente, à sa partie inférieure, un ajutage axial pour l'aspiration et un ajutage latéral pour le refoulement.

Le flacon, — carafe ou bouteille, — est fermé par un bouchon en caoutchouc, traversé par un tube métallique double en forme de T, dont les branches sont munies de robinets.

Les trocarts s'adaptent par l'intermédiaire d'une pièce métallique avec le tube de caoutchouc, qui communique avec le récipient.

Un autre tube de caoutchouc, recouvert d'un tissu

coloré, établit la communication entre la pompe et la bouteille.

Avant l'opération, tandis que le médecin s'occupe du malade, choisit et nettoie la région, où il va pratiquer la ponction, l'infirmière fait bouillir ou flamber les trocarts ; elle prend un litre ou une bouteille, elle adapte le bouchon de caoutchouc, muni des trois tubes, les robinets étant fermés; elle l'enfonce et le fixe soigneusement. Elle ajuste le tube de caoutchouc garni de laine à l'embout axial de la pompe et à la tubulure du bouchon, puis elle ouvre le robinet correspondant, l'autre restant fermé; elle fait alors le vide dans la bouteille, en manœuvrant le piston de la pompe.

L'appareil est préparé pour l'aspiration. Le médecin ajuste le trocart sur le tube intermédiaire, dont le robinet est fermé et fixe l'extrémité du tube de caoutchouc rouge sur l'embout latéral. Quand la ponction est faite, il ouvre le robinet de l'ajutage et celui de la tubulure du bouchon de caoutchouc, établissant ainsi une communication entre la cavité ponctionnée et le flacon, qui, grâce au vide, va se remplir de liquide.

L'infirmière doit être très attentive pour ne pas se tromper dans le fonctionnement de l'appareil, et en particulier pour l'ouverture et la fermeture des robinets. Il est utile de répéter ces manœuvres avant de commencer l'opération, afin d'éviter toute hésitation.

## V. — ANESTHÉSIE.

L'anesthésie est l'abolition de la sensibilité, provoquée par des agents spéciaux, nommés *anesthésiques*.

Elle est *générale* ou *locale*, suivant que l'insensibilité intéresse tout le corps ou seulement une région limitée.

1° ***Anesthésie locale***. — L'anesthésie locale est indiquée pour les petites opérations; elle peut être obtenue par réfrigération ou par l'emploi de la cocaïne et de ses dérivés.

*a.* **Anesthésie par réfrigération.** — Dans les opérations simples et courtes, la *réfrigération* rend de grands services, en produisant rapidement une anesthésie superficielle et limitée. On peut employer la glace ou pulvériser des liquides volatils tels que l'éther, le chlorure d'éthyle et le chlorure de méthyle.

Le mélange de *glace* et de *sel* était autrefois très utilisé pour l'ablation des ongles incarnés : on mélangeait 2 parties de glace pilée et 1 partie de sel marin, qu'on plaçait dans un sac de gaze appliqué directement sur la région à opérer; la peau devenait blanche, dure et insensible. Cette méthode exigeait une grande surveillance, pour éviter la gangrène par gelure.

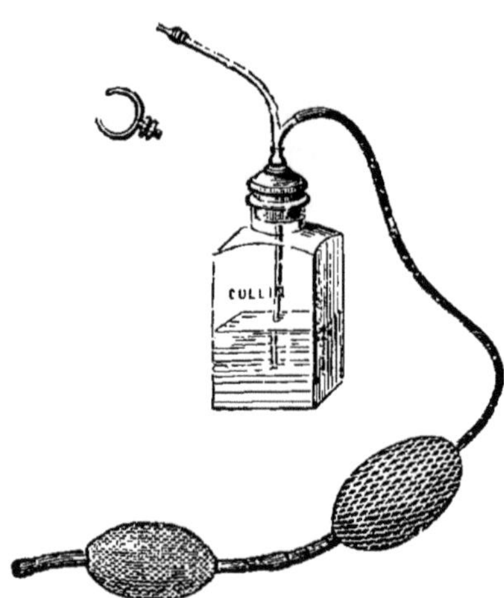

Fig. 158. — Pulvérisateur de Richardson.

L'*éther*, en s'évaporant, produit une réfrigération, qui est un procédé usuel d'anesthésie locale. On le pulvérise, au moyen de l'*appareil de Richardson*, composé d'un flacon de verre, d'un bouchon traversé par un double tube métallique et d'une soufflerie. En pressant sur la poire en caoutchouc, on chasse un courant d'air qui vient comprimer l'éther et le fait sortir en fines gouttelettes par le tube métallique. Le jet d'éther est dirigé sur la surface à anesthésier, pendant quelques minutes, jusqu'à ce que la peau blanchisse et devienne insensible.

L'infirmière doit se rappeler que l'éther s'enflamme avec explosion au contact des lampes ou des bougies allumées.

Le *chlorure d'éthyle* est plus souvent employé; c'est un

liquide incolore, qui bout à 10°; on le trouve dans le commerce enfermé dans des ampoules de verre ou des tubes métalliques. On brise l'extrémité capillaire ou on dévisse la fermeture, suivant le cas ; on saisit le tube à pleine main; le contenu s'échauffe et la vapeur de chlorure d'éthyle s'échappe par une mince ouverture.

L'anesthésie est très rapide et très courte, mais suffisante, pour les ouvertures d'abcès, les ponctions de kystes, les incisions et les cautérisations de la peau.

Le *chlorure de méthyle* est un gaz liquéfié sous pression, qui est surtout employé dans le traitement des névralgies rebelles. Il produit une réfrigération intense, qui peut être suivie d'un érythème local ou même d'une escarre, si la durée d'application a dépassé quelques secondes. On se sert généralement du *pulvérisateur de Debove*, qui a remplacé les anciens siphons.

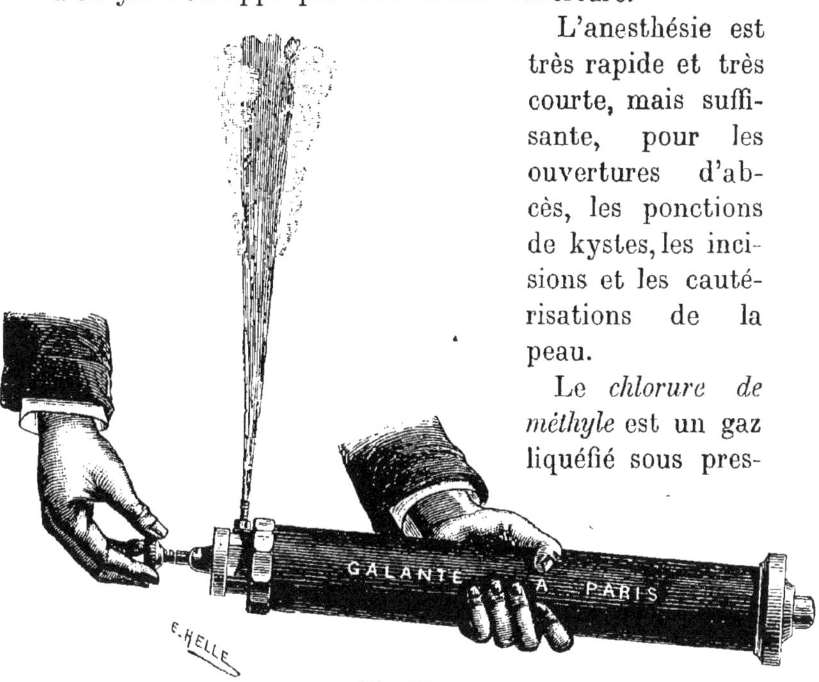

Fig. 159.

*b.* **Anesthésie par la cocaïne.** — La cocaïne est le meilleur anesthésique local. On emploie des solutions plus ou moins étendues de chlorhydrate de cocaïne, soit en instillations, soit en badigeonnages, soit en injections hypodermiques.

Le procédé des *instillations* est applicable à la chirurgie oculaire. Il suffit de laisser tomber quelques gouttes de la solution pour obtenir une anesthésie de la conjonctive et de la cornée, avec dilatation de la pupille. On peut renouveler les instillations, si l'opération se prolonge. Les *badigeonnages* sont employés pour l'anesthésie des muqueuses, par les spécialistes du nez, de la gorge et du larynx ; l'insensibilisation n'est pas complète, mais elle est suffisante pour les petites opérations et les explorations de ces régions.

La méthode des *injections* est surtout appliquée depuis

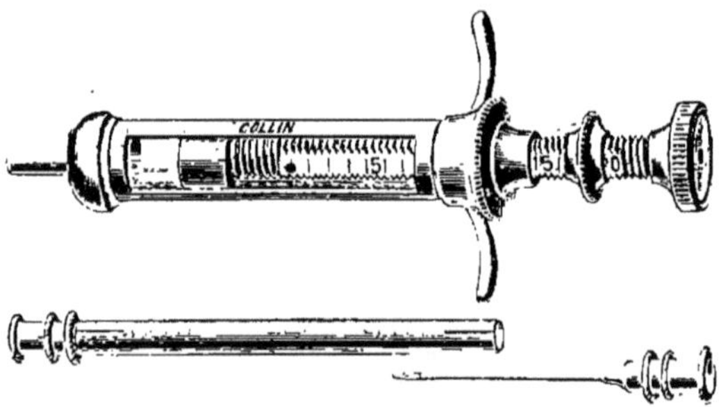


Fig. 160. — Seringue de Reclus pour la cocaïne.

les travaux du Pr Reclus. Elle donne d'excellents résultats, mais peut produire des accidents d'intoxication : aussi ne doit-elle être appliquée que par le médecin.

L'infirmière n'a donc qu'à stériliser la seringue et l'aiguille ; elle pourra préparer une tasse de café et avoir sous la main quelques ampoules d'éther et de caféine pour combattre les accidents cocaïniques.

Aujourd'hui les médecins et les chirurgiens utilisent les solutions de stovaïne, d'eucaïne et de novocaïne.

2° ***Anesthésie générale.*** — L'*anesthésie générale* est toujours pratiquée par le chirurgien ou par son assistant, mais l'infirmière doit connaître et préparer les objets nécessaires pour une anesthésie.

Le malade est endormi par *inhalation*, et on emploie presque toujours le chloroforme ou l'éther et quelquefois, dans les opérations très courtes, le chlorure d'éthyle ou le bromure d'éthyle.

**Principaux anesthésiques**. — On a abandonné le *protoxyde d'azote*, qui n'a été utilisé que par les dentistes.

Le *chloroforme* est un liquide incolore et limpide, de saveur sucrée, d'odeur de pomme, qui s'altère à l'air et à la lumière.

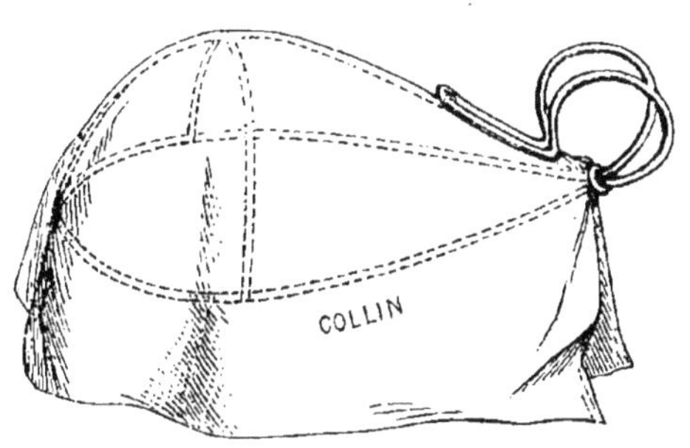


Fig. 161. — Masque à chloroforme.

Il doit être conservé à l'obscurité, dans des flacons fermés ou des ampoules scellées en verre coloré. Il est administré à doses faibles et continues, soit sur une compresse, soit sur un masque ou un cornet, soit au moyen d'appareils spéciaux, très employés aujourd'hui dans les salles d'opération.

L'*éther* est un liquide inflammable, d'odeur suave, de saveur fraîche et aromatique ; on peut le verser sur une compresse ou sur un masque de flanelle appliqué sur le visage. Il ne nous appartient pas de discuter ici les avantages et les inconvénients de la chloroformisation et de l'éthérisation ; c'est le chirurgien qui doit connaître les indications et les contre-indications de chaque procédé d'anesthésie; c'est lui qui choisira l'éther ou le chloroforme, qui en surveillera l'administration, qui indiquera les précautions à pren-

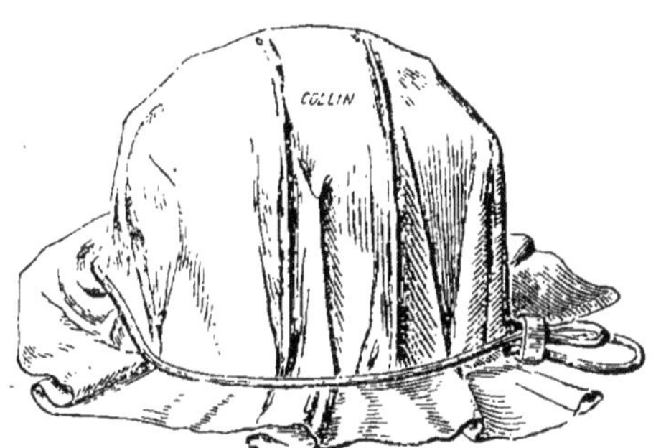


Fig. 162. — Masque de Julliard pour l'éther.

dre et qui saura combattre les accidents immédiats ou tardifs qui pourraient se produire.

Le *bromure d'éthyle* est un liquide incolore, d'odeur éthérée, qui s'altère facilement au contact de l'air et sous l'influence de la lumière. Il est vendu dans des flacons colorés, scellés à la lampe.

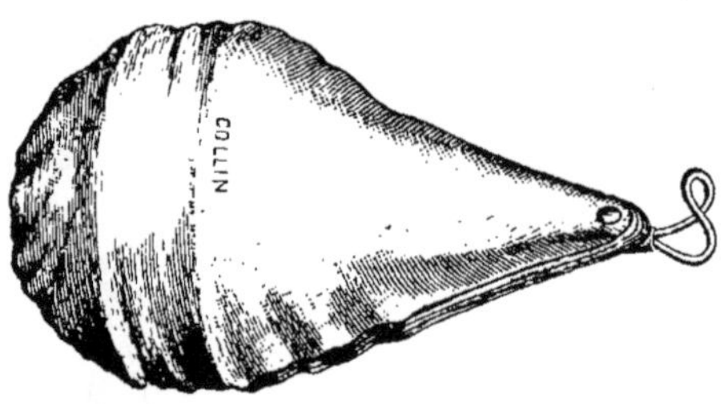


Fig. 163. — Masque à bromure d'éthyle.

Il permet d'anesthésier rapidement les malades assis : aussi est-il très souvent employé par les spécialistes du nez et de la gorge.

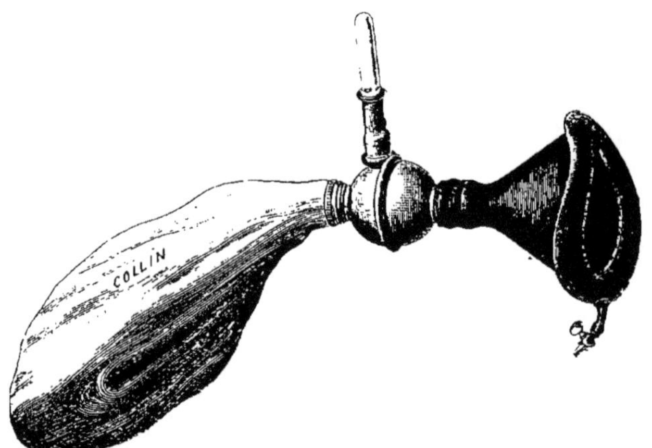


Fig. 164. — Masque du Dr Camus pour chlorure d'éthyle.

Le *chlorure d'éthyle* a les mêmes qualités ; il produit l'anesthésie en moins d'une demi-minute. Il convient donc dans les petites opérations de courte durée.

**Préparatifs d'une chloroformisation.** — Quand l'opération est décidée, tandis qu'on prépare le malade, l'infirmière range sur une table les objets nécessaires pour la chloroformisation. Elle met à portée de la main du médecin chargé de l'anesthésie : *a.* deux ou

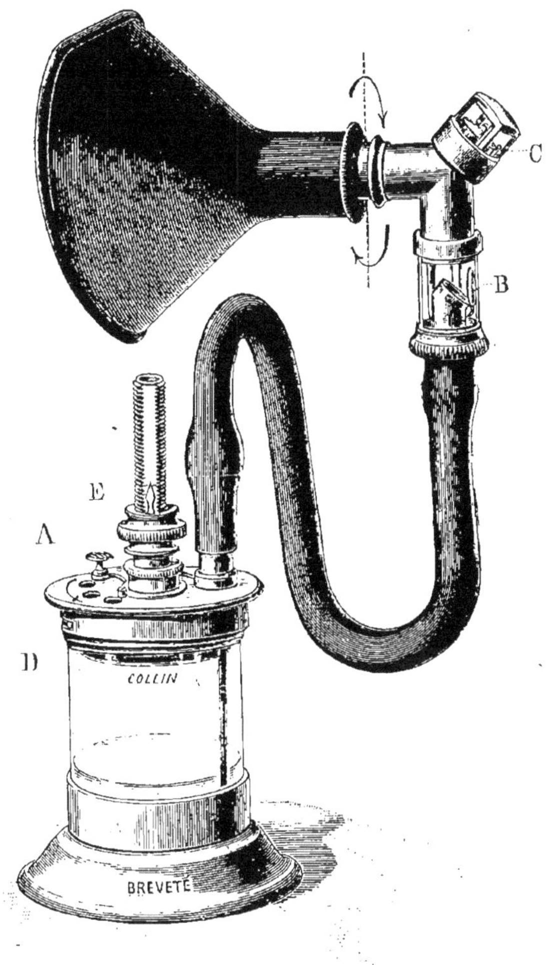


Fig. 165. — Chloroformisateur à soupape tournante du Dr Ricard (*mod. Collin*).

trois petits flacons ou tubes de chloroforme, qui seront ouverts au moment de s'en servir ; *b.* une compresse, un mouchoir, ou un masque (on se sert aujourd'hui d'appareils chloroformisateurs de modèles variés) ;

*c.* quelques tampons d'ouate ou de gaze montés sur des pinces à forcipressure, pour détacher les mucosités de la bouche et de la gorge, qui pourraient les encombrer; *d.* un tube de vaseline ou un pot de cold-cream pour protéger le nez, le menton et les lèvres du malade contre l'action irritante du chloroforme; *e.* des serviettes ou des compresses, pour nettoyer et essuyer la bouche du malade qui vomit; *f.* une pince à langue, destinée à saisir et à attirer la langue, quand l'anesthésie devient irrégulière; *g.* un ouvre-bouche, pour écarter les mâchoires contracturées en cas d'alerte. Pour parer aux *accidents* qui peuvent survenir au début, au cours ou à la fin d'une chloroformisation, il est utile de se munir de quelques ballons d'oxygène, d'un appareil électrique d'induction, d'une seringue de Pravaz pour faire des injections d'éther, de caféine ou d'huile camphrée et même des instruments permettant de pratiquer une trachéotomie, en cas de syncope ou d'asphyxie.

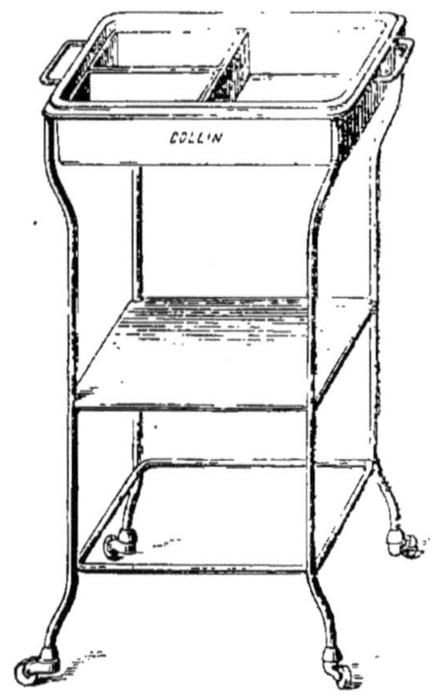

Fig. 166. — Table à anesthésie.

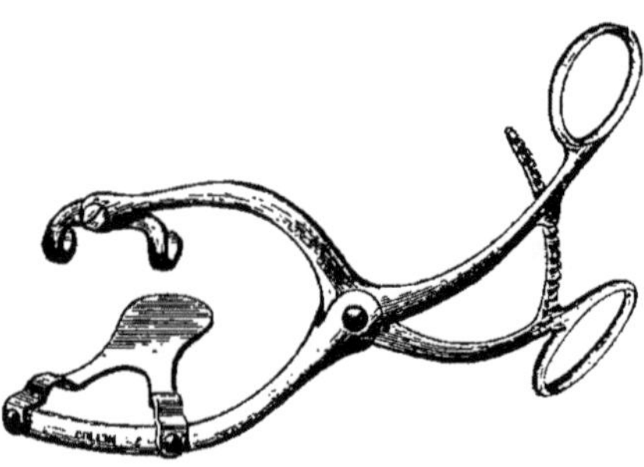
Fig. 167. — Ouvre-bouche.

Les objets nécessaires étant disposés à proximité du médecin, l'infirmière doit maintenant s'occuper du malade.

Après l'avoir déshabillé, elle le débarrasse de tous les liens capables de gêner la respiration et la circulation; elle enlève la cravate, les cordons de jupon, la ceinture du pantalon; elle s'assure qu'il n'a pas d'appareil dentaire dans la bouche.

Le malade doit être à jeun depuis six heures; il sera couché, tête basse; les mains et les pieds seront fixés par des sangles, ou maintenus par des aides.

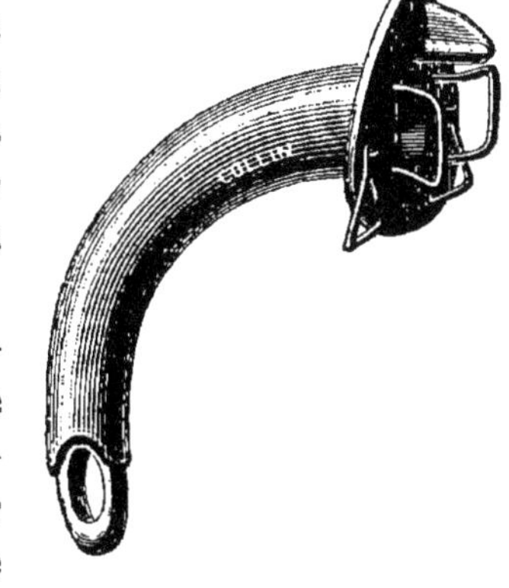

Fig. 168. — Canule à trachéotomie.

En général, tous ces préparatifs sont faits dans une pièce voisine de la salle d'opération, pour ne pas effrayer le malade, qui a besoin d'être rassuré par quelques bonnes paroles.

L'infirmière n'a pas à s'occuper de la chloroformisation; c'est au médecin de connaître la technique de l'anesthésie, de surveiller le pouls, la respiration, l'œil et la face de l'opéré, de combattre les accidents : les vomissements, l'asphyxie et la syncope.

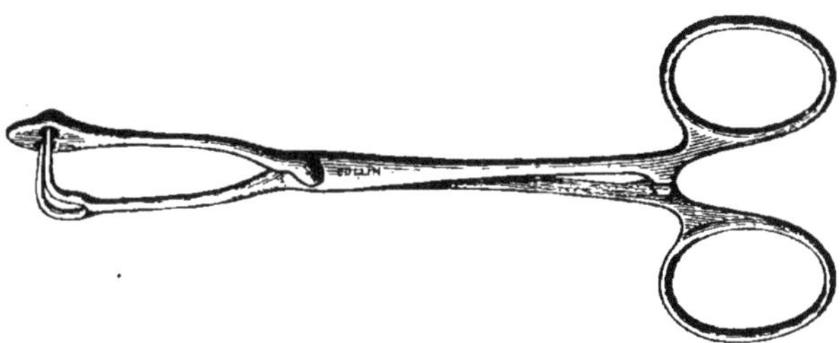

Fig. 169. — Pince à langue de Berger.

Elle peut être appelée à le seconder, au moment du danger, s'il faut faire des frictions sèches ou humides, des injections sous-cutanées d'éther, de caféine, de sérum artificiel, des enveloppements dans des couvertures chaudes, des inhalations d'oxygène, des lavements stimulants et surtout s'il faut pratiquer les tractions rythmées de la langue ou la respiration artificielle.

Quand l'opération est terminée, le malade est reporté dans son lit et couché tête basse, sans oreiller.

L'infirmière doit surveiller son réveil, disposer autour de lui des compresses, des serviettes et même une cuvette pour qu'il ne soit pas souillé en cas de vomissements. Elle l'empêchera de prendre, dans la journée, des boissons et des aliments ; elle lui permettra seulement de

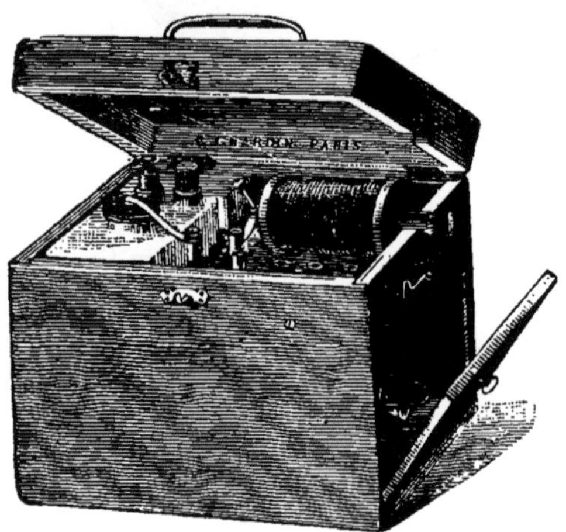

Fig. 170. — Appareil Chardin.

se laver la bouche avec de l'eau de Vichy et de sucer quelques morceaux de glace.

**Rachi-cocaïnisation.** — On emploie quelquefois une nouvelle méthode d'anesthésie, la *rachi-cocaïnisation*, qui consiste à injecter dans le sac arachnoïdien lombaire une solution stérilisée de cocaïne, de novocaïne ou de stovaïne. Il suffit d'une seringue de Pravaz stérilisable et d'une aiguille en platine iridié de 8 centimètres.

Le malade est assis sur le bout d'une table ou d'un lit, les jambes pendantes et la tête inclinée; la région lombaire est rigoureusement aseptisée et badigeonnée de teinture d'iode. Le chirurgien pratique alors la ponction rachidienne, suivie bientôt de l'injection de la

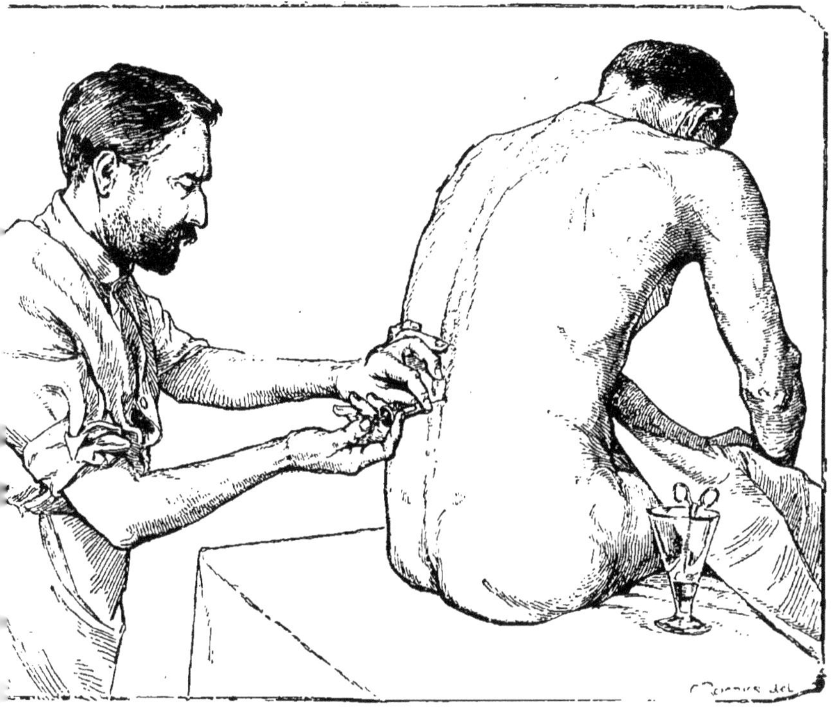

Fig. 171. — Injection dans le canal rachidien. La main gauche du chirurgien maintient l'embout de l'aiguille, la main droite pousse le piston de la seringue avec le pouce, le corps de la seringue étant fixé entre l'index et le médius. (Tuffier et Desfosses, *Petite chirurgie pratique.*)

solution anesthésique. Au bout de dix à quinze minutes, l'analgésie est complète, et l'opération peut commencer.

# PETITE CHIRURGIE

## II. — Pansements.

### Résumé.

#### I. — Matériel et matériaux de pansement.

1° *Instruments.* — Entretien, nettoyage, stérilisation. Bistouri, pince à disséquer et pince à griffes. Pinces hémostatiques de Péan, de Kocher, de Terrier, de Doyen. Ciseaux droits et courbes. Sonde cannelée. Curettes. Rugines. Valves. Écarteurs.

2° *Sutures.* — Aiguilles de Reverdin, de Doyen. Aiguilles droite et courbe. *Fils* métalliques. Fils de lin, de soie. Fils résorbables : catgut. *Agrafes* de Michel.

3° *Ustensiles et accessoires.* — Plateau, cuvette, bassin. Cerceau, gouttière, attelle, alèze, toile caoutchoutée, coussin. Mobilier chirurgical.

4° *Tissus.* — Champs et compresses de toile, de gaze, de tarlatane. Gazes stérilisée, antiseptique. Ouate hydrophile, ouate ordinaire. ***Imperméables :*** taffetas gommé, taffetas chiffon, mackintosh. gutta-percha. ***Agglutinatifs :*** diachylon, taffetas d'Angleterre, baudruche. ***Bandes*** de toile, de tarlatane, de flanelle, de crêpe, de caoutchouc.

5° *Drainage.* — ***Drains*** en caoutchouc, en aluminium, en verre, etc.

6° *Liquides.* — Eau stérilisée, éther, alcool à 90°, teinture d'iode. Eau oxygénée. Se défier des antiseptiques : solutions de sublimé, d'oxycyanure, d'acide phénique, de permanganate de potasse, etc.

#### II. — Stérilisation.

1° *Désinfection des mains.* — Cure-ongles, brosse, savon, eau bouillie. Gants de caoutchouc.

2° *Désinfection du blessé.* — Brossage et savonnage de la peau : eau bouillie, alcool, éther, teinture d'iode, compresses stérilisées.

3° *Stérilisation du matériel et des matériaux.* — Flambage, ébullition, étuve, autoclave.

a. *Stérilisation des instruments.* — Dans les hôpitaux et dispensaires, par la *chaleur sèche de l'étuve* ; en ville et à la campagne, par l'*ébullition* prolongée dans l'eau carbonatée ou boratée à 2 p. 100 ;

b. *Stérilisation des matériaux de pansement.* — Les compresses, les tampons, les fils, les drains, les gants, à l'hôpital, par la *vapeur fluente sous pression de l'autoclave* et en ville par l'*ébullition* prolongée (trois quarts d'heure) ;

c. *Stérilisation des ustensiles.* — Les plateaux, bassins, cuvettes sont stérilisés : en ville, par flambage ou ébullition prolongée, à l'hôpital, par l'étuve ou l'autoclave ;

d. *Stérilisation de l'eau.* — Ébullition prolongée, autoclave.

### III. — Préparatifs d'une opération.

1° *A l'hôpital.* — Préparer le malade : purgation, lavement, bain, lavages du nez et de la bouche. Région opératoire rasée, brossée, savonnée et recouverte d'un pansement stérilisé. Avant l'opération, pratiquer une nouvelle désinfection de la peau.

2° *A la campagne (opération d'urgence).* — Allumer du feu, faire bouillir l'eau pendant trois quarts d'heure. Stériliser les instruments par ébullition dans l'eau additionnée de carbonate de soude ; stériliser les objets de pansements (linge, mouchoir, serviette), par ébullition dans l'eau additionnée de sel de cuisine. Préparer la chambre et la table d'opération, sans déplacer trop de meubles. Faire bouillir ou flamber les cuvettes et plateaux (saladier, soupière, plat, assiette). Avec une pince stérilisée, retirer les compresses, les tampons, les instruments et les déposer dans les cuvettes et plateaux. Désinfecter les mains. Raser, savonner et brosser la région à opérer.

# II

# PANSEMENTS

---

## I. — MATÉRIEL ET MATÉRIAUX DE PANSEMENT.

1° ***Instruments***. — L'infirmière doit connaître la plupart des instruments qui sont nécessaires dans les opérations.

Elle est, en effet, chargée de les nettoyer, de les entretenir, de les stériliser.

Tous les instruments sont entièrement métalliques, afin de pouvoir subir l'action de la chaleur ; ils n'ont plus, comme autrefois, des manches en bois, en corne, en ivoire ou en écaille.

Ils ne sont plus enfermés dans des étuis ni dans des trousses en étoffe ou en cuir; ils sont simplement placés dans des boîtes métalliques, qui peuvent être également stérilisées.

L'ancienne *trousse* en maroquinerie, doublée de velours ou de satin, a sa place dans un musée, mais elle a disparu de la pratique chirurgicale avec sa spatule, son porte-nitrate, ses stylets, ses pinces, ses bistouris et son rasoir à manche d'écaille.

Elle est remplacée par une *boîte métallique* formée de

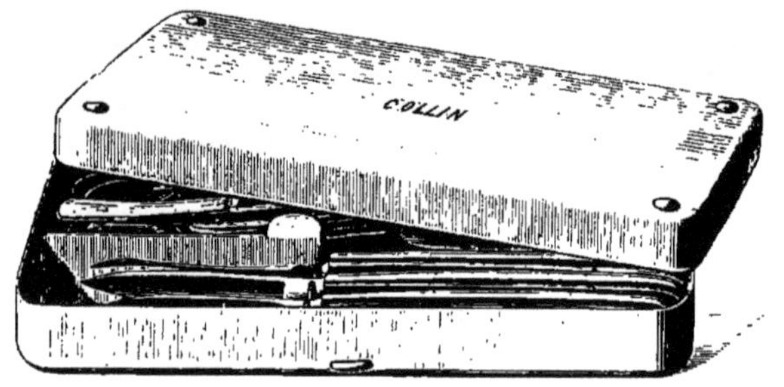


Fig. 172. — Boîte en métal remplaçant l'ancienne trousse en maroquin.

bassins plats, dans laquelle on dépose sur de la gaze ou du coton les instruments nécessaires.

Il est difficile de classer les instruments, et il est inutile de les décrire : il suffira d'énumérer ceux qui sont d'un usage courant et de se reporter aux figures du *Manuel*.

**Matériel et matériaux de pansements.** — Les instruments d'usage courant peuvent se diviser en :

*a.* Instruments de diérèse :

*Bistouris*, à lame fixe, fermant. Bistouris droit, convexe, mousse.

*Ciseaux* droit et courbe.

*Curette tranchante* de Volkmann. *Curette* de Sims.

*Rugines* droite et courbe de Farabeuf.

*Sonde cannelée.*

*b.* Instruments de fixation :

Pince à dissection. Pince à dents de souris. Pince à griffes. Pince de Museux. Davier de Farabeuf.

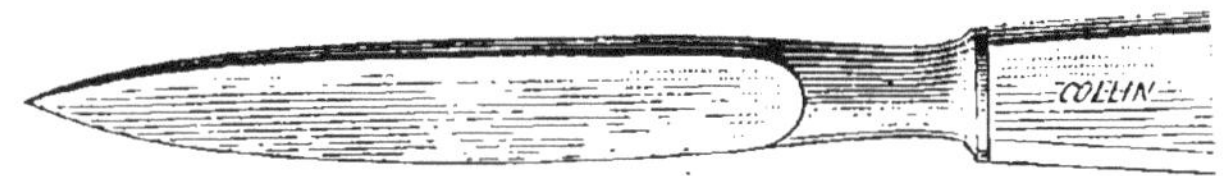


Fig. 173. — Bistouri droit.

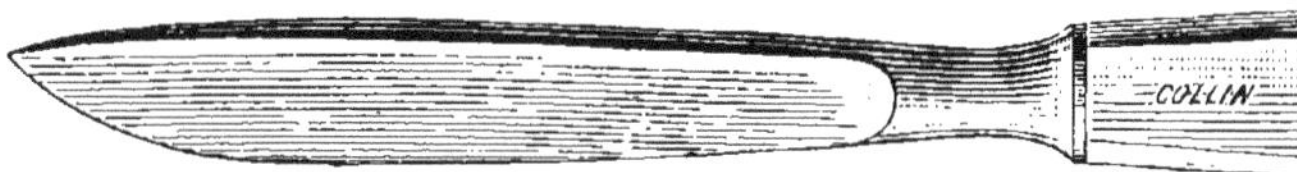


Fig. 174. — Bistouri convexe.

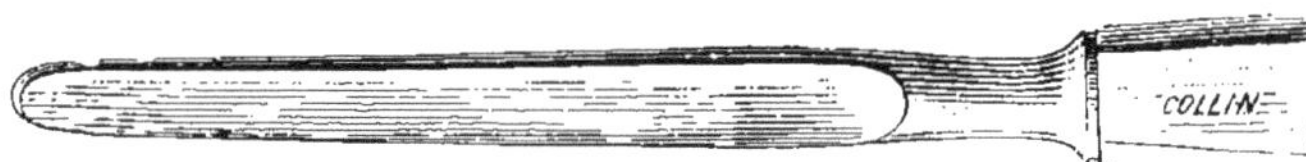


Fig. 175. — Bistouri mousse.

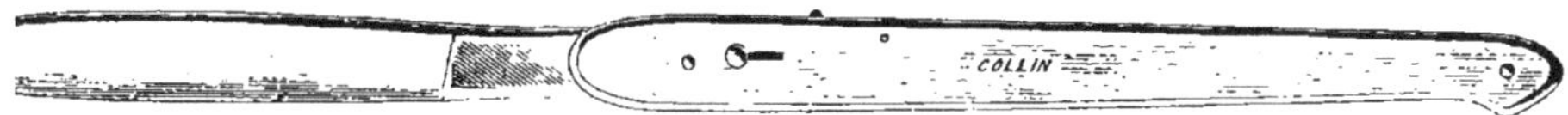


Fig. 176. — Bistouri fermant.

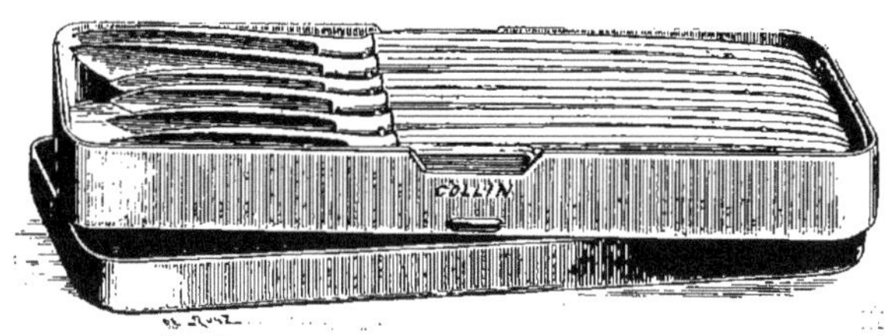


Fig. 177. — Boite de bistouris.

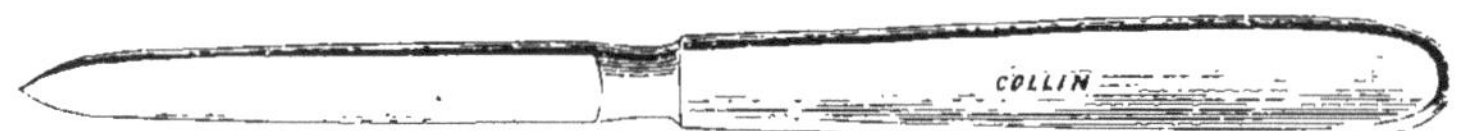


Fig. 178. — Bistouri à lame fixe.

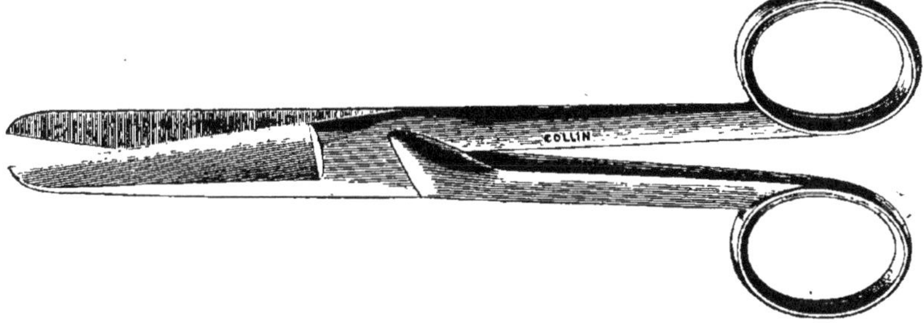


Fig. 179. — Ciseaux droits.

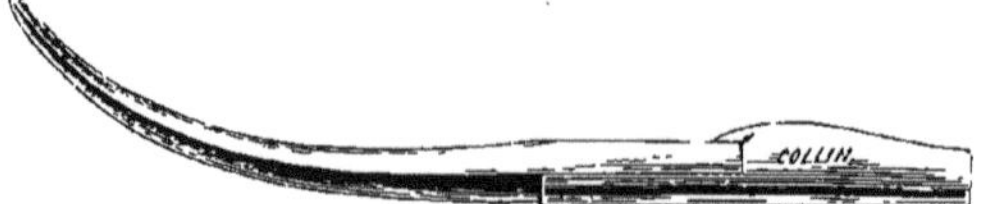


Fig. 180. — Ciseaux courbes.

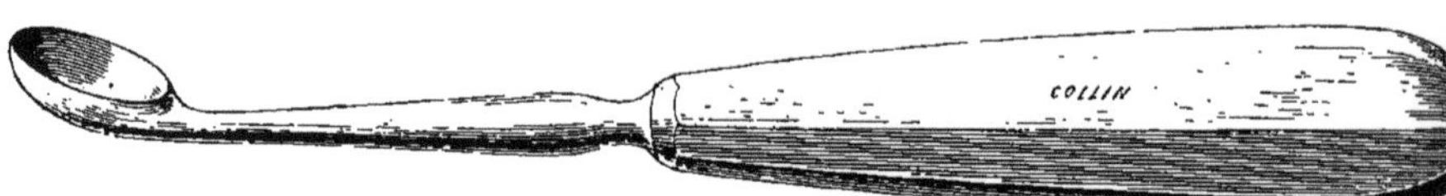


Fig. 181.. — Curette de Wolkmann.

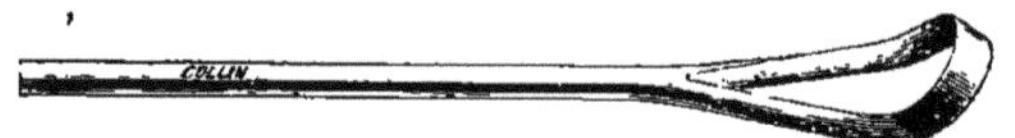


Fig. 182. — Curette de Sims.

Fig. 183. — Rugine courbe.

Fig. 184. — Rugine droite.

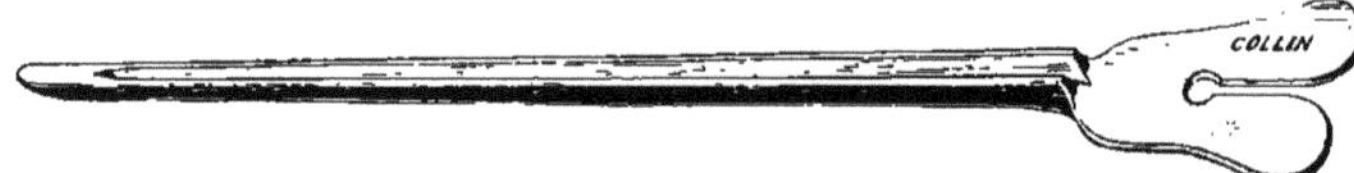


Fig. 185. — Sonde cannelée.

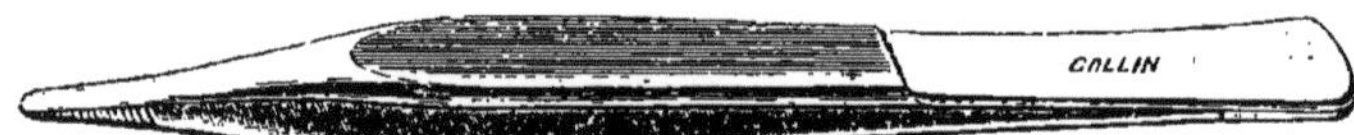


Fig. 186. — Pince à disséquer.

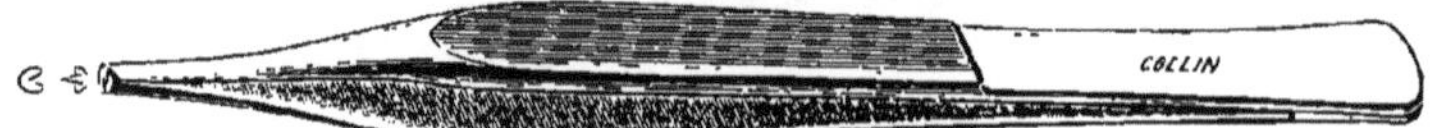


Fig. 187. — Pince à dents de souris.

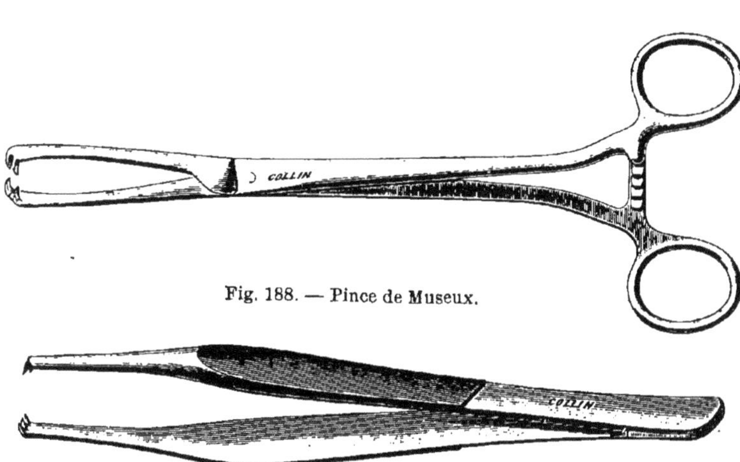


Fig. 188. — Pince de Museux.

Fig. 189. — Pince à griffes.

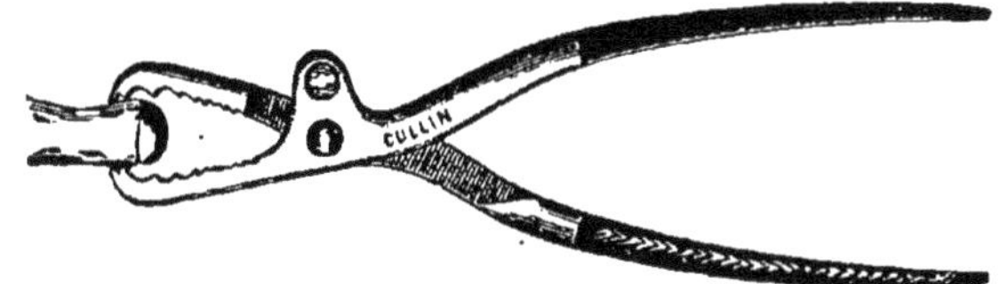


Fig. 190. — Davier de Farabeuf.

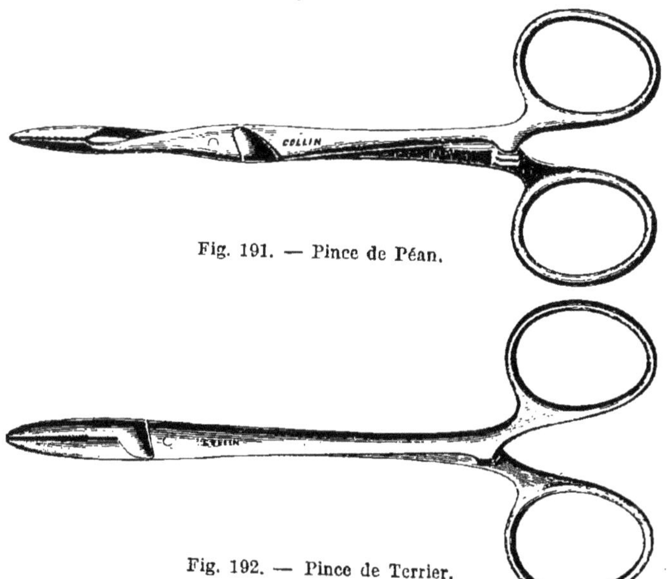


Fig. 191. — Pince de Péan.

Fig. 192. — Pince de Terrier.

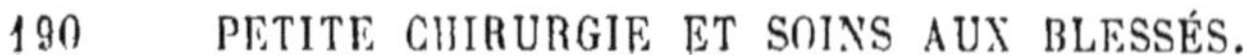


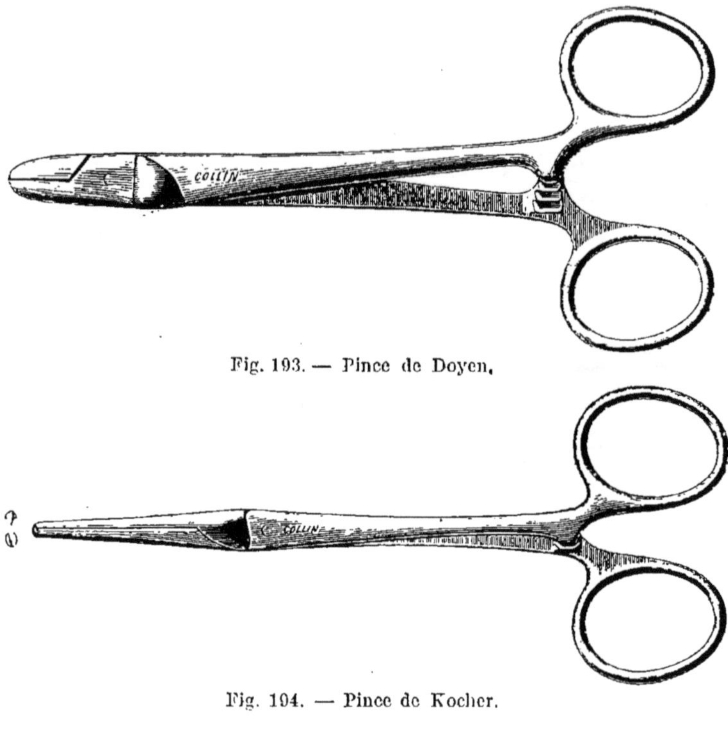

Fig. 193. — Pince de Doyen.

Fig. 194. — Pince de Kocher.

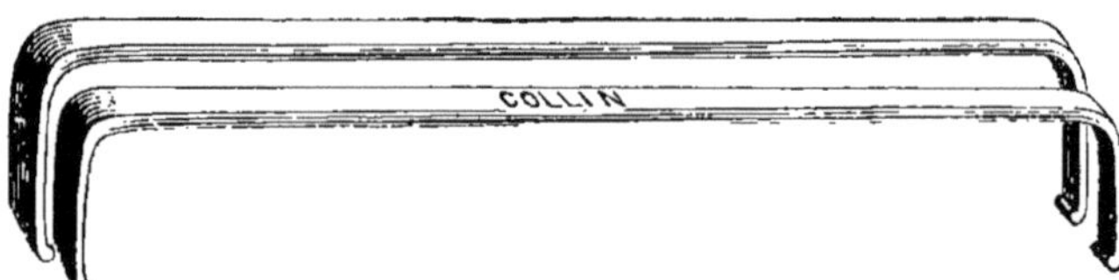


Fig. 195. — Écarteurs de Farabeuf.

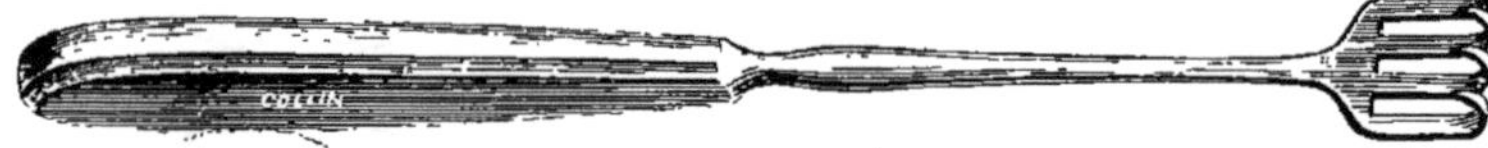

Fig. 196. — Écarteur de Volkmann.

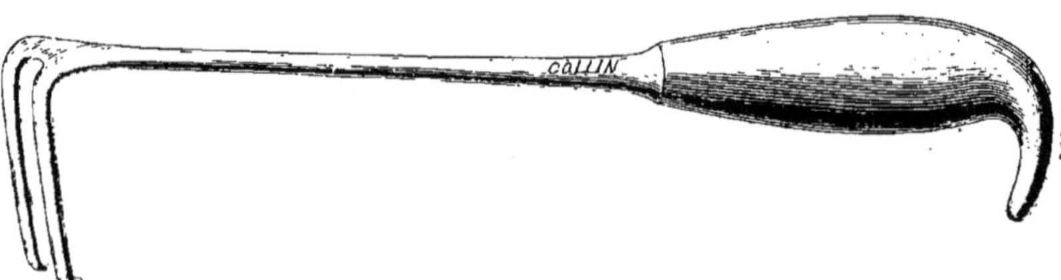


Fig. 197. — Écarteur d'Ollier.

*c.* Instruments d'hémostase :

Pinces hémostatiques ou à forcipressure de Péan, de Terrier, de Kocher, de Doyen.

*d.* Instruments de protection :

*Écarteurs* de Farabeuf, de Volkmann, d'Ollier.

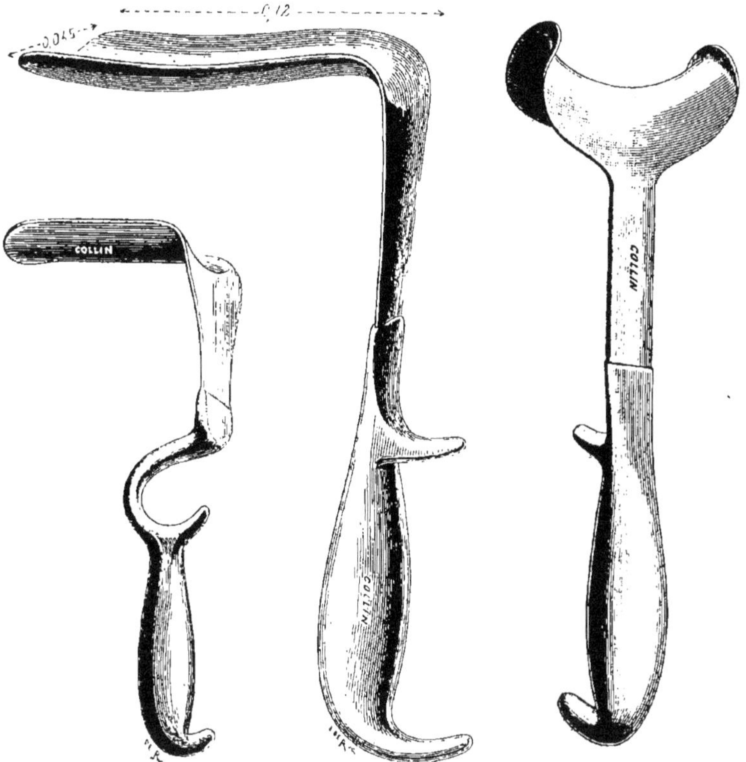


Fig. 198. — Valve vaginale. Fig. 199. — Valve. Fig. 200. — Valve sus pubienne.

*Valves* de dimensions et formes diverses.

**Entretien des instruments.** —Les instruments étant en métal nickelé et démontables peuvent être facilement nettoyés.

Après chaque opération, ils seront soigneusement lavés, savonnés et frottés à l'eau chaude, puis bouillis pendant dix minutes; bien essuyés, ils seront placés dans des boîtes métalliques ou dans des armoires sèches et closes.

2° ***Sutures***. — Pour coudre, il faut une aiguille et du

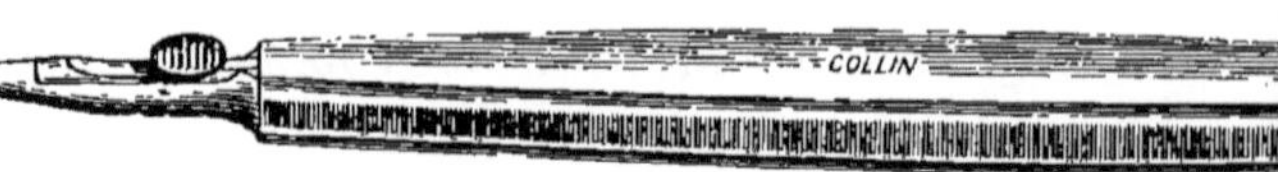


Fig. 201. — Aiguille droite de Reverdin.

fil; pour rapprocher les tissus écartés, le chirurgien fait des *sutures* à l'aide de *fils* et d'*aiguilles*.

Les sutures sont superficielles quand elles doivent

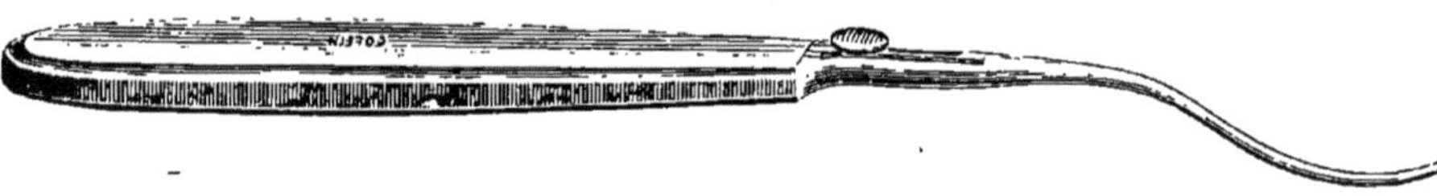

Fig. 202. — Aiguille courbe de Reverdin.

réunir les téguments; elles sont profondes quand elles rapprochent les tissus dans la profondeur de la plaie.

On utilise pour les premières les fils de soie, les crins de

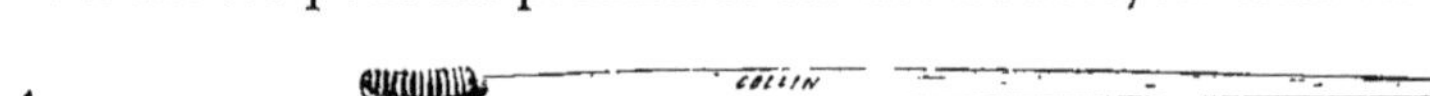


Fig. 203. — Aiguille fine de Reverdin.

Florence, les fils d'argent, les fils de lin; les sutures profondes, qui doivent être enfouies et recouvertes par le rapprochement des bords de la plaie, nécessitent l'emploi

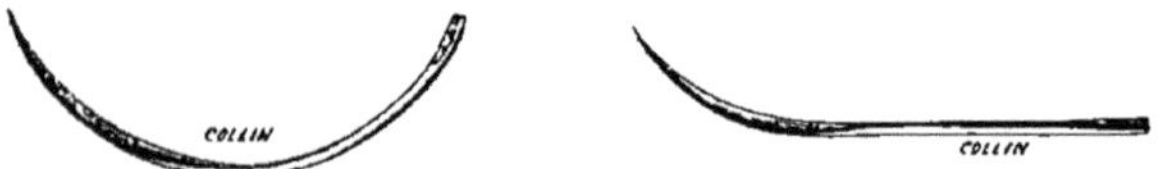


Fig. 204. — Aiguilles à suture.

de *fils résorbables*, c'est-à-dire du catgut fabriqué avec des intestins de mouton.

Les aiguilles sont assez variées; on peut se servir, en cas de nécessité, d'aiguilles de couturières, mais on préfère l'aiguille à manche fixe et à chas mobile de *Reverdin*

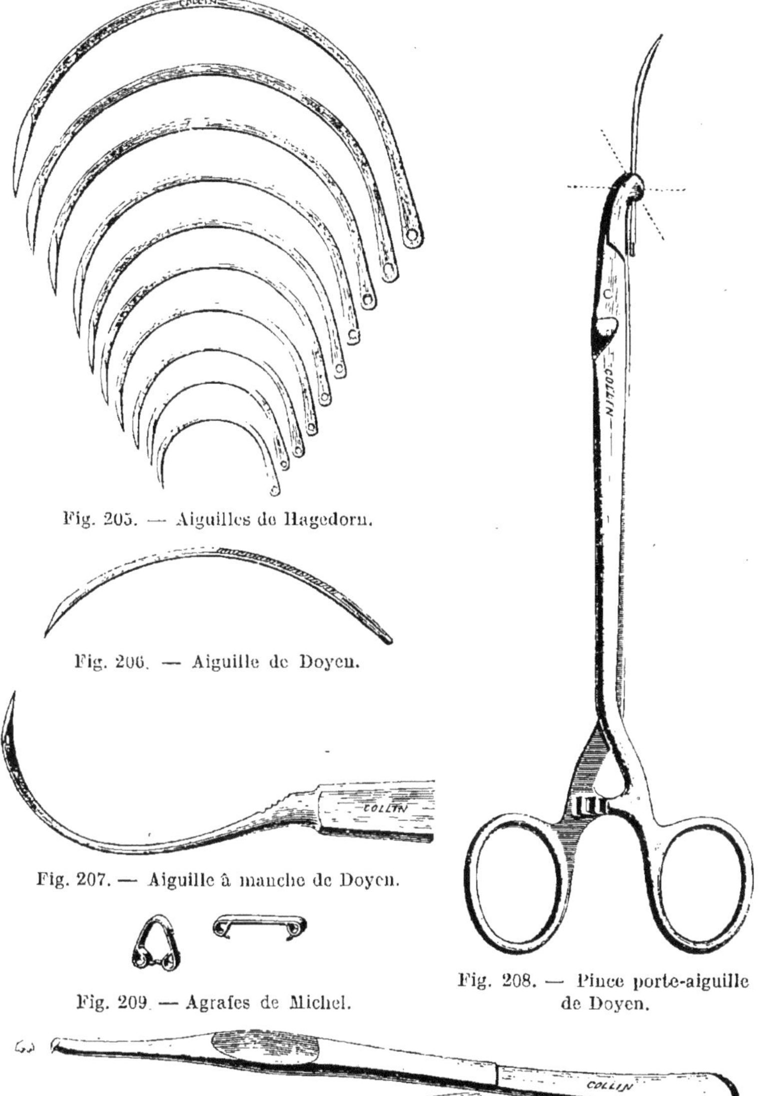


Fig. 205. — Aiguilles de Hagedorn.

Fig. 206. — Aiguille de Doyen.

Fig. 207. — Aiguille à manche de Doyen.

Fig. 208. — Pince porte-aiguille de Doyen.

Fig. 209. — Agrafes de Michel.

Fig. 210. — Pince porte-agrafe de Michel.

droite ou courbe, ou l'aiguille à manche de *Doyen*.

On tend à revenir aux anciennes aiguilles que l'on monte sur une pince à verrou, une pince hémostatique ou un porte-aiguille. A côté des aiguilles ordinaires, droites ou courbes, il y a les aiguilles de *Doyen* et celles de *Hagedorn*, qui se manœuvrent au moyen de pinces spéciales.

Pour les sutures de la peau, on emploie souvent un nouveau procédé, qui rappelle les anciennes serres-fines : ce sont les *agrafes de Michel*, utilisées surtout dans les laparotomies.

Il suffit d'avoir dans une petite boîte en métal des agrafes, une pince pour les fixer, un crochet pour les retirer et une pince à dents de souris pour rapprocher les lèvres de la plaie.

3° ***Ustensiles et accessoires. — Mobilier chirurgical.*** — Il faut quelques *ustensiles* pour recevoir les instruments du chirurgien, pour contenir les liquides de lavage et de nettoyage des plaies, pour recueillir le pus d'un abcès qui a été incisé, ou l'urine d'un malade qui a été sondé.

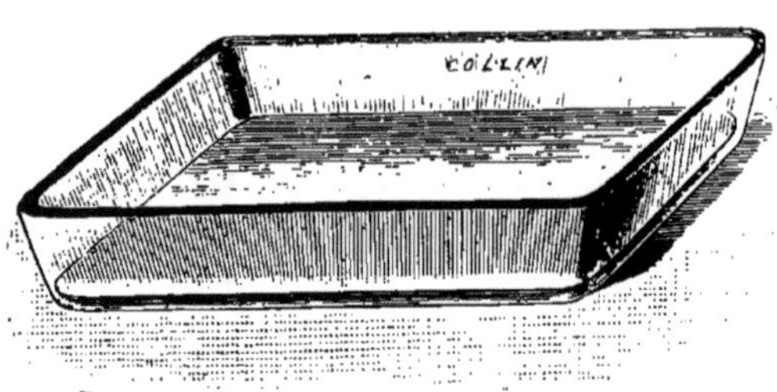

Fig. 211. — Plateau en verre pour instruments.

Les instruments sont placés sur des *plateaux* en métal nickelé, en verre, en porcelaine ou en tôle émaillée. Les compresses, les cotons et les tampons sont enfermés dans des boîtes métalliques stérilisées.

Des *bassins* en forme de rein, de cœur, de triangle, permettent de recueillir le pus, l'urine, les liquides de lavage.

Mais, dans les cas d'urgence, tous ces ustensiles peuvent être remplacés par des cuvettes ordinaires, des casse-

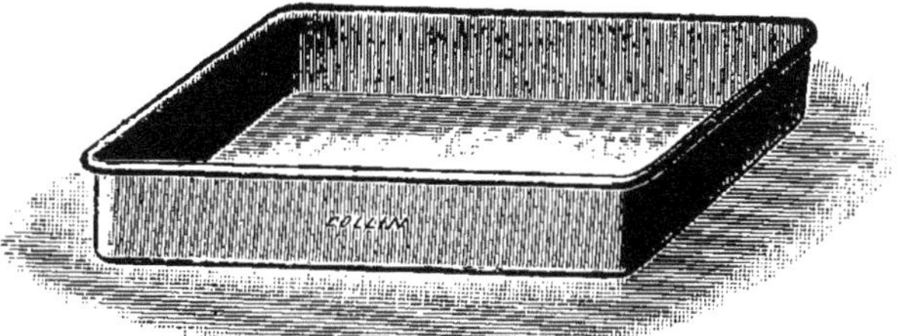


Fig. 212. — Plateau en tôle émaillée.

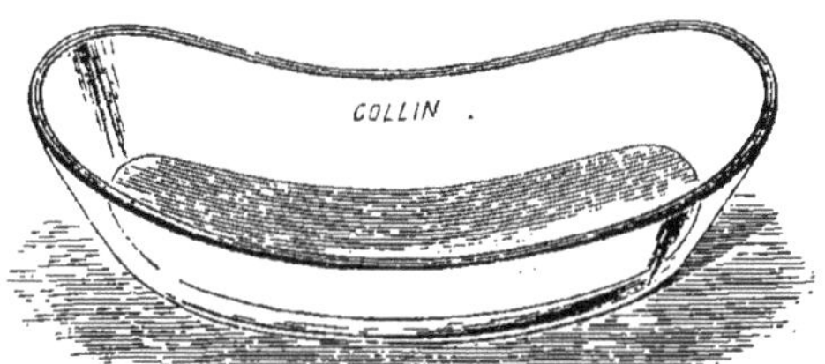


Fig. 213. — Bassin réniforme en verre.

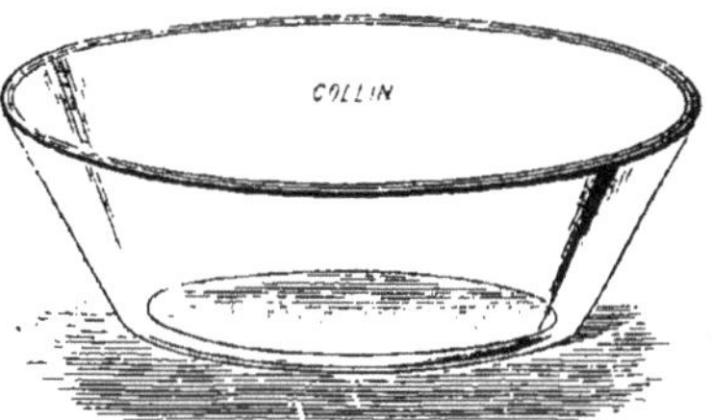


Fig. 214. — Bassin ovalaire en verre.

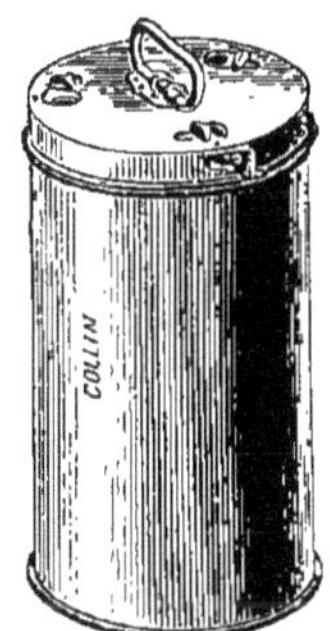


Fig. 215. — Boîte pour les compresses.

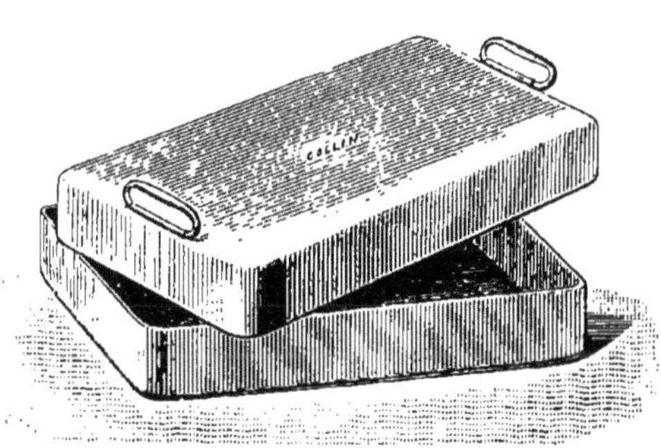


Fig. 216. — Boîte métallique pour objets de pansement.

roles, des bols, des saladiers, des soupières, qui sont toujours stérilisés avant l'opération.

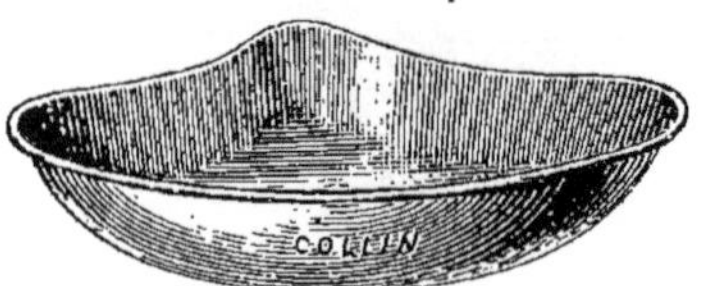

Fig. 217. — Bassin triangulaire en tôle émaillée.

Les *accessoires* sont les serviettes, les draps d'alèze, qui sont glissés sous les malades, les toiles cirées et caoutchoutées, destinées à préserver la literie de toute souillure, les cerceaux en fil de fer, pour protéger les parties blessées ou sensibles, les attelles et les gouttières en bois, en fil de

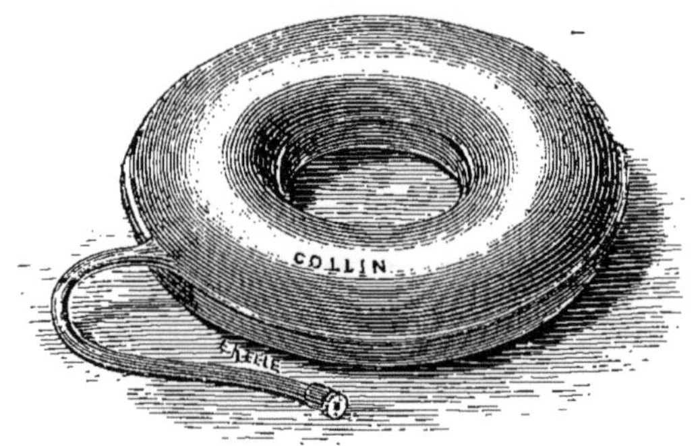

Fig. 218. — Coussin à air en caoutchouc.

fer, en toile métallique, pour immobiliser les membres fracturés, les coussins en toile garnis de crin, de laine, de

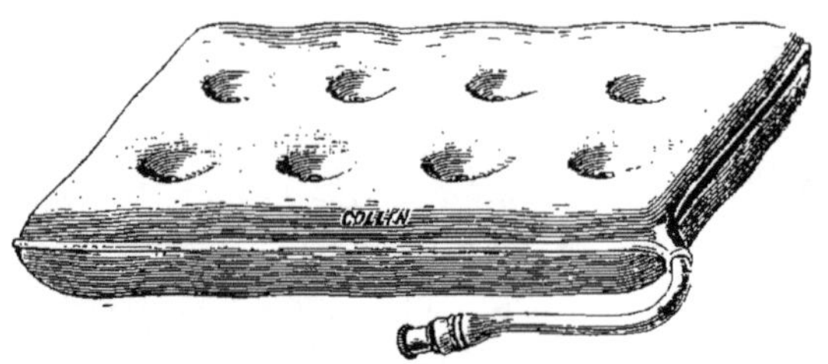

Fig. 219. — Matelas à air en caoutchouc.

balle d'avoine, de paille, et les matelas de caoutchouc, pleins ou percés, qui peuvent se gonfler d'air ou d'eau.

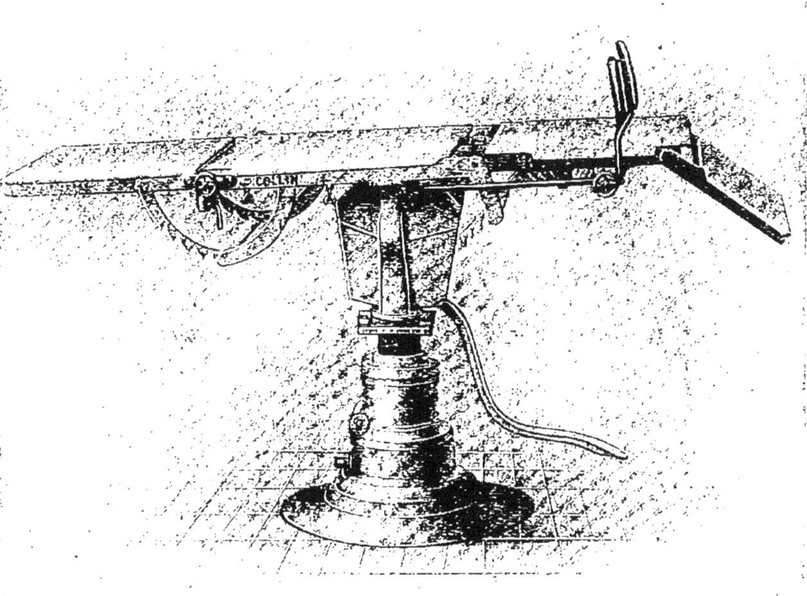

Fig. 220. — Table d'opérations.

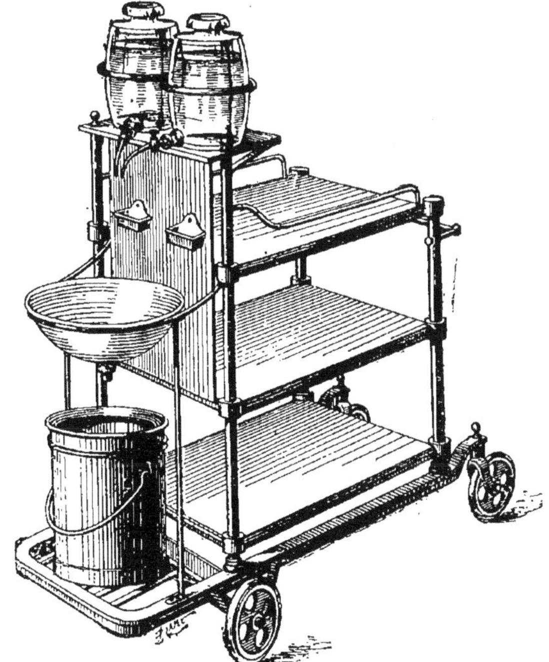

Fig. 221. — Chariot-lavabo à pansement.

L'infirmière doit aussi connaître le *mobilier chirurgical* : table d'opération, chariot, brancard fixe ou mobile, chariot-lavabo à pansements, étagère à instruments, etc.

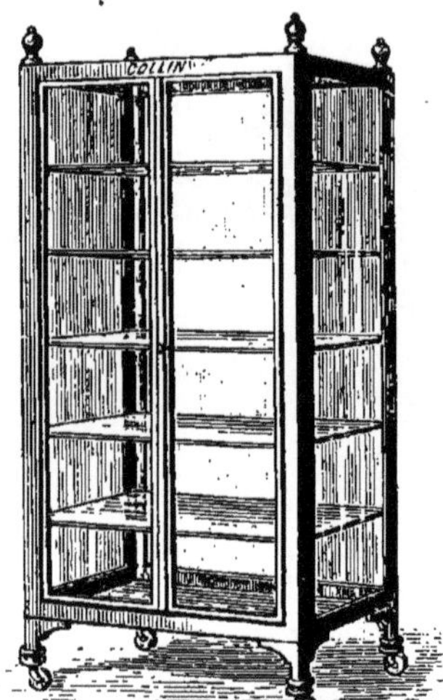


Fig. 222. — Vitrine pour les instruments.

4° ***Tissus de pansements.*** — On peut employer, pour faire un pansement, des compresses, de la ouate, des imperméables et des bandes.

Autrefois, on employait la charpie sous forme de plumasseaux, de gâteaux, de mèches, de tampons, de bourdonnets ; aujourd'hui cette matière de pansement est complètement abandonnée.

Les vieilles compresses de toile ou de coton désignées sous le nom de compresses carrées, longuettes, triangulaires, graduées, fenêtrées, etc., ne sont plus employées.

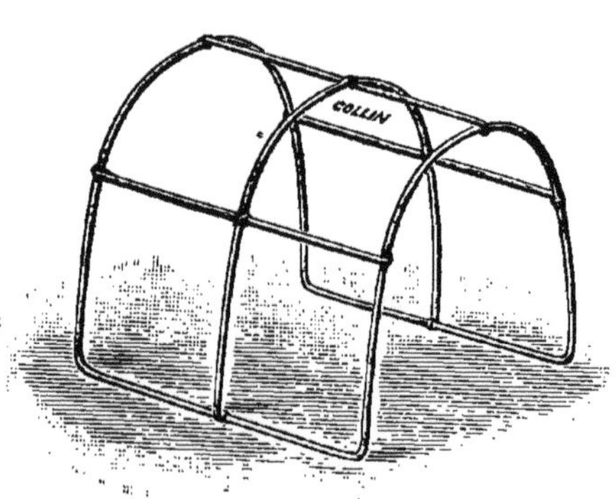


Fig. 223. — Cerceau en métal étamé.

Il est inutile de parler du lint ou charpie anglaise, de l'étoupe purifiée, de la ouate de tourbe, de la laine ou paille de bois, puisque le chirurgien ne se sert maintenant que de la gaze ou de la ouate.

La *gaze* ordinaire ou *mousseline*, connue dans le commerce sous le nom de singalette, est un tissu de coton à larges mailles extrêmement souple et léger, permettant l'absorption et l'évaporation des liquides ; c'est le meilleur tissu pour les pansements.

Elle est désignée sous le nom de *tarlatane*, quand elle elle est apprêtée, quand elle est enduite d'un empois d'amidon et de dextrine.

On prépare avec la gaze deux sortes de compresses : les grandes appelées champs, qui servent à limiter et à protéger le champ opératoire, les petites ou moyennes, qui remplacent les éponges et les tampons dans les plaies.

Ces compresses sont préparées et stérilisées par l'infirmière ; mais le plus souvent elles sont délivrées dans des boîtes spéciales, qui sont ouvertes seulement au moment de l'opération ou du pansement.

Ces gazes stérilisées peuvent être antiseptiques, et, suivant les substances dont elles sont imprégnées, elles constituent les gazes salolée, iodoformée, boriquée, phéniquée, etc.

La *ouate ordinaire*, ou coton cardé du commerce, est surtout employée comme moyen de protection dans les pansements.

C'est un filtre pour les germes du dehors, c'est un matelas pour les attelles et les gouttières, dans les appareils d'immobilisation.

La *ouate hydrophile* est du coton blanchi et dégraissé qui se laisse imbiber facilement par tous les liquides.

Elle peut servir à confectionner des tampons pour le nettoyage des plaies, mais elle est surtout destinée à recouvrir les compresses de gaze dans les pansements.

Elle est vendue stérilisée dans des boîtes métalliques, ou simplement dans des papiers imperméables ; on trouve également dans le commerce de la ouate antiseptique (phéniquée, salolée, etc.).

On employait autrefois, pour protéger les plaies ou les pansements, des tissus *imperméables*.

Le *protective* vert et le rose *mackintosh* du fameux pansement de Lister ne sont plus que des souvenirs.

On utilise encore la *gutta-percha* laminée, le *taffetas gommé*, le *taffetas-chiffon*, pour les pansements humides, mais il est préférable de les supprimer.

Les *agglutinatifs* comme les sparadraps ne sont plus usités en chirurgie ; le *diachylon*, le *taffetas d'Angleterre*, la *baudruche* ne peuvent pas intéresser l'infirmière.

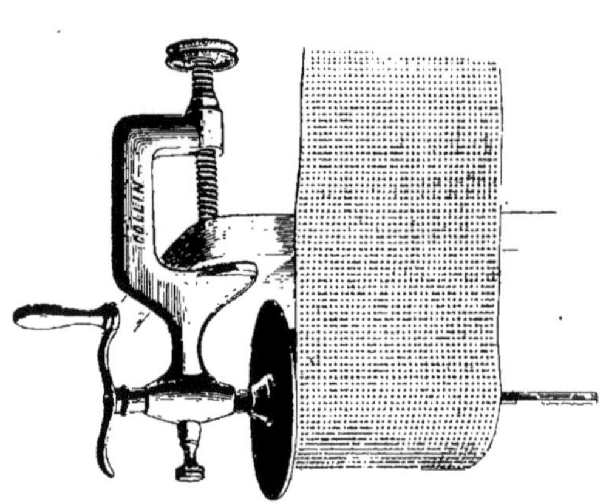

Fig. 224. — Roule-bande pour tarlatane.

Les *bandes* sont des pièces de linge, longues et étroites, destinées à maintenir les pansements.

Leur emploi remonte à l'origine des civilisations, puisque déjà les Égyptiens enveloppaient leurs momies de bandelettes.

On les prépare avec des tissus divers, toile, coton, flanelle, mousseline, crêpe, caoutchouc,... suivant l'usage qu'on veut en faire.

Les extrémités d'une bande sont appelées *chefs* initial et terminal; la partie intermédiaire se nomme le *plein* et le cylindre formé par la bande, roulée, porte le nom de *globe*.

La *bande de toile*, de longueur et de largeur variables, sert surtout pour appliquer un appareil plâtré, ou pour faire de la compression ouatée.

La *bande de tarlatane* ou gaze empesée est très employée dans les hôpitaux pour fixer les pansements.

Avant de s'en servir, il faut la tremper dans l'eau et l'exprimer pour lui donner la souplesse nécessaire.

On préfère, maintenant, la bande de *gaze simple*, qui est plus souple et n'est pas apprêtée.

Dans le commerce, se trouve une de ses variantes, la bande de *tangeps*, souple et résistante.

L'infirmière peut facilement préparer ces bandes en

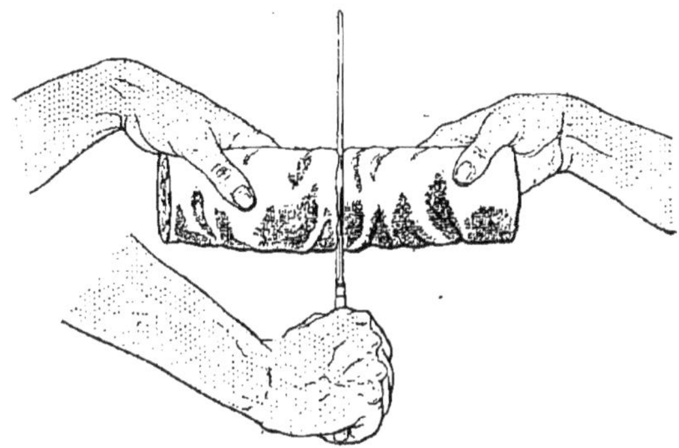

Fig. 225. — Manière de tailler les bandes de gaze. (Tuffier et Desfosses.)

taillant avec un long couteau à lame bien tranchante, dans une pièce roulée de gaze ou de tarlatane. Elle fera ainsi des bandes longues de 3 à 12 mètres et larges de

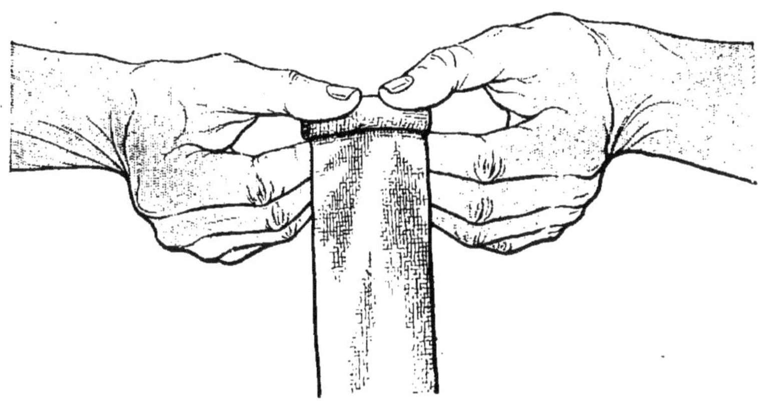

Fig. 226. — Manière de commencer l'enroulement d'une bande. (Tuffier et Desfosses.)

3 à 12 centimètres suivant les régions auxquelles elles sont destinées.

Elle s'habituera à les rouler, car la bonne application d'un bandage dépend d'une bande bien roulée.

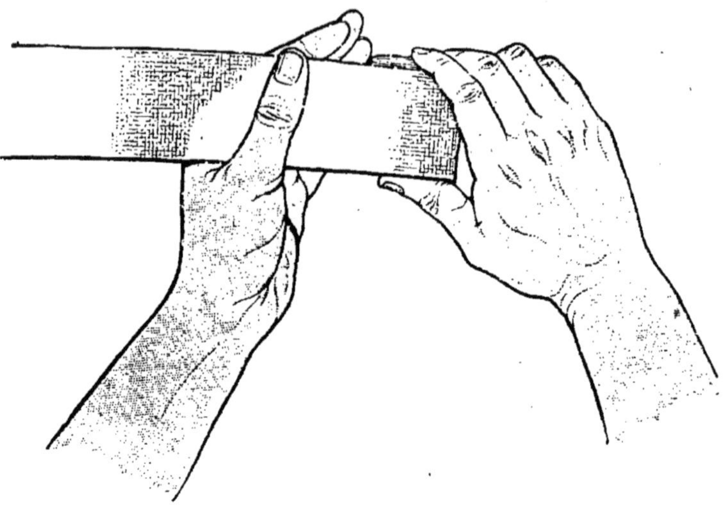

Fig. 227. — Enroulement d'une bande. (Tuffier et Desfosses.)

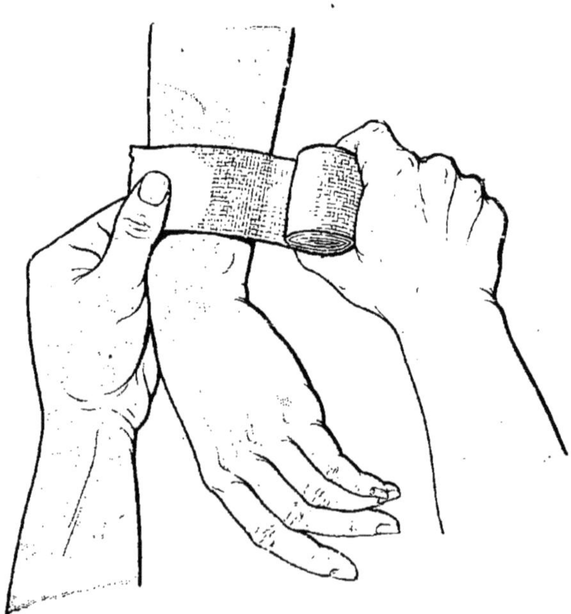

28. — Manière de commencer l'enroulement d'une bande de gaze. (Tuffier et Desfosses.)

La *bande de flanelle* permet d'obtenir une compression douce et uniforme et de maintenir une certaine chaleur; elle est surtout employée comme bandage de corps après les opérations sur le thorax ou l'abdomen.

La *bande de crêpe* (bande Velpeau), formée d'un tissu de laine et de coton, se lave facilement et peut servir longtemps en conservant son élasticité et sa souplesse.

La *bande de caoutchouc* est utilisée pour exercer une compression énergique et soutenue, soit comme procédé d'hémostase, soit comme méthode de traitement, d'affections articulaires ou cutanées.

Il y a aussi des bandes en tissu élastique pour remplacer les bas à varices.

5° ***Drainage***. — Le drainage chirurgical a pour but de

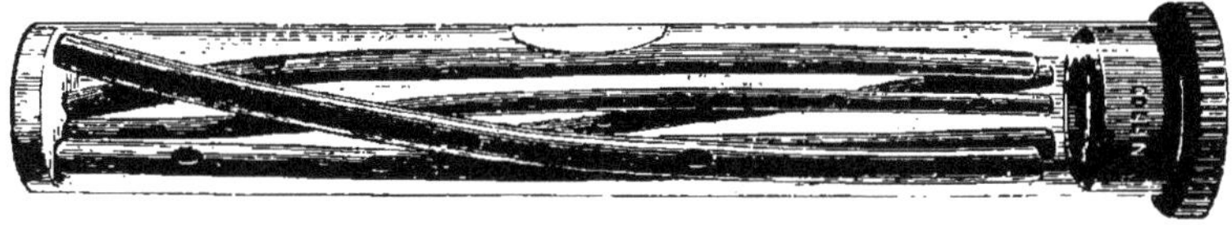

Fig. 229. — Drains stérilisés en flacon.

faciliter l'écoulement continu des sécrétions des plaies et de s'opposer à la rétention du pus.

Les *drains* les plus employés sont des tubes épais en caoutchouc rouge, de calibres variés, percés sur toute leur longueur de nombreuses ouvertures.

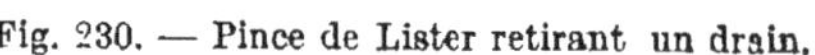

Fig. 230. — Pince de Lister retirant un drain.

Ils sont stérilisés et conservés dans des tubes de verre.

Certains chirurgiens emploient des drains en aluminium, en caoutchouc durci, en verre et même des drains résorbables en os décalcifié.

Mais, presque toujours, on n'utilise que le drain en caoutchouc rouge ou noir ; son extrémité est traversée

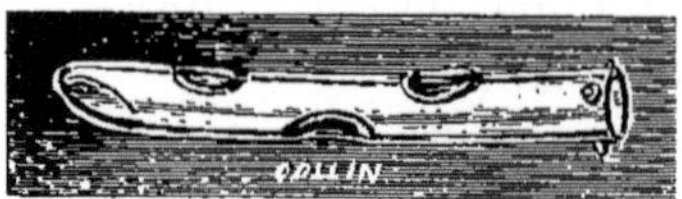


Fig. 231. — Drain en verre.

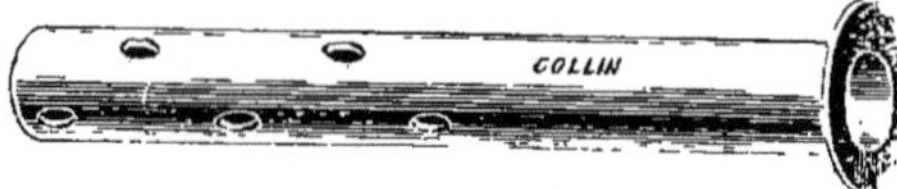


Fig. 232. — Drain en nickel.

d'un fil ou d'une épingle de nourrice, pour éviter qu'il ne disparaisse dans la plaie.

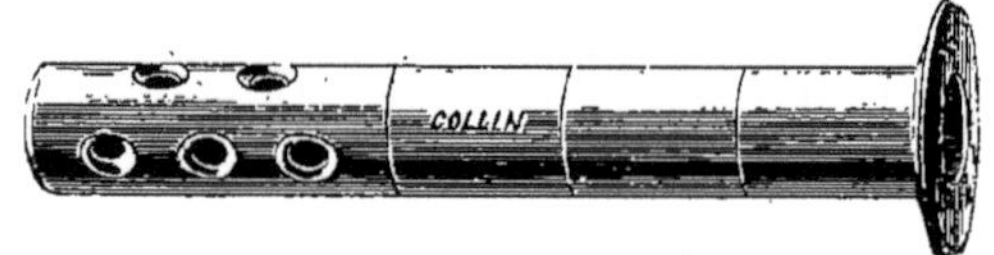


Fig. 233. — Drain démontant en aluminium.

6° ***Liquides.*** — Quelques liquides sont utiles ; un seul est indispensable, l'*eau stérilisée.*

Elle sert au lavage des mains du chirurgien et de ses aides, au nettoyage de la plaie ou du champ opératoire.

Il suffit de faire bouillir l'eau pendant trente à quarante minutes, de la laisser refroidir dans le récipient où elle a bouilli et de la verser dans une cuvette stérilisée.

Il est facile, avec cette eau stérilisée, de préparer immédiatement des *solutions antiseptiques*, d'acide phénique, de sublimé, de permanganate de potasse, etc.

Pour faire de l'*eau phéniquée*, on verse dans 1 ou 2 litres d'eau bouillie un flacon de solution mère, renfermant 50 grammes de phénol pur et 50 grammes de glycérine ; on obtient ainsi une solution forte à 5 p. 100 ou faible à 2,5 p. 100.

Avec des paquets renfermant 1 gramme d'acide tartrique et 1 gramme ou seulement 0gr,50 ou 0gr,25 de sublimé, on prépare instantanément des solutions au millième, au deux-millième ou au quatre-millième de *sublimé* ou bichlorure de mercure.

Les solutions de *permanganate de potasse* sont également préparées en versant 1 gramme ou 0gr,25 de cet antiseptique dans 1 litre d'eau stérilisée.

Toutes ces solutions, ainsi que celles d'*oxycyanure de mercure*, d'*acide borique*, de *thymol*, de *lusoforme*, etc., ne doivent être employées qu'avec la plus grande précaution. Sans ordonnance du médecin, il est préférable de s'abstenir et de se servir exclusivement d'eau bouillie.

En dehors de l'eau stérilisée et des solutions antiseptiques, l'infirmière doit connaître quelques liquides d'un usage courant en chirurgie, tels que l'eau oxygénée, l'alcool, l'éther, la teinture d'iode.

L'*eau oxygénée* est très utilisée dans le traitement des plaies infectées, des anthrax, des gangrènes.

C'est un liquide incolore, inodore, de saveur métallique, désagréable, dont la réaction doit être neutre ou faiblement acide.

Elle s'emploie pure ou étendue d'eau bouillie, en injections et en lavages.

L'*alcool* rectifié à 90° permet de flamber les instruments, les cuvettes, les plateaux ; il nettoie les mains du chirurgien et la peau du malade.

L'*éther sulfurique* peut remplacer l'alcool pour le dégraissage de la peau dans la préparation du champ opératoire.

Comme il est très inflammable, on évitera de s'en servir près d'une lampe allumée.

La *teinture d'iode* jouit maintenant d'une grande faveur en chirurgie d'urgence. Les plaies de l'atelier et de la rue, comme les blessures de guerre, sont merveilleusement et facilement aseptisées par une application immédiate de teinture d'iode fraîche.

On peut la préparer rapidement en ajoutant 1 gramme d'iode à 9 grammes d'alcool à 90° ; c'est une quantité suffisante pour deux ou trois petits pansements. On peut dire que c'est actuellement l'antiseptique le plus facile à manier, le moins dangereux et le plus puissant pour la désinfection des mains et du champ opératoire, et pour le traitement des plaies vives ou suppurantes.

## II. — STÉRILISATION.

Qu'il s'agisse d'un pansement ou d'une opération, l'asepsie la plus rigoureuse est nécessaire. Tout ce qui sera en contact avec la plaie accidentelle ou chirurgicale doit être stérilisé.

Il y a donc lieu de procéder à la désinfection des mains, du blessé et du matériel.

1° ***Désinfection des mains.*** — La désinfection absolue des mains est difficile à réaliser. Elle sera aussi parfaite que possible, si elle est pratiquée avec soin, avec méthode, et en prenant le temps nécessaire. Pour avoir les mains propres, il faut d'abord éviter de les salir.

L'infirmière qui doit assister le chirurgien dans une opération ne pansera les plaies suppurantes qu'avec des *gants de caoutchouc.*

Elle portera une blouse en toile, à manches coupées ou relevées au-dessus des coudes.

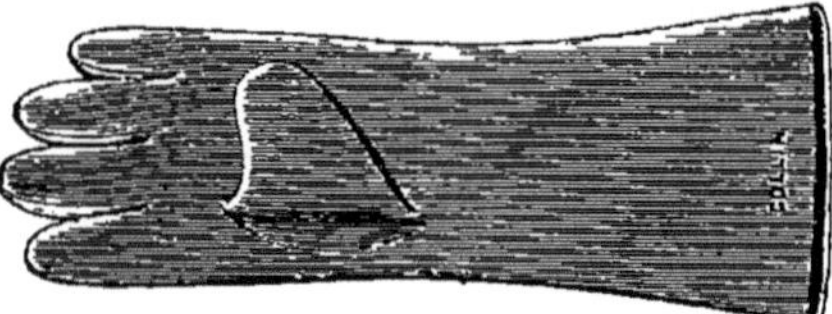

Fig. 234.— Gant en caoutchouc (de Chaput).

Elle fera d'abord un nettoyage préparatoire des mains : lavage à l'eau bouillie tiède, savonnage et brossage, pendant deux à trois minutes, pour ramollir l'épiderme et les poussières accumulées dans tous les plis de la peau ; essuyage avec une serviette propre ; les ongles sont coupés ras et soigneusement nettoyés avec un cure-ongle.

Elle procédera alors au véritable *lavage des mains*, qui doit durer une dizaine de minutes. Avec de l'eau bouillie plusieurs fois renouvelée, du savon, une brosse de chiendent préalablement bouillie, elle désinfectera soigneusement ses mains et ses avant-bras, en insistant surtout sur les ongles, les interstices digitaux et les plis de la peau.

Elle évitera les gestes involontaires qui peuvent compromettre la stérilisation par un contact suspect; elle ne s'essuiera pas et ne touchera plus rien. Les mains bien frottées et bien savonnées, puis rincées, dans l'eau bouillie, sont maintenant plongées pendant une minute dans l'alcool à 90°.

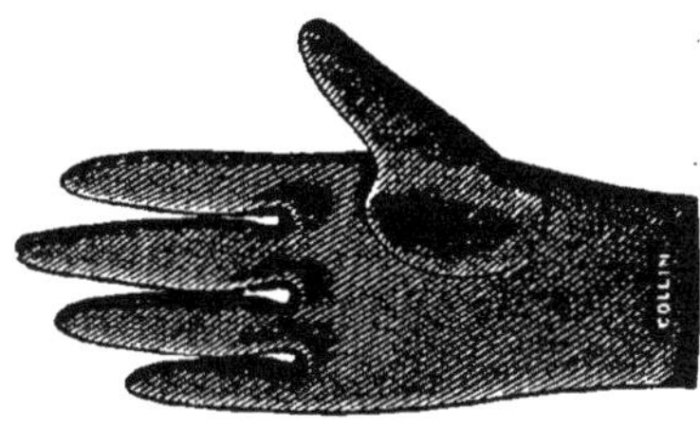

Fig. 235. — Gant mince en caoutchouc.

La désinfection sera terminée par une immersion dans un liquide antiseptique tel que la solution de sublimé au millième ou simplement dans de l'eau stérilisée.

Quelques chirurgiens trempent leurs mains au sortir de l'alcool dans une solution de permanganate de potasse, jusqu'à ce qu'elles aient pris une coloration brune, puis les décolorent dans une solution saturée de bisulfite de soude.

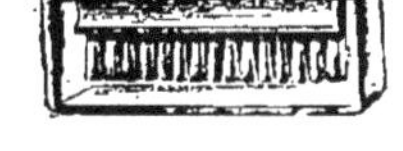
Fig. 236. — Brosse à ongles dans son récipient.

L'important n'est pas d'employer tel ou tel antiseptique, mais de procéder au lavage des mains avec le plus grand soin, en évitant qu'aucune partie n'échappe à l'action du savon et de la brosse, en ne touchant rien de suspect, jusqu'à la fin de l'opération ou du pansement.

2° ***Désinfection du blessé ou malade***. — Les mêmes précautions doivent être employées pour la peau du blessé à panser ou du malade à opérer.

La région intéressée sera rasée, s'il y a lieu, savonnée et brossée avec de l'eau bouillie tiède, essuyée avec des compresses stérilisées, frottée à l'alcool ou à l'éther, puis à la solution de sublimé ou à l'eau stérilisée. Elle sera entourée de grandes compresses bouillies ou autoclavées appelées champs. Aujourd'hui, on remplace cette longue et minutieuse désinfection par un badigeonnage à la teinture d'iode ou à la benzine iodée.

3° ***Stérilisation du matériel et des matériaux.*** — La stérilisation du *matériel chirurgical* et des *matériaux de pansement* est obtenue par l'emploi de la chaleur sèche ou humide.

La *chaleur sèche*, — flambage, passage à l'étuve, — convient aux instruments et aux ustensiles, la *chaleur*

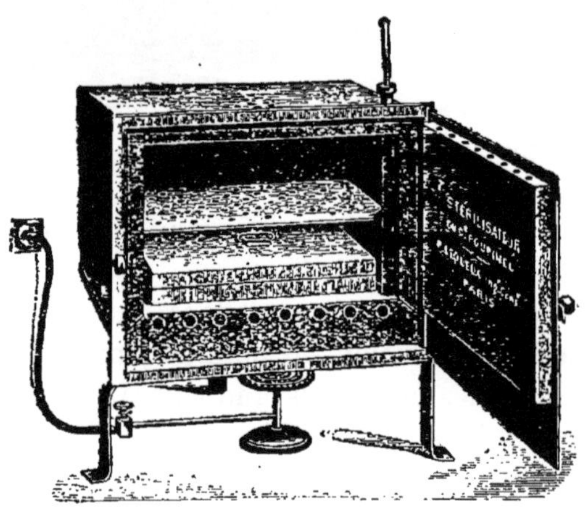

Fig. 137. — Étuve de Poupinel.

*humide*, — ébullition, vapeur de l'autoclave, — est le meilleur procédé pour stériliser les objets de pansement (compresses, fils, drains) et les liquides.

Le *flambage* n'est pas une méthode rigoureuse, ce n'est qu'un procédé de fortune.

Il expose les instruments à la détrempe et ne sera utilisé que pour stériliser les aiguilles en platine des seringues hypodermiques ou les bassins et plateaux. Il suffit de verser quelques cuillerées d'alcool, de l'enflammer et, pendant qu'il brûle, d'incliner et de tourner en tous sens la cuvette pour que la flamme atteigne toutes les parties.

On refroidit les instruments ou les récipients au moyen d'eau bouillie froide.

La chaleur sèche de l'*étuve*, maintenue à 150°, pendant trois quarts d'heure, permet de stériliser parfaitement les instruments.

On utilise ordinairement l'*étuve de Poupinel*, formée d'une caisse en cuivre, à doubles parois, chauffée par une rampe à gaz munie d'un régulateur.

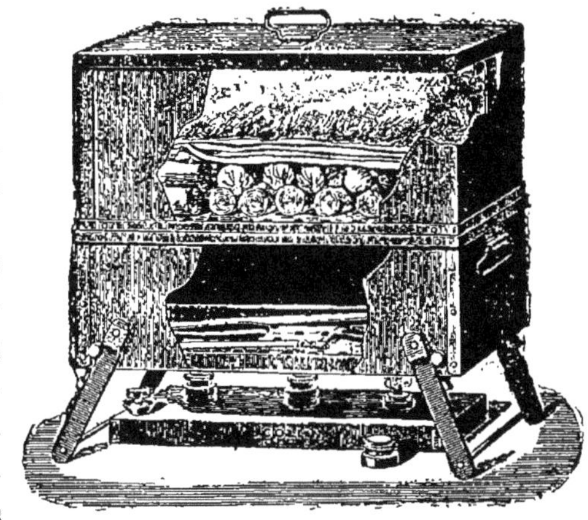

Fig. 238. — Bouilleur portatif pour instruments et objets de pansement.

Dans des boîtes métalliques, garnies d'ouate, on dépose les instruments ou les objets de pansement; ces boîtes sont placées sur les rayons de l'étuve; le gaz est allumé; la porte de la caisse est fermée et, pendant près d'une heure, la température est maintenue entre 150° et 170°. Les boîtes refroidies et fermées au moyen d'un couvercle bien ajusté peuvent être conservées indéfiniment et transportées à distance pour des pansements ou des opérations.

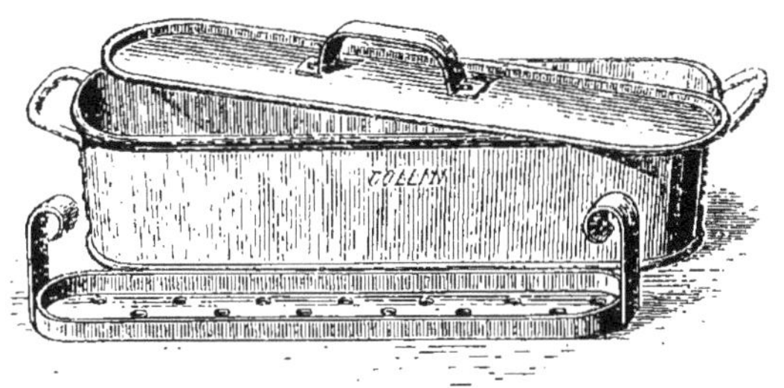

Fig. 239. — Bouilleur en fer émaillé.

La chaleur humide est le procédé qui donne le plus

de sécurité et qui est le plus facile à mettre en pratique.

L'*ébullition* pendant trois quarts d'heure stérilise parfaitement les instruments, les compresses, les fils et les drains ; en ajoutant du carbonate ou du borate de soude, on élève le degré d'ébullition de l'eau.

La stérilisation par la *vapeur d'eau sous pression* est très employée dans les hôpitaux. On se sert généralement de l'*autoclave de Chamberland* ou des types qui en dérivent.

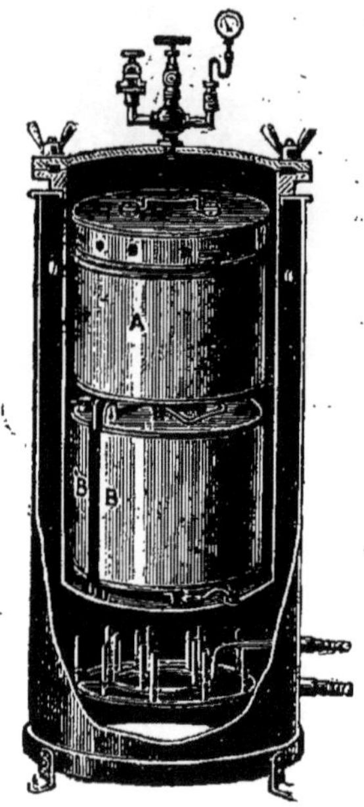

Fig. 240. — Autoclave.

C'est une marmite cylindrique en cuivre, pouvant être fermée hermétiquement par un couvercle en bronze muni d'un manomètre, d'un robinet et d'une soupape de sûreté.

Des rampes à gaz circulaires et concentriques permettent de chauffer l'appareil; des paniers et des boîtes contenant les objets de pansements sont déposés sur un large support perforé de trous. Au fond de l'autoclave, il y a une certaine quantité d'eau qui, chauffée par le gaz, entre en ébullition et dégage de la vapeur.

Quand l'aiguille du manomètre marque 2 atmosphères, on règle la flamme du gaz pour obtenir une température constante de 120° à 130° pendant une demi-heure.

Le système *Vaillard* permet d'arriver à une stérilisation plus prompte et plus complète, en assurant la circulation de la vapeur fluente sous pression, de haut en bas.

*a.* **Stérilisation des instruments.** — Tous les instruments sont maintenant en métal nickelé et peuvent être facilement démontés et nettoyés.

Ils doivent être toujours maintenus dans un état de propreté parfaite ; après chaque opération, ils seront soigneusement lavés et brossés à l'eau chaude, puis bouillis dans une solution boratée et enfin essuyés et conservés dans des boîtes ou des armoires closes et bien sèches.

Pour les stériliser, on peut :

1° Les flamber ; 2° les faire bouillir ; 3° les placer à l'étuve sèche ; 4° les mettre à l'autoclave.

Le *flambage* est un procédé de chirurgie d'urgence qui a des inconvénients et ne donne pas une sécurité absolue. Il suffit de passer les instruments au-dessus de la flamme d'un fourneau à gaz, ou d'une lampe à alcool, ou plutôt de déposer les instruments sur un plat, de verser un peu d'alcool et de l'allumer comme un punch.

L'*ébullition* est une excellente méthode, pour la chirurgie courante, qui se fait à la ville ou à la campagne. On fait bouillir de l'eau additionnée de borate ou de carbonate de soude ; on y jette les instruments, et l'ébullition doit durer une demi-heure et même trois quarts d'heure.

Dans les hôpitaux, on stérilise volontiers les instruments par l'air chaud dans l'*étuve de Poupinel*. La température est maintenue, pendant trois quarts d'heure, à 150° et même 180°.

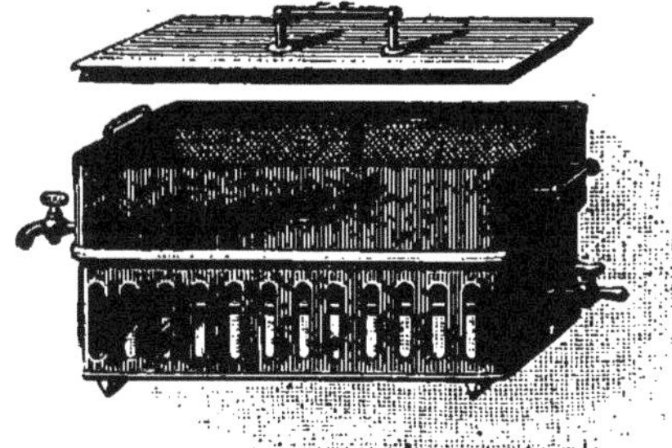

**Fig. 241. — Bouilloire pour instruments. Cette bouilloire est chauffée par une rampe à gaz.**

La chaleur humide et sous pression de l'*autoclave* peut rouiller l'acier et noircir le nickel, au moment du refroidissement de l'appareil ; on évite cet inconvénient en plongeant les instruments dans des récipients contenant de l'alcool ou une solution boratée à 2 p. 100.

*b.* **Stérilisation des matériaux de pansement. —**

Les principaux matériaux de pansement qui doivent être stérilisés sont les *compresses* de gaze, les *champs*, les *tampons* de coton hydrophile, les *fils* à suture et à ligature, les *drains* et les *gants* de caoutchouc.

La *chaleur sèche* de l'étuve ne leur convient pas ; elle devrait atteindre 180 à 200° pour être efficace, et elle pourrait détériorer les objets.

Le meilleur procédé de stérilisation est la *chaleur humide*, soit par l'ébullition prolongée de l'eau, soit par la vapeur sous pression de l'autoclave.

En ville, on fera bouillir les compresses, les fils et les drains dans de l'eau additionnée de sel de cuisine, pendant trois quarts d'heure.

A l'hôpital, on les soumettra à l'action de la vapeur fluente, sous pression, de l'autoclave, pendant une heure.

Le *catgut* nécessite une technique spéciale; aussi est-il délivré, tout préparé et stérilisé à l'alcool, dans des tubes ou des flacons, que le chirurgien ouvre au moment de s'en servir.

*c.* **Stérilisation des ustensiles.** — Les ustensiles tels que les *cuvettes*, les *bassins* et les *plateaux* peuvent être flambés à l'alcool, mais le « punch » ne donne pas toutes les garanties. Il est préférable, en ville, de les faire bouillir dans une solution carbonatée ou boratée et, à l'hôpital, de les passer à l'étuve ou à l'autoclave, pendant une heure.

*d.* **Stérilisation de l'eau.** — L'eau doit toujours être stérilisée. Quelle que soit sa provenance, elle est suspecte. On peut la débarrasser de ses germes, par la filtration ou par l'addition de substances antiseptiques; mais les chirurgiens préfèrent l'emploi de la chaleur.

En pratique, il suffit de la faire bouillir pendant une demi-heure.

Dans les hôpitaux et dispensaires, des autoclaves spéciaux permettent de distribuer de l'eau chaude ou froide, filtrée et stérilisée.

## III. — PRÉPARATIFS D'UNE OPÉRATION.

1° ***A l'hopital***. — Un malade doit être opéré.

Le chirurgien a fixé la date et l'heure de l'opération; c'est l'infirmière qui est chargée des préparatifs.

Elle s'occupe d'abord du malade. Par son tact, sa dou-

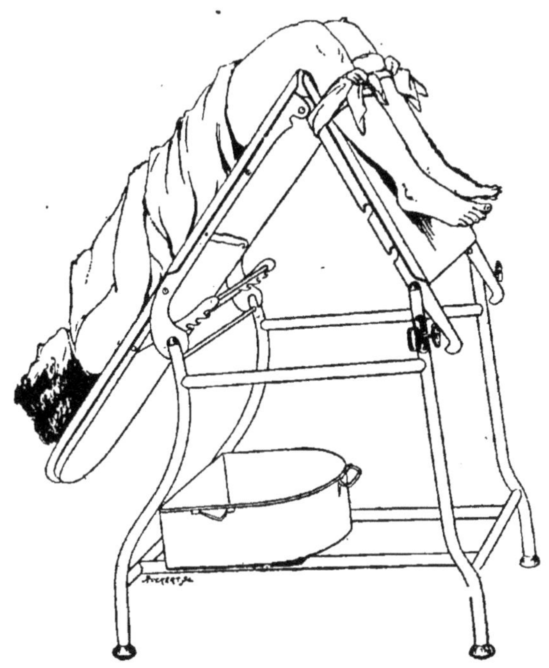

Fig. 242. — Table d'opération (position de Trendelenburg).

ceur, ses bonnes paroles, elle saura le rassurer sur les conséquences de l'intervention chirurgicale. Elle évitera de donner des détails et de faire des réflexions pour ne pas l'effrayer.

Elle procédera, pendant quelques jours, à la *désinfection du malade*. Sauf indication contraire, elle lui fera prendre un bain; elle le purgera et lui administrera un lavement.

Les fosses nasales seront nettoyées par des irrigations

d'eau bouillie salée et aseptisées par de l'huile mentholée ou de la vaseline résorcinée.

Les dents seront soigneusement brossées et savonnées, la bouche fréquemment lavée pour éviter les infections des voies respiratoires et des glandes parotides.

L'infirmière s'occupera surtout de la région opératoire,

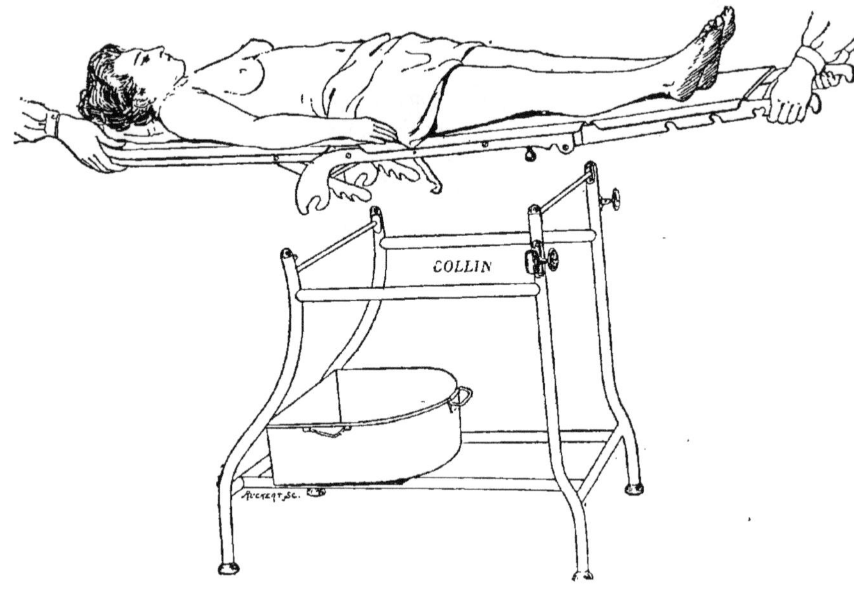


Fig. 243. — Table d'opération (position horizontale).

qui doit être rasée, — s'il y a des poils, — savonnée et brossée à l'eau bouillie chaude, frottée à l'alcool et à l'éther, et recouverte de compresses stérilisées maintenues par des bandages.

Le matin de l'opération, elle *prépare la salle*, dont elle surveille le chauffage, le nettoyage et l'éclairage.

Elle vérifie le matériel : les tables, les lavabos, les cuvettes.

Dans la pièce voisine, elle a fait fonctionner l'autoclave et l'étuve pour la stérilisation des instruments, des liquides, des récipients et des objets de pansement.

Elle installe ensuite la salle d'opération, suivant l'habitude ou les indications du chef de service.

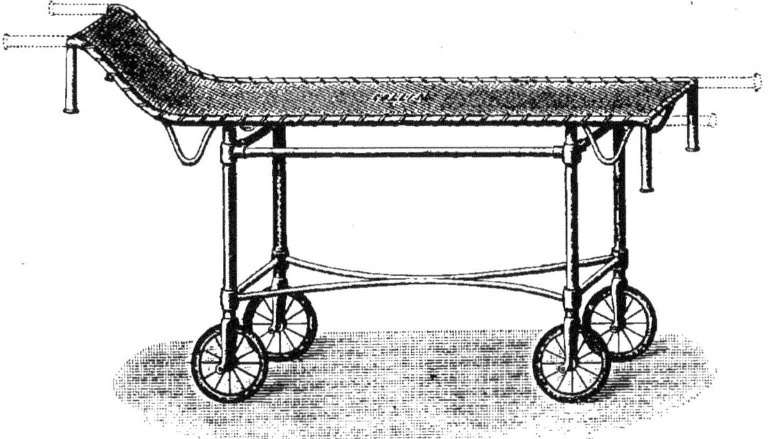

Fig. 244. — Chariot-brancard.

Elle place sur une étagère ou une petite table le matériel d'anesthésie; sur une autre, les boîtes, les compresses et

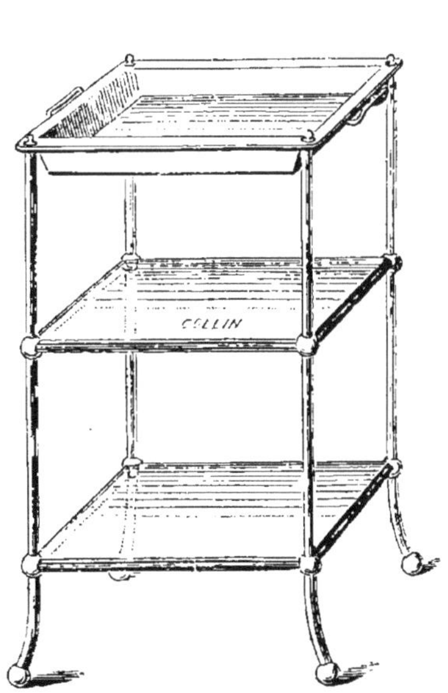

Fig. 245. — Étagère à instruments.

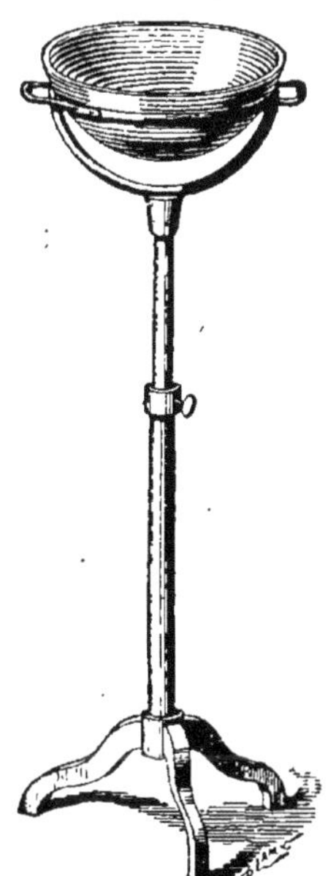

Fig. 246. — Porte-cuvette.

les plateaux remplis d'instruments nécessaires au chirurgien ; elle range sur une troisième les fils, les drains et les compresses, que l'aide doit utiliser; enfin elle dispose quelques cuvettes pour les liquides.

Quand tout est prêt, le malade, déjà anesthésié, est amené sur un brancard et déposé sur la table d'opération.

L'infirmière l'immobilise en attachant ses mains et ses pieds au moyen de sangles.

Enfin elle procède à une nouvelle *toilette du champ*

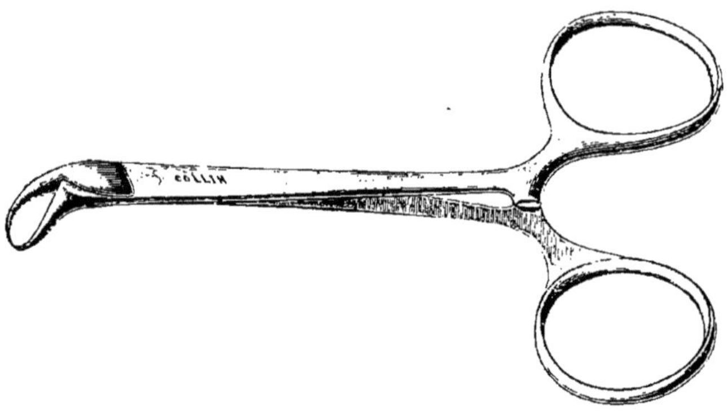

Fig. 247. — Pince pour fixer les compresses.

*opératoire :* la peau est soigneusement savonnée et brossée à l'eau bouillie chaude, frottée à l'alcool et à l'éther, badigeonnée de teinture d'iode et protégée par des compresses stérilisées.

Les préparatifs sont terminés; le chirurgien fait son opération, et l'infirmière, attentive et silencieuse, se tient à sa disposition.

2° **A la campagne**. — Il y a des circonstances où l'opération doit être faite d'urgence, à la campagne.

Retarder l'intervention qui s'impose, c'est laisser mourir le malade; négliger l'asepsie, parce qu'elle paraît impossible à réaliser, c'est tuer le malade.

Il faut donc que le chirurgien puisse opérer proprement, avec des moyens de fortune, dans tous les milieux.

On peut trouver partout du linge, des récipients, des tables; on peut faire bouillir de l'eau et flamber de l'alcool; on peut avoir à la ferme, ou dans le village, du savon, du sel de cuisine et du carbonate de soude, et cela suffit pour improviser une salle d'opération, pour stériliser les matériaux de pansement et le matériel chirurgical, pour désinfecter les mains de l'opérateur et la peau de l'opéré.

Sous la direction du chirurgien, l'infirmière va préparer ce qui est nécessaire pour une *intervention d'urgence.* D'abord, elle allumera du feu, puis elle inspectera la cuisine et la salle à manger, pour rechercher les récipients utilisables: marmites, bassines et casseroles (qui serviront de bouilloires), cuvettes, saladiers, soupières, bols, plats et assiettes (qui pourront recevoir les compresses, les drains, les fils, les instruments et les liquides).

Dans la chambre à coucher, elle trouvera du linge lessivé, des mouchoirs, des nappes, des torchons, des serviettes, qui feront des compresses et des champs.

Elle demandera de l'alcool ou de l'eau-de-vie, pour flamber les récipients et nettoyer les mains, du sel de cuisine et du carbonate de soude (« cristaux » des cuisinières), qu'elle ajoutera à l'eau qui va bouillir.

S'il fait noir, elle allumera des bougies et des lampes, elle ira chercher les lanternes de la voiture ou le phare de l'automobile ; s'il fait froid, elle fera une flambée dans la cheminée ou un punch dans les cuvettes.

Trois marmites ou casseroles remplies d'eau sont mises sur le feu. Dans l'une, elle jette quelques poignées de sel (cuiller à café par litre) et fait bouillir les compresses, les champs et les tampons empaquetés dans une serviette; dans l'autre, elle met du carbonate de soude (10 grammes par litre) et plonge les instruments et les fils; dans la troisième, la plus grande, elle stérilise de l'eau par une ébullition de trois quarts d'heure.

Pendant que s'effectue la *stérilisation*, l'infirmière doit aider le chirurgien à préparer le lit et la salle d'opération.

Après avoir choisi la pièce la plus commode, la mieux éclairée, la moins encombrée, elle évite de déplacer les meubles, d'arracher les rideaux, de balayer le plancher, pour ne pas remuer ni soulever de poussières.

Une table de cuisine, avec une toile cirée, une couverture de laine et un drap repassé au fer chaud, servira de *table d'opération.*

Elle place à côté un seau de toilette, des tables de jardin, ou des guéridons pour recevoir les cuvettes aux compresses, les vases remplis d'eau, les plats chargés d'instruments et le matériel d'anesthésie.

Des draps tendus isoleront la *salle d'opération* et permettront d'éviter le contact des poussières et des objets suspects.

Quand la stérilisation est achevée, l'infirmière retire les récipients du feu, les laisse refroidir et les apporte dans la chambre où le chirurgien va opérer.

Elle flambe alors les cuvettes et les plats, en allumant quelques cuillerées d'alcool ou d'eau-de-vie; armée d'une longue pince stérilisée, elle retire les instruments, les compresses, les drains et les fils, et les dépose dans la cuvette flambée.

Avec une louche, préalablement bouillie, elle puise de l'eau stérilisée. Elle n'a plus qu'à se laver soigneusement les mains avec de l'eau chaude, du savon et une brosse, suivant les principes déjà indiqués.

La peau du malade sera soumise à la même désinfection; grâce à la teinture d'iode, il sera facile de la stériliser parfaitement et rapidement.

Le champ opératoire est entouré de grandes compresses bouillies fixées par des pinces à forcipressure.

Le malade est endormi, les préparatifs sont achevés; le chirurgien peut maintenant procéder à l'opération.

# DEUXIÈME PARTIE

# SOINS AUX BLESSÉS

## I. — Les Plaies.

### Résumé.

*Conduite à tenir en présence d'un blessé.* — Interrogatoire ; examen ; premiers soins ; conduite et transport ; déshabillage et couchage.

### LES PLAIES

- **Plaies..**
  - 1° Plaies accidentelles....
    - Piqûres.
    - Coupures.
    - Plaies contuses..
      - ordinaires.
      - par armes à feu.
      - par arrachement.
    - Morsures.
  - 2° Plaies empoisonnées......
    - Plaies empoisonnées (poisons).
    - Plaies virulentes (rage, charbon).
    - Plaies envenimées (insectes, serpents).
  - 3° Plaies par la chaleur, les caustiques et l'électricité : Brûlures.
  - 4° Plaies par le froid : Gelures.
- **Complications des plaies..**
  - 1° Primitive. *Hémorragie*
    - capillaire.
    - veineuse.
    - artérielle.
  - 2° Secondaire. *Infection*
    - locale.
      - Lymphangite, érysipèle.
      - Adénite, phlegmon.
      - Phlébite.
    - générale.
      - Septicémie.
      - Tétanos.

### I. — *Traitement des plaies accidentelles.*

Pour obtenir la guérison des plaies, le médecin doit : éviter l'infection (asepsie), arrêter l'hémorragie (hémostase), évacuer les corps étrangers et les caillots (drainage), rapprocher les lèvres de la plaie (suture), protéger la plaie (pansement).

1° *Désinfection.* — Ne pas toucher avec les mains (gant, pince). Stériliser les instruments et les objets de pansement. Eau bouillie, lavage des mains.

Désinfection de la plaie et de ses environs.

2° *Hémostase.* — Hémorragies capillaire, veineuse, artérielle. Hémorragies légères : lavage, tamponnement, suture de la plaie, pansement. Hémorragies graves : hémostase *préventive*, soit indirecte (garrot, tourniquet, bande élastique), soit directe (forcipressure), puis hémostase *définitive* : ligature du vaisseau, suture de la plaie et pansement.

3° *Drainage et suture.* — Lavage, détersion de la plaie, à l'eau bouillie. Extraction des corps étrangers, drainage.

Suture : aiguille et fils. Agrafes de Michel.

4° *Pansement.* — *a.* Pansement sec : gaze stérilisée, coton hydrophile, ouate ordinaire, bande ;

*b.* Pansement humide (plaies septiques), eau bouillie ou solutions antiseptiques. Teinture d'iode, bains, pulvérisations.

II. — *Traitement des plaies empoisonnées.*

1° *Variétés.* — Plaies empoisonnées, virulentes, envenimées (piqûres, morsures) ; plaies anatomiques.

2° *Traitement.* — a. *Piqûres.* — Lavage, teinture d'iode ou ammoniaque.

b. *Morsures.* — Ligature du membre, débridement, ventouse, lavage et cautérisation de la plaie.

III. — *Brûlures et gelures.*

1° *Brûlures.* — Causes, degrés.

*Traitement.* — Secours aux brûlés. Pansement des brûlures par la chaleur ; pansement des brûlures par les caustiques.

2° *Gelures.* — Caractères, degrés.

*Traitement.* — Gelures simples, gelures ulcérées.

## CONDUITE A TENIR EN PRÉSENCE D'UN BLESSÉ.

L'infirmière doit avoir quelques notions sur les soins à donner aux blessés.

Tantôt elle assiste le chirurgien dans une opération ; tantôt elle fait, sous sa direction, un pansement ou un appareil ; tantôt elle porte les premiers secours à la victime d'un accident. Ce double rôle d'infirmière et de secouriste convient bien à nos dévouées « Femmes de France ». C'est pour leur permettre d'accomplir leur devoir que ce chapitre a été rédigé.

Un accident vient de se produire, dans la rue, aux champs, à l'atelier, à la maison. Que faire avant l'arrivée du médecin ?

Il faut procéder avec douceur, méthode et sang-froid ;

il faut réfléchir avant d'agir, regarder avant de toucher, ne rien faire sans savoir, s'abstenir plutôt que de nuire, essayer cependant d'être utile. Il y a donc une conduite à tenir :

Interroger d'abord le blessé et l'entourage, examiner ensuite la blessure, ne donner que les soins indispensables et urgents.

Conduire et au besoin transporter la victime de l'accident à son domicile ou à l'hôpital ; la déshabiller et la coucher, attendre enfin l'arrivée du médecin.

1° ***Interrogatoire.*** — Le blessé, atteint de syncope ou de coma, ne peut pas répondre. S'adresser aux assistants et faire un examen rapide.

Il peut répondre : vérifier le siège de la blessure, rechercher les circonstances de l'accident.

2° ***Examen.*** — Examiner rapidement, avec douceur et méthode.

Ne pas insister, pour éviter les souffrances et les complications.

On peut ainsi constater que le blessé saigne ou ne saigne pas.

S'il saigne, c'est qu'il a une plaie avec hémorragie plus ou moins abondante.

S'il ne saigne pas, il faut rechercher s'il a fait une chute ou reçu un coup (contusion, fracture, entorse, luxation) ; s'il est victime du froid ou de la chaleur (gelure ou brûlure).

3° ***Premiers soins.*** — Ne donner que les soins strictement nécessaires et d'urgence absolue : arrêter l'hémorragie, immobiliser le membre démis, forcé ou brisé, panser aseptiquement la plaie ou la brûlure. Éloigner la foule, rassurer et protéger le blessé.

4° ***Conduite ou transport du blessé.*** — Le blessé peut marcher : l'aider, le protéger, le diriger. Il ne peut pas marcher : le transporter avec des aides, soit à bras, soit sur une chaise, soit sur un brancard ordinaire ou improvisé, soit dans une voiture, soit dans une ambulance.

5° ***Déshabillage et couchage.*** — Déshabiller le blessé, en évitant de le faire souffrir.

Commencer par le membre sain et finir par le membre blessé.

S'il y a lieu, découdre ou découper les vêtements.

Préparer le lit, le recouvrir d'une alèze. Coucher et réchauffer le blessé.

6° **En attendant le médecin.** — Donner de l'air, imposer le silence et le repos. Surveiller le blessé, lui porter secours en cas de besoin, observer et noter les symptômes apparents. S'abstenir de tout commentaire, agir avec prudence, parler avec discrétion.

## I

## LES PLAIES.

### I. — PLAIES ACCIDENTELLES.

1° ***Division. — Variétés. — Complications.*** — Les plaies sont des *blessures ouvertes*. Elles sont caractérisées par de la douleur, une division de la peau et un écoulement de sang.

La douleur est plus ou moins vive; l'écartement des lèvres de la plaie dépend de la forme et de la direction du traumatisme; l'hémorragie peut devenir une complication, quand elle est abondante.

*a.* **Division des plaies.** — Suivant les parties qu'elles intéressent, les plaies sont dites *superficielles*, *profondes* ou *pénétrantes*.

Suivant leur direction, elles sont *transversales*, *obliques*, *longitudinales*. Mais on les divise ordinairement suivant leurs causes, et on distingue :

Les plaies par instruments tranchants ou *coupures*;

Les plaies par instruments piquants ou *piqûres* ;

Les plaies par instruments contondants ou *plaies contuses*.

Parmi ces dernières, on signale les :

Plaies par *armes à feu* (plaies de guerre) ;

Les plaies par *arrachement* (plaies de l'usine) ;

Les *morsures*.

D'autrepart, il y a des plaies qui se compliquent de l'inoculation d'un poison, d'un virus, d'un venin, et qui sont désignées sous le nom de *plaies empoisonnées* (empoisonnées, virulentes, envenimées).

Enfin les plaies peuvent être produites par le froid (*gelures*), tandis que d'autres sont dues à la chaleur, aux caustiques, à l'électricité (*brûlures*).

*b*. **Variétés.** — La *coupure* est le type de la plaie simple, régulière, à bords nets et peu éloignés, qui doit guérir rapidement, quand elle n'est pas infectée.

Elle est surtout produite par des couteaux, des rasoirs, des sabres (champs de bataille), des morceaux de verre, des outils tranchants (à l'atelier) ; elle s'appelle une *incision* quand elle est faite par le bistouri du chirurgien.

La *piqûre* est due à des instruments ou des objets pointus, tels que les poinçons, les aiguilles, les épingles, les clous, les épines, les échardes.

Souvent profonde et pénétrante, elle peut être la cause d'une infection grave.

La piqûre faite par le trocart du médecin est une *ponction*.

Les *plaies contuses* sont très variables en étendue et en profondeur.

Elles résultent de chocs, de coups, de chutes et d'écrasements : ce sont surtout des accidents de la rue et de l'atelier.

Elles sont fréquemment souillées par la terre, du charbon, de la graisse, du fumier, et peuvent se compliquer de la présence d'un corps étranger.

On distingue les *plaies par arrachement* produites dans les usines par des engrenages, des roues, des courroies de transmission, et les *plaies par armes à feu*, qui sont des blessures de guerre ou des accidents de chasse. L'hémorragie, rare dans les premières, est au contraire la complication redoutable des dernières.

Les *morsures* ne sont pas toujours des plaies contuses ;

elles peuvent être — suivant la dent qui mord — tantôt des piqûres, tantôt des coupures et tantôt des plaies par écrasement ou par arrachement (morsure de cheval).

*c*. **Guérison des plaies.** — Les plaies ont une tendance naturelle à guérir. Tantôt elles se cicatrisent, en quelques jours, sans laisser de trace apparente : c'est la *réunion primitive* ou par première intention.

Tantôt elles suppurent et se ferment lentement, en laissant une marque indélébile. C'est la *réunion secondaire* ou par seconde intention.

Dans le premier cas, il y a d'abord un léger écoulement de sang, puis un suintement de liquide séreux, et en quelques jours la cicatrisation est terminée.

Mais, quand la plaie est infectée, on voit apparaître un liquide jaune et épais, le *pus*, qui remplace le sang et la sérosité ; des bourgeons charnus se développent, et, au bout d'un temps plus ou moins long, la surface granuleuse se couvre d'une pellicule violacée qui constitue la cicatrice.

Cette guérison lente, caractérisée par la *suppuration*, peut être retardée ou arrêtée par des complications locales ou générales.

*d*. **Complications des plaies.** — Parmi les *complications* des plaies, les unes sont *immédiates*, — hémorragie, corps étranger, fracture d'un os, inoculation d'un virus, d'un poison ou d'un venin; — les autres sont *secondaires*, et l'infirmière doit les connaître pour tâcher de les éviter. Ces complications, plus ou moins tardives, sont *locales* ou *générales* et résultent d'infections diverses.

Toujours sérieuses, souvent graves, elles sont parfois mortelles ; grâce à l'antisepsie, elles sont devenues très rares. On ne voit plus, comme autrefois, ces épidémies chirurgicales qui déciment les hôpitaux et les ambulances, tuant les opérés et les blessés.

Les principales complications locales sont la lymphangite, l'adénite, l'érysipèle, le phlegmon et la phlébite. La *lymphangite*, appelée quelquefois angioleucite, est l'inflammation des vaisseaux lymphatiques.

Les bords de la plaie rougissent, se gonflent et deviennent douloureux; des traînées roses apparaissent au niveau des régions infectées; les ganglions voisins sont envahis, et la lymphangite s'accompagne d'*adénite*.

Les piqûres de la main, les écorchures du pied, présentent souvent ces deux complications.

L'*érysipèle* a les mêmes caractères que la lymphangite, mais le gonflement est plus marqué, et ses bords sont plus limités.

L'état général est mauvais, le malade a des frissons, de la fièvre, des nausées et des vomissements. L'isolement doit être rigoureux pour éviter la contagion.

Le *phlegmon* envahit le tissu graisseux sous-cutané. Circonscrit ou diffus, suivant son étendue, il se termine presque toujours par la suppuration, mais peut aussi guérir par résolution.

La gravité dépend surtout de l'état antérieur du malade : diabète, alcoolisme.

La *phlébite*, ou inflammation des veines, est assez fréquente dans les infections puerpérales.

Elle nécessite un repos absolu et prolongé de la région malade, car le déplacement d'un caillot veineux peut amener la mort par embolie.

Le *tétanos* est caractérisé par la raideur des muscles du cou et du tronc, la contraction violente des mâchoires, des crises convulsives et une fièvre intense.

Cette complication redoutable, presque toujours mortelle, est due à un bacille qui vit dans le sol ; on l'évitera en désinfectant soigneusement les plaies souillées par du fumier, de la terre ou de la boue.

La *septicémie*, qui tuait autrefois les opérés dans les hôpitaux, est maintenant une exception.

Elle présente des symptômes très graves : fièvre élevée, sueurs abondantes, prostration continuelle, langue sèche et même rôtie. L'infection est généralisée et se termine le plus souvent par la mort.

2° ***Traitement des plaies***. — Le traitement a pour

but d'obtenir la guérison rapide des plaies, sans suppuration et sans complication.

Supprimer le pus, c'est obtenir une réunion immédiate sans cicatrice fâcheuse ; éviter les complications, c'est épargner au blessé des accidents toujours graves et parfois mortels.

Nous savons maintenant, depuis les mémorables travaux de *Pasteur*, que l'infection est le danger qui menace toutes les plaies, que cette infection est produite par certains microbes, tels que le staphylocoque et le streptocoque.

Le médecin devra éviter et supprimer les microbes par l'*asepsie* et l'*antisepsie*.

Il arrêtera l'*hémorragie*, qui est une complication immédiate et souvent sérieuse ; il retirera les *corps étrangers* et facilitera l'écoulement du sang et de la sérosité par le *drainage* ; il rapprochera les lèvres de la plaie par des points de *suture* ou des *agrafes*.

Un *pansement* protégera la plaie contre les poussières et les microbes du dehors. Le traitement des plaies peut donc se résumer en quelques mots : désinfection, hémostase, évacuation des corps étrangers, drainage, suture et pansement.

*a.* **Désinfection.** — Il est inutile de revenir sur ce qui a été dit au chapitre de la stérilisation.

Pour réaliser l'asepsie, il faut éviter d'infecter la plaie par les mains, les instruments, les ustensiles, les pièces de pansement et les liquides. Tout ce qui va toucher la plaie sera donc désinfecté : les *mains* brossées et savonnées à l'eau bouillie, dégraissées à l'alcool, seront protégées par des gants de caoutchouc bouillis ou autoclavés.

Les *instruments* et les *ustensiles* seront flambés ou mieux soumis à une ébullition prolongée dans l'eau carbonatée. Les *pièces de pansement* — compresses, tampons, drains, et fils — seront également bouillies ou passées à l'autoclave.

Pour les lavages, on emploiera l'*eau bouillie* pure ou salée et exceptionnellement les solutions antiseptiques.

En stérilisant tout ce qui peut approcher la plaie, les mains, les instruments, les liquides de lavage, les matériaux de pansement, on a réalisé une asepsie préventive.

Il faut aussi *désinfecter la plaie* et ses environs.

La peau sera brossée et savonnée, frottée à l'alcool ou à l'éther ; la plaie sera lavée à l'eau bouillie, pure ou salée.

On se contente maintenant d'une application de teinture d'iode, fraîchement préparée, sur la plaie et sur ses bords.

Puis on procède au *pansement*, qui doit être occlusif et protecteur ; il ferme la porte aux microbes et aux poussières, et il protège la blessure contre les chocs extérieurs.

Mais, avant de terminer le pansement, le médecin peut avoir à s'occuper d'une complication importante : l'hémorragie.

*b.* **Hémostase.** — Toutes les plaies saignent plus ou moins ; l'importance de l'hémorragie dépend de la nature et du calibre des vaisseaux ouverts.

Tantôt le sang est d'un rouge sombre et ruisselle en nappe : c'est l'hémorragie *capillaire*. Tantôt il est d'un rouge violet et s'écoule en jet régulier et continu : c'est l'hémorragie *veineuse*, qui augmente si on fait de la compression entre la plaie et le cœur, mais qui diminue ou s'arrête si on serre fortement entre la plaie et les extrémités.

Tantôt il est d'un beau rouge vif et s'échappe en jets saccadés, correspondant aux battements du cœur : c'est l'hémorragie *artérielle*, qui cesse quand on comprime entre la plaie et le cœur.

Le plus souvent, les hémorragies sont *mixtes* et résultent de la déchirure de plusieurs vaisseaux capillaires, veineux et artériels.

L'infirmière doit être capable d'arrêter une hémorragie accidentelle, en attendant l'intervention du médecin.

Son hémostase *improvisée* ne sera que *provisoire*, mais elle peut sauver une existence.

S'il appartient au médecin de placer une pince (forcipressure) ou un fil (ligature) sur le vaisseau qui saigne, il est permis à toute personne de bon sens et de bonne volonté d'arrêter une hémorragie grave par la compression directe ou indirecte.

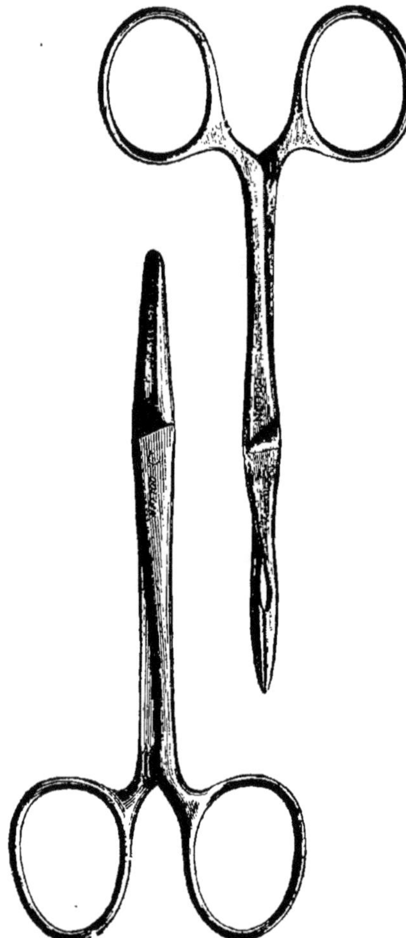

Fig. 248. — Pinces hémostatiques.

On n'emploie plus les *hémostatiques* : astringents et absorbants, eau chaude et eau froide, caustiques et fer rouge. Tous ces agents sont inutiles, impuissants ou dangereux ; le perchlorure de fer, qui est caustique, est aussi nuisible que la toile d'araignée qui est sale.

La *compression* est le seul traitement de l'hémorragie. Elle est *directe* ou *indirecte*, suivant qu'elle est faite sur la plaie ou à distance, sur le trajet du vaisseau qui saigne.

Elle est pratiquée avec les doigts, *compression digitale* ; avec des instruments ou des appareils, *compression mécanique* ; avec des pansements, *tamponnement*.

Avant de l'employer, on a recours à des moyens préliminaires, qui sont : l'*élévation* de la partie blessée, l'*ex-*

*tension* ou la *flexion* forcées du membre qui saigne, le *lavage* de la plaie à l'eau bouillie froide ou chaude. Si ces

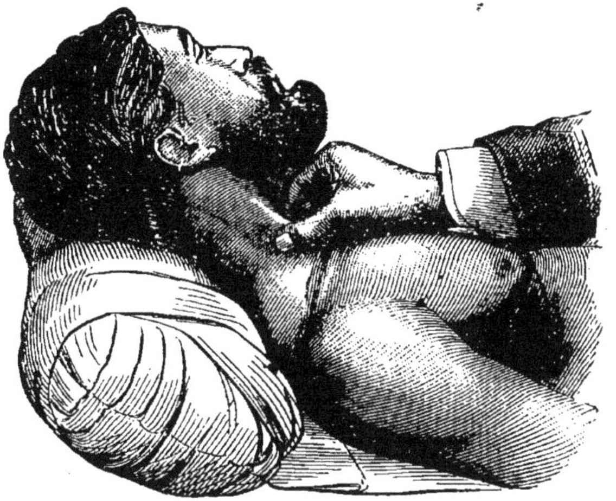

Fig. 249. — Compression de l'artère carotide primitive par pincement.

moyens simples ne réussissent pas, on fait sans tarder de la compression.

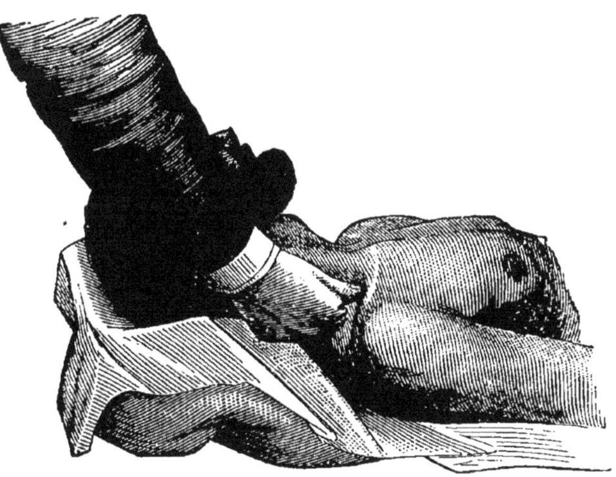

Fig. 250. — Compression de l'artère sous-clavière sur la première côte.

On essaye d'abord la *compression directe* sur la plaie, en appliquant un doigt propre ou un tampon asep-

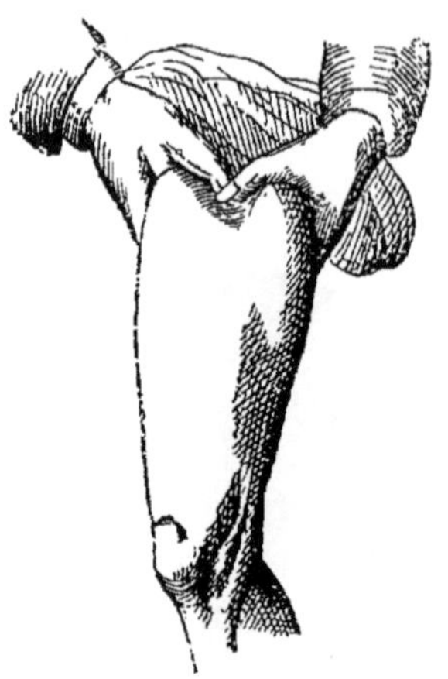

Fig. 251. — Compression de l'artère fémorale au pli de l'aine.

tique, puis on achève le pansement, en serrant fortement avec de la gaze, de la ouate et une bande.

Mais le sang coule toujours; un jet rouge et saccadé indique une hémorragie artérielle, que faire ?

Le chirurgien n'hésitera pas, il posera une pince sur le vaisseau et fera de la *forcipressure*, préface de la *ligature* définitive.

Mais l'infirmière ne peut que pratiquer la *compression indirecte*, à distance de la plaie. Qu'elle comprime avec ses doigts ou avec des appareils, elle doit connaître le trajet des principales artères et les *points d'élection* pour la compression.

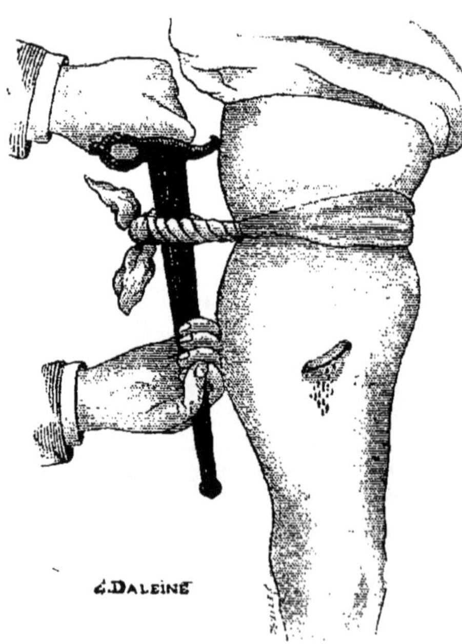


Fig. 252. — Garrot improvisé.

A la tête, la *temporale* est facile à voir et à toucher; au cou, la *carotide* se montre dans le sillon qui existe entre le larynx et le muscle sterno-cléido-mastoïdien ; dans les blessures de l'épaule et de l'aisselle, on écrase la *sous-clavière* dans la « salière », c'est-à-dire au-dessus de la clavicule; pour l'avant-bras et le bras, on appuie sur l'*humérale*, qui est en dedans du biceps.

Au poignet et à la main, on trouve facilement la *cubitale* en dedans, et la *radiale* (l'artère du pouls) en dehors ; à la cuisse, le milieu du pli de l'aine indique le passage de la *fémorale*; la flexion forcée du genou permet d'aplatir la

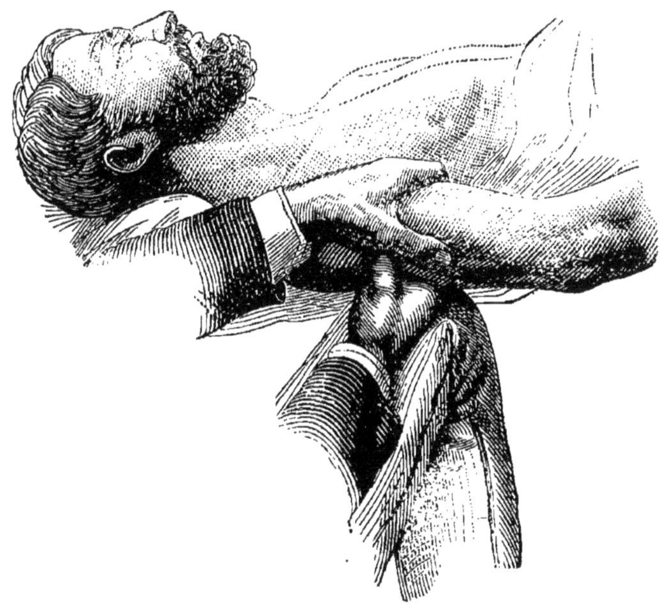

Fig. 253. — Compression de l'humérale (Farabeuf).

*poplitée* dans les hémorragies de la jambe et du pied.

La compression digitale est difficile et pénible; il faut donc remplacer les doigts fatigués par un *appareil improvisé.*

Il y a trois types d'appareils : le garrot, la bande élastique et le tourniquet :

1° Le plus puissant et le plus pratique des compresseurs est le *garrot*; on peut le préparer immédiatement avec une corde et un bâton, en y joignant, si possible, une pelote et une plaque.

Comme *lien*, on prend un mouchoir, une serviette, un foulard, une corde, une ceinture, une jarretière, une bretelle, un tuyau de caoutchouc, une chaîne, une courroie, pour entourer le membre blessé.

Le lien est tordu au moyen d'un *bâton*, d'une canne, d'un parapluie, d'un sabre, d'une baguette de fusil ou de

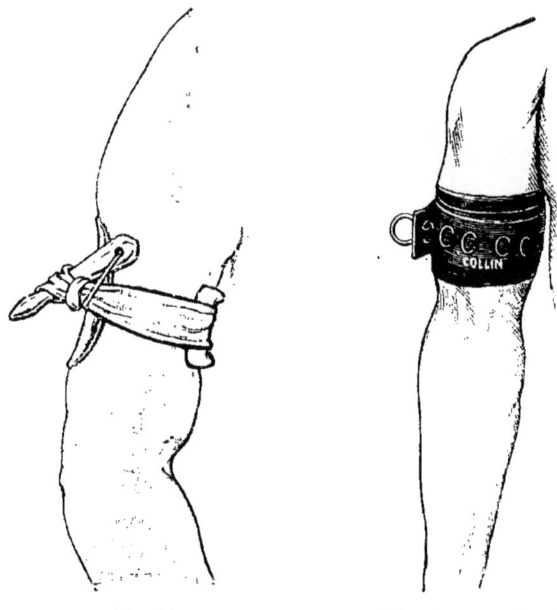


Fig. 254. Garrot du bras.

Fig. 255. — Bande de Nicaise.

tambour, d'une règle, d'un crayon, d'une clé, d'une tige quelconque.

Sur le trajet du vaisseau, au point d'élection, on place une *pelote*, un caillou, une bande roulée, un bouchon, et sur le côté opposé on applique un morceau de carton ou de bois, une compresse, une écorce, une plaque de ceinture. En tournant le bâtonnet, on obtient une constriction énergique, qui devra être surveillée pour éviter la gangrène.

2° La *bande élastique*, inventée par Esmarch et modifiée par Nicaise, est un ruban de tissu élastique, d'une longueur de 1 mètre et d'une largeur de 5 centimètres. Elle présente à une extrémité un crochet métallique et à l'autre une dizaine d'anneaux situés sur sa face externe.

Employée dans les opérations des membres pour faire une hémostase préventive, elle peut être remplacée, en cas d'hémorragie accidentelle, par une bretelle, un tube de caoutchouc ou une ceinture élastique.

3° Le *tourniquet à baguettes* est formé de deux bâtonnets réunis par une de leurs extrémités au moyen d'une cordelette ; on applique une baguette sur le trajet de l'artère, et l'autre sur le côté opposé du membre ; il n'y a plus qu'à rapprocher les extrémités libres, en les serrant avec une ficelle, pour obtenir une forte compression.

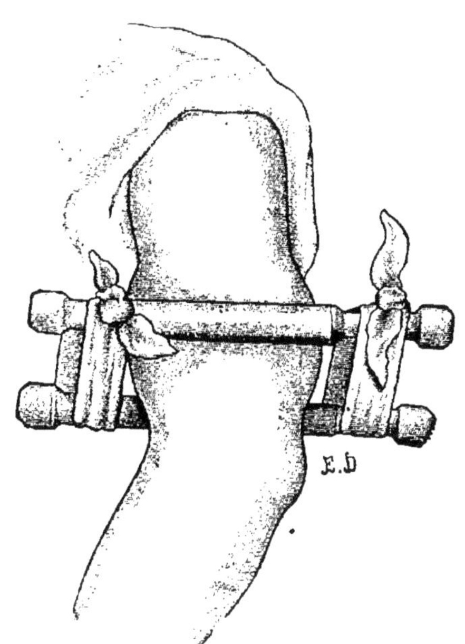


Fig. 256. — Tourniquet de Wolker.

Tous ces appareils, le garrot, la bande élastique et le tourniquet, sont douloureux et dangereux. Supprimant la circulation dans un membre, ils peuvent amener rapidement la gangrène.

Ils ne sont donc que *provisoires*, et ils seront desserrés de temps en temps, en attendant que le médecin arrive et pratique l'*hémostase définitive*, la *ligature* du vaisseau qui saigne et la *suture* de la plaie.

Conduite a tenir en présence d'une hémorragie. — Un blessé est atteint d'hémorragie : tandis qu'on va chercher le médecin, l'infirmière donnera les premiers secours.

Elle doit d'abord chercher d'où vient le sang ; en faisant cet examen rapide, elle pose le diagnostic et prépare le traitement.

Elle commence par *élever* et *dégager* la partie qui saigne; elle retire tout ce qui peut gêner la circulation, la jarretière qui comprime la jambe, la manche qui serre le bras, la cravate qui étrangle le cou.

Elle lave ensuite la plaie avec de l'*eau bouillie*, froide ou chaude; puis elle applique un *pansement* sec avec de la gaze et de la ouate stérilisées.

Ce pansement aseptique et compressif suffit pour arrêter une hémorragie capillaire.

Le sang coule, le pansement est traversé; il faut faire de la *compression directe*, d'abord avec le doigt propre, puis avec des tampons de gaze, de linge ou le coton hydrophile.

Ce tamponnement, maintenu pendant quelque temps, assure l'hémostase, dans les hémorragies moyennes, provenant de petites veines ou d'artérioles. Il sera suivi d'un pansement épais et serré, et la région sera immobilisée en position élevée.

Le sang coule toujours : une grosse veine donne du sang noir, une artère lance des jets saccadés de sang rouge.

En attendant que le médecin fasse une *forcipressure* provisoire et une *ligature* définitive, l'infirmière doit pratiquer une *compression indirecte.*

Elle place les doigts au point d'élection et elle prépare un appareil pour maintenir la compression.

Avec un bâton, un mouchoir et un caillou, elle improvise instantanément un *garrot* ; avec deux baguettes, serrées à leurs extrémités par des ficelles, elle fabrique un *tourniquet*; une bretelle, un tuyau de caoutchouc, une ceinture élastique permettent de remplacer la *bande de Nicaise.*

Elle peut donc, partout et toujours, arrêter provisoirement une hémorragie grave et sauver la vie d'un blessé.

*c.* **Drainage et suture de la plaie.** — En réalisant

l'asepsie de tout ce qui va toucher la plaie, le chirurgien évite l'*infection*, c'est-à-dire la suppuration et les complications secondaires.

Par la compression directe ou indirecte, il fait une *hémostase* provisoire, qui sera suivie, en cas d'hémorragie grave, de la forcipressure et de la ligature du vaisseau qui saigne.

Il doit encore rechercher s'il y a dans la plaie un *corps étranger* : écharde, aiguille, morceau d'étoffe ou éclat de verre.

Il en fera l'extraction avec une pince stérilisée. Quelques lavages à l'eau bouillie entraîneront la saleté et les caillots.

Dans les plaies profondes, anfractueuses, quand il prévoit de la suppuration ou la rétention d'une certaine quantité de sang et de sérosité, il assure l'évacuation des liquides par le *drainage*.

Il place à la partie déclive un drain de caoutchouc percé de trous et maintenu au dehors par un fil ou une épingle anglaise.

Ce drain plus ou moins gros, suivant les indications, est retiré au bout de quelques jours.

Il rapproche aussi les lèvres de la plaie par des points de *suture* au crin de Florence, ou au fil de lin, au moyen de l'aiguille de Reverdin.

Dans certains cas, il se contente d'appliquer les agrafes de Michel.

*d.* **Pansement de la plaie.** — La plaie a été soigneusement désinfectée; l'hémostase est assurée; les corps étrangers et les caillots ont été retirés ; le drainage va permettre l'évacuation du pus, du sang ou de la sérosité ; la suture est faite : la plaie est donc fermée et doit marcher vers la cicatrisation.

Il faut maintenant la recouvrir d'un *pansement aseptique*, qui sera absorbant, occlusif et protecteur.

On réalise ces conditions en faisant un *pansement sec*, avec de la gaze stérilisée, du coton hydrophile et de la ouate ordinaire, que l'on fixe au moyen d'une bande de gaze, de crêpe ou de tarlatane.

La région blessée est immobilisée et maintenue en position élevée.

Si la plaie est aseptique, s'il y a de la suppuration, il est préférable de faire un *pansement humide.*

On applique des compresses bouillies, imbibées d'eau

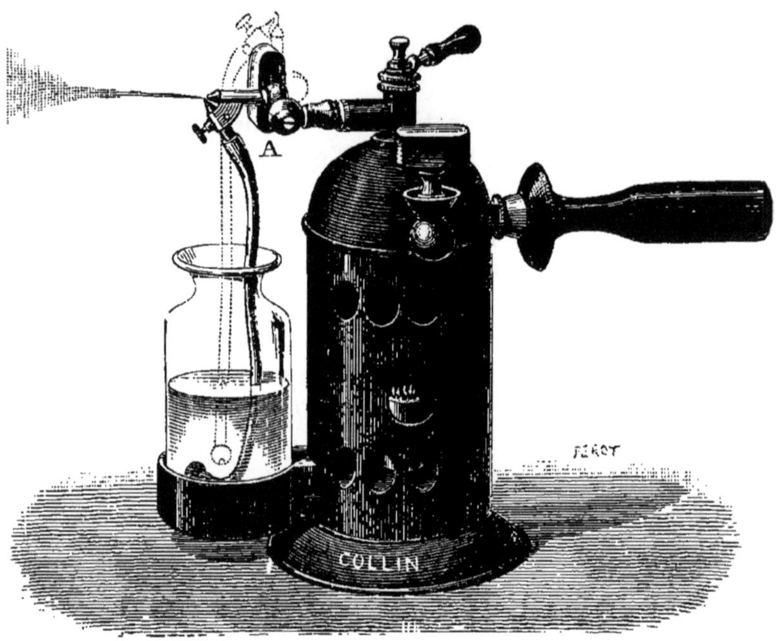


Fig. 257. — Pulvérisateur de Championnière.

bouillie pure ou additionnée de substances antiseptiques.

On peut également faire des badigeonnages de teinture d'iode.

Dans les cas graves, quand il y a une complication, on a recours aux bains locaux et aux pulvérisations antiseptiques.

En résumé, le traitement d'une plaie comprend plusieurs temps.

D'abord, l'*asepsie préventive* de tout ce qui peut toucher la plaie : lavage des mains, stérilisation par la chaleur, de l'eau, des tissus et objets de pansements, des ustensiles et des instruments. Puis la *désinfection de la plaie*, suivie ou non de l'hémostase, de l'extraction des corps étrangers, du drainage, de la suture. Enfin le *pansement* sec ou humide, rare ou fréquent, avec de la gaze, du coton hydrophile, de la ouate ordinaire et une bande.

## II. — PLAIES EMPOISONNÉES.

Les plaies empoisonnées sont celles qui se compliquent de l'inoculation, d'un poison, d'un virus ou d'un venin.

On les divise donc en : plaies *empoisonnées* (par armes ou objets empoisonnés), plaies *virulentes* (rage, charbon), plaies *envenimées* (piqûres d'insectes, morsures de serpents).

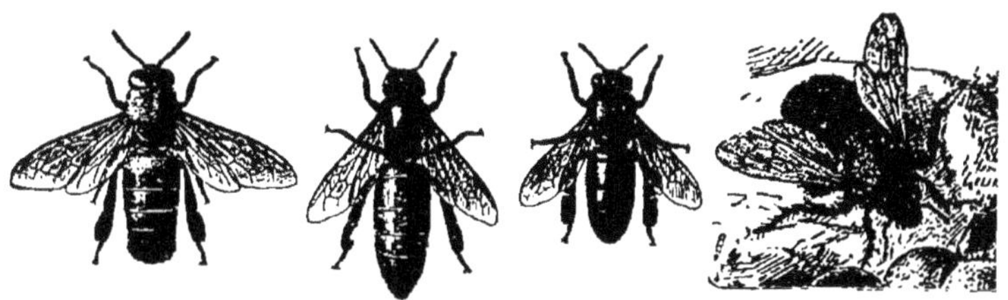

Fig. 258. — Abeilles. Fig. 259. — Frelons.

Au point de vue pratique, il n'y a que des *piqûres* et des *morsures* soit virulentes, soit envenimées.

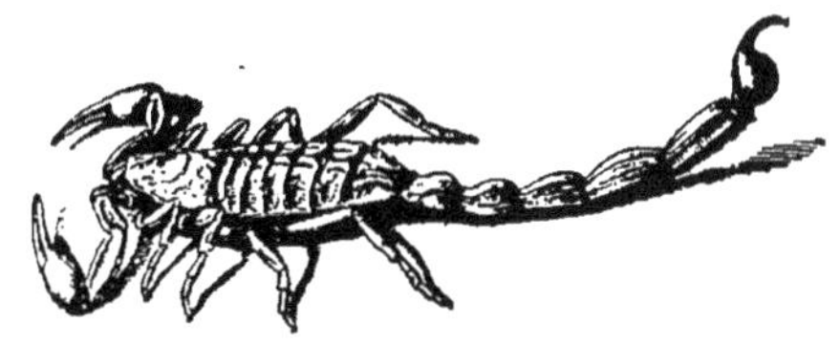

Fig. 260. — Scorpion.

1° ***Piqûres***. — *a*. **Piqûres envenimées.** — Certains insectes, tels que l'abeille, la guêpe, le bourdon et le frelon, quelques araignées et les scorpions font des *piqûres envenimées*, qui ne peuvent devenir graves que par leur nombre ou leur siège.

Il faut donc extraire l'aiguillon, s'il est resté dans la

plaie, laver avec de l'eau fraîche et appliquer quelques gouttes d'ammoniaque ou de teinture d'iode.

*b.* **Piqûres virulentes.** — Elles sont produites par des mouches vivant sur des cadavres de bœufs ou de moutons atteints de *charbon*.

Il y a d'abord, au point d'inoculation, une petite tache rouge, « la puce maligne », qui grandit rapidement et forme en quelques jours une plaque de gangrène entourée d'une auréole inflammatoire, qui constitue la « pustule maligne ». La maladie peut infecter tout l'organisme et devenir mortelle.

Il faut l'éviter et la combattre en lavant soigneusement et en badigeonnant de teinture d'iode toutes les piqûres suspectes et toutes les écorchures dont sont victimes les mégissiers, les équarisseurs, les bouchers, les bergers, les vétérinaires et tous les ouvriers qui travaillent les poils, les cornes, les os et la peau.

Les piqûres de certains moustiques, les anophèles, peuvent inoculer le parasite du *paludisme* et, par conséquent, produire la fièvre intermittente.

Il faudra surtout faire de la prophylaxie, dans les pays à malaria, par l'emploi de toiles métalliques aux fenêtres et de moustiquaires autour du lit.

2º ***Morsures***. — *a.* **Morsures envenimées.** — Les *morsures envenimées* sont fréquentes et souvent mortelles dans les pays tropicaux, où abondent les serpents venimeux.

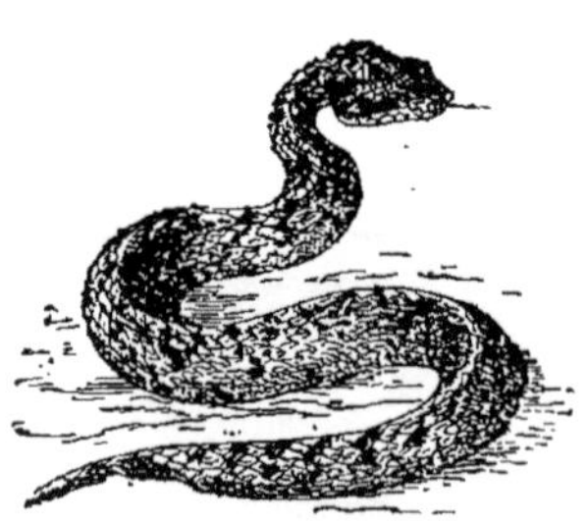

Fig. 261. — Vipère.

Elles sont plus rares et moins graves dans nos régions tempérées, où nous n'avons à redouter que la morsure de la vipère.

Le venin est versé dans la plaie au moyen de deux crochets canaliculés et mobiles.

Le blessé ressent aussitôt une douleur cuisante : la

région est rouge, gonflée et engourdie, l'état général devient inquiétant, il y a des nausées, des vertiges, des sueurs froides, de l'angoisse, une respiration embarrassée, des menaces de syncope, un pouls faible et rapide ; quelquefois la mort peut survenir.

Conduite a tenir. — Il faut intervenir immédiatement pour empêcher la pénétration du venin dans l'organisme. D'abord, serrer le membre blessé, entre la plaie et le cœur, avec un mouchoir, une corde, une bretelle, une ceinture ou un lien quelconque.

Pour évacuer le venin, faire saigner la plaie après l'avoir débridée avec un canif, la laver le plus possible. Appliquer une petite ventouse, au lieu de pratiquer la succion buccale, malpropre et dangereuse.

Cautériser énergiquement avec une tige de fer, une tringle de rideau, une aiguille à tricoter, une lame de canif, chauffées au rouge.

Soutenir l'état général avec des boissons stimulantes, des grogs, du thé, du café ; frictions sur le corps et repos au lit.

Si le médecin est appelé dans les premières heures qui suivent la morsure, il pourra faire une injection de sérum antivenimeux de Calmette.

*b.* **Morsures virulentes.** — Le virus de la *rage* est inoculé par la morsure d'animaux enragés, le chien, le chat, le cheval, etc.

Toute personne mordue par un animal suspect de rage doit être immédiatement dirigée vers l'institut Pasteur le plus proche : Paris, Bordeaux, Lille, Lyon, Marseille, Montpellier, Alger et Tunis.

Mais, en attendant, il faut donner les premiers soins en employant la méthode qui convient aux morsures envenimées : lier le membre, au-dessus de la plaie, avec un garrot improvisé, ou une bande bien serrée; débrider, faire saigner et laver le plus possible, cautériser au fer rouge et faire un pansement antiseptique.

3° *Plaies anatomiques.* — A côté des plaies virulentes, on peut placer les écorchures, coupures et piqûres *anatomiques*.

Ce sont des blessures fréquentes chez les médecins qui font des autopsies, chez les étudiants qui dissèquent, chez les ouvriers qui préparent des squelettes ou empaillent des animaux.

Il faut immédiatement laver ces petites plaies, qui paraissent insignifiantes, mais qui peuvent être cependant suivies d'accidents graves et même de la mort.

Après lavage et désinfection, on appliquera un pansement aseptique et occlusif.

## III. — BRULURES.

***Causes***. — Les brûlures sont produites par la *chaleur* ou les substances *caustiques*.

Les corps chauds peuvent être solides (fer rouge, charbon ardent), liquides (eau bouillante, boissons chaudes), gazeux (vapeurs, flammes).

De même les substances caustiques sont tantôt solides, comme la potasse ou la chaux ; tantôt liquides, comme le vitriol ou l'eau-forte ; tantôt gazeuses, comme le chlore.

***Signes***. — Suivant la profondeur des lésions, on distingue trois degrés qui correspondent aux trois types de révulsion : la rubéfaction, la vésication et la cautérisation ou mortification.

Le premier degré est caractérisé par la rougeur de la peau avec cuisson, gonflement et douleur vive. Le « coup de soleil » est un type de ces brûlures.

Dans le deuxième degré, l'épiderme est soulevé et forme des ampoules ou phlyctènes, comme après l'application d'un vésicatoire.

L'eau bouillante est la cause habituelle de cet accident.

Le troisième degré intéresse les tissus plus profonds, qui sont détruits et qui s'éliminent lentement comme des parties gangrenées.

Il y a donc mortification de la peau et même des muscles et des os, suivant l'intensité et la durée de la cause : fer rouge, flammes d'un incendie.

*Traitement.* — *a.* **Secours aux brûlés.** — Avant de panser la brûlure, il faut secourir le brûlé.

Si les vêtements ont pris feu, il est urgent d'étouffer les flammes.

Rouler la victime dans un drap, un édredon, une couverture, un tapis, fermer les portes et les fenêtres pour éviter un appel d'air, qui rallumerait l'incendie.

Verser de l'eau sur les vêtements.

En attendant le médecin, déshabiller le blessé, avec méthode et douceur, pour ne pas le faire souffrir.

Enlever si possible, découdre et même couper les vêtements adhérents à la peau ; éviter surtout d'arracher l'épiderme.

*b.* **Pansements des brûlures par la chaleur.** — Des lotions, des bains, des compresses humides suffisent pour calmer la cuisson et diminuer le gonflement des brûlures au premier degré.

On peut ajouter des cataplasmes de fécule ou des onctions avec de l'huile, de la graisse, de la vaseline, du cold-cream.

Quand l'épiderme est soulevé, le danger est l'infection, avec ses conséquences : la suppuration et les cicatrices fâcheuses.

Il faut donc traiter aseptiquement les brûlures, au deuxième et troisième degré, qui sont des plaies comme les autres.

On a préconisé le pansement à l'acide picrique : les compresses, imbibées de la solution saturée et bien exprimées, sont recouvertes de gaze stérilisée et de plusieurs couches d'ouate.

Il est plus simple de faire un pansement sec avec de la gaze, du coton hydrophile et de la ouate ordinaire, qu'on renouvellera très rarement.

L'infirmière évitera les applications de remèdes populaires, les pommades, les onguents, les emplâtres, les liniments, les poudres, qui peuvent soulager le brûlé, mais qui trop souvent infectent la brûlure.

*c.* **Pansements des brûlures par les caustiques.** — Il faut d'abord neutraliser l'action du caustique : par des solutions alcalines, s'il s'agit d'un acide corrosif, et par des solutions acidulées, si la brûlure est produite par un alcali.

Les eaux alcalines, eau de Vichy, eau additionnée de bicarbonate de soude, de magnésie, de craie, de chaux, de savon, seront utilisées dans les brûlures par acides chlorhydrique, nitrique, oxalique, phénique et surtout dans les drames du vitriol.

Si l'accident est dû à un alcali (chaux, lessive, ammoniaque, potasse et soude), on emploiera de l'eau vinaigrée ou aiguisée de jus de citron.

Quand l'œil est atteint par de la chaux vive, on conseille de le lotionner avec de l'eau sucrée.

En résumé, quand il s'agit d'une brûlure par un caustique, il faut d'abord essuyer avec de la ouate, laver le plus possible, avec une solution acide ou alcaline (suivant les cas), et faire un pansement occlusif et aseptique.

## IV. — GELURES.

Le froid produit des lésions locales, qu'on nomme *froidures* ou *gelures.*

***Variétés.*** — Il y a aussi trois degrés, comme dans les brûlures. Tantôt la peau est gonflée, violacée et donne une sensation de démangeaison : c'est l'*engelure simple*, si fréquente en hiver, au niveau des doigts, des orteils, des oreilles et du nez.

Tantôt il y a des ampoules, des crevasses, des plaies : c'est l'*engelure ulcérée*, qui correspond au deuxième degré. Tantôt les tissus sont décolorés, insensibles et durcis : c'est la *congélation*, suivie de gangrène ou sphacèle.

***Traitement.*** — Les engelures simples nécessitent

quelques frictions à l'alcool camphré, à l'eau de Cologne, ou des lotions astringentes.

Les corps gras, la vaseline, la lanoline, aseptiques ou antiseptiques, sont utiles pour panser les engelures ulcérées

Quand il y a congélation locale, gelure au troisième degré, il faut d'abord éviter le voisinage du feu ou la chaleur d'un appartement.

On frictionne la région atteinte avec de la neige, de la glace cassée, de l'eau froide, pour la réchauffer lentement et progressivement ; puis on l'enveloppera d'ouate et de flanelle, sans trop la remuer.

Le malade sera stimulé par des boissons toniques, du thé, du café, des grogs, maintenu au repos et surveillé attentivement.

---

## SOINS AUX BLESSÉS

# LES BLESSURES FERMÉES (SANS PLAIE)

## II. — Contusion, entorse, luxation, fracture.


RÉSUMÉ.

*Conduite à tenir.*

Qu'il s'agisse d'un membre meurtri (contusion), forcé (entorse), démis (luxation), ou cassé (fracture), l'infirmière n'a pas à faire de diagnostic ni de traitement.

En attendant le médecin, elle doit seulement *immobiliser* le membre blessé.

*I. — Contusion.*

*Trois degrés :* ecchymose, bosse sanguine, escarre. Contusions simples. Contusions des organes.

*Premiers soins :* repos et compresses fraîches.

*II. — Entorse.*

*Caractères et variétés :* entorses légère, moyenne, grave.

*Premiers soins :* immobiliser l'articulation (le massage ne peut être prescrit que par le médecin).

*III. — Luxation.*

*Causes, siège, signes.*

*Premiers soins :* immobiliser, bande ou écharpe (ne pas essayer la réduction).

*IV. — Fracture.*

*Causes et variétés :* fractures simple (fermée), compliquée (ouverte).

*Signes* de certitude, de probabilité (ne pas les rechercher).

*Taitement :* Le médecin pratique d'abord la réduction (coaptation, extension, contre-extension), puis l'immobilisation dans un appareil.

Appareil plâtré : sa préparation : eau, plâtre, tarlatane, bandes de toile, coussin, cerceau.

*Conduite à tenir.* — En attendant le médecin, l'infirmière peut immobiliser provisoirement le membre brisé soit dans une gouttière, soit dans un appareil de fortune, avec des attelles (latte, canne, parapluie, branche d'arbre, etc.), avec des bandes (corde, foulard, ceinture, bretelle) et des coussins (mousse, paille, feuilles, linge).

*Principales fractures.* — *a.* Fracture du *crâne*. Repos au lit. Soins généraux.

*b.* Fracture de la *mâchoire* (maxillaire inférieur). Mentonnière double.

*c.* Fracture de *côtes*. Bandage de corps.

*d.* Fracture de la *clavicule*. Écharpe de Mayor.

*e.* Fracture du *bras* (humérus). Attelles et écharpe moyenne.

*f.* Fracture de l'*avant-bras* (cubitus et radius). Attelles et petite écharpe.

*g.* Fracture du *poignet* (radius et os du carpe). Planchette et écharpe.

*h.* Fracture de la *main* et des *doigts* (métacarpiens et phalanges). Palette.

*i.* Fracture de la *colonne vertébrale* et du *bassin*. Repos au lit.

*j.* Fracture de *cuisse* (fémur). Deux grandes attelles formant gouttière.

*k.* Fracture de *jambe* (tibia, péroné). Attelles latérales.

*l.* Fracture du *cou-de-pied* (malléoles). Pied en étrier.

# BLESSURES FERMÉES

## II

## CONTUSION, ENTORSE, LUXATION, FRACTURE.

***Conduite à tenir.*** — Dans les blessures *ouvertes*, c'est-à-dire dans les plaies, il y a un danger immédiat, l'*hémorragie*, et une menace, l'*infection*. La *compression*, directe ou indirecte, assure l'hémostase ; l'*asepsie* permet d'éviter la suppuration et les autres complications locales ou générales.

Dans les blessures *fermées*, il n'y a plus de porte ouverte aux microbes ; il s'agit de tissus meurtris (*contusion*), de jointure forcée (*entorse*), d'un membre démis (*luxation*), ou cassé (*fracture*).

L'infirmière n'a pas de diagnostic à faire; ignorant la nature du traumatisme, elle ne peut instituer de traitement, et d'ailleurs elle n'en a pas le droit.

Dans le doute, elle s'abstiendra; mais il y a un blessé qui souffre et désire être soulagé. Quelle conduite tenir en pareil cas, que faire en attendant l'arrivée du médecin?

Les notions qui suivent donnent la réponse à cette question.

Quelle que soit la nature de l'accident, contusion, entorse, luxation, fracture, il n'y a qu'un seul traitement qui soit possible et permis, l'*immobilisation.*

Immobiliser un membre blessé, c'est toujours diminuer la souffrance et souvent éviter les complications.

## I. — CONTUSION.

La contusion ou « meurtrissure » est un écrasement des tissus; elle provient d'un coup, d'un choc, d'une chute ou d'une pression.

Tantôt superficielle et tantôt profonde, elle intéresse quelquefois un organe : le cerveau, le cœur, l'estomac, l'intestin, etc., et s'accompagne de phénomènes généraux.

Sa gravité dépend de la profondeur, de l'étendue et surtout de la nature des parties atteintes. Au point de vue pratique, il y a les contusions *simples* et les contusions des *organes.*

***Caractères.*** — La contusion se manifeste par de la douleur, du gonflement et un épanchement de sang. Suivant la profondeur des lésions, on distingue trois *degrés*, comme dans les brûlures et les gelures.

L'*ecchymose*, vulgairement le « bleu », caractérise le premier degré; elle résulte de la déchirure des vaisseaux capillaires. Elle apparaît lentement et s'étend peu à peu vers les parties déclives ; elle passe successivement du noir au violet, au jaune verdâtre, au brun et enfin au jaune-paille.

Au niveau de la conjonctive oculaire, c'est une tache rouge qui apparaît au milieu d'un cercle noir.

Au deuxième degré, il y a *bosse sanguine*; des vaisseaux plus importants sont déchirés; le sang se collecte pour former une tuméfaction (hématome), qui disparaîtra lentement par résorption.

Parfois la poche s'infecte et constitue un abcès.

Dans les chocs brusques et violents, la peau et les tissus sous-jacents peuvent être privés de vie.

Cette *mortification* caractérise le troisième degré; elle est suivie d'une plaque de sphacèle, ou *escarre*, qui s'élimine peu à peu comme la feuille morte se détache de la branche.

Lorsque la contusion intéresse le crâne, le thorax ou l'abdomen, elle peut être superficielle ou profonde.

Dans ce dernier cas, elle atteint souvent les organes importants, et elle présente des phénomènes généraux, syncope, crachement ou vomissement de sang.

Ces « lésions internes » sont toujours graves.

***Traitement.*** — *a.* **Contusions simples.** — Il suffit d'immobiliser la région atteinte et d'appliquer des compresses de toile ou de mousseline, imbibées d'eau fraîche, ou d'une solution comme l'eau blanche.

Une légère compression diminuera le gonflement de la bosse sanguine.

*b.* **Contusions des organes.** — Dans les contusions des organes, l'état général est inquiétant; le blessé est en syncope ou dans le coma.

On l'étendra immédiatement sur un brancard, sur une table, ou sur un lit; les vêtements qui gênent le cou, le thorax ou l'abdomen, sont desserrés ou retirés ; on frictionne énergiquement les extrémités; on promène des sinapismes sur les membres inférieurs; on fait des flagellations à l'eau froide, sur le visage et la poitrine; on essaye, par tous les moyens de révulsion, de réveiller la sensibilité et le sentiment.

On posera des ventouses, si le thorax est atteint et s'il y a des crachements de sang ; on appliquera un sac de glace si l'abdomen est intéressé ; on stimulera les extrémités par des sinapismes ou des frictions ; on placera de la glace ou des compresses froides sur la tête ; on fera respirer des sels, de l'éther, de l'acide acétique, s'il y a des signes de commotion cérébrale.

## II. — ENTORSE.

***Signes et variétés.*** — L'*entorse* ou « foulure » est une jointure forcée.

Cet accident assez fréquent et très douloureux atteint surtout les articulations serrées comme celles du cou-de-pied (entorse tibio-tarsienne), du poignet (radio-carpienne), des vertèbres lombaires (tour de reins). La douleur, le gonflement, l'ecchymose et l'impotence du membre caractérisent l'entorse.

Suivant l'importance des lésions, on distingue : l'entorse *légère*, dans laquelle les ligaments, les tendons et les muscles sont tiraillés et distendus ; l'entorse *moyenne*, avec déchirure des liens articulaires, gonflement et épanchement de sang ; l'entorse *grave*, qui se complique de l'arrachement de parcelles osseuses.

***Premiers soins.*** — Le massage est une excellente méthode de guérison ; mais le diagnostic n'étant pas toujours possible et des manœuvres maladroites ou violentes pouvant aggraver un accident léger, il faut laisser au médecin le soin de prescrire ou d'employer ce procédé délicat.

En attendant, il suffit d'appliquer des compresses, imbibées d'eau fraîche, d'eau blanche ou d'eau additionnée d'alcool camphré ; le pansement sera assez épais et bien serré pour comprimer et immobiliser la jointure.

Dans les entorses du pied, on peut commencer par un bain chaud ou froid.

## III. — LUXATION.

La luxation est le déplacement permanent des os d'une articulation ; on dit vulgairement que le membre est « démis », que l'os est « déboîté ».

Tantôt la luxation est *directe* et résulte d'un coup ou d'un choc violent sur la jointure, tantôt elle est *indirecte* à la suite d'un contre-coup; tantôt elle est produite par une contraction *musculaire* énergique.

On rencontre surtout des luxations au niveau des articulations mobiles, comme celles de la mâchoire, de l'épaule, du coude et du pouce.

Elles sont caractérisées par la douleur immédiate, le gonflement rapide, l'ecchymose tardive, la déformation articulaire, l'impuissance du membre, son attitude vicieuse.

***Premiers soins.*** — Qu'il s'agisse d'une luxation, d'une entorse ou d'une contusion, peu importe : l'infirmière n'a qu'une conduite à tenir ; elle doit immobiliser le membre blessé.

Elle s'abstiendra de toute recherche inutile et de toute manœuvre qui pourrait être dangereuse. Une luxation simple devient parfois irréductible à la suite d'une intervention maladroite.

En attendant le médecin, elle se contentera d'appliquer des compresses fraîches et de soutenir le membre supérieur avec une écharpe ou le membre inférieur avec des attelles matelassées, formant une gouttière improvisée.

## IV. — FRACTURE.

***Causes et variétés.*** — La fracture est un os cassé. Elle est *directe* quand elle se produit au point frappé, *indirecte* quand elle résulte d'un contre-coup, comme dans les chutes.

Parfois la cause est *musculaire* : ainsi se casse la rotule, à la suite d'une contraction brusque et violente du muscle triceps.

La fracture est *complète* ou *incomplète*, suivant qu'elle intéresse l'os entier ou seulement une partie de son épaisseur. Elle est *simple* ou *multiple*, et elle peut être, suivant sa forme et sa direction, *linéaire*, *dentelée*, *longitudinale*, *oblique* ou *transversale*.

On appelle *fracture compliquée* celle qui communique

par une plaie avec l'air extérieur et qui, par conséquent, peut s'infecter.

Au point de vue pratique, il n'y a que deux sortes de fractures : les fractures simples, qui sont *fermées*, et les fractures compliquées, qui sont *ouvertes*.

***Signes rationnels et physiques.*** — Plusieurs symptômes permettent au médecin de reconnaître une fracture.

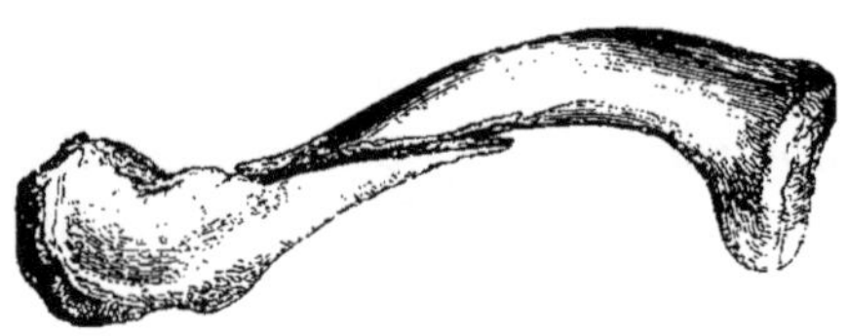

Fig. 262. — Fracture oblique de la clavicule.

Les uns, — douleur, gonflement, ecchymose, impuissance du membre, — ne donnent qu'une probabilité, puisqu'on les rencontre dans l'entorse, la luxation et la contusion. Ce sont les signes *rationnels* ou de *probabilité*. Les autres, — raccourcissement ou déformation, crépitation, mobilité anormale, — suffisent pour affirmer la fracture. Ce sont les signes *physiques* — ou de *certitude*.

L'infirmière ne doit pas les rechercher, car elle pourrait faire souffrir le blessé, et elle risquerait d'aggraver la blessure.

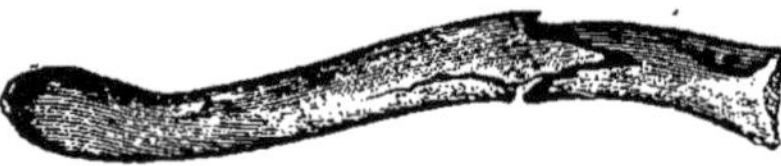

Fig. 263. — Fracture dentelée et engrenée.

Quelle que soit la nature de l'accident, la conduite à tenir est toujours la même ; il faut improviser et maintenir une immobilisation absolue.

***Traitement.*** — Traiter une fracture, c'est d'abord la réduire, — s'il y a déplacement ; — c'est ensuite l'immobiliser.

Le médecin seul a le droit de pratiquer la *réduction*, qui comprend trois manœuvres : l'extension, la contre-extension et la coaptation. Il se fait assister de deux aides, dont l'un fait l'*extension* en tirant sur le fragment inférieur, tandis que l'autre, chargé de la *contre-extension*, retient la racine du membre. Par la *coaptation*, il remet en place et en contact les fragments dégagés. Il désinfecte le foyer ouvert des fractures compliquées et le ferme au moyen d'un pansement sec et aseptique.

Quand la réduction est faite, il n'y a plus qu'à maintenir

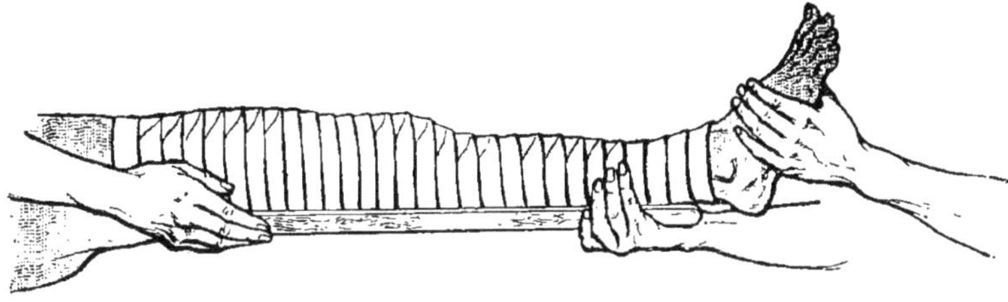

Fig. 264. — Application d'une attelle de bois à la partie postérieure du membre. (Tuffier et Desfosses, *Petite chirurgie pratique*.)

le membre immobilisé dans un appareil, jusqu'à la consolidation.

***Appareils d'immobilisation.*** — Il y a, pour immobiliser les fractures, de nombreux appareils : les uns sont formés d'attelles, de coussins et de liens comme l'appareil classique de Scultet ; les autres sont des gouttières, en

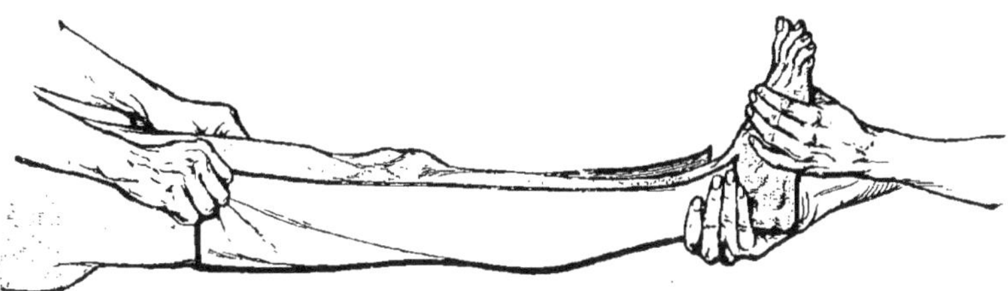

Fig. 265. — La lame de tarlatane est appliquée sous la jambe. (Tuffier et Desfosses.)

toile métallique, ou à parois pleines en bois, en zinc, en aluminium. D'autres sont modelés, en métal, en carton, en feutre, en gutta-percha. Les plus employés sont les appareils immobiles et solidifiables : amidonnés, dextrinés, silicatés et plâtrés.

*a.* **Appareils plâtrés.** — Aujourd'hui, on applique presque toujours l'appareil plâtré.

Pour le préparer, il faut avoir du plâtre de modeleur

frais et non éventé, de la tarlatane pliée en douze à seize épaisseurs, quelques bandes de toile et de la vaseline.

L'infirmière protège le lit par une alèze et recouvre le parquet de draps ou de toiles cirées.

Avec des ciseaux, elle taille la pièce de tarlatane pliée

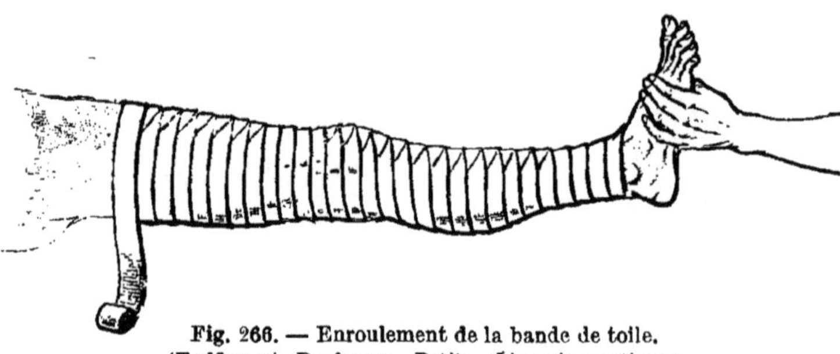

Fig. 266. — Enroulement de la bande de toile. (Tuffier et Desfosses, *Petite chirurgie pratique.*)

en douze épaisseurs, dessinant en quelque sorte un patron sur le membre sain, et elle fixe les bords par une couture en surjets. Elle enduit de vaseline ou d'huile le membre blessé pour empêcher l'adhérence des poils au plâtre. Tandis que le chirurgien, assisté de deux aides, fait la réduction de la fracture, elle prépare la bouillie plâtrée.

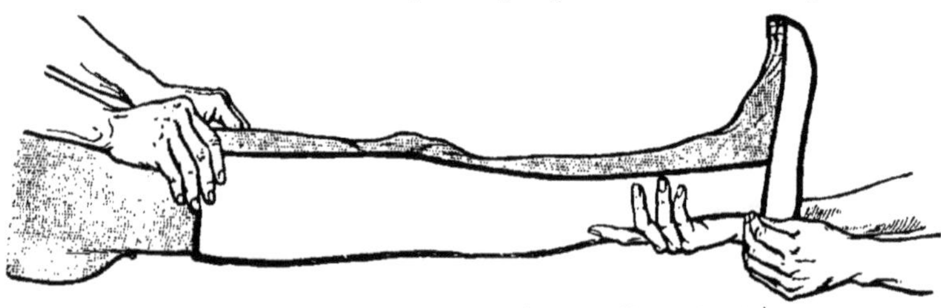

Fig. 267. — Application de la gouttière. (Tuffier et Desfosses.)

Elle verse une certaine quantité d'eau dans une terrine, et elle ajoute peu à peu une égale quantité de plâtre pour arriver à obtenir la consistance de la crème. Elle plonge la lame de tarlatane ; elle la roule et la malaxe dans la bouillie ; puis elle la retire, quand elle est bien imprégnée ; elle la presse entre les mains pour enlever l'excès de plâtre ; enfin elle la pose sur une table et la lisse avec le plat de la main pour qu'elle soit unie. L'appareil encore mou est glissé sous le membre fracturé,

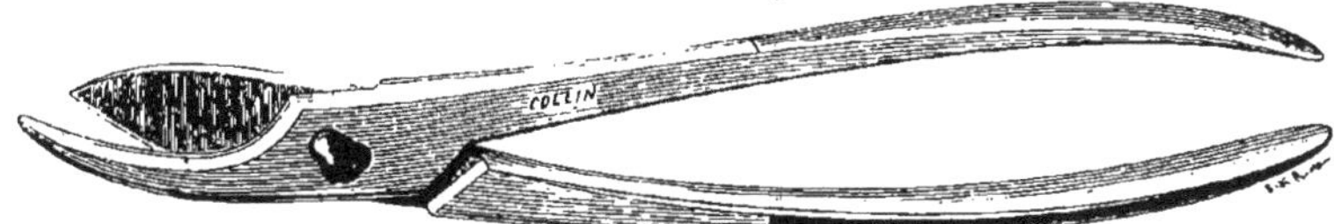


**Fig. 268. — Cisaille pour couper les appareils plâtrés.**

et le chirurgien le fixe rapidement au moyen de bandes de toile, pendant que les aides maintiennent le membre immobile et en bonne position.

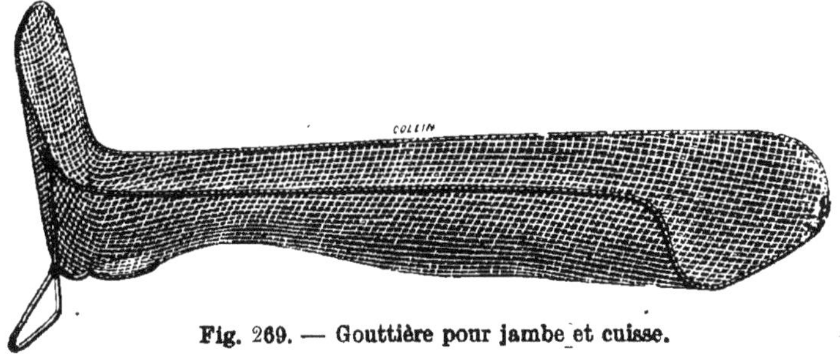


**Fig. 269. — Gouttière pour jambe et cuisse.**

Au bout d'un quart d'heure, le plâtre est pris; on peut alors enlever quelques bandes, élever légèrement l'appareil au moyen d'un coussin et le protéger par un cerceau.

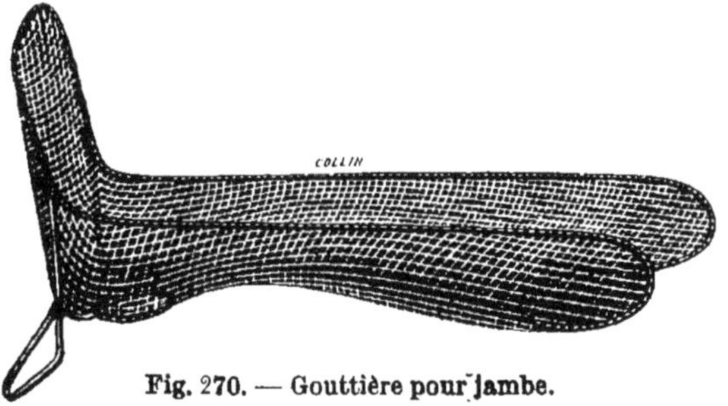


**Fig. 270. — Gouttière pour jambe.**

*b.* **Gouttière.** — En attendant la décision du médecin, qui seul peut juger de l'opportunité d'un appareil plâtré, l'infirmière pourra immobiliser le membre blessé dans une gouttière en fil de fer.

Ces gouttières, qu'on trouve dans tous les hôpitaux et chez les marchands d'instruments de chirurgie, sont coudées pour le membre supérieur et droites pour le membre inférieur.

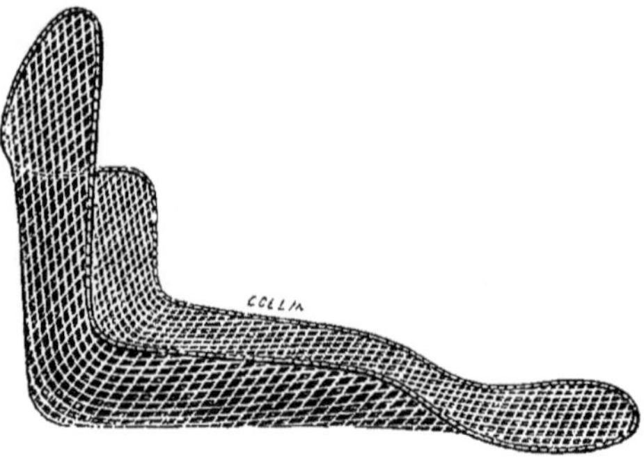


Fig. 271. — Gouttière pour le coude.

Il faut d'abord les garnir de plusieurs couches d'ouate pour éviter les douleurs et même des escarres.

Le membre est saisi à pleines mains, au-dessus et au- dessous du foyer de la fracture, puis déposé doucement dans la gouttière et fixé par quelques tours de bande.

*c.* **Appareils improvisés.** — Mais loin de l'hôpital, à la campagne, dans la rue, à la maison ou à l'atelier, que faire, en attendant le médecin? Il faut savoir improvi er d'urgence un appareil d'immobilisation, avec des

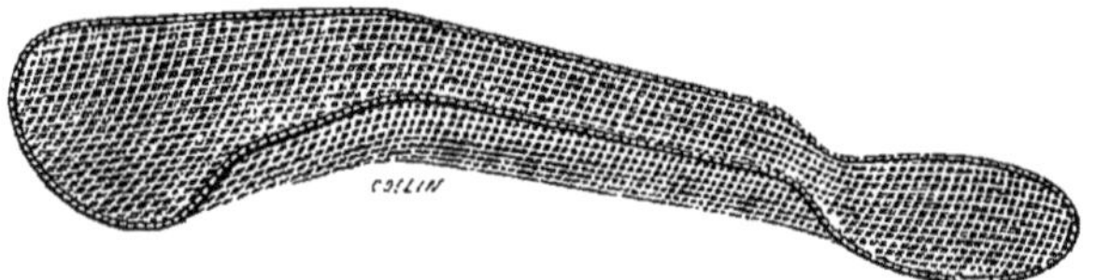


Fig. 272. — Gouttière pour le bras.

attelles, des liens et des coussins. Avec de l'ingéniosité et de l'initiative, on peut partout fabriquer un appareil de fortune.

Comme *attelles*, ou tuteurs, on trouvera, sur le champ de bataille, des sabres, des fusils, des baïonnettes, des lances, des baguettes de fusil, des piquets de tente; à la campagne et dans les bois, on utilisera des branches, des écorces d'arbre, des échalas, des palissades; à la ville ou au village, on emploiera des planchettes, des couvercles de boîte, des lattes, des manches à balai, des cannes, des parapluies, des livres, des règles, des pincettes, des stores, des cartons à chapeau.

Pour matelasser ces *attelles*, on placera des coussins de mousse, de paille, de joncs, de plumes, de laine, d'herbes, de feuilles; on remplira des sacs, des bas, des manches, de son, de sable, de sciure de bois, de balle d'avoine, ou plus simplement on roulera les attelles, dans des couvertures, des vêtements, du papier, des paillons de bouteilles, des bandes de toile, de mousseline ou de flanelle.

Pour les maintenir et les fixer, il faut des *liens*, c'est-à-dire des jarretières, des bretelles, des mouchoirs, des serviettes, des ceintures, des cordes et des courroies.

Il est donc facile de trouver à la campagne comme à la ville sur le champ de bataille comme dans la rue, à l'atelier comme à la maison, des attelles, des coussins et des liens, pour immobiliser provisoirement une fracture.

Grâce à ces *appareils improvisés*, le blessé pourra être transporté à l'hôpital, à l'ambulance, ou à son domicile, sans danger et sans douleur.

***Conduite à tenir.*** — Un accident vient de se produire sur la voie publique : un homme est tombé et ne peut plus se relever. Il ressent une vive douleur à la jambe, et il est incapable de faire un pas.

Que faire en attendant l'arrivée du médecin? Il faut d'abord l'interroger rapidement et découvrir la région blessée.

On enlèvera doucement les vêtements, en commençant par le membre sain ; s'il est difficile de les retirer, on pourra les découdre ou même les découper, pour éviter des mouvements pénibles et dangereux.

Après un examen très sommaire, en s'abstenant de recherches prolongées et inutiles, on donnera les premiers soins.

Qu'il s'agisse d'une fracture, ou simplement d'une contusion, peu importe (le diagnostic sera fait plus tard par le médecin); il faut que le blessé soit relevé et transporté sur un brancard ; il faut donc, pour éviter la souffrance et les complications, qu'il soit immobilisé *provisoirement* dans un appareil *improvisé.*

Mais il saigne, il a une plaie profonde ; l'os est à découvert, il est atteint de fracture ouverte ou compliquée. Il est alors nécessaire d'aseptiser le foyer et de le fermer par un pansement sec et occlusif.

On glisse un drap ou une couverture sous la jambe cassée; on enroule les attelles, — canne, latte, parapluie, — dans les extrémités, pour former deux rouleaux rigides, qui viendront s'appliquer sur les faces externe et interne du membre inférieur.

Le tout sera ficelé au moyen de cordes, de mouchoirs et de courroies.

Avec quelques aides, on pourra alors soulever le blessé et le déposer doucement sur un brancard improvisé (porte, persienne, échelle, table, planche, recouvertes de paille, de coussins, de tapis ou de matelas) pour le transporter à son domicile ou à l'hôpital, puis le confier au médecin qui fera le diagnostic et le traitement. Toutes les fractures doivent être immobilisées, mais le traitement varie suivant les cas particuliers.

Les unes, comme les fractures du crâne, du bassin, de la colonne vertébrale, nécessitent simplement le *repos absolu* au lit ; les autres, comme celles de la mâchoire, des côtes et de la clavicule, exigent un *bandage*, c'est-à-dire une écharpe, un mouchoir, un foulard, ou une serviette ; enfin les fractures des membres supérieurs et inférieurs, plus exposées aux déplacements, ont besoin d'*attelles* et de *liens*.

## PRINCIPALES FRACTURES

*a.* **Fracture du crâne.** — Accident très grave, caractérisé par un état syncopal : pâleur du visage, immobilité, insensibilité et perte de connaissance.

Il y a souvent écoulement de sang par les oreilles, la bouche et le nez.

En attendant le médecin, il faut étendre le blessé sur une table, une civière ou un lit, élever légèrement la tête sur un oreiller ou un coussin, dégager le cou et la poitrine en retirant la cravate et le faux col et en desserrant les autres vêtements,

On appliquera sur la tête des compresses fraîches ou une vessie remplie de glace, et on stimulera les extrémités par des sinapismes et des frictions.

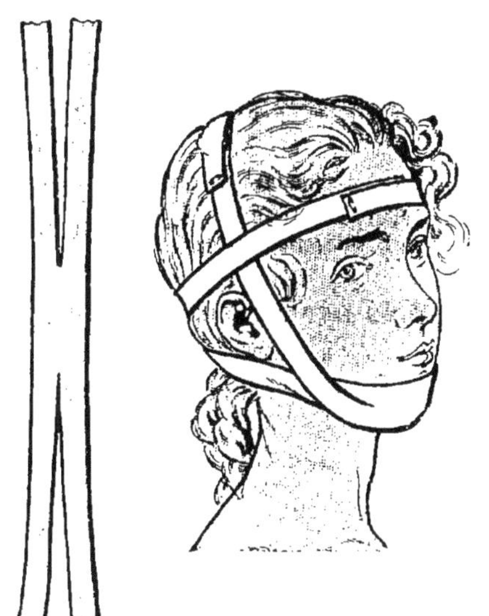

Fig. 273. — Fronde du menton.
(Tuffier et Desfosses, *Petite chirurgie pratique.*)

Donner de l'air, éviter le bruit, la lumière et les déplacements.

*b.* **Fracture de la mâchoire (maxillaire inférieur).** — Quand le maxillaire inférieur est brisé, la bouche saigne, la salive est abondante, la parole est difficile, la mastication impossible, les dents sont déplacées, et le menton est douloureux.

Il suffit de soutenir la mâchoire de bas en haut et de la retenir d'avant en arrière, au moyen d'une double mentonnière, c'est-à-dire de deux foulards ou mouchoirs pliés ; on peut aussi appliquer la fronde du menton.

*c.* **Fracture de côtes.** — Dans la fracture de côtes, il y a une douleur en un point fixe, qui gêne les mouvements respiratoires et qui est réveillée par la toux. Il est inutile de rechercher le signe caractéristique, la crépitation ; il vaut mieux soulager le blessé, en immobilisant son thorax au moyen d'une serviette ou d'une ceinture de flanelle.

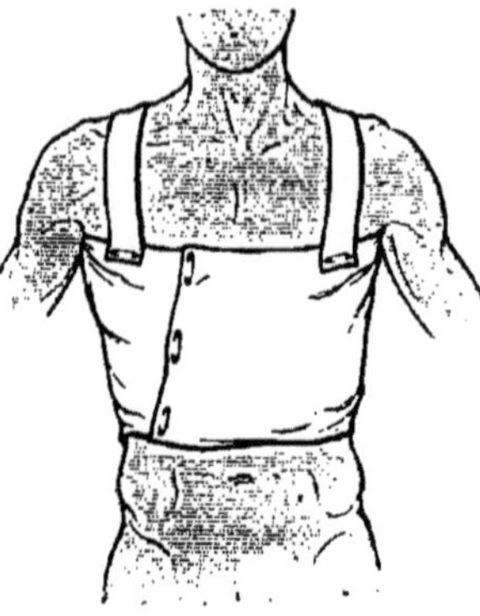

Fig. 274. — **Bandage de corps.** (Tuffier et Desfosses, *Petite chirurgie pratique.*)

*d.* **Fracture de la clavicule.** — La fracture de la clavicule est produite directement par un coup ou un choc sur l'épaule et plus souvent indirectement par une chute sur le coude ou la main. Il y a une attitude spéciale : l'épaule est tombante ; la tête et le buste s'inclinent du côté blessé ; le coude est soutenu par l'autre main ; la victime semble implorer la charité.

Après avoir placé un coussin dans l'aisselle, on appli-

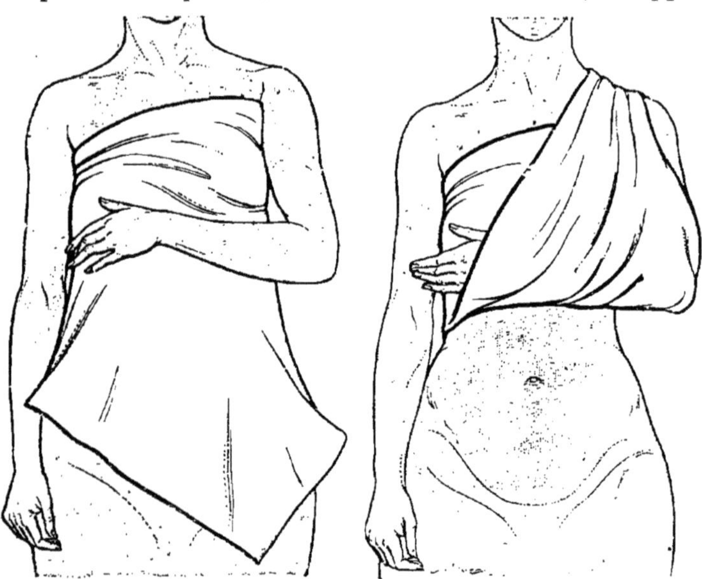

Fig. 275. — **Application d'une écharpe, 1er temps.** Fig. 276. — **Application d'une écharpe 2e temps.**

(Tuffier et Desfosses, *Petite chirurgie pratique.*)

quera une grande écharpe, qui soulèvera et maintiendra l'épaule.

*e.* **Fracture du bras (humérus).** — Quand l'humérus est cassé, on constate de la mobilité anormale et de la crépitation. On évitera toute recherche pénible et inutile; on placera, en dedans et en dehors du bras, une attelle garnie d'ouate, de laine, de foin ou de linge, qu'on fixera avec des mouchoirs ou des courroies.

L'avant-bras sera soutenu par une écharpe, et le bras pourra être lié au thorax pour compléter l'immobilisation.

*f.* **Fracture de l'avant-bras (cubitus et radius).** — Qu'il y ait fracture de deux os ou d'un seul, l'avant-bras sera maintenu par deux attelles, antérieure et postérieure, bien matelassées et soutenues par une écharpe.

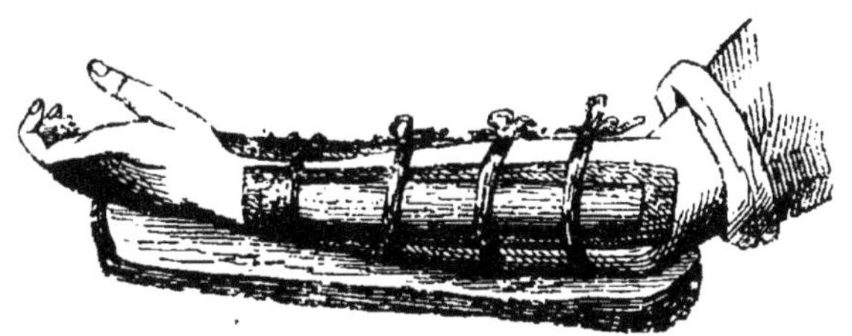

Fig. 277. — Appareil pour fracture de l'avant-bras.

Il faudra surveiller l'appareil pour éviter la compression des vaisseaux au-devant du poignet.

*g.* **Fracture du poignet (extrémité inférieure du radius).** — On la confond souvent avec l'entorse. Quand l'extrémité inférieure du radius est brisée à la suite d'une chute sur la main, il y a presque toujours une déformation caractéristique en « dos de fourchette ». Une planchette matelassée et une petite écharpe suffisent pour immobiliser le poignet.

*h.* **Fractures de la main, des doigts (métacarpiens, phalanges).** — On fixe la main sur une planchette ou une palette, qu'on garnit d'ouate, d'étoupe ou de linge, et on la soutient au moyen d'une petite écharpe. Quand un doigt est cassé, on le place entre deux petites attelles de bois ou de carton, faciles à improviser.

*i.* **Fractures de la colonne vertébrale et du**

**bassin**. — Soulever le blessé avec la plus grande précaution, le placer sur un brancard (porte, volet, persienne, table, rallonge, échelle) pour le transporter à l'hôpital ou à son domicile. Il sera alors immobilisé dans la gouttière double et capitonnée de Bonnet.

*j*. **Fracture de cuisse (fémur)**. — La fracture du corps du fémur est caractérisée par le gonflement et le raccourcissement de la cuisse et l'impotence du membre inférieur.

Chez les vieillards, il y a souvent des fractures spontanées du col du fémur.

L'immobilisation nécessite de grandes attelles (lattes, bâton, fusil, parapluie, manche à balai) roulées dans un manteau ou une couverture, l'une en dedans, allant du pli de l'aine à la cheville, l'autre en dehors, de l'aisselle au talon.

On peut rapprocher les deux membres inférieurs et les lier ensemble.

*k*. **Fracture de jambe (tibia et péroné)**. — Tantôt

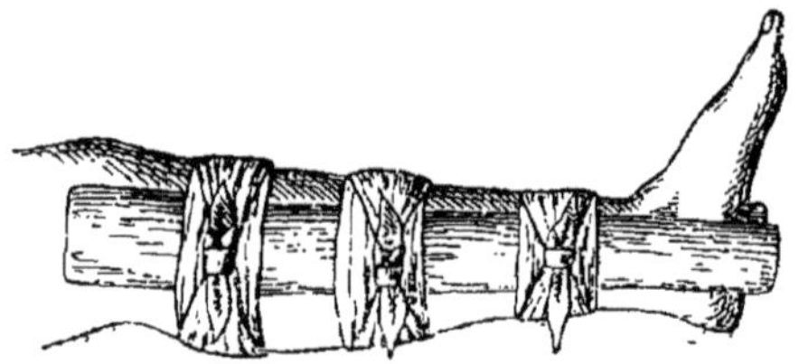

Fig. 278. — Appareil pour fracture de la jambe.

c'est le tibia qui est cassé, tantôt c'est le péroné ; souvent il y a fracture des deux os de la jambe.

On enroule des bâtons dans les extrémités d'une couverture, pour faire une gouttière où viendra reposer le membre blessé.

On complétera l'immobilisation en « ficelant » les deux jambes.

Le transport sera fait avec beaucoup de douceur et de prudence, pour ne pas transformer une fracture simple du tibia en fracture ouverte ou compliquée, *l.* **Fracture du cou-de-pied (malléolaire).** — Le médecin seul peut distinguer une fracture malléolaire d'une entorse tibio-tarsienne.

Au point de vue pratique, le traitement d'urgence est le même. Il suffit d'immobiliser le pied, fléchi à angle droit, avec des attelles matelassées et des bandes croisées formant une sorte d'étrier.

---

# IV

# ÉLÉMENTS D'HYGIÈNE

**Par les Drs BESSON et RABASSE**

---

L'***Hygiène*** se propose d'assurer l'évolution normale de la vie humaine en prévenant l'apparition des maladies qui contribuent toutes à entraver le développement naturel de l'individu.

Les causes susceptibles de provoquer des troubles dans la santé sont de deux ordres : les unes résident, indépendamment de nous, dans le milieu où nous vivons; elles seraient même si nous n'étions pas, telles sont : les variations de la température, l'existence des microbes. Les autres, que nous créons, tiennent à notre façon même de vivre : une alimentation défectueuse, une habitation insalubre rentrent dans cette seconde catégorie. Pour remplir son rôle, l'hygiène doit donc nous prémunir contre cette double source de dangers. C'est pourquoi son domaine embrasse, à la fois, le milieu où nous respirons, les cadres où nous vivons et jusqu'à tous les actes qui constituent l'existence normale.

En effet, elle s'occupe de l'atmosphère qui nous entoure, parce qu'elle doit présenter certaines qualités indispensables au maintien de la vie.

Elle préside à la construction de nos habitations, à leur entretien, à leur chauffage, à leur éclairage.

Elle réglemente notre activité physique.

L'homme a besoin d'aliments pour subvenir à l'entretien et à l'accroissement de son organisme. L'hygiène lui enseigne ceux qui répondent le mieux à ce but ; elle lui apprend sous quelle forme et en quelle quantité ils doivent être ingérés. Elle impose le rejet de ceux qui renferment des poisons, des parasites, des microbes susceptibles de compromettre la santé ; mais elle indique aussi les procédés qui permettent, dans certains cas, de transformer ces aliments dangereux en aliments inoffensifs.

Partout autour de nous, dans l'air que nous respirons, dans les poussières que nous soulevons, sont répandus à profusion des êtres infiniment petits : les *microbes*. Leur pénétration dans notre organisme provoque l'apparition des *maladies infectieuses*. C'est encore l'hygiène qui va nous donner les moyens de repousser cette invasion microbienne, de nous soustraire par conséquent aux périls auxquels nous expose l'atteinte des *maladies infectieuses*.

## L'ATMOSPHÈRE.

L'*air* est le milieu gazeux dans lequel nous vivons et dont un des éléments, l'*oxygène*, est indispensable à l'existence.

Entre l'air et l'organisme, il se produit des échanges continuels; dans le poumon, le sang emprunte à l'air de l'oxygène et lui abandonne de l'acide carbonique et diverses autres substances : c'est le phénomène de la respiration.

### COMPOSITION DE L'AIR.

L'air est un mélange gazeux constitué normalement par 20,8 volumes d'oxygène et 79,2 volumes d'azote p. 100. Il renferme, en outre, de la vapeur d'eau en proportion variable, 4 à 6 dix-millièmes d'acide carbonique, de l'ammoniaque, de l'ozone, de l'argon et des poussières diverses. Telle est la composition de l'air qui pénètre dans les poumons.

### IMPURETÉS DE L'AIR.

***Respiration.***—L'air expiré contient la même quantité d'azote que l'air normal, mais il ne renferme plus que 17 à 18 p. 100 d'oxygène. L'oxygène absorbé est remplacé par un volume un peu moindre d'acide carbonique, de la vapeur d'eau et de petites quantités de poisons volatils, sécrétés par l'organisme. La peau excrète également des substances volatiles plus ou moins toxiques, qui sont une source d'impuretés pour l'air.

D'autres causes encore peuvent souiller l'air : les principales sont les *putréfactions*, les *fermentations*, les *combustions*.

***Putréfactions.*** — La substance qui constitue le corps des animaux se décompose rapidement après la mort. Sous l'action des microbes qui se développent dans les tissus, le protoplasma se désorganise, et il se forme des corps volatils dangereux à respirer, tels que l'hydrogène sulfuré, le sulfhydrate d'ammoniaque, l'acide carbonique, etc.

De tous ces corps, l'hydrogène sulfuré et le sulfhydrate d'ammoniaque sont les plus redoutables ; ils se dégagent abondamment des fosses d'aisances et produisent les accidents connus sous le nom de *plomb des vidangeurs.* On combat cet empoisonnement en portant le malade à l'air et en pratiquant la respiration artificielle et les tractions rythmées de la langue.

***Fermentations.*** — La fermentation alcoolique est une source abondante d'acide carbonique et l'occasion d'accidents fréquents d'asphyxie. Il faut s'abstenir de descendre dans les cuves de vendange en fermentation et ne pénétrer dans les celliers où sont logés les cuves qu'après s'être assuré qu'une bougie peut y brûler sans difficulté.

***Combustions.*** — Les combustions sont, dans nos appartements, les facteurs les plus importants de la viciation de l'air. Tous les procédés d'éclairage ou de chauffage que nous employons, exception faite pour l'électricité, absorbent l'oxygène de l'air et rejettent des gaz plus ou moins dangereux à respirer, tels que l'acide carbonique et l'oxyde de carbone.

L'*acide carbonique* est de beaucoup le moins nocif des deux; il rentre d'ailleurs dans la composition de l'air normal, mais pour une part très faible (0,0004 p. 1000). Il est loin d'être très dangereux, puisque l'homme peut, sans être incommodé, respirer un air contenant l'énorme proportion de 10 p. 100 d'acide carbonique, à la condition cependans que cet air renferme encore au moins 14 p. 100 d'oxygène.

L'*oxyde de carbone* est infiniment plus redoutable, et

nous verrons plus loin que des traces de ce gaz suffisent à rendre l'air irrespirable.

Pour comprendre l'influence de l'oxyde de carbone sur l'organisme, il faut se reporter à la physiologie de la respiration.

Lorsque l'air inspiré a pénétré dans les alvéoles pulmonaires, il abandonne son oxygène au sang qui circule dans les capillaires pulmonaires. Cet oxygène se fixe sur la matière colorante des globules rouges (*hémoglobine*), formant une combinaison appelée *oxyhémoglobine*. Le sang qui vient d'être oxygéné abandonne les poumons pour être porté, par les vaisseaux de la grande circulation, au contact immédiat des tissus qui forment le corps. A ce contact, l'*oxyhémoglobine* se détruit, et l'oxygène mis en liberté est absorbé par les tissus.

Si l'air inspiré, au lieu d'être pur, contient de l'oxyde de carbone, celui-ci, se substituant à l'oxygène, va se fixer sur l'hémoglobine, formant une combinaison très stable : la *carboxyhémoglobine*, qui ne se détruira que fort lentement. L'oxyde de carbone utilise ainsi le pouvoir absorbant des globules rouges ; ceux-ci ne peuvent plus se charger d'oxygène ; ils sont fonctionnellement détruits.

Lorsque les quantités d'oxyde de carbone inspirées sont très faibles, peu de globules rouges sont atteints, et on n'observe d'accidents que si l'intoxication est de longue durée. Dans ce dernier cas, survient une anémie chronique grave, dont le type est l'*anémie des repasseuses*.

Si c'est au contraire en quantités élevées que l'oxyde de carbone est respiré, la plus grande partie des globules rouges, envahie par lui, ne peut plus servir à l'oxygénation des tissus ; il en résulte une asphyxie aiguë, suivie de mort.

L'oxyde de carbone est tellement toxique que l'air est considéré comme irrespirable lorsqu'il en contient plus de 2 parties pour 10 000.

## POUSSIÈRES ATMOSPHÉRIQUES.

Quand la lumière pénètre par une fente étroite dans une chambre noire, on voit sur le parcours du rayon lumineux une foule de corpuscules brillamment éclairés qui flottent dans l'air, grâce à leur extrême ténuité (*expérience de Tyndall*).

Ces poussières peuvent être classées en deux catégories : 1° les poussières inertes ; 2° les poussières animées.

Les premières sont constituées par des particules de charbon, de silex, de carbonate, sulfate et phosphate de calcium, des globules de fer météorique, des détritus animaux et végétaux (cellules épithéliales, écailles de papillon, débris d'insectes, etc.), duvet, des débris textiles, des grains d'amidon, etc.

Les poussières animées sont constituées par des pollens, des spores cryptogamiques, des bactéries ; parmi ces dernières, on peut rencontrer des microbes pathogènes capables de causer des maladies infectieuses.

Les ouvriers qui respirent des poussières contenant des bactéries (matelassiers, batteurs de tapis, chiffonniers) contractent parfois des *pneumonies*, la *tuberculose*, le *charbon pulmonaire*, etc.

Les poussières inertes, introduites en abondance dans le poumon, y produisent une irritation constante aboutissant à des lésions chroniques : les pneumokonioses (*mineurs*, *piqueurs de meules*, etc.).

Parmi les poussières minérales, il en est qui sont de véritables poisons : les ouvriers manipulant la céruse, le minium, les couleurs vertes à l'arséniate de cuivre, présentent souvent des empoisonnements chroniques ; de même, on a vu des accidents causés par des tentures, des papiers de tapisserie colorés par le vert de Scheele ou le vert de Schweinfurt.

L'air ne renferme pas constamment la même quantité de poussières ; les pluies balayent l'atmosphère et la débarrassent des particules solides en suspension. Sur les montagnes, au large de la mer, l'air contient extrêmement peu de sédiments solides. Dans les poumons, l'air abandonne les poussières qu'il contenait : l'air expiré renferme infiniment moins de corpuscules solides que l'air inspiré.

De ce qui précède, nous tirerons cette conclusion : il faut éviter de soulever dans l'air et, par conséquent, de faire entrer dans nos poumons les poussières répandues sur les objets qui nous entourent. Pour le nettoyage des appartements, on doit renoncer au plumeau, qui fait voltiger les poussières, et lui substituer un linge légèrement humide. D'une façon générale, et particulièrement dans les salles de malades, il faut éviter de balayer les parquets et se contenter de les frotter avec un torchon de laine, après les avoir cirés : la cire ou l'encaustique emprisonne les poussières et les empêche d'être à nouveau soulevées dans l'air. Dans les villes, les rues doivent être arrosées largement avant les balayages : les poussières sont ainsi entraînées à l'égout et ne souillent pas l'atmosphère.

## AIR CONFINÉ. — ASPHYXIE.

L'idéal à réaliser pour que la respiration se fasse normalement serait de vivre en plein air, loin de toute source d'impureté atmosphérique.

Dès qu'un individu se trouve placé dans un espace clos, la composition de l'atmosphère varie par le fait des échanges respiratoires, l'oxygène diminue, la proportion d'acide carbonique augmente, en même temps que l'atmosphère se charge de substances toxiques (Voy. plus haut).

Lorsque le volume de l'air destiné à servir à la respiration est ainsi limité, on dit que *l'individu vit dans l'air confiné.* Les troubles apportés à l'organisme par suite des conditions anormales dans lesquelles se fait alors la respiration constituent l'état d'*asphyxie.* L'asphyxie aiguë entraîne rapidement la mort. Les individus qui vivent habituellement dans un air relativement confiné, où ils n'éprouvent pas les troubles graves de l'asphyxie aiguë, présentent cependant bientôt une anémie croissante, un *état d'asphyxie chronique* qui les prédispose à des affections dangereuses, la tuberculose par exemple.

## LA PRESSION ATMOSPHÉRIQUE.

L'atmosphère exerce sur notre corps une pression moyenne de 1$^{kg}$,30 par centimètre carré. Notre organisme est adapté à ces conditions de vie, et toute variation importante de pression apporte des perturbations dans l'accomplissement de la fonction respiratoire.

Si la pression diminue, le volume d'air qui entre dans les poumons à chaque inspiration restant constant, il en résulte que la masse d'air introduite diminue ; la quantité d'oxygène absorbée peut devenir insuffisante, et des symptômes d'asphyxie apparaissent. On éprouve de la lassitude, puis une perte complète de forces, en même temps que de l'essoufflement et des maux de tête (mal de montagne). Si la pression extérieure diminue encore, les muqueuses saignent, des convulsions se produisent, et la mort survient; c'est ainsi que Crocé Spinelli et Sivel succombèrent à une altitude de 8 500 mètres pendant l'ascension du ballon *le Zénith.*

La compression de l'air, quand elle dépasse 2 atmosphères, trouble également le fonctionnement de l'organisme : la vie devient impossible dans l'air à une pression de 15 à 20 atmosphères. Les ouvriers qui travaillent sous l'eau dans les cloches à plongeur sont exposés à des pressions voisines de 2 atmosphères ; ils ne présentent aucun accident, à la condition qu'au moment de la cessation du travail la décompression soit lente, c'est-à-dire que l'on ramène très prudemment la pression de l'air contenu dans la cloche au niveau de la pression atmosphérique ; le brusque passage de l'air comprimé à l'atmosphère normale produit, au contraire, des accidents graves pouvant entraîner la mort.

## L'HABITATION.

L'habitation nous protège contre les intempéries et les variations de la température extérieure ; nous y passons la plus grande partie de notre vie. Dans cet espace limité, l'atmosphère se souillerait rapidement, et il se créerait un milieu putride impropre à l'existence, si l'on ne pourvoyait au renouvellement de l'air et à l'éloignement des détritus. Sans nous attarder aux nombreux détails techniques que comporte l'étude de l'habitation, nous passerons en revue les conditions qui font la maison salubre.

***Sol.*** — De préférence, l'habitation doit être établie sur un terrain sec et perméable ; il faut éviter les terrains vaseux, marécageux ; une pente douce du sol, favorisant l'écoulement des eaux, est à rechercher.

La maison doit être orientée de manière à être insolée pendant une partie du jour.

***Matériaux de construction.*** — Ils doivent être :

1° Réfractaires à l'humidité ;

2° Mauvais conducteurs de la chaleur ;

3° Incombustibles.

Le tuffeau, le calcaire, les laves, les pierres meulières, la brique constituent de très bons matériaux ; le granit, le grès sont moins réfractaires à l'humidité. Le bois est hygroscopique ; il est facilement envahi par les parasites et se putréfie ; il est combustible. Dans la construction des charpentes, on le remplace avec avantage par le fer.

***Caves.*** — Toute maison doit être munie d'une cave qui isole le rez-de-chaussée du sol et le préserve de l'humidité.

***Murs.*** — Plus les murs sont épais, mieux ils conservent la chaleur intérieure en hiver et préservent de la chaleur extérieure en été ; on obtient le même résultat en composant le mur de deux parois de briques séparées par une couche d'air.

Le revêtement intérieur des murs le plus simple et le plus hygiénique est le badigeonnage à la chaux; il constitue un véritable nettoyage, tue les microbes et, coûtant peu cher, peut être renouvelé souvent.

Les murs stuqués, peints à l'huile, ont l'avantage de permettre les lavages ; on les emploie dans les hôpitaux, les écoles, etc.

Le revêtement des parois avec les papiers peints est condamnable à tous égards et ne doit pas être toléré dans les habitations collectives. Les papiers peints peuvent émettre des poussières toxiques (Voy. plus haut) et rendent difficile le nettoyage des murs.

***Planchers et plafonds.*** — Les séparations horizontales doivent être imperméables pour protéger les habitants de l'étage supérieur contre les gaz et les émanations provenant de l'étage sous-jacent. Le plancher est séparé du plafond de l'étage inférieur par un espace vide ou *entrevous* dans lequel passent les poutres. Dans l'entrevous s'accumulent les poussières, les insectes ; c'est l'habitat de prédilection des rats et des souris. Tous ces animaux vivent et meurent dans l'entrevous et créent ainsi une source permanente d'infection. Pour éviter ce danger, l'entrevous doit être complètement rempli avec une substance minérale inaltérable (laine de scories, par exemple).

Les ciments, les carreaux de grès cérame, constituent d'excellents revêtements pour les parquets ; mais ils ont l'inconvénient d'être lourds et froids ; aussi leur préfère-t-on souvent le bois. Les joints du plancher doivent être obturés avec soin ; on arrive à ce résultat en recouvrant les parquets de paraffine selon le procédé de Vallin. L'hygiène exige que les parquets soient cirés.

***Toits.*** — Dans nos régions, le toit doit être incliné pour permettre l'écoulement des eaux pluviales et de la neige.

***Distribution des locaux.*** — Les différents étages

qui constituent les hautes maisons des grandes villes sont loin de répondre tous de la même façon aux désirs de l'hygiène. Ils sont cependant tous habités depuis les mansardes jusqu'aux sous-sols. Ces derniers, insuffisamment aérés et mal éclairés, ne doivent pas servir de lieux d'habitation permanente. Les rez-de-chaussée présentent sur les sous-sols l'avantage d'être plus éloignés de la nappe d'eau souterraine et, partant, d'être moins humides ; mais ils ne reçoivent, eux aussi, les rayons solaires qu'avec trop de parcimonie, surtout dans les rues étroites. Les étages élevés ont, sur ceux qu'ils dominent, la supériorité incomparable d'être baignés d'air et de lumière ; ils doivent donc être choisis pour l'habitation, de préférence aux étages inférieurs.

***Disposition des pièces.*** — On tend, de plus en plus, dans les immeubles modernes, à accorder aux pièces de réception, qui sont celles où l'on habite le moins, une place prépondérante par rapport à celle qu'occupent les chambres d'habitation proprement dites, telles que les chambres à coucher. Celles-ci sont ordinairement petites et prennent jour sur des cours insuffisamment ensoleillées. Cet errement est déplorable, et il est à souhaiter qu'il soit abandonné.

***Nombre de pièces.*** — Il serait désirable que chaque famille eût à sa disposition deux pièces au moins, l'une où se feraient les travaux du ménage, l'autre servant de chambre à coucher. Malheureusement ces conditions sont loin d'être réalisées dans les milieux ouvriers, où l'on voit souvent cinq ou six personnes vivre dans une pièce unique. Cette disproportion entre le nombre d'habitants et la capacité du local porte le nom de *surpeuplement.* On dit d'un logement qu'il est surpeuplé lorsque le nombre de ses habitants dépasse du double celui des pièces. De telles conditions comportent de très graves inconvénients pour la santé ; une statistique établie à Berlin donne, pour 1000 habitants, la proportion des décès survenus dans les logements ouvriers, suivant le nombre de pièces qui les composent. Cette lecture met en relief, de façon saisissante, toute la funeste influence du surpeuplement.

| | | | |
|---|---|---|---|
| 1 pièce....... | décès........ | 163,4 | pour 1 000 habitants |
| 2 — | — | 22,5 | — — — |
| 3 — | — | 7,5 | — — — |
| 4 — | — | 5,4 | — — — |

## VENTILATION. — AÉRATION

Nous avons vu plus haut, en faisant l'étude de l'atmosphère, quelles sont les causes qui contribuent à rendre l'air irrespirable. Très rapidement, dans les espaces clos, la présence d'êtres vivants, les combustions qui accompagnent la production de la lumière ou de la chaleur modifient la composition normale de l'air. Chaque individu, en respirant, rejette par heure, dans la pièce où il vit, 25 litres d'acide carbonique. Les appareils à gaz les plus simples, du type dit : « bec papillon », produisent plus de 90 litres d'acide carbonique par heure d'éclairage. Ces chiffres permettent de concevoir facilement avec quelle rapidité l'air d'une pièce est vicié, puisqu'il est considéré comme tel lorsqu'il contient 1 p. 100 d'acide carbonique. Il faut donc balayer cet air inutilisable et le remplacer par de l'air pur venu de l'extérieur : c'est ce à quoi tendent la *ventilation* et l'*aération*.

Le mouvement d'air destiné à assurer la composition normale de l'atmosphère d'une pièce doit être d'autant plus violent que cette pièce est plus petite et que, par conséquent, son air est plus rapidement souillé. Mais un courant d'air trop rapide ne va pas sans inconvénients pour la santé. Il faut donc que la capacité d'un espace clos, renfermant des êtres vivants, soit suffisamment grande pour que l'atmosphère y demeure respirable grâce à un courant d'air insensible. Ces deux conditions se trouvent réalisées lorsque chaque habitant d'une pièce dispose d'un minimum de 15 mètres cubes d'air.

Ce volume d'air suffisant et indispensable à chaque individu s'appelle le *cubage de place.*

S'il y a des inconvénients à ce que le cubage de place soit inférieur à 15 mètres cubes, il n'y a, par contre, que des avantages à ce qu'il soit supérieur à ce chiffre. C'est pourquoi on le voit atteindre jusqu'à 60 mètres cubes par malade dans les hôpitaux modernes.

***Ventilation naturelle.*** — La ventilation naturelle est réalisée par l'ouverture des portes et des fenêtres. Elle est presque toujours suffisante dans les maisons particulières, les hôpitaux, à condition d'être effectuée à intervalles assez rapprochés. Mais elle n'est parfaite que si les pièces sont munies de fenêtres opposées, qu'on ouvre en même temps. Avec un vent à peine sensible de 1 mètre à la seconde, deux fenêtres opposées d'une surface de 4 mètres carrés donnent en une heure un débit de :

$$1 \times 4 \times 60 \times 60 = 14400 \textit{ mètres cubes d'air.}$$

En quittant une pièce de séjour, on doit ouvrir les fenêtres opposées ; la même mesure sera appliquée pendant tout le jour, dans les dortoirs et les chambres à coucher. Les salles de malades doivent être largement aérées en permanence ; il faut, de plus, à intervalles réguliers, ouvrir toutes les fenêtres, sans exception, de façon à procéder à un renouvellement complet de l'air.

On peut suppléer à la ventilation naturelle et intermittente par certaines dispositions qui permettent une aération permanente. La mobilité des vitres supérieures d'une fenêtre remplit cet office; leur ouverture, facile à graduer, assure l'aération tout en supprimant les courants directs d'air froid. Les vitres perforées d'une multitude de petits orifices donnent un résultat équivalent. On emploie encore les vitres parallèles à ouvertures contrariées de Castaing ; elles sont composées de deux glaces parallèles et séparées par un espace de 1 centimètre environ ; l'une des glaces se termine à 1 centimètre de la barre inférieure du châssis qui l'encadre, l'autre s'arrête à la même distance de la barre supérieure du châssis. L'air circule entre les deux glaces, et son arrivée dans la pièce est insensible.

Mais ces procédés simples sont insuffisants pour assurer l'aération de certains locaux, tels que les salles de réunion, les ateliers où se dégagent des gaz dangereux. On a recours alors à la *ventilation artificielle*, obtenue en utilisant des procédés physiques ou mécaniques qui font pénétrer de l'air pur, par pression, dans les locaux à aérer, ou qui, inversement, aspirent l'air vicié pour le rejeter au dehors.

Les cheminées sont d'excellents ventilateurs, qui rentrent dans la seconde catégorie ; le courant d'air chaud provoqué par la combustion du bois ou du charbon tend à faire le vide dans la pièce, vide aussitôt comblé par l'arrivée de l'air extérieur, qui passe sous les portes ou s'infiltre par les interstices des fenêtres. On utilise dans les ateliers et les laboratoires cette propriété qu'a l'air surchauffé de se déplacer rapidement en hauteur, lorsqu'il trouve un orifice supérieur qui lui permet de s'échapper, en faisant brûler un bec de gaz sous les hottes de dégagement. La combustion de 1 mètre cube de gaz détermine un courant de plus de 2 000 mètres cubes d'air.

Les appareils mécaniques utilisés pour assurer la ventilation artificielle sont les trompes à eau et les ventilateurs. Ils agissent soit en aspirant l'air vicié, soit en propulsant de l'air pur dans les locaux à ventiler.

## LA TEMPÉRATURE.

La température moyenne du corps est de 37°,5 ; elle ne peut guère s'écarter de ce chiffre ; dès qu'elle s'élève de 3° ou 4° ou s'abaisse de la même quantité, l'existence est compromise.

Or la température du milieu où nous vivons tend à influer sur la température de notre corps, soit pour l'élever lorsque la chaleur est intense, soit pour l'abaisser lorsque le froid est vif. La race humaine peut vivre, il est vrai, sous toutes les latitudes : les Lapons habitent les glaces arctiques (jusqu'à — 56° au fort Reliance); les nègres, les déserts équatoriaux (jusqu'à + 53° au Sénégal). Mais il se produit là des phénomènes physiologiques d'accoutumance, et nous ne signalons ces chiffres qu'à titre de curiosité. Pratiquement les grandes variations de température peuvent produire, comme nous le verrons plus loin, des troubles plus ou moins graves dans la santé, susceptibles dans certains cas d'entraîner la mort.

Pour se mettre à l'abri des dangers que lui font courir les températures extrêmes, l'homme a couvert son corps de vêtements et s'est construit des habitations qui le protègent à la fois contre les excès du froid et de la chaleur.

***Influence de la chaleur.*** — Avec l'accroissement de la température ambiante, l'appétit diminue, la soif augmente, la respiration s'accélère et la transpiration devient plus abondante. Quand la température extérieure dépasse 35°, les forces diminuent, les mouvements deviennent pénibles, l'intelligence perd sa vivacité, les phénomènes de la nutrition sont troublés ; si l'action de la chaleur se prolonge, elle produit l'*anémie des pays chauds*, qui prédispose l'organisme à l'invasion d'un grand nombre de maladies infectieuses.

L'élévation de la température est plus facilement supportée dans l'air sec que dans l'air humide.

L'action d'une chaleur intense provoque des accidents que l'on a étudiés sous le nom de *coup de chaleur* ou *insolation*, accidents qui peuvent être produits par le rayonnement solaire ou par une source de chaleur artificielle (fours, chaufferies des paquebots, etc.).

L'individu soumis à l'action de la chaleur ressent d'abord un violent mal de tête, une soif intense ; puis des vomissements surviennent ; il chancelle, tombe, présente des convulsions, et la mort arrive. La fatigue favorise la production du coup de chaleur. On prévient ces accidents en faisant usage de vêtements légers non serrés, en évitant les excès de boissons alcooliques, en absorbant de temps en temps de petites quantités d'une boisson aqueuse fraîche. Le repos à l'ombre, les vêtements étant desserrés, les affusions froides, la respiration artificielle combattent les accidents déclarés.

Il ne faut pas confondre le coup de chaleur avec le *coup de soleil*. Ce dernier est dû à l'action de la lumière solaire sur la peau ; il consiste en une brûlure très superficielle des parties découvertes (face, mains) et est peu grave d'ordinaire. On s'en préserve en faisant usage d'un chapeau à larges bords ou du casque colonial.

***Influence du froid.*** — Exposé au froid, l'organisme exagère la production de chaleur animale ; la circulation cutanée diminue, ce qui amoindrit la déperdition de chaleur par rayonnement ; l'activité des fonctions digestive, respiratoire et circulatoire s'accroît ; l'homme a besoin d'une quantité plus considérable d'aliments. Les voies respiratoires surtout souffrent et deviennent réceptives à un grand nombre d'affections (angines, bronchites, etc.). L'humidité et le vent favorisent l'action du froid.

Localement, le froid agit d'une façon plus intense sur les parties périphériques, où la circulation est moins active ; les organes les premiers atteints sont les pieds, les mains, les oreilles et le nez ; la circulation s'y suspend ; puis, lorsque l'action du froid cesse, la peau rougit et devient le siège de démangeaisons (onglée, engelures). Si le refroidissement est plus marqué, la circulation s'arrête définitivement, la région atteinte se mortifie, se gangrène (gelures).

L'action d'un froid intense peut porter sur la totalité de l'organisme : c'est le *coup de froid.* Les forces diminuent progressivement, l'énergie morale disparaît, un impérieux besoin de sommeil se manifeste, la face pâlit, les genoux fléchissent, la vue s'obscurcit, l'homme tombe, s'endort et ne se réveille pas.

On évite le coup de froid en faisant usage de boissons chaudes et d'une nourriture substantielle et riche en graisses, en évitant les excès de boissons alcooliques, enfin en se couvrant chaudement. En présence d'un individu atteint de congélation ou d'un coup de froid, il faut bien se garder de le réchauffer brusquement ; on commence par pratiquer des frictions avec de la neige, puis avec de l'eau froide ; enfin on place le malade dans une chambre froide, dont la température est élevée progressivement.

## CHAUFFAGE.

Le chauffage est destiné à maintenir l'intérieur des habitations à une température supérieure à celle de l'air extérieur.

Cette température ne doit pas être trop élevée, car, en sortant d'appartements surchauffés, on serait exposé à des refroidissements brusques, préjudiciables à la santé. On admet que, dans les pièces où l'on ne procède pas à des travaux manuels fatigants, la température doit être de 16 à 18°. Dans les ateliers, elle peut en effet être abaissée sans inconvénients à 10 ou 12°. Il y a tout intérêt à chauffer les chambres à coucher, au moins pendant une partie de la journée, de façon à leur donner une température de 15°. Les malades n'ayant pas de fièvre se trouvent bien de la température qui convient aux individus en bonne santé ;

les fébricitants, par contre, sont beaucoup plus à leur aise avec 12 ou 14° seulement. Tout le monde connaît la sensation pénible de chaleur qui accompagne la fièvre; cette sensation s'accentue encore sous l'influence d'une température élevée.

***Procédés de chauffage.*** — Les conditions que doit présenter un bon système de chauffage sont les suivantes :

1° Dégager une quantité de chaleur variable à volonté, de façon à entretenir une température constante, malgré les variations extérieures ;

2° Ne laisser échapper aucun gaz toxique ;

3° Ne pas dessécher l'air ;

4° Concourir à l'aération des locaux.

Les différents procédés de chauffage peuvent rentrer dans deux catégories :

1° Les *procédés directs* (chauffage local) ;

2° Les *procédés indirects* (chauffage central).

1° **Procédés directs.** — Ils sont ainsi nommés parce que le foyer qui émet la chaleur est placé dans les locaux à chauffer. Ils sont représentés par les cheminées et les poêles.

CHEMINÉES. — Elles ont l'avantage, lorsque leur tirage est bon, de contribuer avec efficacité à la ventilation; mais leur rendement calorique est déplorable; la presque totalité de la chaleur développée par la combustion du bois ou du charbon n'est pas déversée dans la pièce, mais entraînée au dehors (94 parties p. 100 pour le bois, 88 parties p. 100 pour le charbon). De plus, au voisinage immédiat du foyer, la température est très élevée ; elle est basse dans les points les plus éloignés de lui. La cheminée est en somme un procédé de chauffage primitif et coûteux.

POÊLES. — Ils sont de deux types, qui diffèrent par l'intensité du tirage :

*a*. Poêles à combustion rapide (par conséquent à grand tirage) ;

*b*. Poêles à combustion lente (par conséquent à faible tirage).

a. *Poêles à combustion rapide.* — Parmi les poêles à combustion rapide les plus usités, on peut citer :

Les *poêles en porcelaine*, qui, construits avec des matériaux mauvais conducteurs de la chaleur, s'échauffent lentement et se refroidissent de même, de sorte que l'accélération ou le ralentissement temporaire des combustions à l'intérieur du foyer n'influent pas sensiblement sur la température de la pièce.

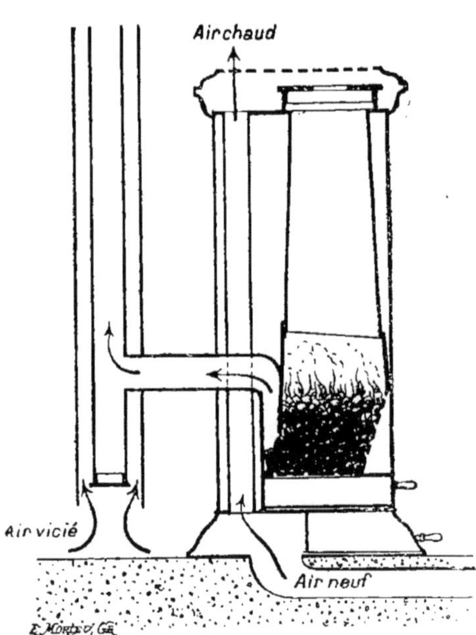

Fig. 279. — Poêle en fonte à combustion rapide.

Les *poêles en fonte*, par contre, s'échauffent très rapidement et se refroidissent aussi vite, suivant que le feu s'active ou baisse. Lorsque le feu est très vif, l'enveloppe de fonte est portée au rouge, et la chaleur qu'elle émet par rayonnement est impossible à supporter à proximité des poêles; aussi les a-t-on modifiés heureusement en les entourant de deux enveloppes concentriques de tôle entre lesquelles circule et s'échauffe de l'air amené de l'extérieur; il se répand ensuite dans la pièce, contribuant à la fois au chauffage et à l'aération.

b. *Poêles à combustion lente.* — Ils ont pour caractéristique un tirage très faible, qui réduit au minimum la consommation du combustible. Le petit volume d'air qui traverse ces poêles de bas en haut rencontre d'abord du charbon incandescent et lui abandonne son oxygène pour former de l'acide carbonique ; cet acide carbonique passe ensuite à travers la masse supérieure du charbon chauffée seulement au rouge, et à ce contact se réduit presque en totalité en oxyde de carbone. C'est donc un mélange d'acide carbonique et d'oxyde de carbone qui se déverse au dehors par les tuyaux d'échappement.

Les poêles à feu lent constituent un mode de chauffage très économique, mais qui présente malheureusement les plus grands dangers ; le courant d'air, nécessaire à la combustion, qui se dirige normalement de bas en haut, de l'intérieur de la pièce au sommet de la cheminée, est tellement faible qu'il peut très facilement se renverser ; il entraîne alors dans la pièce, à travers les interstices du poêle, tous les produits de combustion, qui, comme nous venons de le voir, sont constitués surtout par de l'oxyde de carbone et de l'acide carbonique, tous deux inodores. Nous avons signalé plus haut (p. 265) les dangers que la présence de ces gaz fait courir à l'homme ; ils sont tels que *Gréhant* a pu dire, parlant des poêles à combustion lente : « Ils constituent un moyen de s'empoisonner en famille et à bon marché. » Cette assertion nous paraît néanmoins trop absolue : elle n'est plus exacte lorsque le corps de cheminée dans lequel se dégagent les produits de combustion présente une hauteur suffisante et, par conséquent, un tirage parfait. On doit d'ailleurs s'assurer de temps à autre de la régularité du tirage en approchant une allumette enflammée des fissures de l'appareil (articulations et pourtour du couvercle d'une salamandre, par exemple) ; la flamme doit être vivement attirée vers l'intérieur du poêle. Enfin il est bon, plusieurs fois par jour, d'aérer largement, en ouvrant les fenêtres ; cette opération ne refroidit pas trop les pièces, dont les parois sont échauffées grâce à la continuité du chauffage réalisé par les poêles à feu lent.

Sous aucun prétexte, ces poêles ne doivent être utilisés

la nuit dans les chambres à coucher : à la faveur du sommeil, un dégagement accidentel d'oxyde de carbone provoquerait une asphyxie mortelle, qu'aucun symptôme ne révélerait à la victime rapidement évanouie.

Les poêles à feu lent peuvent être dangereux non seulement pour les personnes qui en usent, mais aussi pour les autres habitants d'une même maison, quand les cheminées communiquent : les produits de la combustion, se refroidissant rapidement dans la cheminée, peuvent retomber dans les conduits adjacents et aller empoisonner l'air des autres pièces que cette cheminée dessert. Les cheminées communes à plusieurs chambres doivent être proscrites.

Dans beaucoup de poêles, on règle le tirage au moyen d'une clef placée dans le tuyau de fumée. Cette clef est constituée par un disque métallique, qui, placé de champ, permet l'ascension des gaz, et, dans une position perpendiculaire à l'axe du tuyau, les arrête et empêche le tirage. On conçoit le danger d'une telle disposition ; le disque devrait toujours porter une échancrure pour permettre aux gaz qui emplissent le foyer de s'élever lentement, la clef étant fermée, et empêcher ainsi leur dégagement dans la pièce.

On utilise encore pour le chauffage local des poêles à pétrole et des radiateurs à gaz. Ces appareils constituent un mode de chauffage détestable, qui ne peut être toléré que pour un usage très court, dans les cabinets de toilette par exemple. Ils émettent, il est vrai, peu d'oxyde de carbone, mais ils déversent dans la pièce où on les allume des flots d'acide carbonique. Un radiateur à gaz, muni de dix tubes chauffants, en produit plusieurs centaines de litres à l'heure. Une exception doit être faite pour les radiateurs auxquels s'adapte un tuyau de dégagement ; à ceux-là on ne peut que reprocher d'être un procédé de chauffage coûteux.

Les radiateurs électriques sont encore peu utilisés ; la chaleur qu'ils émettent ne provenant pas d'une combustion, ils ne sont pas pour l'air une cause de viciation. Ils constitueraient donc un procédé de chauffage local idéal si leur emploi n'était pas très onéreux.

2° **Procédés indirects (chauffage central).** — Le chauffage central est réalisé par les *calorifères*, qui présentent tous une disposition commune : leur source de chaleur est située en dehors des locaux à chauffer et plus ou moins loin d'eux.

On construit trois sortes de calorifères : les *calorifères à air chaud*, les *calorifères à eau chaude* et les *calorifères à vapeur d'eau.*

Les *calorifères à air chaud* sont constitués par un foyer, autour duquel de l'air circule et s'échauffe, pour s'engager ensuite dans des conduites qui vont s'ouvrir dans les pièces à chauffer. Ce système, qui ne convient que pour les locaux peu importants, tend à disparaître.

On utilise surtout aujourd'hui les *calorifères à eau chaude*; ils sont basés sur la propriété que possède l'eau d'emmagasiner de la chaleur, qu'elle cède, ensuite, à l'air ambiant.

Ces calorifères forment un circuit fermé dans lequel la même eau circule incessamment. Elle s'échauffe au sous-sol dans une chaudière d'où elle s'échappe par un tube vertical, qui la conduit directement dans un réservoir situé sous les combles. Elle sort de ce réservoir par des tubes qui descendent à travers les différentes pièces de la maison, pour aboutir enfin à la chaudière. Pendant ce trajet, l'eau s'est refroidie; elle va s'échauffer à nouveau dans la chaudière pour recommencer son circuit. Dans chaque chambre, on installe, sur le trajet des tubes descendants, des réservoirs en métal que l'eau vient remplir et qui servent à augmenter la surface chauffante.

Les *calorifères à vapeur d'eau*, qui sont utilisés pour le chauffage des grands établissements, présentent un dispositif analogue à celui des calorifères à eau chaude; mais la circulation d'eau chaude est remplacée par une circulation de vapeur d'eau. Celle-ci dégage une grande quantité de chaleur au moment où elle se condense, c'est-à-dire au moment où elle revient à l'état liquide.

Tous ces appareils produisent une chaleur régulière, que l'on peut régler à volonté ; ils n'altèrent pas l'air; ils sont donc, parmi les procédés de chauffage dont nous disposons, les plus perfectionnés.

## ÉCLAIRAGE.

L'éclairage de nos habitations est réalisé, pendant le jour, par la pénétration de la lumière solaire : c'est là l'*éclairage naturel.* Aux heures où il devient insuffisant ou nul, on le remplace par l'éclairage artificiel.

Nous avons déjà laissé prévoir toute l'importance d'un bon éclairage naturel. La lumière solaire est indispensable à l'homme; et si l'hygiène considère les sous-sols comme des lieux d'habitation insalubres, c'est autant à cause de l'insuffisance de leur éclairage naturel que de leur mauvaise aération. La lumière solaire a une action bactéricide puissante ; les bactéries charbonneuses sont tuées après une exposition de deux heures aux rayons du soleil. Ce rôle purificateur de la lumière condamne l'emploi des tentures, qui, apposées au niveau des fenêtres, interceptent en partie les rayons lumineux.

La lumière naturelle possède un pouvoir éclairant considérable ; pour s'en rapprocher, l'éclairage artificiel doit être très intense. Cet éclairage a été obtenu pendant longtemps en utilisant la lumière émanée de flammes produites par la combustion d'huiles, de pétrole et de gaz d'éclairage. Ces combustions dégagent de l'acide carbonique et élèvent la température ambiante. Ces inconvénients doivent faire préférer à ces modes d'éclairage l'emploi de la lumière électrique; avec les lampes à incandescence, en particulier, il n'y a ni combustion, ni dégagement gazeux, et l'échauffement de l'air est moins grand qu'avec les lampes ordinaires.

Le pétrole fournit deux produits utilisés pour l'éclairage : l'essence de pétrole et l'huile lampante ou pétrole.

L'essence est très inflammable et d'un maniement dangereux. Le pétrole (huile lampante) fournit une flamme très belle et très constante ; lorsqu'il est bien rectifié, son maniement est peu dangereux, mais souvent une rectification insuffisante favorise son inflammation et cause des incendies ou des brûlures. On tend aujourd'hui à substituer au pétrole l'alcool à brûler, qui permet d'avoir un éclairage intense.

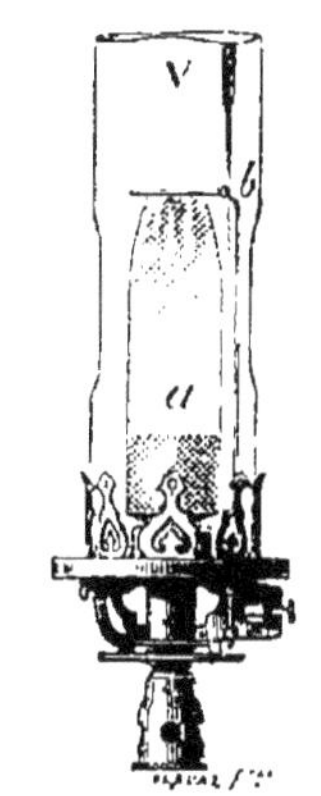


Fig. 280. — Bec à incandescence. *a*, manchon.

Le gaz d'éclairage, obtenu par la distillation de la houille en vase clos, donne un bon éclairage, surtout en utilisant les brûleurs à incandescence, qui permettent d'atteindre le maximum de lumière avec un minimum de gaz.

L'emploi du gaz d'éclairage présente cependant des dangers ; la proportion d'oxyde de carbone que contient le gaz quand il sort de l'usine en fait un véritable poison ; or les fuites de gaz ne sont pas rares dans les locaux où l'on utilise ce produit. Heureusement, son odeur est telle que l'organe de l'odorat permet de le reconnaître, même quand l'air n'en renferme que des traces, et nous préserve ainsi du danger. Dans certaines conditions, toutefois, quand la fuite a lieu dans le sol, le gaz peut s'échapper dans les habitations après avoir perdu son odeur, tout en restant toxique. Le gaz ainsi désodorisé a causé fréquemment des intoxications chroniques dont les symptômes rappellent ceux de l'empoisonnement lent par l'oxyde de carbone.

## LE VÊTEMENT.

Quand la température extérieure est inférieure à celle de notre corps, ce dernier abandonne de la chaleur à l'atmosphère qui l'entoure ; le vêtement est destiné à supprimer cette perte de chaleur. L'air étant, de tous les éléments, celui qui conduit le moins la chaleur, nous pourrions nous passer de vêtements si l'atmosphère qui nous entoure était immobile ; mais il n'en est pas ainsi : chacun sait que l'air est en mouvement continuel et que la chaleur même de notre corps entretient des courants autour de lui. Le vêtement a pour but de fixer la couche d'air qui nous enveloppe ; les différentes étoffes possèdent cette propriété à un degré variable. C'est à la couche d'air qu'ils retiennent entre leurs poils et leurs fibres que le duvet, les fourrures, les vêtements de laine doivent leur remarquable puissance de préservation contre les pertes de chaleur. Inversement, ces mêmes substances peuvent jouer le rôle d'isolant vis-à-vis des sources de chaleur extérieure. C'est ainsi que l'Arabe emploie son burnous de laine blanche pour se protéger contre la fraîcheur des nuits du désert et contre les ardeurs du soleil.

La couleur du vêtement n'est pas indifférente ; les vêtements blancs diffusent, en même temps que la lumière, la chaleur qui l'accompagne ; ils ont, par conséquent, un faible pouvoir absorbant pour la chaleur lumineuse ; ce sont les plus agréables à porter dans les pays chauds.

Les parties du vêtement qui sont en contact avec la peau doivent être perméables à l'air et à l'humidité, pour permettre la respiration cutanée et absorber la sueur dont l'évaporation trop rapide provoquerait de brusques refroidissements du corps.

Les étoffes appelées *flanelles* présentent ces propriétés à un haut degré. Il est préférable, cependant, de porter sur le corps la flanelle de coton, qui se lave mieux, ne produit pas d'irritation de la peau et offre les mêmes avantages que celle de laine.

La forme du vêtement est très importante. Avant tout, le vêtement ne doit pas gêner l'individu qui le porte ; il doit permettre la liberté complète des mouvements et surtout ne pas produire de constrictions gênant la circulation et déterminant à la longue des déformations. A ce point de vue, il y a peu à dire du vêtement masculin, que les nécessités d'une vie active ont accommodé aux exigences de l'hygiène. Le costume féminin, par contre, laisse beaucoup à désirer : toute considération pratique est écartée dans la confection du vêtement de la femme ; il n'est plus question ici que de mode et de caprice. L'instrument le plus malencontreux de la toilette féminine est le corset, dont la seule utilité est d'amincir la taille et de faire saillir la poitrine, ce qui, d'après les conventions admises, contribue à la beauté ; mais le corset a de graves inconvénients : il entrave les fonctions respiratoires et favorise ainsi le développement de la tuberculose ; il gêne le fonctionnement du cœur ; il déforme et déplace les organes digestifs et le foie, ce qui entraîne des troubles dyspeptiques, de la congestion de la face, des bouffées de chaleur après les repas, malaises que toute femme connaît.

Il faut également proscrire l'usage de la jarretière ; la jarretière comprime les veines du membre inférieur, ralentit et arrête la circulation du sang dans les plus superficielles de ces veines et entraîne une élévation de pression veineuse qui produit les *varices*, affection si fréquentes chez la femme. La *jarretelle* n'a aucun de ces inconvénients.

La *chaussure* mérite d'attirer l'attention de l'hygiéniste. La chaussette ou le bas de coton sont préférables à tous égards : la chaussette de laine retient l'humidité, facilite la macération de l'épiderme et expose aux engelures.

Les chaussures que l'on utilise ordinairement ont une semelle symétrique se rétrécissant progressivement pour se terminer en pointe à l'avant ; or le pied n'est pas symétrique : à l'état normal, le gros orteil fait suite en ligne droite au bord interne du pied. La chaussure symétrique rejette le gros orteil en dehors ; celui-ci se dévie, refoule le deuxième orteil, qui vient chevaucher sur le troisième et se blesse facilement ; la plante du pied se creuse, se déforme ; des frottements anormaux s'établissent ; il en résulte des cors, durillons, ongles incarnés, etc. Le seul moyen d'éviter ces accidents consiste a porter des *chaussures rationnelles*, suivant les principes établis par Meyer et Salquin. Ici les semelles sont asymétriques, leur bord interne étant rectiligne pour ne pas refouler le gros orteil ; l'empeigne est asymétrique avec une partie plus élevée correspondant au bord interne du pied, plus épais que le bord externe ; le contrefort est extérieur pour ne pas blesser le pied ; le talon est large, peu élevé ; sa face postérieure tombe verticalement. La chaussure a deux points de fixité : elle doit toucher le talon et le cou-de-pied ; elle n'exerce aucune constriction, particulièrement au niveau du cou-de-pied ; l'entrée en est facile. Tout en conservant ces règles, on arrive à construire des chaussures dont l'aspect n'a rien de disgracieux.

***Teinture des vêtements.*** — La plupart des vêtements reçoivent l'addition d'une matière colorante. Certaines des couleurs employées sont dangereuses et ont pu occasionner des accidents parfois mortels. Nous ne reviendrons pas sur ce que nous avons dit des dangers des couleurs à base d'arsenic (vert de Schweinfurt, vert de Métis, vert de Scheele, etc.) ; ces couleurs sont peu employées aujourd'hui. Les couleurs d'aniline, d'utilisation fréquente, ne sont pas toujours inoffensives : la *fuchsine* pure n'est pas toxique, mais ce colorant renferme souvent à l'état d'impureté des sels arsenicaux ; la *coralline*, également inoffensive par elle-même, s'emploie souvent avec un mordant arsenical ; enfin, dans ces dernières années, on a enregistré de graves accidents produits par des pièces de vêtement, et en particulier des chaussures teintes avec des noirs d'aniline.

***Le lit.*** — Le lit est le vêtement nocturne. L'habitude de se dévêtir le soir est très hygiénique ; elle permet l'aération du corps et des vêtements et fait cesser les constrictions exercées par ces derniers.

Le lit doit être suffisamment élastique pour annuler

les effets de la compression de la peau par le poids du corps : il doit être composé de matériaux mauvais conducteurs de la chaleur, pour soustraire l'organisme aux variations de la température extérieure.

Le sommier doit être aussi simple que possible et ne renfermer aucune substance absorbante ou capable de donner asile aux poussières et aux insectes ; les meilleurs sommiers sont constitués par des lames d'acier ou des fils de fer contournés en spirale, ou encore par des cordes entre-croisées et soutenues par un bâti métallique.

Le matelas de laine et de crin mêlés est généralement employé ; au point de vue de l'hygiène, le matelas de varech est cependant préférable. Le matelas doit être battu et cardé tous les deux ans ; il serait bon de lui faire subir en même temps une désinfection.

Le lit de plumes est mauvais : il produit des sueurs, affaiblit l'organisme et enlève au sommeil une partie de son action réparatrice. Les couvertures doivent être légères et bien isolantes ; les couvertures de laine sont les meilleures ; on en varie le nombre suivant les variations de la température extérieure ; un édredon de duvet léger et sec peut, sans inconvénient, être utilisé en hiver.

Les rideaux de lit doivent être supprimés ; ils confinent l'atmosphère autour du lit et servent de réceptacle aux poussières.

## LA PROPRETÉ CORPORELLE.

Il est inutile d'insister sur la nécessité de la propreté corporelle. Les poussières atmosphériques se déposent incessamment sur notre corps; combinées avec les débris épithéliaux, la sécrétion sébacée, elles forment rapidement sur la peau un enduit imperméable qui s'oppose aux échanges cutanés, dont le rôle est si important; de plus, ces poussières peuvent renfermer des germes pathogènes dont il importe de débarrasser notre tégument : la surface entière du corps, les extrémités, la face, la tête, la cavité buccale, ont besoin, à des intervalles plus ou moins rapprochés, d'un nettoyage méthodique.

*a.* ***Propreté générale.*** — ***Bains.*** — Le bain, si en faveur dans l'antiquité, a disparu de nos mœurs : c'est aujourd'hui une pratique de luxe. Il importe de mettre à la portée de tous des bains peu coûteux.

Le *bain froid*, peu efficace au point de vue de la propreté corporelle, a une action tonique et stimulante ; il ne doit pas être prolongé trop longtemps ; la température de l'eau ne doit pas être inférieure à 18 ou 20°. Il est interdit aux individus atteints d'affections du cœur ou du poumon. Les grandes affusions froides, d'une durée de quelques secondes, le tub, trouvent plus fréquemment leur indication que le bain froid.

Le *bain chaud* entre 30 et 38° est le véritable bain de propreté ; chacun connaît ses propriétés sédatives. Malheureusement ce bain est assez coûteux. On a tourné la difficulté en créant le *bain par aspersion*, aujourd'hui employé dans les dispensaires, casernes, prisons. L'eau tiède s'échappe par une pomme d'arrosoir sur l'homme debout dans un bassin en zinc ; l'homme se savonne dans l'intervalle de deux ou trois aspersions consécutives ; 10 litres d'eau et quelques minutes suffisent par homme. Chaque lavage revient à 10 ou 15 centimes. Il est désirable que chaque individu prenne un bain par semaine.

*b.* ***Les pieds.*** — Les pieds sont exposés à des irritations incessantes : ils sont pourvus de nombreuses glandes sébacées et sudoripares dont les sécrétions s'accumulent et sont envahies par les microbes ; la sueur ramollit l'épiderme et facilite le développement des excoriations et des ampoules. Les individus qui marchent beaucoup doivent se laver chaque jour les pieds à l'eau froide ; les ongles seront coupés carrément et non en rond, sous peine de les voir s'incarner.

*c.* ***Les mains.*** — Les convenances sociales font une nécessité de la propreté des mains et des ongles ; les mains doivent, en tout cas, être savonnées avant chaque repas.

*d.* **La face.** — La face sera lavée au moins une fois chaque jour ; il ne faut pas craindre d'employer le savon pour ces ablutions, que l'on doit faire avec une serviette, de préférence à une éponge qui retient les germes organiques et les microbes.

Le rasoir doit être personnel, par crainte de propagation des maladies parasitaires de la peau.

*e.* **Les oreilles.** — Les oreilles doivent être curées, mais jamais profondément ; ne pas faire usage des cure-oreilles en métal, en os ou en écaille, ni de la petite éponge montée sur tige d'ivoire ; la meilleure pratique consiste à se servir d'ouate propre enroulée sur l'extrémité d'une allumette.

*f.* **La bouche.** — Les microbes sont nombreux dans la bouche ; beaucoup d'infections se produisent par cette voie. La cavité buccale a été comparée avec raison à une étuve à culture réalisant les conditions de chaleur et d'humidité que comporte un semblable appareil. De plus les débris de matières alimentaires y fermentent, s'y putréfient ; la carie dentaire est due au développement des microbes. Il faut plusieurs fois par jour se laver la bouche de préférence après les repas, en usant d'une brosse à dents et d'une poudre dentifrice, qui, pénétrant dans les interstices des dents, en chassent les débris organiques ; il est recommandable aussi d'ajouter à l'eau de lavage des teintures à base de thymol ou d'essences antiseptiques (menthe, girofle, etc.). L'antisepsie buccale doit être pratiquée dès l'enfance. Aussitôt que l'enfant commence à s'alimenter avec des aliments solides, on doit, par des lavages après les repas, chasser les résidus laissés par ces aliments. Plus tard, il faut apprendre à l'enfant à se rincer soigneusement la bouche, non seulement après chaque repas, mais chaque fois qu'il aura mangé des gâteaux, des sucreries, etc. ; on arrivera ainsi à prévenir dans bien des cas la carie dentaire.

*g*. ***Les cheveux.*** — L'homme doit porter les cheveux courts, se servir d'un peigne et d'une brosse personnels, et, de temps en temps, laver son cuir chevelu à l'eau tiède savonneuse.

Les **cosmétiques.** — Certaines de ces préparations, destinées à agir sur la peau pour entretenir ses fonctions, sont utiles, indispensables même : tel est le savon par exemple : mais il en est d'autres qui exercent une action nuisible sur la peau et même sur la santé générale; aussi ne saurait-on trop en blâmer l'usage.

Les **savons** (oléates, stéarates de potasse ou de soude) débarrassent la peau des corps gras, des débris épithéliaux, des substances diverses qui y adhèrent. Pour la toilette, on n'utilise que les savons à base de soude, qui ont seuls une consistance dure ; l'abus de lavages au savon finit par irriter les téguments ; aussi les personnes qui se lavent fréquemment les mains se trouvent-elles bien de les enduire de temps en temps d'un peu de vaseline ou de glycérine.

Les **vinaigres de toilette**, **eaux de Cologne**, etc., étendus d'eau, nettoient la peau, lui donnent de la fraîcheur et de la fermeté ; de plus, ils possèdent des propriétés antiseptiques.

Les **corps gras** sont utiles pour rendre à la peau sa souplesse, traiter les gerçures; le seul corps gras ne rancissant pas et ne devenant jamais irritant est la vaseline.

Les **fards** sont toujours nuisibles; ils doivent leur coloration à des sels toxiques. Leur usage amène rapidement l'irritation de la peau et le développement de rides précoces.

Les **poudres de riz**, dont on abuse tant, sont souvent irritantes et toxiques. Certaines affections exigent l'usage de poudres absorbantes : l'érythème des fesses des jeunes enfants est utilement combattu par la poudre de lycopode, le talc, etc.

## ALIMENTATION

L'organisme humain est le siège d'une production permanente de travail et de chaleur qui a sa source dans la combustion des tissus qui forment le corps. La perte de substance qui en résulte entraînerait la mort, si elle n'était réparée par l'alimentation.

Lorsqu'un animal est soumis à un jeûne rigoureux, il assure pendant un certain temps cette double production de travail et de chaleur en consommant la graisse accumulée dans son organisme. La graisse épuisée, le tissu musculaire brûle à son tour; à ce moment, la bête est dans un état de maigreur extrême, ses forces sont très diminuées. Si on prolonge l'expérience, la température de l'animal baisse, et il meurt d'inanition; si, au contraire, on rétablit l'alimentation, le tissu musculaire se reforme, la graisse réapparaît, les forces reviennent, et on assiste au retour à l'état normal.

Les *aliments* sont donc les substances qui subviennent aux dépenses en travail et en chaleur de l'organisme, les substances qui le maintiennent dans sa forme et qui lui fournissent les matériaux nécessaires à sa croissance.

On divise les aliments, d'après leur composition, en quatre groupes :

- Les ***albuminoïdes***
  - d'origine animale. Ex. : La blanc de l'œuf. La caséine. La chair des animaux.
  - d'origine végétale. Ex. : La légumine. Le gluten.
- Les ***hydrocarbonés***. Ex. : La fécule. Le sucre.
- Les ***corps gras***. Ex. : La graisse des animaux. Les huiles.
- Les ***aliments minéraux***. Ex. : Le sel.

On trouve ces quatre groupes représentés dans la plupart des substances alimentaires que nous ingérons ; mais, presque toujours, l'un d'eux est en proportion plus grande que les trois autres réunis. Ainsi la viande (chair musculaire des animaux) contient des traces d'hydrates de carbone, de sels, des graisses, mais l'albumine en constitue la presque totalité ; aussi on dit de la viande qu'elle est un *aliment albumineux.* Le pain renferme de l'albumine végétale, des matières grasses, des sels, en faible quantité ; il est composé surtout d'hydrates de carbone : pratiquement on le considère comme un *aliment hydrocarboné.*

## LE LAIT.

Le lait est une substance alimentaire parfaite, parce que trois des catégories d'aliments que nous connaissons y sont associées en quantité presque équivalente, et que la quatrième y est représentée également, mais en proportion moindre et néanmoins suffisante.

Voici la composition d'un litre de lait de vache :

| | | | |
|---|---|---|---|
| *Caséine* (albuminoïde) .................. | 34 | grammes | p. 1 000. |
| *Lactose* (hydrocarboné) .................. | 50 | — | — |
| *Beurre* (corps gras) .................. | 37 | — | — |
| *Sels* (aliments minéraux) .................. | 7 | — | — |
| *Eau* .................. | 872 | — | — |

On comprend dès lors pourquoi il peut servir de nourriture exclusive aux enfants en bas âge. On pourrait utiliser indifféremment pour l'alimentation les laits de différentes espèces d'animaux (ânesse, chèvre, vache), dont la composition est sensiblement équivalente, si leur prix de revient ne présentait de grandes différences. Le moins coûteux de beaucoup et celui dont l'usage est le plus répandu est le lait de vache.

Pour apprécier sa qualité, on se base surtout sur sa teneur en beurre : le lait riche en contient 50 grammes par litre, le lait passable 30 à 40 grammes ; à partir et au-dessous de 30 grammes, le lait est dit mauvais.

Si le lait est un aliment parfait lorsqu'il provient de bêtes en bonne santé et qu'il est pur, sa consommation peut être l'origine de diverses maladies infectieuses lorsqu'il est souillé par des microbes. Ceux-ci peuvent être contenus dans le lait, *avant la traite*; ils proviennent d'un foyer infectieux qui s'est développé dans l'organisme de la bête laitière. Le plus souvent cette infection est de nature tuberculeuse, et ce sont des bacilles de la tuberculose qui infectent le lait.

Lorsque du lait provenant d'une bête bien portante a été recueilli dans des récipients malpropres, lorsqu'il a été additionné d'une eau impure par des commerçants peu scrupuleux, il peut renfermer les bacilles de la fièvre typhoïde, voire même, exceptionnellement, ceux de la diphtérie ou de la scarlatine. Enfin, en dehors de ces bacilles particulièrement redoutables, d'innombrables microbes trouvent dans le lait un milieu de culture idéal, où ils se développent avec une incroyable rapidité. Cette prolifération microbienne, outre qu'elle rend le lait malsain, détermine promptement sa fermentation.

Des mesures prophylactiques différentes s'imposent suivant qu'on a affaire à du lait contenant des bacilles très dangereux par leur nature même, tels que ceux de la tuberculose ou de la fièvre typhoïde, ou suivant qu'il s'agit de lait renfermant des microbes peu redoutables et qui compromettent surtout sa conservation.

Les laits contenant des microbes de maladies transmissibles à l'homme doivent être rejetés de l'alimentation. Malheureusement on ignore le plus souvent les manœuvres malpropres ou frauduleuses, qui déterminent l'infection du lait par les bacilles de la fièvre typhoïde ou ceux de la scarlatine. Les laits tuberculeux sont plus faciles à éliminer ; on sait qu'ils proviennent d'animaux malades ; or on diagnostique aisément la tuberculose des bovidés en faisant systématiquement à tous les sujets d'une étable une injection de *tuberculine* : tout animal qui présente, dans les vingt-quatre heures qui suivent cette injection, une élévation de température de 1°,5, doit être considéré comme tuberculeux, et son lait ne doit pas être utilisé pour la consommation.

***Conservation du lait.*** — La conservation du lait s'obtient en arrêtant le développement des microbes qui sont les agents de la fermentation. On arrive à ce résultat par des procédés chimiques et par des procédés physiques.

*a.* Les **procédés chimiques** consistent à additionner le lait de substances antiseptiques. Tous les antiseptiques étant des poisons, cette méthode doit être sévèrement prohibée.

*b.* Les **procédés physiques** sont basés sur l'emploi du froid ou de la chaleur.

La *congélation* du lait ne détruit pas les microbes, mais elle arrête leur développement, de façon absolue, aussi longtemps qu'elle est prolongée. Le lait congelé se présente sous la forme de tablettes qui peuvent effectuer sans fondre un voyage de vingt-quatre heures. A son retour à l'état liquide, le lait n'a perdu aucune de ses qualités.

La *chaleur* est beaucoup plus couramment employée que le froid pour obtenir la conservation du lait.

L'*ébullition* suffit aux usages courants, à condition de se rappeler que la montée du lait se fait à 80° environ, et qu'il faut le maintenir sur le feu un quart d'heure après la production de ce phénomène, pour que l'ébullition vraie ait été prolongée pendant un temps suffisant.

La *pasteurisation* consiste à porter le lait à une température de 80°, puis à le refroidir brusquement à 15°. Ce n'est là encore qu'un procédé de conservation momentanée ; vingt-quatre heures après la pasteurisation, le lait s'altère à nouveau.

La *stérilisation* du lait a pour but de détruire tous les microbes qu'il renferme et de lui assurer ainsi une conservation de très longue durée. On peut la réaliser à domicile en employant des appareils spéciaux, dont le type est le stérilisateur de Soxhlet. Il se compose d'une marmite en fer battu, munie d'un couvercle, dans laquelle vient s'emboîter un support en fil de fer garni d'un certain nombre de petites bouteilles que l'on remplit de lait. Le support muni des bouteilles débouchées est mis en place ; on remplit alors aux trois quarts la marmite avec de l'eau, et on la met sur le feu. Au moment où commence l'ébullition, on bouche hermétiquement les bouteilles avec des bouchons en caoutchouc, et on laisse bouillir l'eau pendant une demi-heure. On obtient ainsi une stérilisation imparfaite, mais qui permet de conserver le lait pendant plusieurs jours.

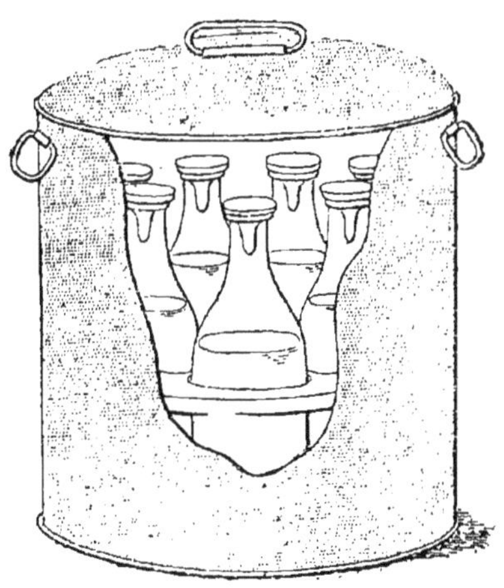

Fig. 281. — Stérilisateur de Soxhlet.

La *stérilisation industrielle* est seule exempte de tout reproche. Le lait est stérilisé à l'autoclave, où il est soumis pendant une dizaine de minutes à une température de 110°.

## FROMAGES.

Le fromage est obtenu en coagulant la caséine du lait par l'addition de présure. Il constitue un aliment riche en graisses et en albuminoïdes et possède une réelle valeur alimentaire.

## ŒUFS.

Les œufs de poule sont ceux qui jouent le plus grand rôle dans l'alimentation ; ils constituent un aliment excellent composé : d'albuminoïdes et de matières grasses, en quantité à peu près équivalente, et de sels. Le blanc de l'œuf n'est autre chose que de l'albumine; le jaune contient les matières grasses. L'analyse révèle encore la présence dans l'œuf de phosphore et de fer en quantité notable. On considère qu'un œuf pesant 50 grammes présente à peu près la même valeur nutritive que 25 grammes de viande. L'œuf se digère d'autant plus facilement qu'il est plus cuit. Il doit être consommé frais ; on constate sa fraîcheur par le mirage ou en le laissant tomber dans de l'eau contenant 10 p. 100 de sel ; si l'œuf est frais, il va au fond du vase ; il surnage dans le cas contraire.

## LES VIANDES.

Cette appellation est réservée à la chair des animaux à sang chaud. La viande est, par excellence, un aliment albuminoïde ; elle contient cependant, en dehors de l'albumine, de la graisse en quantité notable, des sels et même des traces d'hydrates de carbone sous forme de glycogène.

La viande est indispensable à l'homme, dont les tissus sont constitués en grande partie par des matières albuminoïdes ; mais elle ne peut lui servir de nourriture exclusive, puisque les hydrates de carbone lui font presque complètement défaut. Les viandes des différentes espèces d'animaux qui servent habituellement pour la consommation (bœuf, veau, mouton, porc) ont une valeur alimentaire sensiblement équivalente.

Sous diverses influences, les viandes peuvent devenir impropres à l'alimentation ; nous rangerons ces viandes en trois catégories :

*Viandes provenant d'animaux malades ;*

*Viandes contenant des parasites;*

*Viandes toxiques ;*

**Viandes d'animaux malades.** — Les animaux peuvent être atteints de maladies non transmissibles à l'homme, telles que la peste bovine, la péripneumonie ;

nous ne faisons que les signaler en rappelant que toute viande provenant d'un animal malade ne doit pas, en principe, être livrée à la consommation.

Les maladies qui peuvent se transmettre de l'animal à l'homme retiendront plus longtemps notre attention. Les deux principales sont la tuberculose et le charbon. L'homme peut les contracter en absorbant des viandes qui en contiennent les germes.

*a.* **Tuberculose.** — Nous avons déjà eu l'occasion, à propos du lait, de signaler la fréquence de cette maladie chez les bovidés. Cette fréquence même est un obstacle à l'interdiction absolue de vendre pour la boucherie des animaux tuberculeux ; il résulterait d'une telle mesure des pertes énormes pour les éleveurs et, par suite, une augmentation proportionnelle du prix de la viande. Aussi autorise-t-on la vente des bêtes qui présentent seulement une tuberculose localisée aux viscères et peu développée. Cette tolérance s'explique parce qu'il est possible de rendre inoffensive par la cuisson la viande de ces animaux (Voir plus loin au chapitre : *Cuisson et conservation des aliments*).

*b.* **Charbon.** — La seule manipulation des viandes charbonneuses fait courir de tels dangers que les cadavres des animaux tués par le charbon doivent être détruits par le feu aussitôt après la mort. Il ne peut donc être question de la consommation de ces viandes.

***Viandes contenant des parasites.*** — Les plus répandus des parasites dont on observe la présence chez les animaux sont la *trichine* et le *tænia*.

*a.* **Trichine.** — La trichine est un petit ver de 1 millimètre de long qu'on rencontre chez le porc. Un kilogramme de viande de porc peut renfermer cinq millions de trichines. Celles-ci, ingérées avec la viande, traversent la paroi intestinale et vont se loger dans les muscles. Cet envahissement de l'organisme humain par la trichine ne vas pas sans causer dans la santé des troubles graves, souvent suivis de mort (Voir fig. 282).

*b*. **Tænia**. — Le tænia est un hôte habituel du porc et du bœuf, qui sont infectés chacun par une espèce différente. Chez le porc, on trouve la *Tænia solium* et, chez le bœuf, le *Tænia saginata*. Ingérées par l'homme, les larves du *tænia* se développent dans son intestin, où elles vivent en

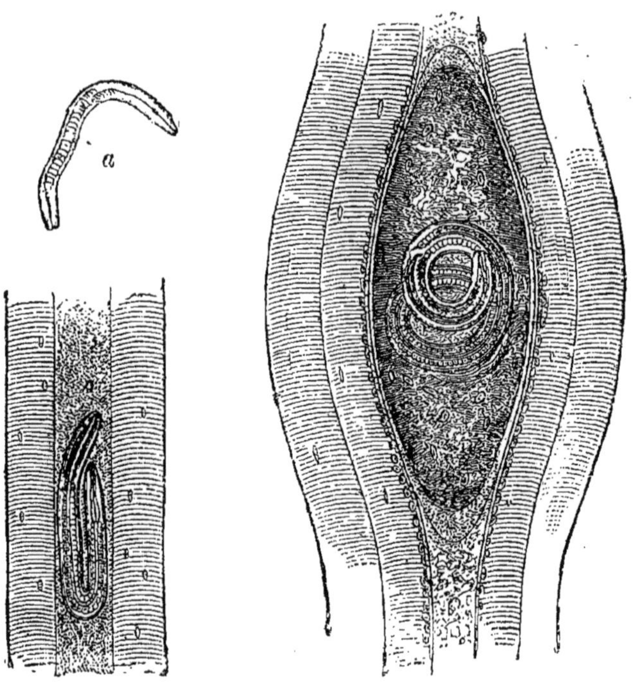


Fig. 282.
*a*, Trichine ; *b*, trichine enkystée dans un muscle.

causant des accidents qui sont bien connus (Voir fig. 283 et 284).

On peut facilement diagnostiquer la présence de la *trichine* et du *tænia* dans la viande par un examen microscopique avec un grossissement de 90 diamètres. Les viandes infectées par ces parasites ne devraient pas être utilisées pour l'alimentation; cependant il faut savoir que, très cuites, elles deviennent complètement inoffensives.

***Viandes toxiques***. — Rentrent en première ligne dans

cette catégorie les viandes qui se sont altérées parce qu'elles ont été conservées longtemps sans avoir subi une préparation spéciale. On les reconnaît à la mauvaise odeur qu'elles dégagent, à la couleur grise de leur chair, voire même aux gaz qui gonflent les tissus lorsque la putréfaction est avancée.

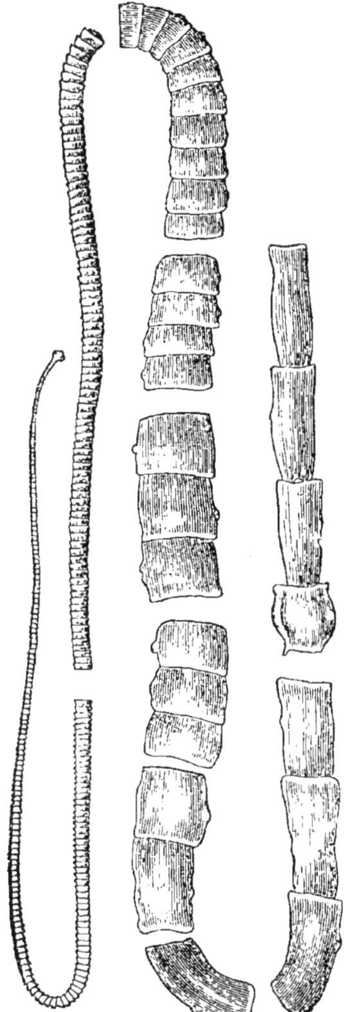

Fig. 283. — *Tænia.*

Les *viandes de conserve* peuvent également subir une altération que décèlent leur consistance molle, l'odeur aigrelette qu'elles dégagent et la liquéfaction de leur gélatine.

Ces viandes sont dites « toxiques » parce qu'elles renferment des poisons, les *ptomaïnes*, qui se sont développés après la mort de l'animal. Leur ingestion peut causer de graves intoxications, parfois mortelles, et tou-

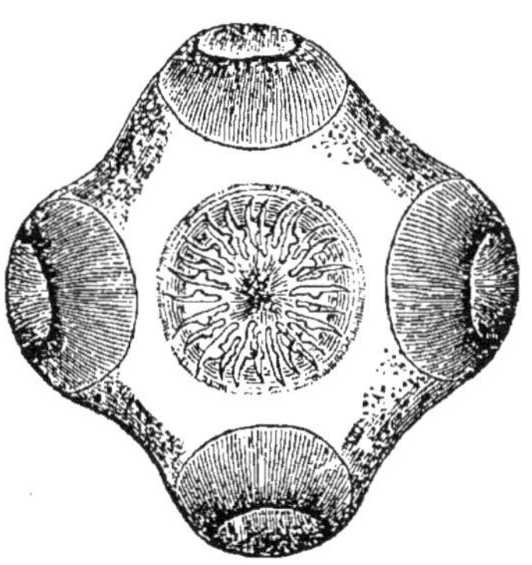

Fig. 284. — Extrémité antérieure de *Tænia solium* munie de ventouses et de crochets.

jours dangereuses chez les individus dont le foie ou les reins sont en mauvais état. La viande des gibiers faisandés doit son fumet spécial à la présence de ptomaïnes; l'hygiéniste doit donc en proscrire la consommation.

### LES GRAISSES.

Il existe des graisses d'origine animale et des graisses d'origine végétale (les huiles) ; elles sont les unes et les autres d'une valeur alimentaire à peu près équivalente.

Les graisses sont la source d'une production intense de chaleur et de travail. Elles jouent en outre, vis-à-vis des albumines, le rôle d'un aliment d'épargne ; elles se consomment les premières en cas de travail excessif ou d'alimentation insuffisante ; c'est grâce à cette propriété qu'on peut faire maigrir les obèses, en les nourrissant peu, tout en leur conservant l'intégralité de leur système musculaire.

### LE BEURRE.

Le beurre est extrait du lait ; on le fabrique en battant la crème. C'est un aliment gras, presque pur (90 p. 100 de graisse) et, par conséquent, très nourrissant. On le fait entrer avec grand profit dans l'alimentation des malades qui maigrissent. Très facile à digérer lorsqu'il est consommé à l'état naturel, il perd cette qualité lorsqu'il est fondu et qu'il a bouilli.

### LE PAIN.

Le pain forme, en France, la base de l'alimentation. On en consomme un peu plus de 500 grammes par jour et par individu, en moyenne.

On le prépare en hydratant de la farine de blé ou de seigle avec un poids égal d'eau. A mesure qu'on ajoute l'eau, on pétrit la pâte, soit à la main, soit mécaniquement. Le pétrissage terminé, on incorpore dans la pâte du levain préparé la veille avec de la farine et de la levure de bière. Ce levain provoque la fermentation, qui transformera l'amidon du blé en dextrine et en glucose. La cuisson se fait au four, à une température de 200 à 250°, pendant trois quarts d'heure. Au centre des pains épais, la température ne s'élève pas à plus de 60°. L'eau qui a servi à leur fabrication ne sera donc pas stérilisée.

Le pain est un aliment *hydrocarboné* ; il contient, en effet, plus de 50 p. 100 d'amidon. Il renferme aussi de l'albumine, des graisses et des sels, mais en faible quantité. La croûte du pain est plus nourrissante que la mie. Si le pain possède une valeur nutritive très réelle, sa digestion est tellement pénible qu'on doit conseiller de ne faire de cet aliment qu'une consommation très modérée. Le pain de seigle est encore plus difficile à digérer que le pain de blé, parce qu'il renferme plus de cellulose.

Le pain peut s'altérer et présenter des moisissures jaunes ou noires dont l'ingestion n'est pas très dangereuse. Des accidents plus graves (plaques de gangrène) peuvent survenir à la suite de la consommation prolongée de pain fabriqué avec du seigle atteint d'une maladie parasitaire appelée ergot.

## LÉGUMES.

Nous consommons des légumes herbacés (épinards), des légumes secs (haricots secs, lentilles), des tubercules et des racines (pommes de terre, carottes). La valeur alimentaire de ces trois catégories est loin d'être équivalente.

Les ***légumes herbacés*** sont constitués surtout par de la cellulose, qui ne peut être digérée ni par le suc gastrique, ni par le suc intestinal. Ils ne contiennent qu'une quantité minime de graisses, d'hydrates de carbone et d'albuminoïdes, mais ils renferment des proportions élevées de sels de calcium et de magnésium. Ces sels sont utiles à l'organisme ; la cellulose assure un fonctionnement régulier de l'intestin, de sorte que les légumes herbacés, bien que très peu nourrissants, sont indispensables à l'homme.

Les ***légumes secs*** sont surtout des aliments hydrocarbonés ; ils renferment aussi une forte proportion d'albuminoïdes et très peu de graisses. Ils ont une grande valeur alimentaire, supérieure à celle du pain, et sont plus facilement digérés que lui, à la condition indispensable d'être préparés en purée.

Les ***tubercules*** et les ***racines*** sont peu nourrissants. La pomme de terre, qui représente le meilleur aliment de cette catégorie, ne contient presque uniquement que des hydrates de carbone, et en quantité trois fois moindre que les haricots secs.

## LES FRUITS.

Les fruits pulpeux (pêches, cerises) contiennent très peu de principes utiles ; ils renferment seulement des hydrates de carbone sous forme de sucre. Mais leurs qualités aromatiques très développées stimulent la sécrétion du suc gastrique.

La châtaigne contient des albuminoïdes et des féculents en proportions assez élevées pour que sa valeur alimentaire soit supérieure à celle de la pomme de terre.

Les amandes et les noix qui ne renferment que des traces d'hydrates de carbone sont, par contre, assez riches en matières grasses.

## LE SUCRE.

Le sucre est le seul aliment qui mérite, à parler exactement, le nom d'*aliment d'épargne*. La combustion de la glucose est la source de l'énergie musculaire. Le sucre alimentaire, qui est de la saccharose, est transformé en glucose aussitôt son absorption et utilisé au fur et à mesure des besoins de l'organisme. Il « épargne » ainsi la combustion de la graisse et de l'albumine. Cette propriété, bien vérifiée à l'heure actuelle, a conduit à introduire le sucre dans l'alimentation des soldats qui sont appelés à fournir une grande somme de travail musculaire.

## CHOCOLAT.

Le chocolat est un mélange de sucre et de cacao. C'est un aliment précieux d'une grande valeur nutritive. Il contient, p. 100, 55 parties de sucre de canne, 23 parties de beurre de cacao, 5 parties d'albuminoïdes et 1 partie d'un alcaloïde à propriétés très stimulantes, la *théobromine.*

Le chocolat est souvent falsifié par l'addition d'amandes, de fécule, de terres ocreuses, etc.

## LES CONDIMENTS.

Les condiments sont des substances qui stimulent les organes du goût, de l'odorat, de la salivation, et excitent la sécrétion du suc gastrique. On les divise en condiments salins, acides, sucrés, gras et aromatiques. Le plus utile est le *sel* ou *chlorure de sodium.*

Le *vinaigre*, pris en quantité modérée, excite les sécrétions salivaire et gastrique ; son abus affaiblit les fonctions digestives et donne lieu à des gastralgies.

L'ail, l'échalote, la ciboule, le thym, le laurier, la vanille, la cannelle, la menthe, le poivre, la moutarde, agissent comme stimulants de la sécrétion gastrique.

Les condiments sont souvent falsifiés : le poivre par l'addition d'argile, de noyaux d'olive, etc. ; le vinaigre par l'addition d'acides sulfurique, chlorhydrique ; la moutarde par l'addition de farine ou de fécule de pommes de terre, etc.

## CUISSON ET CONSERVATION DES ALIMENTS.

La cuisson des aliments a pour but de leur donner un goût plus agréable, en même temps qu'elle les rend plus faciles à mastiquer et à digérer ; elle détruit, en outre, les germes nocifs qu'ils peuvent contenir.

La cuisson des légumes par l'ébullition prolongée dans l'eau salée désagrège l'enveloppe de cellulose qui protège les matériaux utiles : ceux-ci peuvent alors subir l'action des sucs digestifs.

Lorsqu'on veut conserver des légumes pendant un temps prolongé, il faut les soumettre à l'action d'une chaleur assez élevée pour détruire complètement tous les germes susceptibles de déterminer de la fermentation. On a recours au chauffage au bain-marie pendant une heure, ou à la stérilisation à l'autoclave à 110°.

Le procédé idéal de cuisson de la viande devrait laisser à celle-ci, outre un goût agréable, toutes ses qualités de digestibilité, en même temps qu'il assurerait la destruction de tous les germes dangereux qu'elle peut contenir.

La viande rôtie subit, à sa partie externe, l'action d'une chaleur très vive ; mais le centre est soumis à une température inférieure à 60°, qui ne peut amener la destruction d'aucun microbe ou d'aucun parasite. Cette cuisson, insuffisante à ce dernier point de vue, comporte par ailleurs des avantages ; la viande conserve un goût parfait, et la plus grande partie de son albumine étant à peine coagulée est digérée très facilement. A Paris, où la viande est soumise à un contrôle sévère, le rôtissage présente plus d'avantages que d'inconvénients.

On fait encore cuire la viande en la maintenant dans de l'eau salée portée à l'ébullition pendant plusieurs heures. Par ce procédé, la stérilisation est complète, mais la viande devient fade, sèche, et son albumine coagulée est difficilement digérée.

L'eau dans laquelle a bouilli la viande constitue le

*bouillon*, qui n'est autre chose qu'une solution saline, dont la valeur alimentaire est nulle et qui doit surtout ses qualités aromatiques et apéritives à ses sels et aux légumes qui ont cuit avec la viande.

La cuisson de la viande à l'étouffée, dans la vapeur d'eau, qui ne dure qu'une heure ou deux, donne des résultats supérieurs à la cuisson dans l'eau bouillante.

Les procédés qui assurent la conservation de la viande sont nombreux. Nous citerons d'abord les plus simples et le plus anciens, qui sont aussi les moins efficaces et qu'on utilise surtout dans les ménages pour de petites quantités de viande.

*a.* ***Dessiccation.*** — C'est une pratique abandonnée dont nous ne parlons que pour mémoire ; elle agit en privant la viande de son eau et apporte ainsi un obstacle à la propagation des microbes.

*b.* ***Fumage.*** — On le réalise en exposant la viande pendant un temps très long à la fumée aromatique et légèrement antiseptique, qui se développe pendant la combustion du bois du sapin, du genièvre ou du hêtre. Le fumage agit surtout par dessiccation.

*c.* ***Salaison.*** — La salaison est également un procédé de dessiccation, car le pouvoir antiseptique du sel est presque nul. L'usage prolongé des salaisons entraîne des troubles digestifs.

*d.* ***Enrobement.*** — Il consiste à recouvrir la viande, immédiatement après sa cuisson, alors qu'elle est encore chaude, d'une couche de graisse bouillante, qui, en se refroidissant, se solidifie et forme autour de la viande un enduit protecteur.

Nous arrivons maintenant aux deux grands procédés industriels qui assurent à la viande une conservation parfaite et pratiquement indéfinie : la *réfrigération* et la *stérilisation* par la chaleur.

*e.* ***Réfrigération.*** — Nous savons déjà que le froid, s'il ne tue pas les microbes, arrête leur développement. Tant que la viande est soumise à l'action d'une température assez basse, elle ne subit aucune altération. Pour amener en Europe la viande des animaux élevés et abattus dans l'Amérique du Sud, on la refroidit d'abord à — 15°, puis on la maintient, tant que dure le voyage, à — 5°. S'il ne s'agit que d'une conservation de quelques jours, une température initiale de — 5°, puis une température constante de — 1° est suffisante. Les viandes conservées par le froid gardent intactes leurs qualités nutritives. Elles ont l'inconvénient de s'altérer très rapidement lorsqu'elles ne sont plus soumises à l'action du froid, mais cet inconvénient disparait si on opère la décongélation dans un milieu sec.

*f.* ***Stérilisation par la chaleur***. — On peut l'effectuer en chauffant la viande dans des récipients en ferblanc, qui sont mis au bain-marie dans une solution saline concentrée dont le point d'ébullition atteint 110°. On laisse au centre du couvercle un petit orifice par lequel s'échappent l'air et la vapeur ; on le ferme avec une goutte de soudure lorsque la stérilisation est terminée.

La stérilisation à l'autoclave s'opère en mettant les récipients hermétiquement clos dans un autoclave, où ils sont soumis à une température de 105 à 120° pendant deux heures environ.

## L'EAU.

L'eau est indispensable à la vie. Nos tissus en renferment une grande proportion et, chaque jour, l'organisme humain en perd, par diverses voies, plus de 2 litres : il est nécessaire de lui en restituer une quantité équivalente.

L'eau, dissolvant un grand nombre de corps, n'est presque jamais pure. Elle contient des sels, des matières organiques, enfin des corps organisés (microbes), parfois capables d'infecter l'organisme et de causer certaines maladies.

L'eau de boisson doit posséder un ensemble de qualités chimiques, physiques et biologiques, qui font d'elle une *eau potable*.

### ORIGINES DE L'EAU.

La mer constitue le réservoir d'où provient toute l'eau qui circule à la surface et dans la profondeur du sol.

L'eau de mer n'est pas potable à cause de sa trop forte minéralisation (35 grammes par litre) ; mais elle donne naissance à des vapeurs qui, sous l'influence de certaines conditions atmosphériques, se condensent en pluie.

La pluie peut être considérée comme l'origine des eaux douces, que l'on divise en eaux courantes et eaux stagnantes. Ces dernières, qui comprennent les mares et les étangs, doivent être absolument rejetées de la consommation.

***Sources***. — L'eau pénétrant à travers le sol subit une filtration qui la débarrasse des impuretés et des microbes dont elle s'était chargée pendant son passage dans l'atmosphère, à la condition qu'elle traverse une épaisseur suffisante de terrain. Cette eau, s'échappant dans une vallée par une ouverture naturelle ou artificielle (puits artésiens), constitue une source : l'eau de source est donc biologiquement pure.

Dans son parcours souterrain, l'eau, grâce à l'acide carbonique qu'elle contient, dissout des sels minéraux, tels que les carbonates de calcium, de magnésium, etc. Quand la proportion de ces sels dissous est trop forte (plus de 50 centigrammes par litre), l'eau n'est pas potable.

Pour conserver à l'eau de source ses caractères d'eau potable, il faut capter la source, la préserver de toute infiltration de matériaux putrides et de tout mélange d'eaux polluées par l'industrie ; amener l'eau à la ville par des conduites étanches en fonte, à joints au plomb ; enfin la recueillir dans des réservoirs étanches fréquemment nettoyés et soustraits aux variations de température de l'atmosphère.

La distribution de l'eau dans les habitations se fait ensuite au moyen de conduites en plomb qui ne présentent pas les mêmes dangers d'intoxication avec l'eau de source qu'avec l'eau de pluie. Enfin il est bon de ne pas tirer l'eau trop longtemps avant son emploi ; elle pourrait s'échauffer et se souiller par les poussières de l'atmosphère. M. Besson a vu une eau de source à Tunis, qui, au moment du prélèvement, contenait 1 700 germes et en renfermait 50 680 après un séjour de huit heures dans un broc à la température de + 17°.

***Puits artésiens.*** — Tout ce qui vient d'être dit au sujet des sources s'applique aux puits artésiens pour ce qui est du captage et de la distribution de l'eau. Mais si, pour les sources, la température est généralement constante et peu élevée, il n'en est plus de même pour les puits artésiens, dont la température varie avec la profondeur. Le puits artésien de Rochefort, profond de 856 mètres, a une température de + 40° par exemple et pourrait servir pour des bains. Enfin le débit de ces puits est variable, ainsi que la minéralisation de l'eau qu'ils fournissent. L'eau du puits de Grenelle a une minéralisation qui ne permet de l'utiliser qu'après un mélange avec d'autres eaux de source.

***Eaux fluviales***. — Ces eaux ont pour origine les eaux de sources et les eaux provenant de la fonte des neiges dans les montagnes. A peu près pures à leur origine, elles subissent, pendant leur cours, de nombreuses modifications qui altèrent leur composition (contact avec le sol et l'atmosphère, déversement des eaux d'égouts, des eaux industrielles, du contenu des fosses d'aisances). De bleues, elles deviennent vertes, brunes ou même noires. Les plantes y meurent ; puis les algues, les poissons ne peuvent plus y vivre, et l'on y voit pulluler les bactéries. La Seine, avant son entrée dans Paris, contient 1 000 bactéries par centimètre cube ; elle en renferme 2 000 000 à Saint-Ouen.

Alors même que les fleuves conserveraient leur limpidité ou la recouvreraient en grande partie sous l'influence de l'oxygène et de la lumière solaire, leurs eaux doivent toujours être tenues pour suspectes.

***Puits***. — La qualité des eaux de puits varie avec la profondeur. Les puits profonds, à l'abri des souillures superficielles, contiennent de l'eau de bonne qualité. Quant aux puits superficiels, leur eau est fréquemment souillée par des infiltrations de toutes sortes : fosses d'aisances, égouts, fosses à fumier, à purin, etc.

***Citernes***. — Les citernes servent de réservoirs à l'eau qui a coulé à la surface des toits. Cette eau peut servir à l'alimentation si l'on a soin de ne pas recueillir les premières portions qui ont lavé les toits et l'atmosphère et si on ne la fait pas passer dans des conduits en plomb. En effet, sous l'influence de l'acide carbonique et de l'oxygène, ces conduits s'oxydent, et une partie de l'hydrate d'oxyde de plomb formé se dissout dans l'eau et la rend dangereuse. Enfin l'eau des citernes, étant dépourvue de sels minéraux, laisse à désirer au point de vue de l'alimentation, ces sels étant utiles à la formation de certains de nos tissus.

## CARACTÈRES D'UNE EAU POTABLE.

Une eau potable doit être limpide, transparente, incolore sous une faible épaisseur et bleue en grande masse ; elle doit être aérée, de saveur légère et agréable, inodore, fraîche, et ne contenir que des traces de matières organiques et très peu de matières salines. Elle ne doit être ni saumâtre, ni douceâtre, permettre la cuisson des légumes et le blanchissage du linge et ne renfermer aucun microbe pathogène.

Une bonne eau renferme environ 8 centimètres cubes d'oxygène par litre, moins de 50 centigrammes de sels et quelques centigrammes de chlorures ; elle ne doit jamais contenir d'ammoniaque ni de nitrates. Les matières organiques que l'on rencontre dans l'eau sont des débris animaux ou végétaux, etc. ; on décèle leur présence au moyen de permanganate de potassium ; leur quantité s'évalue d'après le poids d'oxygène emprunté au permanganate pour les brûler.

Parmi les microbes qui vivent dans l'eau, on trouve, à côté de bacilles indifférents, incapables par leur présence de développer des troubles dans notre organisme, les germes pathogènes de la fièvre typhoïde, du choléra, etc., et l'eau peut alors provoquer des épidémies dues uniquement à sa contamination.

En dehors de ces germes, on peut rencontrer dans l'eau des larves d'animaux susceptibles de vivre en parasites chez l'homme : ascarides lombricoïdes ou lombrics, oxyures, trichocéphales, filaires, etc. Les lombrics, inconnus chez les nourrissons au sein, sont communs dans la seconde enfance, surtout à la campagne, où les eaux d'alimentation sont mal défendues contre les infiltrations et consommées sans être préalablement filtrées.

## PURIFICATION DE L'EAU.

De ce qui précède, il résulte qu'il peut être utile de conférer à l'eau destinée à la boisson les propriétés qui lui manquent pour être potable; la purification peut être chimique ou physique.

***Correction chimique de l'eau.*** — Lorsque les sels terreux dissous dans une eau, potable à tous autres égards, sont en trop grande proportion, on peut les éliminer en se basant sur ce principe que l'eau dechaux précipite le carbonate de calcium dissous à la faveur de l'acide carbonique ; elle sature cet acide, et le carbonate de calcium se dépose.

En pratique, on peut appliquer le procédé de M. Burlureaux, qui consiste à ajouter à l'eau une poudre *anti-calcaire* composée de chaux vive, de carbonate de sodium, d'alun et d'un peu de sulfate de fer. Après un repos de vingt-quatre heures, l'eau est bonne à boire et se trouve débarrassée non seulement de son excès de sels terreux, mais encore d'une partie de ses microbes.

***Purification physique et biologique de l'eau.*** — L'épuration physique de l'eau consiste à la débarrasser des corpuscules qu'elle tient en suspension. On l'obtient en faisant passer l'eau à travers des filtres.

Les filtres, utilisés sous le nom de *filtres de ménage*, sont dangereux en ce qu'ils laissent toujours passer quelques microbes qui s'accumulent et se multiplient au fond du filtre.

Le *filtre Chamberland*, à la condition de n'être ni fêlé ni encrassé, donne une eau absolument stérile.

Il se compose d'une bougie de porcelaine poreuse fermée à l'une de ses extrémités, ouverte à l'autre et munie d'une tétine en porcelaine émaillée. La bougie est introduite dans un cylindre métallique ; l'orifice inférieur du cylindre, par lequel a pénétré la bougie, est fermé au moyen d'un écrou et d'une rondelle en caoutchouc perforée pour laisser passer la tétine. L'orifice supérieur du cylindre est vissé sur le robinet d'eau.

L'eau remplit la gaine métallique de la bougie et ne peut s'écouler par la tétine qu'en traversant de dehors en dedans la paroi de porcelaine poreuse sur laquelle elle abandonne les impuretés qu'elle contenait.

Par suite de leur fonctionnement, les bougies s'encrassent et laissent alors passer les germes ; tous les huit ou dix jours, les bougies doivent être retirées de leur gaine, frottées avec une brosse de chiendent sous un courant d'eau, puis plongées dans l'eau bouillante pendant quinze à vingt minutes avant de les remettre en place.

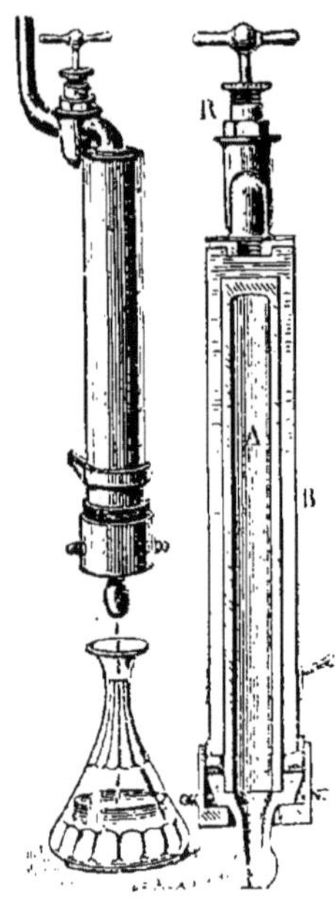

Fig. 285. — Filtre Chamberland.

La méthode la plus simple et en même temps la plus efficace de purification biologique de l'eau est l'*ébullition*. Tous les germes pathogènes de l'eau sont tués à la température de 100° prolongée pendant dix à quinze minutes; il suffit donc de maintenir l'eau en ébullition pendant ce temps, dans un vase quelconque, pour la rendre inoffensive. Il importe de refroidir rapidement l'eau bouillie et de la protéger contre les poussières de l'air ; on couvre le vase contenant l'eau, et on le place dans un lieu frais. Le reproche le plus grand que l'on puisse faire à cette méthode est de donner à l'eau une saveur fade ; mais c'est là un faible inconvénient, qu'on fait disparaître facilement par l'addition d'un peu de thé ou de café.

### GLACE.

La glace que l'on met dans les boissons pour les rafraîchir doit avoir été fabriquée avec de l'eau pure : on a démontré, en effet, que les microbes résistent aux plus grands froids ; d'où il suit que les bactéries de l'eau se retrouvent dans la glace qui en provient. La glace alimentaire ne doit donc pas être recueillie à la surface des étangs et des rivières.

Ajoutons, pour terminer, que l'addition à l'eau de boisson de rhum, de vin ou de liqueurs alcooliques, ne tue pas les germes et ne corrige en rien la mauvaise qualité de l'eau.

## BOISSONS ALCOOLIQUES.

### VIN.

Le vin est le jus fermenté du raisin.

Il contient, pour 100, 80 à 92 parties d'eau, 8 à 10 d'alcool, 1 à 3 d'extrait sec (glycérine, sels, tanin, matière colorante), enfin des éthers qui lui donnent son bouquet.

La richesse des vins en alcool varie suivant les régions, la température et le degré de fermentation du moût. Les vins blancs diffèrent des vins rouges en ce qu'ils ne renferment que très peu de tanin et retiennent une plus forte proportion de matières azotées.

Le vin excite le tube digestif et les centres nerveux par l'alcool qu'il contient et contribue par ses sels à réparer les pertes de l'organisme.

***Falsifications du vin***. — Peu de substances ont donné lieu à autant de falsifications.

***Vinage***. — Il consiste dans l'addition d'une certaine quantité d'alcool au vin, soit à la cuve, soit après avoir retiré le vin de la cuve.

***Coupage***. — Il consiste à mélanger différentes sortes

de vins destinés à se compléter les uns par les autres. Le coupage devient une fraude quand il a pour but d'imiter les vins naturels (bordeaux, bourgogne, etc.).

***Plâtrage.*** — Le plâtrage a pour but d'aviver la couleur du vin et d'en empêcher les altérations. Le plâtrage précipite l'acide tartrique du tartrate de potasse du vin. Il en résulte un sulfate acide de potasse qui est dangereux toutes les fois qu'il existe dans une proportion supérieure à 2 grammes par litre.

***Coloration artificielle.*** — Elle se fait soit à l'aide de couleurs végétales (baies de troène, sureau, myrtilles), soit à l'aide de couleurs tirées de la houille et, en particulier, de fuchsine souvent arsenicale et, dès lors, toxique. Cette pratique est donc condamnable.

***Sucrage.*** — Il est appliqué aux vins trop acides, auxquels on ajoute de l'eau et une certaine quantité de sucre et de glucose. Cette dernière étant toujours impure dans le commerce, le vin ainsi traité devient nuisible.

## BIÈRE.

La bière est un liquide alcoolique produit par l'action d'un ferment spécial (levure de bière) sur la décoction d'orge germée. Le houblon donne à la bière son amertume particulière et en facilite la conservation. La bière est plus nourrissante que le vin.

Sa composition est la suivante :

| | | |
|---|---|---|
| Eau | 80 à 90 | p. 100. |
| Alcool | 3 à 6 | — |
| Dextrine | 3 à 4 | — |
| Substances azotées | 0,50 | |
| Sels | 0,1 à 0,2 | — |

***Altérations et falsifications.*** — A l'air, la bière peut subir la fermentation acétique. On a falsifié cette boisson avec de la noix vomique, du buis, de l'acide picrique. Pour la conserver, on l'a additionnée d'alcools industriels et d'acide salicylique.

## CIDRE.

Le cidre est obtenu par la fermentation du jus de pommes. Il contient de 4 à 8 p. 100 d'alcool, de l'eau, des acides malique et acétique, des matières sucrées et des sels. Il renferme moins de tanin que le vin, se conserve difficilement et est d'une digestion difficile. Il est souvent falsifié par l'addition d'acide salicylique, de céruse et de litharge (sels de plomb).

## KOUMIS. — KÉFIR.

Le koumis est le produit de la fermentation alcoolique du lait de jument ; le kéfir provient d'une fermentation analogue du lait de vache. On a vanté leurs heureux effets chez les phtisiques et dans diverses affections.

## BOISSONS DISTILLÉES.

Elles comprennent les eaux-de-vie et liqueurs (eau-de-vie de vin, de marc, de cidre, alcools industriels, rhum, cognac, kirsch, absinthe, vermouth, eau de menthe, chartreuse, etc.).

## ACTION DE L'ALCOOL ET ALCOOLISME.

C'est une croyance presque universellement répandue que l'alcool est un stimulant puissant et que son absorption est indispensable à tous ceux qui doivent accomplir des travaux physiques pénibles. De cette erreur malheureuse est né l'alcoolisme, qui décime actuellement la classe ouvrière.

Si l'alcool est bien un aliment au point de vue chimique, la physiologie montre que cet aliment est mal utilisé par l'organisme. Le surcroît d'énergie qu'il semble produire est factice, à tel point que dans l'accomplissement, répété à différentesreprises, d'un même travail par un même individu, la fatigue survient plus vite lorsqu'il y a eu absorption préalable d'alcool. Un premier point est donc acquis : l'ingestion de l'alcool ne peut être d'aucune utilité. Par contre, si l'absorption de ce produit en petite quantité ne présente pas de gros inconvénients (et il en est ainsi de tous les poisons pris à faible dose), son usage immodéré détermine dans l'organisme des troubles graves.

Les eaux-de-vie, les compositions dites apéritives sont les plus dangereuses ; mais toutes les boissons alcoolisées, à commencer par le vin, peuvent être l'origine de l'alcoolisme. Le vin contient, en effet, une proportion élevée d'alcool, qu'on évalue en degrés. Les vins de table consommés en France « pèsent » environ 8 ou 10° ; cela veut dire qu'ils renferment 8 ou 10 parties d'alcool pur pour 100 parties de vin, soit : 80 ou 100 centimètres cubes d'alcool pur (environ un demi-verre à boire) par litre. Un individu qui absorbe 3 litres de vin par jour, — et le fait est fréquent dans la classe ouvrière, — ingère donc sous cette forme un verre et demi d'alcool pur.

Les vins liquoreux sont beaucoup plus alcoolisés encore ; le vin de Porto pèse 20° ; il contient donc 200 centimètres cubes d'alcool pur par litre.

Les eaux-de-vie pèsent de 30 à 50° ; elles renferment par conséquent de 300 à 500 centimètres cubes d'alcool pur par litre.

L'ingestion accidentelle d'une quantité trop élevée d'alcool donne naissance à l'ivresse, qui peut, dans les cas graves, se terminer par la mort. L'intoxication consécutive à l'absorption régulière et prolongée de l'alcool peut affecter tous les organes du corps ; elle prend le nom d'alcoolisme chronique. Sous son influence, on voit apparaître des maladies du foie, de l'estomac, des reins, des vaisseaux sanguins et du système nerveux (paralysie, folie).

Cette action néfaste sur le système nerveux est mise en évidence dans cette statistique établie par Motet, qui relève le nombre d'alccooliques rencontrés parmi cent condamnés coupables de crimes ou de délits :

| | | |
|---|---|---|
| Condamnés pour assassinat | 53 p. 100 d'alcooliques. | |
| — mendicité | 70 — | — |
| — coups et blessures | 90 — | — |

Outre cette influence nocive directe, l'alcool prédispose encore à de nombreuses maladies et particulièrement à la tuberculose.

## BOISSONS CAFÉIQUES.

### CAFÉ.

Le café s'obtient par la torréfaction des graines du caféier; l'infusion de ces graines de café n'est pas un aliment, c'est un stimulant qui réchauffe le corps et excite le système nerveux. Le principe actif du café est la *caféine*, qui exerce son action plus particulièrement sur les organes de la circulation.

***Falsifications***. — Elles sont nombreuses. Parfois les grains avariés sont recolorés avec des sels de plomb et de cuivre. Dans le café en poudre, on a trouvé des farines, de la poudre de gland, du marc de café, etc.

### THÉ.

Le thé est la feuille sèche et torréfiée du *Thea sinensis*. De même que le café, le thé renferme de la caféine. D'après M. Aubbert, une tasse de thé préparée avec 6 grammes de feuille contient autant de caféine qu'une tasse de café préparée avec 16 grammes de café moulu.

***Falsifications***. — On ajoute au thé des feuilles de rosier, de frêne, colorées avec du bois de campêche, du bleu de Prusse, etc.

## RATION ALIMENTAIRE.

Nous avons vu plus haut qu'on pouvait diviser les aliments en quatre catégories : les albuminoïdes, les graisses, les hydrates de carbone et les sels. Ces quatre groupes doivent, de toute nécessité, figurer dans une alimentation bien comprise.

La *ration alimentaire* établit en quelle quantité chacun d'eux doit entrer dans un régime alimentaire rationnellement établi.

On admet qu'un adulte doit consommer quotidiennement :

| | | |
|---|---|---|
| Graisses........................................ | 80 | grammes. |
| Albuminoïdes................................ | 80 | — |
| Hydrates de carbone ........................... | 500 | — |

Il n'est pas fait mention des sels dans ce tableau, parce qu'ils entrent dans la composition naturelle des substances alimentaires qui représentent les trois groupes ci-dessus mentionnés.

Ces chiffres constituent une ration alimentaire type et ne sont pas absolus. Il n'est pas nécessaire de se conformer strictement aux indications qu'ils donnent, car pratiquement, graisses, albuminoïdes et hydrates de carbone, peuvent *en partie* se remplacer mutuellement.

De ce que cette substitution partielle peut s'effectuer sans inconvénient, on a eu le tort de conclure à la possibilité de supprimer complètement de l'alimentation les albuminoïdes. Le *végétarisme* déconseille la consommation des albuminoïdes d'origine animale (viande, œufs, chair des poissons); et, s'il tolère l'ingestion des albuminoïdes d'origine végétale (gluten, légumine), ceux-ci rentrent en si faible quantité dans la composition des végétaux qu'on peut dire que le végétarisme réalise en pratique la suppression des albuminoïdes. A ce régime absolu, succèdent des troubles digestifs et des troubles de la nutrition qui doivent le faire complètement rejeter.

La ration alimentaire peut varier *qualitativement*, avons-nous dit plus haut, puisque les différents groupes d'aliments peuvent partiellement se remplacer entre eux. Il est non moins évident qu'elle est appelée à varier *quantitativement*. Il est impossible, en effet, de diviser les hommes en catégories, suivant leur âge ou leurs occupations, pour établir ainsi des rations alimentaires qui conviendraient absolument à tous les enfants, à tous les adultes oisifs, à tous les ouvriers manuels. C'est qu'en effet chaque individu a des besoins différents et qu'il appartient à chacun, suivant son âge, suivant l'énergie qu'il dépense, suivant la façon dont il utilise les aliments qu'il ingère, de découvrir la formule alimentaire qui lui convient en propre.

Nous allons maintenant avoir pour objet d'établir ce que nous appellerons la *ration alimentaire individuelle*, la seule qui soit véritablement intéressante.

On peut poser en règle générale qu'on se nourrit trop copieusement. Cette habitude s'établit dès le jeune âge ; les parents excitent la gourmandise des enfants afin de développer leur appétit ; ils se réjouissent de leur voir prendre un embonpoint anormal. L'estomac complaisant s'habitue à recevoir de jour en jour une quantité plus élevée d'aliments, qu'il réclame même lorsqu'elle diminue. Manger trop devient un plaisir qu'on considère comme un devoir, puisqu'on part de ce principe que, plus on absorbe de nourriture, plus on accumule de forces. Ajoutons à cela que, dans les classes aisées, on ne consomme que des substances alimentaires riches en principes nutritifs et facilement assimilables ; l'usage généralisé des bons vins et des liqueurs vient encore compliquer la situation.

Les conséquences de cette déplorable hygiène alimentaire se font sentir tôt ou tard : troubles digestifs, intestinaux, hépatiques, goutte, obésité sont la résultante de cette suralimentation à laquelle on se livre de bonne foi, convaincu que l'alimentation reste normale tant qu'elle ne dépasse pas les limites de la complaisance de l'estomac.

Beaucoup plus rarement on observe des nerveux, qui, pour calmer des troubles digestifs purement psychiques, se nourrissent insuffisamment ; surviennent alors tous les accidents consécutifs à la dénutrition : amaigrissement, perte des forces, etc., jusqu'au jour où tout rentre dans l'ordre, parce qu'on impose au malade une alimentation normale.

Entre ces deux excès, nous trouverons donc la juste mesure. Le but à atteindre par chaque individu est de proportionner avec précision les recettes aux dépenses, ou, en d'autres termes, d'ingérer une quantité d'aliments qui corresponde exactement à la somme d'énergie que produit l'organisme. C'est la formule théorique de la *ration alimentaire individuelle* ; nous allons donner les indications qui permettront de l'appliquer dans l'alimentation.

La somme de travail et de chaleur fournie par un être vivant peut être évaluée en *calories*. On admet généralement que l'homme dépense chaque jour de 30 à 60 calories par kilogramme de poids, suivant qu'il vit à l'état de repos complet ou qu'il fournit au contraire un travail considérable.

Par conséquent, un homme pesant 60 kilogrammes et ne se livrant à aucun travail brûlera :

$$30 \times 60 = 1\,800 \text{ calories par 24 heures.}$$

Un individu de même poids, mais accomplissant des travaux très pénibles, brûlera :

$$60 \times 60 = 3\,600 \text{ calories par 24 heures.}$$

Les aliments sont les matériaux dont la combustion assure cette production de calories.

On a pu calculer que :

| | | |
|---|---|---|
| 1 gramme de graisse fournit | 9 | calories. |
| 1 gramme d'albumine fournit | 4 | — |
| 1 gramme d'hydrate de carbone fournit | 4 | — |

Grâce à ces données, il est donc possible à chacun, suivant son poids et son genre de vie, d'établir la ration alimentaire qui lui convient le mieux. Mais il faut se souvenir qu'on ne peut, sans inconvénients, demander aux albumines une trop grande somme d'énergie, et que la quantité d'albumine nécessaire par vingt-quatre heures doit être calculée à raison de 1 gramme par kilogramme de poids pour les individus qui vivent à l'état de travail modéré. C'est aux graisses et surtout aux hydrates de carbone qu'il faut avoir recours pour compléter la ration alimentaire.

On ne doit pas oublier enfin que le chiffre de 60 calories, brûlées par kilogramme de poids, représente une dépense d'énergie considérable qu'on est loin d'accomplir dans les conditions ordinaires de la vie. La plupart des hommes vivent à l'*état de travail modéré*, dans lequel 35 ou 40 calories par kilogramme de poids corporel représentent une ration alimentaire suffisante.

## DIFFÉRENTS RÉGIMES THÉRAPEUTIQUES.

### RÉGIME LACTÉ.

Le lait constitue, comme nous le savons, un aliment complet : l'albumine y est représentée par la caséine (35 p. 1 000), les graisses par le beurre (40 p. 1 000) ; les hydrates de carbone par le lactose (50 p. 1000); on trouve en outre 7 grammes de sels p. 1 000.

Ces chiffres permettent de voir immédiatement que le lait est un aliment très riche en albumine et relativement pauvre en hydrates de carbone, puisque ces deux substances s'y trouvent en quantité presque égale, alors que nous avons admis qu'elles devaient rentrer dans la ration alimentaire normale dans la proportion de 0,8 à 5.

Il est facile, en sucrant le lait, de diminuer cet écart.

Trois litres de lait auxquels on ajoute 150 grammes de sucre contiennent :

| | | | | |
|---|---|---|---|---|
| Graisse .............. | 120 | grammes représentant | 1 080 | calories. |
| Albumine . .......... | 105 | — — | 420 | — |
| Hydrates de carbone ... | 300 | — — | 1 200 | — |
| | | TOTAL............ | 2 700 | calories. |

Soit une ration alimentaire moyenne très suffisante.

Le régime lacté est ordonné toutes les fois qu'il est nécessaire de diminuer le travail de l'estomac, de l'intestin, du foie ou des reins.

Mais le régime lacté exclusif, prolongé longtemps, est parfois mal toléré par le malade; aussi on le remplace souvent par le régime lacto-végétarien.

### RÉGIME LACTO-VÉGÉTARIEN.

Dans ce régime on associe au lait : les farines, les pâtes alimentaires, les légumes et les fruits. Ce régime réalise la suppression des albumines d'origine animale, exception faite pour la caséine du lait. Il est beaucoup plus riche que le régime lacté en hydrates de carbone, de par l'adjonction des farines, des pâtes et des légumes secs. D'autre part, la cellulose des légumes verts et des fruits facilite l'évacuation intestinale, qui est souvent compromise par le régime lacté exclusif. Très bien toléré par tous les malades, le régime lacto-végétarien peut être prolongé indéfiniment.

## RÉGIME OVO-LACTO-VÉGÉTARIEN.

Ce régime est obtenu par l'adjonction des œufs au régime lacto-végétarien. Si le blanc de l'œuf est un aliment albumineux pur, le jaune est formé presque exclusivement de graisses et contient en outre du fer et du phosphore ; de sorte que l'œuf, dans son ensemble, est un aliment très nourrissant, dont la teneur en albumine est beaucoup moins élevée que celle de la viande (50 p. 100 environ).

## RÉGIME DES DIABÉTIQUES.

Le régime alimentaire des diabétiques doit réaliser la suppression du sucre en nature et des hydrates de carbone qui se transforment en sucre dans l'organisme.

Le diabétique se nourrira, par conséquent, d'aliments albumineux, d'aliments gras, de légumes verts ; certains fruits non sucrés, tels que les amandes, les noix, les noisettes, qui contiennent des graisses en proportions élevées, compléteront ce régime.

La suppression des hydrates de carbone que nous avons vu fournir 1 200 calories environ, dans la ration normale, entraîne un gros déficit alimentaire, qu'il est indispensable de combler par une absorption plus considérable d'albumine et de graisses. Ces dernières surtout, étant donnée leur grande valeur alimentaire, seront d'un secours précieux.

## RÉGIME DÉCHLORURÉ.

Le régime déchloruré comporte la suppression complète du sel ou chlorure de sodium de l'alimentation. Il ne suffit donc pas, pour suivre ce régime, de ne pas saler les aliments qu'on fait cuire soi-même; mais il faut encore faire modifier la composition de ceux que le commerce livre tout préparés et salés, tels que le pain.

## ALIMENTATION DES NOURRISSONS.

L'alimentation joue un rôle capital dans l'élevage des nourrissons. Lorsqu'elle est mal dirigée, on voit survenir des maladies susceptibles d'entraîner la mort ou de compromettre la santé des enfants pendant de longues années. Ces accidents peuvent être évités en se conformant aux indications qui seront brièvement données dans ce chapitre.

Il existe trois modes d'alimentation des enfants en bas âge :

*L'allaitement maternel ;*

*L'allaitement artificiel ;*

*L'allaitement mixte.*

Deux règles primordiales président à l'élevage des enfants, quel que soit le mode d'alimentation employé :

1° L'enfant doit téter à des heures fixes, et jamais dans l'intervalle qui les sépare ;

2° Il doit être pesé tous les huit jours.

*Réglage des tétées.* — A partir de la troisième heure qui suit la naissance jusqu'au troisième jour, on peut donner à boire à l'enfant, lorsqu'il en manifeste le besoin par ses cris. Mais, le troisième jour écoulé, il faut régler les tétées. Pendant les deux premiers mois, l'enfant a droit, par vingt-quatre heures, à huit tétées qui sont réparties de la façon suivante : de six heures du matin à neuf heures du soir, sept tétées, soit une toutes les deux heures et demie. La huitième sera donnée dans la nuit à une heure du matin.

A partir du troisième mois, le nombre des tétées est réduit à six ; la tétée nocturne est supprimée, et, dans la journée, de six heures du matin à neuf heures du soir, on ne donne qu'une tétée toutes les trois heures.

A partir du cinquième mois, on donnera seulement cinq tétées par vingt-quatre heures.

Le réglage des tétées a pour but de permettre à l'estomac de l'enfant d'évacuer complètement son contenu avant de recevoir une nouvelle quantité de lait.

*Pesées.* — Les pesées doivent être effectuées tous les huit jours, sur la même balance ; l'enfant qui n'aura pas eu à boire depuis une heure au moins sera complètement déshabillé.

Les pesées renseignent sur l'état de santé du nourrisson et constituent un contrôle précieux de son alimentation. Si le poids de l'enfant augmente trop rapidement, c'est qu'il est trop nourri ; s'il maigrit ou n'engraisse pas assez, c'est qu'il est insuffisamment nourri ou qu'il est malade.

La croissance des enfants suit, eneffet, une progression à peu près fixe. Dans le courant du premier et du deuxième mois, un enfant normal et bien nourri augmente de 25 à 30 grammes par jour ; dans le courant du troisième mois, de 20 à 25 grammes ; dans le courant des quatrième et cinquième mois, de 15 à 20 grammes, et dans le courant des sixième, septième, huitième et neuvième mois, de 10 à 15 grammes.

*Allaitement maternel.* — L'allaitement de son enfant est un devoir qui s'impose impérieusement à toute femme saine, parce que nulle nourriture ne convient mieux à l'enfant que le lait de sa mère. Les bébés nourris au sein s'élèvent plus facilement que les autres ; ils sont plus forts et résistent mieux aux maladies infectieuses du jeune âge.

Les tétées seront réglées comme il a été dit plus haut. Elles doivent durer chacune de dix à vingt minutes, suivant que le sein est plus ou moins gonflé de lait et suivant que l'enfant tète avec plus ou moins d'activité.

*Allaitement artificiel.* — L'allaitement artificiel, appelé ainsi par opposition à l'allaitement naturel ou maternel, se fait habituellement avec du lait de vache, de chèvre ou d'ânesse. On ne doit l'adopter que si l'allaitement maternel est absolument impossible.

Les laits des différentes espèces d'animaux que nous

avons citées plus haut présentent tous une composition différente de celle du lait de femme et sont moins bien digérés que ce dernier par l'estomac de l'enfant. Ils peuvent en outre contenir des microbes dangereux, qui causeront des maladies infectieuses plus ou moins graves. Il est donc nécessaire de ne les employer qu'après stérilisation. (Voir au chapitre du lait.)

Les bouteilles ou les tasses dans lesquelles on donne à boire à l'enfant doivent être tenues très proprement ; il est indispensable qu'après chaque tétée elles soient nettoyées avec de l'eau bouillie chaude. Les tétines en caoutchouc seront également rincées à l'eau bouillie et maintenues dans une solution alcaline (eau boratée) pendant les intervalles qui séparent les tétées.

Les indications données en tête de ce chapitre, concernant le réglage des tétées et les pesées, doivent, bien entendu, être suivies scrupuleusement.

La quantité de lait que doit prendre l'enfant par vingt-quatre heures est calculée d'après son poids. On admet qu'elle doit être un peu supérieure au dixième de ce poids. Par exemple : un nourrisson, âgé d'un mois, et pesant 4000 grammes, a droit à 500 grammes de lait, qui lui seront donnés en huit prises de 60 grammes chacune.

*Allaitement mixte.* — L'allaitement mixte est l'association de l'allaitement maternel et de l'allaitement artificiel à laquelle on a recours lorsque la mère ne peut produire qu'une quantité insuffisante de lait. On remplace alors un certain nombre de tétées au sein par des tétées au biberon. Les règles de l'allaitement mixte sont à la fois celles de l'allaitement maternel et de l'allaitement artificiel.

*Sevrage.* — Jusqu'au dixième mois, l'enfant doit être nourri exclusivement avec du lait ; à partir de cette époque, on peut lui donner quotidiennement une bouillie faite avec du lait et de la farine de blé, d'avoine, d'orge, etc.

A douze mois, on *sèvre*, habituellement, les enfants élevés au sein : c'est-à-dire qu'on leur supprime complètement le lait de femme, pour le remplacer par du lait de vache. Ce dernier formera, en effet, pendant toute la deuxième année, la base de l'alimentation. A quinze mois, on peut donner à l'enfant des jaunes d'œufs en plus des bouillies au lait ; à dix-huit mois, des œufs entiers à la coque. La viande ne doit pas entrer dans l'alimentation avant que l'enfant ait trois ans.

*Conséquences d'une alimentation défectueuse.* — Lorsque les tétées de l'enfant ne sont pas réglées, lorsqu'on lui donne à boire pour l'occuper ou pour calmer ses cris, non seulement on fatigue son tube digestif par une ingestion de lait trop souvent répétée, mais encore on le suralimente. Au début, malgré ce mauvais régime, tout marche à merveille, l'enfant prospère, il augmente de 40, 50, voire même 60 grammes par jour, en un mot il est «superbe». Cependant le rejet d'un peu de lait après chaque tétée indiquait déjà que les prises étaient trop copieuses. Bientôt de sérieux accidents gastro-intestinaux entrent en scène : les vomissements surviennent, suivis par de la diarrhée, qui en quelques jours prend une teinte verte, indice de sa gravité. Tout le bénéfice du gavage est alors perdu ; l'enfant maigrit considérablement, et sa santé est compromise.

Plus graves encore sont les conséquences d'une alimentation mal établie quant aux aliments qui la composent; nous avons vu que le lait devait former jusqu'au dixième mois la nourriture exclusive de l'enfant. Si, avant cette époque, on lui adjoint d'autres aliments tels que les panades, les farines, les purées de légumes, on voit apparaître les troubles gastro-intestinaux que nous connaissons déjà, et consécutivement à eux tous les symptômes du rachitisme : gros ventre, arrêt de la croissance, déformations osseuses. Le rachitisme est une maladie redoutable qui compromet souvent, de façon définitive, le développement normal des sujets qu'il atteint.

## LES EXERCICES PHYSIQUES.

Les exercices physiques sont indispensables pour développer ou maintenir dans sa forme le système musculaire, en même temps qu'ils exercent sur l'état général la plus salutaire influence. Lorsque des muscles sont soumis à une immobilité complète, ils s'atrophient; le fait est facile à constater lorsqu'on enlève un appareil plâtré après la consolidation d'une fracture. Au contraire, la musculature des ouvriers qui se livrent à des travaux pénibles se développe au maximum.

Les individus qui ne se soumettent à aucun exercice perdent bientôt toute résistance. Comme les efforts, même minimes, sont suivis chez eux de fatigue et d'essoufflement, ils les évitent avec soin, et, par là même, exagèrent leurs incapacités physiques. Il est pourtant facile de sortir de cette situation en apparence inextricable en *s'entraînant.*

L'*entraînement* consiste à répéter tous les jours le même exercice, en augmentant insensiblement chaque fois soit sa durée, soit sa difficulté. Très rapidement la résistance se développe, et l'accroissement de l'effort n'est pas accompagné d'une augmentation de fatigue.

La lassitude, qui succède nécessairement à un exercice un peu prolongé, est salutaire, à la condition de demeurer légère et de disparaître rapidement. Lorsque la fatigue est persistante, lorsqu'elle s'accompagne de douleurs musculaires ou articulaires violentes, de fièvre, c'est que les limites du travail qu'on était en droit de demander à ses muscles ont été dépassées : on s'est *surmené* ou *surentraîné.*

La marche est le plus simple des exercices et le plus facile à pratiquer. Au même titre que les autres sports, elle nécessite de l'entraînement pour être effectuée avec plaisir, c'est-à-dire sans fatigue. Mais cette dernière condition ne peut être réalisée que si les pieds sont munis de chaussures assez larges, à talons bas, dans lesquelles ils peuvent prendre leur position normale.

Le tennis, la bicyclette, le cheval, l'aviron, tous sports auxquels on se livre en plein air, sont excellents. Les jeux constituent l'exercice naturel des enfants.

L'obstacle le plus sérieux qui s'oppose à tous les sports, exception faite pour la marche, est la difficulté matérielle que présente leur pratique dans les grands centres. Ceux qui ne peuvent surmonter cette difficulté gardent au moins la faculté de faire de la gymnastique, soit à domicile, soit dans des salles spéciales. Bien compris, cet exercice donne d'excellents résultats.

On peut pratiquer quotidiennement chez soi de simples mouvements des membres et du tronc, qui, en se combinant, varient à l'infini. L'utilisation de petits haltères ou d'extenseurs augmente la somme du travail physique effectué.

Dans les salles de gymnastique suédoise, des appareils variés permettent de faire d'innombrables mouvements, dont l'exécution exige le concours de tous les muscles du corps. Ces appareils, qu'ils soient destinés à des exercices d'assouplissement ou à des exercices de force, peuvent être réglés de façon à répondre aux aptitudes ou à la résistance de chaque sujet. La gymnastique suédoise, beaucoup moins violente et bien plus rationnelle que la gymnastique faite aux agrès, est bien supérieure à cette dernière.

Lorsque l'entraînement est acquis et que la pratique des exercices physiques est devenue un plaisir auquel on se livre régulièrement, on observe bientôt d'heureuses modifications dans l'état général : les fonctions digestives se font mieux, l'équilibre du système nerveux est meilleur, le sommeil plus profond ; il n'est pas jusqu'à l'allure du corps qui ne gagne en souplesse et en harmonie.

Pour terminer, nous rappellerons que la pratique des exercices physiques est la meilleure prophylaxie de l'obésité, de même qu'elle est une condition indispensable à sa guérison.

## MALADIES INFECTIEUSES.

Les maladies infectieuses, encore appelées, en raison de leur origine, maladies microbiennes, forment un groupe pathologique important, dans lequel on rencontre, pour ne citer que les affections les plus fréquentes : la tuberculose, les maladies éruptives, la fièvre typhoïde, etc.

La plupart des maladies infectieuses sont contagieuses, c'est-à-dire qu'elles peuvent être transmises par un organisme malade (homme ou animal) à un individu sain.

Nous ne nous occuperons que de ces maladies contagieuses, parce qu'elles sont les seules dont l'hygiène puisse, dans une certaine mesure, nous préserver. Cette science étudie, en effet, sous le nom de *prophylaxie*, l'ensemble des mesures propres à être opposées à la contagion.

*Contagion.* — Pour que la contagion soit possible, deux conditions doivent se trouver réunies :

1° Il faut que des *microbes pathogènes* pénètrent dans l'organisme sain ;

2° Il faut que cet organisme soit en *état de réceptivité.*

Ces deux propositions doivent être développées et expliquées.

*Microbes.* — On appelle microbes des êtres infiniment petits, visibles seulement au microscope, qui possèdent la propriété de vivre dans les milieux les plus différents, et notamment dans le corps humain.

Certains microbes sont les hôtes habituels de nos cavités naturelles, et leur présence n'apporte aucun trouble à la santé : on les nomme *microbes saprophytes.*

D'autres peuvent provoquer des maladies, s'ils envahissent notre organisme ; cette propriété les a fait appeler : *microbes pathogènes* (c'est-à-dire : microbes qui engendrent la maladie).

*Réceptivité.* — La pénétration de microbes pathogènes dans un organisme sain n'est pas suffisante à elle seule pour déterminer l'apparition d'une maladie infectieuse. Les médecins, les infirmières, respirent, tous les jours, autour de leurs malades, des microbes pathogènes qui n'apportent, habituellement, aucune perturbation dans leur santé. C'est qu'il faut, en effet, que ces microbes tombent dans un terrain qui soit favorable à leur développement, dant un terrain en *état de réceptivité*, pour que la contagion puisse se réaliser.

Cet état de réceptivité est créé par toutes les causes qui tendent à affaiblir l'organisme. Tels sont, par exemple :

*a.* L'excès de la chaleur ou du froid ;

*b.* L'excès de la fatigue ;

*c.* La convalescence de maladies antérieures ;

*d.* Les intoxications (alcoolisme) ;

*e.* La misère physiologique, qui est un état de débilité consécutif à une alimentation insuffisante et à une mauvaise hygiène.

Si ces différentes causes créent, à coup sûr, la réceptivité, il est incontestable qu'il en est d'autres que nous ignorons et qui l'engendrent, elles aussi. De cette certitude, il faut déduire que les mesures qui s'opposent à la contagion doivent être observées avec la même rigueur par tous les individus qui approchent les malades, si grande que puisse paraître leur résistance à l'infection.

Maintenant que nous connaissons les deux facteurs dont l'association a pour conséquence le développement d'une maladie infectieuse, il nous reste à déterminer par quelles voies ils entrent en contact.

*Portes d'entrée des microbes.* — Les microbes peuvent envahir l'organisme par trois points :

*a.* L'appareil respiratoire ;

*b.* Le tube digestif ;

*c.* Une solution de continuité (déchirure) de la peau ou des muquseuses.

*Apport des microbes.* — Les voies les plus variées sont

utilisées par les microbes pour gagner ces trois portes d'entrée :

1° Le contage semble pouvoir s'opérer exceptionnellement par l'intermédiaire de l'air ambiant, qui transporterait certains germes nocifs à des distances plus ou moins grandes. Il paraît en être ainsi tout au moins pour les microbes de la grippe. La rapidité foudroyante avec laquelle les épidémies de grippe s'étendent à travers des provinces entières serait une preuve de ce transport des microbes par l'air ;

2° Beaucoup plus souvent, les microbes sont respirés dans le voisinage du malade avec les poussières qui se soulèvent autour de lui. C'est le mode de propagation le plus fréquent de la coqueluche, de la rougeole, de la scarlatine, de la tuberculose, de la diphtérie, etc. ;

3° Les microbes peuvent être apportés au niveau des narines ou des lèvres par les mains qui se sont souillées au contact du malade ou d'objets contaminés par lui. On peut contracter également ainsi : la coqueluche, la rougeole, la scarlatine, la tuberculose, la diphtérie, la fièvre typhoïde, etc. ;

4° Les aliments eux-mêmes (viande, lait, eau) peuvent servir de véhicules aux microbes de la tuberculose, de la fièvre typhoïde et, tout à fait exceptionnellement, à ceux de la diphtérie ou de la scarlatine ;

5° La contagion qui se réalise, grâce à une solution de continuité de la peau ou des muqueuses, peut s'opérer directement ou indirectement.

Elle est *directe* pour le charbon, pour le tétanos.

Un boucher, dont les mains présentent des excoriations, manipule des viandes charbonneuses où pullulent les microbes du charbon. L'inoculation se fait par *contact direct* au niveau d'une de ces excoriations ; en ce point apparaîtra la pustule maligne, premier symptôme de l'infection.

Un jardinier, qui a les pieds écorchés, marche sans chaussures sur le sol, dont la couche superficielle sert d'habitat aux bacilles du tétanos; ceux-ci entrent directement en contact avec les tissus privés de leur épiderme protecteur ; l'infection tétanique est réalisée.

*Indirecte*, la contagion s'effectue par inoculation, grâce à l'intermédiaire de mouches, de moustiques ou de parasites de l'homme.

Les moustiques sont les agents de propagation de la fièvre jaune, du paludisme (encore appelé fréquemment : malaria). Ils piquent des paludéens ou des malades atteints de fièvre jaune, se nourrissent de leur sang chargé de microbes, et vont ensuite piquer un individu sain, auquel ils inoculent ces mêmes microbes.

Par un mécanisme identique, certaines mouches sont susceptibles par leur piqûre d'inoculer le charbon, la maladie du sommeil.

Les puces, qui vivent sur des rats pesteux, abandonnent ces animaux lorsqu'ils sont morts et se réfugient sur l'homme, auquel elles transmettent les bacilles de la peste.

## PROPHYLAXIE DES MALADIES CONTAGIEUSES.

Nous connaissons maintenant tous les éléments qui jouent un rôle dans la contagion ; d'une part, un organisme sain, mais en état de réceptivité, qui offre trois voies à l'invasion microbienne : l'appareil digestif, l'appareil respiratoire et, accidentellement, une solution de continuité des téguments ; d'autre part, des microbes pathogènes provenant d'un organisme malade et qui sont amenés au contact de l'individu sain par les mains souillées, les aliments, etc.

En se reportant par la pensée à ces données précises, il sera facile de comprendre l'efficacité de la prophylaxie dont nous abordons maintenant l'étude.

Trois sortes de mesures peuvent être opposées à la contagion :

1° La *vaccination* des individus sains, qui consiste à les mettre dans des conditions telles qu'ils puissent, sans que leur santé en souffre, subir l'invasion des microbes pathogènes ;

2° L'*isolement* des individus malades, c'est-à-dire la suppression de tout contact entre eux et les individus sains, de façon que ces derniers ne soient pas exposés à subir l'atteinte des microbes pathogènes ;

3° La *destruction* des microbes pathogènes, partout où ils peuvent se trouver, sur les objets appartenant au malade, dans les pièces qu'il habite, sur les mains, sur les vêtements de ceux qui l'ont approché ou soigné.

### SÉRUMS ET VACCINS.

Les *sérums* sont des substances destinées à détruire les microbes pathogènes ou leurs toxines, après leur pénétration dans l'organisme.

Les seuls sérums qui intéressent l'hygiéniste sont ceux qu'on emploie pour *prévenir* l'apparition d'une maladie infectieuse.

Le sérum antitétanique est le plus actif des sérums préventifs. Nous avons vu que le bacille du tétanos séjourne dans la couche superficielle du sol, de sorte que toute blessure souillée par de la terre semble, *a priori*, pouvoir être le point de départ de l'infection tétanique. Et, de fait, l'observation a confirmé l'exactitude de cette hypothèse. De nombreux cas de tétanos étaient autrefois consécutifs à des fractures ouvertes ou à des plaies que la terre avait infectées. Lorsqu'on eut découvert le sérum antitétanique et qu'on l'eut employé systématiquement, à titre préventif, chez tous les blessés porteurs de semblables lésions, on assista à la disparition complète du tétanos chez cette catégorie de malades.

Les *vaccins* sont des substances qui, inoculées à un individu sain, provoquent chez lui une infection légère qui le rend réfractaire à une infection plus grave.

L'étude détaillée du vaccin de la variole nous servira de démonstration.

*Variolisation et vaccination.* — Depuis longtemps, les peuples orientaux, très éprouvés par la variole, étaient arrivés à prévenir cette redoutable maladie. Sachant qu'elle ne récidive pas, ils avaient pensé à se conférer une maladie légère mettant à l'abri de la variole épidémique ; ayant remarqué que la variole inoculée est beaucoup moins grave que la variole spontanée, ils eurent recours à l'inoculation de croûtes ou de pus varioleux : telle est la variolisation.

Cette pratique fut importée en Europe, en 1721, par lady Montaigue, femme d'un ambassadeur anglais à Constantinople et l'emploi s'en généralisa : on introduisait, à l'aide d'une lancette, sous la peau des enfants, un peu de pus pris dans un bouton de variole ; il s'ensuivait une légère éruption localisée au point d'inoculation, et l'enfant devenait réfractaire.

Mais quelquefois la variole inoculée était grave et même mortelle. Aussi la variolisation fut-elle abandonnée dès qu'on eut découvert la vaccination, qui préserve de la variole et n'expose à aucun danger.

En 1775, un médecin anglais, Jenner, apprit dans le comté de Gloucester que, suivant une croyance populaire, les individus atteints accidentellement de cow-pox ne contractaient pas la variole.

Le cow-pox est une maladie sévissant sur les vaches et caractérisée par l'éruption de pustules sur les pis. Les bergers, en trayant les vaches malades, peuvent s'inoculer le cow-pox ; c'étaient les gens ainsi atteints qui, disait-on, échappaient à la variole. Jenner constata, en effet, que la variolisation échouait sur les personnes ayant eu le cow-pox.

Après avoir multiplié ses expériences, Jenner put, en 1796, faire connaître la vaccination.

La vaccination jennérienne consiste donc à inoculer à l'homme une maladie sans gravité, le cow-pox, pour le préserver d'une autre maladie très redoutable, la variole. Aussitôt connue, cette méthode se répandit dans toute l'Europe.

Un enfant inoculé avec le pus d'une pustule de cow-pox présente des pustules dont le contenu peut servir à inoculer d'autres personnes ; le vaccin, ainsi transmis de l'homme à l'homme, ne s'affaiblit pas, garde ses propriétés, aussi nombreuses que soient les transmissions.

Il y a une cinquantaine d'années, on reconnut que l'immunité due à la vaccination n'était pas indéfinie, qu'elle ne persistait qu'un certain temps, environ sept à dix ans, et que, pour être à l'abri de la variole, il fallait subir de temps en temps la revaccination.

En dehors de la vaccination pratiquée dans les premiers mois de la vie, il est nécessaire de revacciner l'enfant au moment où il entre au collège (dix ans), l'adolescent quand il arrive au régiment (vingtième année), enfin l'homme vers trente ans. En temps d'épidémie, les hommes au-dessus de cet âge doivent être revaccinés encore. Ainsi pratiquée, la vaccination préserve sûrement de la variole.

La vaccination de bras à bras a des inconvénients : elle peut transmettre certaines maladies du vaccinifère au vacciné ; de plus, elle est incapable de fournir les quantités de vaccin nécessaires en temps d'épidémie. Aussi emploie-t-on aujourd'hui la vaccination animale. On utilise comme vaccinifères de jeunes génisses de quatre à six mois, bien portantes. L'animal étant choisi, on le rase sur un flanc, puis on pratique sur toute la surface rasée des scarifications sur lesquelles on dépose une goutte de vaccin provenant d'un bouton de cow-pox. Vers le troisième jour, il se produit autour de chaque incision un peu de rougeur et de gonflement, et bientôt il se forme une pustule bordée d'un liséré rouge ; dès ce moment, c'est-à-dire au cinquième ou sixième jour, on peut recueillir le vaccin.

Pour pratiquer la vaccination, on charge la lancette sur la pustule de la génisse, et l'on transporte immédiatement le virus sur l'homme : la vaccination a lieu alors de pis à bras. On peut mélanger le contenu des pustules avec une petite quantité de glycérine et l'enfermer dans des tubes de verre : le vaccin ainsi conservé garde son activité pendant plusieurs mois.

L'inoculation de l'homme se fait d'ordinaire sur le bras au niveau de l'insertion du deltoïde, où l'on pratique trois petites piqûres peu profondes ; en cas de réussite, les boutons vaccinaux sont développés vers le septième ou huitième jour.

C'est un fait démontré d'une façon irréfutable que la pratique de la vaccination et de la revaccination tend à faire disparaître la variole : cette disparition serait absolue si la vaccination était rendue obligatoire pour tous les individus.

## ISOLEMENT.

Tout individu atteint d'une maladie contagieuse, et, par conséquent, susceptible de créer autour de lui un foyer épidémique, doit être isolé. L'isolement doit être d'autant plus sévère que la maladie possède une plus grande puissance de dissémination : c'est ainsi que les mesures les plus rigoureuses doivent être prises vis-à-vis des personnes atteintes de fièvres éruptives, de diphtérie, de choléra.

Quant à la durée de l'isolement, elle peut être variable suivant la nature de la maladie transmissible. Elle sera de cinquante jours pour la diphtérie, de quarante jours pour la variole et la scarlatine, de vingt-cinq jours pour la rougeole, la varicelle.

Dans les hôpitaux, l'isolement se fait dans des pavillons écartés auxquels est attaché un personnel spécial ; ce sont là les conditions les plus favorables.

Dans la pratique courante, chez les particuliers, l'isolement est nécessairement moins parfait. Le malade doit être placé dans une chambre indépendante autant que possible et surtout facile à aérer, munie de fenêtres permettant d'y obtenir à volonté un courant d'air. Dans cette chambre n'entreront que les personnes soignant le malade. Ces personnes seront en petit nombre ; auprès du malade, elles seront revêtues d'une blouse les enveloppant complètement et qu'elles quitteront chaque fois qu'elles sortiront de la chambre ; toujours avant de sortir de la chambre, elles se laveront les mains, au savon d'abord, puis avec une solution antiseptique ; sous aucun prétexte elles ne prendront leurs repas dans la chambre du malade. Tout ce qui entre dans cette pièce, linge, effets, meubles, livres, etc., n'en doit sortir que pour être désinfecté.

Les malades isolés ne doivent, lors de la guérison, être rendus à la vie ordinaire qu'après avoir pris un bain avonneux ; le médecin peut même leur prescrire un bain antiseptique. C'est surtout après les fièvres éruptives que le bain est absolument indispensable pour dépouiller la peau des restes de squames, de croûtes, qui peuvent y adhérer et répandre la maladie.

*Quarantaines.* — Les quarantaines ont pour but de protéger un pays contre les maladies qui pourraient être importées sur son territoire par des voyageurs provenant de régions contaminées.

L'Europe s'efforça par les quarantaines de prévenir surtout l'invasion de trois maladies : le choléra, la peste et la fièvre jaune, qui sévissent constamment, les deux premières en Asie, la troisième dans l'Amérique du Sud.

Pour comprendre l'utilité des quarantaines, il faut savoir que les symptômes des maladies infectieuses n'éclatent qu'un certain nombre de jours après que la contamination s'est effectuée. Cette période, où rien ne révèle l'existence de la maladie, s'appelle *période d'incubation.* Elle est d'une durée variable suivant les affections.

Les quarantaines consistent à isoler dans des lazarets, aussitôt après leur débarquement, les voyageurs provenant de pays contaminés, pendant un temps qui correspond à la durée maximum de l'incubation de la maladie qu'on redoute. De cette façon la contagion devient presque impossible.

Cette mesure si rigoureuse porte un tel préjudice au commerce qu'elle est abandonnée dans presque tous les pays. On la remplace par une série de précautions dont l'efficacité est aussi certaine : désinfection du navire en cours de route, en cas de maladies suspectes ; désinfection à l'arrivée ; isolement des voyageurs malades ; surveillance des voyageurs suspects au cours de leurs déplacements.

## DÉSINFECTION.

La désinfection a pour but de réaliser la destruction des microbes pathogènes rejetés par les organismes malades, en quelque point qu'ils se soient déposés. Elle constitue la troisième des mesures prophylactiques qu'on peut opposer à la contagion. Elle est d'ailleurs inséparablement liée à l'isolement; celui-ci serait inefficace si le personnel soignant n'était pas mis à l'abri du contage, et si les linges et les objets qui sortent de la chambre du malade n'étaient pas rendus inoffensifs, grâce à des désinfections répétées.

La désinfection peut être réalisée par des procédés physiques et par des procédés chimiques.

1° ***Procédés physiques.*** — Ils sont représentés par différentes applications de la chaleur.

Le *feu* dont l'action stérilisante est absolue sert à détruire les objets de pansement qui ne doivent plus servir.

L'*ébullition* dans une solution alcaline, lorsqu'elle est prolongée pendant un quart d'heure, permet de désinfecter les objets usuels (abaisse-langue, couverts, etc.).

Les *étuves* constituent un procédé de désinfection en grand d'une absolue efficacité ; elles sont utilisées pour la stérilisation des étoffes, des vêtements, du linge, de la literie, etc.

*a.* **Étuves à air chaud.** — Elles ne sont plus guère employées. Pour posséder une action bactéricide réelle, l'air doit être porté à une température de 140 à 150°, que les étoffes ne peuvent supporter sans être altérées.

*b.* **Étuves à vapeur d'eau.** — Les étuves à vapeur d'eau peuvent être rangées en deux catégories :

Les *étuves à pression normale et à vapeur circulante*, à l'intérieur desquelles les objets sont soumis à une température de 105°, suffisante pour une désinfection complète;

Les *étuves à vapeur d'eau sous pression* modèle Geneste et Herscher, modèle Vaillard et Besson.

Ces étuves assurent une désinfection parfaite sous une pression de 1/2 atmosphère qui élève la température de la vapeur d'eau à 112-115°. En dix à quinze minutes, les objets sont complètement stérilisés.

Dans les étuves Geneste et Herscher, un dispositif spécial permet, lorsque la désinfection est terminée, de

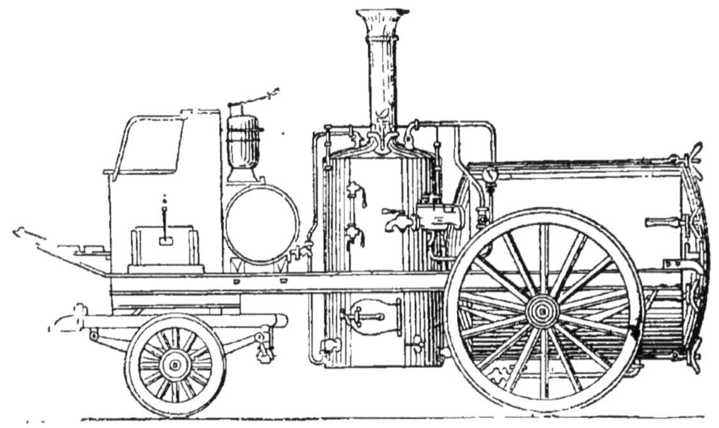

Fig. 286. — Étuve mobile à désinfection.

faire passer dans l'appareil un courant d'air violent qui en assèche tout le contenu.

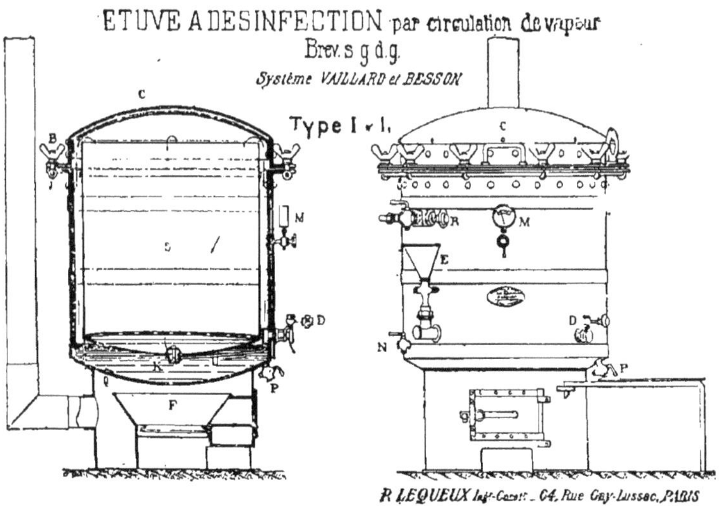


Fig. 287. — Étuve à vapeur d'eau.

Les objets en cuir ne peuvent être désinfectés par ce procédé, le chauffage à 112° les altérant profondément.

2° *Agents chimiques.* — Ils sont utilisés pour toutes les désinfections qu'on est obligé de faire à domicile pendant l'évolution de la maladie contagieuse ; leur emploi permet encore de désinfecter les locaux lorsque la maladie est terminée.

**Désinfection des produits morbides.** — a. *Désinfection des crachats.* — Les crachoirs collectifs, garnis de sciure de bois, doivent être absolument proscrits ; ils facilitent la dessiccation des crachats et la dissémination de leurs poussières ; ils seront remplacés par des vases en porcelaine ou en verre épais, à ouverture évasée et dans le fond desquels on met un peu d'acide sulfurique étendu de 3 volumes d'eau ou d'une solution de sulfate de cuivre à 10 p. 100.

Les personnes atteintes de maladies contagieuses des voies respiratoires (diphtérie, tuberculose, pneumonie, etc.) doivent cracher dans des vases en porcelaine ou en tôle émaillée. Avant d'être vidés, ces crachoirs seront plongés pendant quinze minutes dans de l'eau additionnée d'un peu de carbonate de sodium (cristaux du commerce) et maintenue à l'ébullition.

b. *Désinfection des matières fécales.* — Les matières fécales des malades atteints de fièvre typhoïde, choléra, dysenterie, etc., doivent être désinfectées avant d'être rejetées à l'égout ou à la fosse. Dans les vases contenant ces matières, on ajoute, en quantité suffisante pour les recouvrir, une solution de sulfate de cuivre à 5 p. 100 additionnée de 3 à 5 p. 100 d'acide sulfurique ; on ne vide le vase qu'au bout de plusieurs heures, pour que l'antiseptique ait le temps d'agir. L'expérience faite en grand par M. Besson à l'hôpital militaire de Tunis a montré que le prix de revient de ce procédé de désinfection des matières fécales n'atteint pas 1 centime par malade et par jour.

**Désinfection du personnel.** — La désinfection des mains, qui présente pour les gardes-malades une importance si grande, s'obtient par un savonnage et un brossage faits avec soin et suivis d'une immersion dans une solution antiseptique.

Les antiseptiques les plus employés à cet effet sont les *sels de mercure*, qui possèdent un pouvoir bactéricide réel.

Les plus usuels sont :

Le *sublimé* (chlorure mercurique) en solution à 1 p. 1000.

L'*oxycyanure de mercure*, en solution de 1 à 5 p. 1000.

Parmi les autres antiseptiques employés pour la désinfection des mains, nous ne parlerons de l'acide borique et de l'acide phénique que pour rappeler leur inefficacité.

**Désinfection des linges.** — La manière la plus efficace de désinfecter les linges, draps de lit, etc., consiste à les plonger dans la lessive bouillante.

Les linges provenant de contagieux ne devront jamais être conservés tels qu'on les a enlevés du malade ; ils renferment des squames épithéliales, des matières fécales plus ou moins desséchées, etc. ; ils peuvent émettre des poussières et disséminer le contage. S'il est impossible de les passer de suite à la lessive, on les immergera, en attendant, dans un baquet ou un seau plein d'une solution antiseptique, sublimé à 1 p. 1000.

Pour être transportés au lieu où ils seront lessivés, les linges souillés seront complètement enveloppés dans une toile imbibée d'une solution antiseptique, afin qu'ils n'émettent pas de poussières pendant le trajet.

**Désinfection des effets, de la literie.** — Les vêtements, les objets de literie provenant de malades contagieux doivent être passés dans l'étuve à désinfection par la vapeur sous pression. Les objets en cuir seront immergés pendant plusieurs heures dans une solution de crésyl.

**Désinfection des meubles et des locaux.** — Pour détruire les germes répandus sur les meubles, les tentures, les murs recouverts de papiers, on a recours au *formol* et à l'*anhydride sulfureux*.

*Formol ou aldéhyde formique.* — Le pouvoir bactéricide des solutions de formol est indéniable. C'est aux vapeurs qu'émettent ces solutions qu'on a recours pour désinfecter les locaux. La désinfection d'une pièce de dimensions moyennes (45 mètres cubes) s'obtient en répandant sur des draps, étendus par terre, 2 litres de la solution de formol du commerce, qu'on laisse évaporer pendant quarante-huit heures, après avoir obturé hermétiquement toutes les issues de la pièce.

On peut employer également différents appareils, qui saturent rapidement le local à désinfecter de vapeurs de formol.

*Anhydride sulfureux.* — Ce gaz, obtenu par la combustion du soufre, est utilisé depuis fort longtemps pour la désinfection des locaux. Son pouvoir bactéricide est très énergique ; il ne faut cependant pas se contenter, comme on le faisait jusqu'ici, de faire brûler une certaine quantité de soufre (25 grammes par mètre cube) au milieu de la pièce à désinfecter. La saturation de l'atmosphère en anhydride sulfureux, obtenue par ce procédé, est de 4 à 5 p. 100 seulement, ce qui est insuffisant.

La sulfuration produite par l'appareil *Clayton* détermine une saturation de l'air en anhydride sulfureux de 15 à 16 p. 100, proportion assez élevée pour provoquer, en deux heures, la destruction de tous les microbes et de tous les parasites.

**Désinfection des murs et des planchers.** — On désinfecte les murs, suivant la composition de leur revêtement, avec des substances différentes.

Les murs passés à la chaux sont désinfectés par un badigeonnage avec du lait de chaux à 20 p. 100.

Les murs peints à l'huile seront lavés avec une solution de sublimé ou de crésyl.

Les planchers pourront être nettoyés avec de la lessive chaude et rincés ensuite, au besoin, avec une émulsion de crésyl.

La pratique suivante est préférable : on mélange 1 partie d'acide sulfurique du commerce à 4 parties d'eau (en volumes), en prenant les précautions nécessaires pour ne pas se brûler ; puis on verse dans ce mélange de la sciure de bois en remuant constamment avec un bâton, de manière à obtenir une pâte épaisse, à peine humide. La pâte est projetée sur le plancher, et l'on frotte énergiquement avec une brosse à parquet emmanchée ; la sciure chargée d'acide pénètre dans tous les interstices et tue sûrement les germes. L'opération terminée, on balaye la sciure, et l'on peut rincer avec une très petite quantité d'eau. Ce procédé est très efficace, et il ne dégage pas d'odeur désagréable pendant l'opération. Il ne faut jamais manier le mélange de sciure et de liquide avec les mains, car il est très caustique.

## PROPHYLAXIE DES PRINCIPALES MALADIES CONTAGIEUSES.

Ce chapitre a pour but de montrer comment doivent être appliquées, au cours de quelques maladies contagieuses, les mesures prophylactiques étudiées précédemment.

### TUBERCULOSE.

La tuberculose, affection éminemment contagieuse, a pour agent microbien le *bacille de Koch.*

Elle peut atteindre la presque totalité des organes du corps, présentant, suivant ses localisations, des tableaux cliniques différents.

La forme pulmonaire de la tuberculose est celle qui intéresse le plus l'hygiéniste, car elle est la plus répandue et la plus contagieuse.

Le tuberculeux pulmonaire expectore des crachats où pullulent les bacilles de Koch ; ceux-ci se répandent tout autour du malade, infectant ses mains, ses vêtements, sa literie ; ils se déposent avec les poussières qui les transportent sur tous les objets, sur tous les meubles que renferment les pièces habitées par le tuberculeux.

Quelles mesures prophylactiques peuvent être mises en œuvre pour éviter la contagion ?

Il n'existe pas, à l'heure actuelle, de vaccin susceptible de rendre l'organisme réfractaire à la tuberculose.

L'isolement des malades et la destruction des microbes sont donc les seules mesures auxquelles on puisse avoir recours.

Si la longue évolution et la fréquence de la tuberculose sont des obstacles insurmontables à l'isolement absolu des sujets qui en sont atteints, la contagiosité de cette maladie est telle que cet isolement doit au moins être aussi complet que possible.

La rigueur de cette mesure est justifiée par le fait suivant : les enfants, issus de souche tuberculeuse, semblent n'être pas plus que les autres sujets à la tuberculose s'ils sont éloignés de leurs parents, dès leur naissance, tandis qu'ils la contractent presque fatalement s'ils sont élevés par eux.

Il faut donc, pour chaque tuberculeux, réduire au minimum le nombre des personnes qui vivront avec lui et le soigneront.

On ne doit, sous aucun prétexte, partager, la nuit, la chambre d'un tuberculeux, tant que son état de santé ne nécessite pas la présence d'une garde.

La destruction des microbes sera réalisée par la désinfection répétée de tous les points qu'ils peuvent atteindre.

Le linge sale sera renfermé dans un sac spécial en toile, et le tout sera maintenu pendant un quart d'heure dans la lessive bouillante avant qu'on procède au savonnage du linge.

Les objets les plus usuels : verres à boire, couverts, cuvettes, seront personnels au malade et désinfectés par l'ébullition prolongée dans une solution alcaline.

Les vêtements, la literie devront de temps à autre être passés à l'étuve.

Les crachats seront recueillis dans des crachoirs contenant une solution de sulfate de cuivre.

Les infirmières auront soin de se laver les mains et de les plonger dans une solution antiseptique toutes les fois qu'elles auront touché leur malade. Elles se protégeront encore contre la contagion par le port d'une blouse qu'elles abandonneront dans la chambre du malade en la quittant. Elles ne devront jamais la conserver pour prendre leurs repas, qui seront toujours précédés d'un nettoyage minutieux des mains.

Enfin les personnes appelées à vivre auprès d'un tuberculeux devront éviter toutes les influences qui créent ou favorisent la réceptivité. Les fatigues excessives leur sont interdites. Une alimentation substantielle et des sorties fréquentes en plein air s'imposent à elles de toute nécessité.

## FIÈVRE TYPHOÏDE.

La fièvre typhoïde est une maladie infectieuse due au *bacille d'Eberth.*

La contagion de cette maladie s'opère presque toujours par l'intermédiaire de l'eau de boisson ou d'aliments contenant de l'eau contaminée. La stérilisation de l'eau et des aliments, en détruisant les bacilles d'Eberth, assure une immunité absolue vis-à-vis de ce mode d'invasion de la fièvre typhoïde. (Voir, au chapitre de l'*Alimentation* : la « stérilisation de l'eau et du lait ».)

Accidentellement on peut contracter la fièvre typhoïde en soignant les typhiques. Ces malades rejettent des bacilles par les selles, par les vomissements et par les urines. L'émission de bacilles par les urines et par les selles persiste même longtemps après la guérison du malade, qui demeure ainsi un foyer d'infection, alors qu'on le croit complètement inoffensif.

La contagion qui s'effectue auprès d'un malade peut s'opérer par l'air ou par l'intermédiaire des mains souillées de bacilles. En réalité, le premier mode se réalise si rarement qu'il est permis de n'en pas tenir compte, ce qui explique pourquoi, dans les hôpitaux, on ne procède pas à l'isolement des typhiques.

On comprend facilement que le contage puisse s'opérer par l'intermédiaire des mains, lorsque celles-ci ne sont pas soigneusement désinfectées après avoir subi le contact des draps salis par les déjections du malade, des bassins ou des bocaux qui servent à recueillir ces déjections.

## ROUGEOLE.

La rougeole, qui est surtout une affection de l'enfance, est excessivement contagieuse ; on ne connaît pas encore son agent microbien.

Les malades sont contagieux dès le début de l'infection, aussitôt que commence le jetage muco-purulent du nez, avant l'apparition de l'éruption par conséquent. Ils doivent subir un isolement individuel rigoureux, car le contage peut, à faible distance, s'opérer par l'air. En dehors de cet isolement individuel, les mesures prophylactiques qui doivent être prises sont celles que nous avons étudiées en détail à propos de la tuberculose ; nous ne les répéterons donc pas.

## SCARLATINE.

La scarlatine est, comme la rougeole, une maladie éruptive, contagieuse et microbienne dont on ne connaît pas l'agent infectieux.

Elle est contagieuse depuis son début jusqu'à la fin de la desquamation qui l'accompagne toujours ce qui représente une période de trente à quarante jours environ.

Après la guérison, le malade doit, au sortir de son isolement qui aura été absolu, être plongé dans un bain et savonné sur toute la surface du corps pour détacher les dernières squames épidermiques qui pourraient encore déterminer la contagion.

Toutes les mesures prophylactiques que nous connaissons déjà doivent en outre être appliquées à la scarlatine.

## DIPHTÉRIE.

La diphtérie, dont les principales manifestations se présentent au niveau de la gorge (angine diphtérique) ou au niveau du larynx (croup), est causée par le *bacille de Klebs-Lœffler*.

Cette affection est très grave et éminemment contagieuse. L'isolement absolu du malade s'impose. La désinfection des crachats doit être faite avec le plus grand soin. Les cas de diphtérie isolés dans une même famille sont rares ; l'injection de 10 centimètres cubes de sérum antidiphtérique, faite dans l'entourage du malade aux individus qui ne sont pas encore atteints, les protège habituellement avec efficacité contre la contagion.

Toutes les autres mesures prophylactiques n'en doivent pas moins être appliquées rigoureusement.

---

V

# SOINS AUX MALADES

**Par les D^rs CHEVREY et CONTET**
Professeurs à l'UNION des Femmes de France.

---

## PREMIÈRE PARTIE

## L'ANTISEPSIE MÉDICALE.

Pour remplir avec toute la perfection désirable votre rôle auprès des malades, vous devez être pénétrées de la double notion du rôle de la contagion dans la production, la perpétuation et la complication des maladies et de la possibilité de l'empêcher par l'application de précautions relativement simples. C'est de là que dérive toute l'*antisepsie médicale*, qui, en dépit des apparences, ne le cède guère à l'*antisepsie chirurgicale*.

### A. — L'ANTISEPSIE MÉDICALE ET L'INFIRMIÈRE.

Il vous faut éviter :

1° D'apporter du dehors au malade des germes, sources de complications pour lui ;

2° De véhiculer au dehors des microbes provenant du malade, source éventuelle d'épidémies.

Pour cela, au cours de votre service, vous devez revêtir, par-dessus votre vêtement, une *blouse de toile à manches courtes* ou, à défaut, tout autre vêtement de lingerie (chemise de nuit, peignoir) capable de supporter le passage à la lessive ou à l'étuve.

L'usage du *tablier*, quoique facultatif, est recommandable pour protéger les parties les plus exposées de la blouse.

Les conditions à remplir par les autres parties du vêtement sont bien moins importantes : ayez un *corsage* à manches assez larges pour pouvoir être facilement relevées au-dessus du coude, une *robe* courte pour éviter de soulever la poussière en marchant, des *chaussures* légères et assez brisées pour ne pas être bruyantes (des chaussons, portés seulement à l'intérieur et, par suite, moins facilement souillés seraient préférables) (fig. 288).

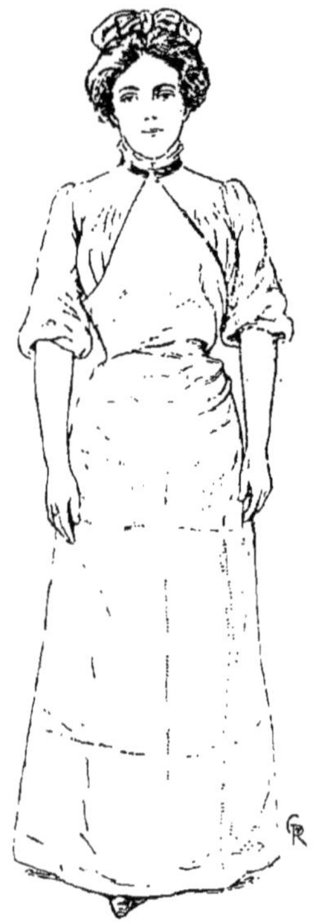

Fig. 288. — Infirmière en tenue de service. (Tuffier et Desfosses, *Petite chirurgie pratique*.)

Personnellement, changez souvent de linge et prenez les plus grands soins de propreté ; un *bain quotidien* serait l'idéal.

Vos mains et vos avant-bras, toujours découverts, seront nettoyés, non seulement quand leur blancheur sera altérée, mais après chaque contact avec le malade ; la pratique de certains soins nécessite même, en outre, un lavage préalable.

*Le temps le plus important de ce nettoyage est le brossage au savon de tout l'épiderme et de la rainure des ongles*, toujours tenus courts et fréquemment nettoyés au cure-ongles. Il peut, s'il est suffisamment prolongé (cinq à dix minutes), suffire à détruire tous les germes : toutefois, s'il s'agit d'un malade très contagieux, il est préférable de procéder comme il a été indiqué en *petite chirurgie* et, en particulier, de faire suivre le savonnage et le rinçage d'une immersion dans une solution de sublimé à 1 p. 1000.

## B. — L'ANTISEPSIE MÉDICALE ET LE MILIEU.

Déjà choisie, pour d'autres raisons, vaste (au moins 15 mètres cubes par occupant), isolée et silencieuse, la chambre de malade doit encore être claire (vous savez que les rayons solaires détruisent les microbes) et ne pas être commandée par une pièce essentielle (en raison du passage inévitable de linges sales ou de vases souillés).

En ce qui concerne l'aménagement intérieur, s'il ne vous est pas possible de tout transformer, efforcez-vous d'obtenir au moins, en procédant avec tact, la réduction au minimum de tout ce qui peut encombrer ou créer des nids à poussières échappant à la surveillance ou compliquant le service, de façon à vous rapprocher d'un idéal qui serait :

1° La suppression complète des tentures de lit et le remplacement des lourdes tentures de fenêtres par des rideaux lavables très simples ;

2° L'enlèvement des tapis ou au moins l'application à leur surface de linoléum ou de vieux draps épinglés bout à bout ;

3° La réduction de l'ameublement au strict nécessaire (lit, table, chaises).

Vous avez vu en hygiène les conditions que doivent remplir le *lit* et la *literie* ; quant aux *tables* et aux *chaises*, elles doivent pouvoir supporter le rude contact de la brosse, du savon et de l'eau de Javel, c'est-à-dire être en bois ou en fer laqué, ou simplement en bois blanc. A défaut de ce mobilier de choix, recouvrez celui dont vous disposez de serviettes propres souvent renouvelées.

Entretenez dans la pièce choisie et meublée une température constante (16 à 18° suffisent), et maintenez-la dans un état de scrupuleuse propreté.

Pour cela, aux plumeaux et aux balais, qui ne font que soulever la poussière, vous préférerez soit l'*essuyage avec des chiffons humides*, soit le *lavage à grande eau*, soit le *balayage après aspersion copieuse de sciure de bois imprégnée de liquide antiseptique*, que vous brûlerez aussitôt en même temps que les poussières qu'elle aura agglomérées, soit enfin les *appareils de nettoyage par le vide*, qui ont l'avantage de permettre également le nettoyage des étoffes des sièges et des murs.

Enfin l'*aération* copieuse constitue elle aussi un puissant agent d'antisepsie, en même temps d'ailleurs qu'un utile moyen d'action directe sur la vitalité du malade, dont les effets se manifestent par la sédation de l'insomnie, de la toux et de l'agitation.

N'ayez donc pas peur de l'air pour vos malades ; dans bien des cas, ils auraient tout à gagner à une aération continue par ouverture permanente plus ou moins complète d'une fenêtre ou d'une partie de vitrage. Le plus souvent cependant, on ne la pratique que d'une manière intermittente. Ne vous contentez pas alors d'ouvrir une porte donnant sur une pièce voisine ou sur un couloir, mais ouvrez largement les fenêtres pendant une durée qui sera, *au minimum*, de vingt minutes, trois ou quatre fois par jour, ou, par les temps très froids, cinq minutes toutes les heures.

Dans tous les cas, ayez soin toutefois :

1° D'éviter, avec le plus grand soin, que l'air froid ne frappe le corps, qui doit toujours être convenablement garanti, surtout quand il est en sueur ;

2° De maintenir chaudes les extrémités à l'aide de boules d'eau ou de couvertures ;

3° D'élever la température chaque fois que le malade doit se lever.

## C. — L'ANTISEPSIE MÉDICALE ET LE MALADE.

Étant donnée l'impossibilité de détruire d'une manière immédiate, certaine et complète, aussi bien les germes qui viennent du malade que ceux qui pourraient lui arriver du dehors par un intermédiaire quelconque, tout malade, quel qu'il soit, devrait, dans son intérêt propre aussi bien que dans celui d'autrui, être soigné à part, c'est-à-dire isolé ; mais c'est surtout quand il s'agit d'un contagieux que cette mesure s'impose d'une manière formelle.

Les détails de cette importante question ont déjà été traités en hygiène ; nous insisterons donc seulement ici sur ce fait que, quelque excellentes que puissent être les dispositions matérielles, elles risquent d'être illusoires si les précautions suivantes ne sont pas rigoureusement observées :

1° Empêchez non seulement le contact direct entre les malades, mais encore leur contact indirect par l'intermédiaire d'objets leur ayant servi : chaque contagieux doit donc avoir son matériel intime personnel (couverts, thermomètres), et aucun échange ne doit se faire de l'un à l'autre sans désinfection préalable ;

2° Avant d'entrer dans la chambre d'isolement, faites revêtir à tout visiteur par-dessus son vêtement et revêtez vous-même par-dessus la blouse ordinaire, si vous avez plusieurs malades différents à soigner, une blouse spéciale portant un signe distinctif, qui sera quittée en sortant, en même temps qu'il sera procédé à des ablutions ;

3° Donnez au convalescent, avant la reprise de la vie en commun, un ou plusieurs bains savonneux ; faites-lui revêtir ensuite du linge et des vêtements désinfectés et complétez par une désinfection énergique du local, de la literie et des objets de toutes sortes ayant servi au malade, la destruction des microbes, dont votre propreté de chaque instant n'aura fait que diminuer le nombre et la virulence, sans les supprimer complètement.

---

# DEUXIÈME PARTIE

## SOINS GÉNÉRAUX AUX MALADES.

### A. — PRÉPARATION DU LIT.

1° Entre le matelas et le drap de dessous, placez toujours un imperméable de $1^{m},50$ de côté, qui devra être épinglé au matelas : le papier d'emballage étant bruyant et cassant, le papier de journal se réduisant en bouillir au contact des liquides et ses caractères se décalquant suc le drap, la toile cirée étant trop dure, vous donnerez votre préférence à la toile vendue dans le commerce sous le nom de *toile d'hôpital* ;

2° Protégez la partie moyenne du drap de dessous, la plus exposée aux souillures, avec un drap plié en deux, dit *drap d'alèze* (ou simplement *alèze*) ;

3° Avec le drap de dessus, enveloppez les couvertures (une de coton et une ou deux de laine suffisent) ;

4° A la rigueur, mettez un couvre-pied ou un édredon américain, mais jamais d'édredon ordinaire incommode et malpropre.

Écartez le lit du mur, et, si la pièce est vaste, placez-le au milieu, de préférence parallèlement à la fenêtre, pour éviter l'arrivée directe du jour dans les yeux du malade ; si cela ne se peut pas, en cas de nécessité, vous auriez la ressource d'interposer, dans le même but, un *paravent* sur le trajet des rayons lumineux.

### B. — PRÉPARATION DU MALADE.

Quand un malade arrive du dehors dans un hôpital, avant de le laisser pénétrer dans les salles, vous devez :

1° Le débarrasser de son linge et de ses vêtements, que vous mettrez à part pour la désinfection ;

2° Lui aire subir un nettoyage d'autant plus soigneux

qu'il viendra d'un milieu plus suspect. A défaut du grand bain savonneux, qui n'est pas toujours employable, savonnez au moins sa face, ses mains et ses pieds, et décapez le reste de son épiderme au moyen de frictions à l'alcool. Ayez pour la tête, en raison des parasites qu'elle peut contenir, des soins attentifs et, en cas de nécessité, n'hésitez pas à sacrifier la chevelure.

## C. — INSTALLATION DU MALADE DANS SON LIT.

Placez le malade, ainsi préparé et revêtu de linge propre, dans son lit, de telle façon que, sauf en certaines circon-

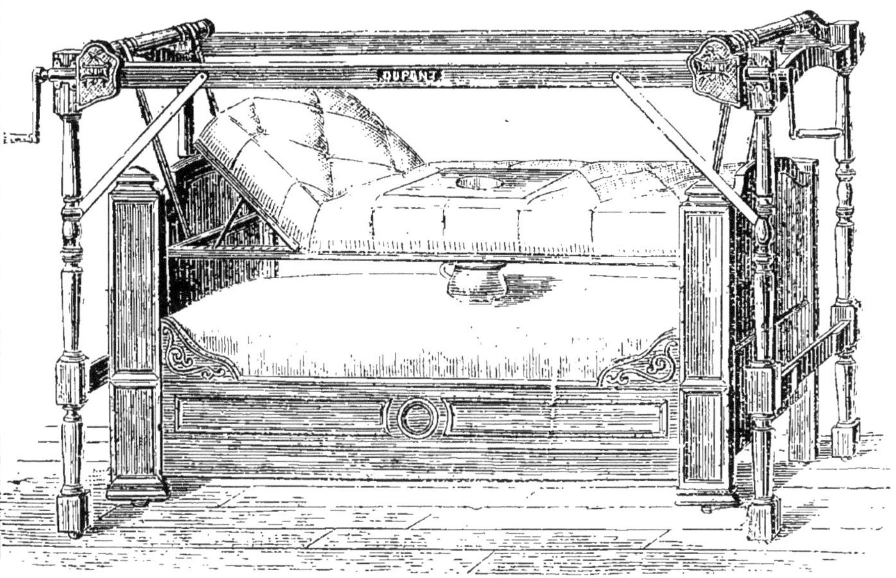


Fig. 289. — Lit mécanique.

stances, dont il sera question çà et là par la suite, il repose les épaules et le dos sur un même plan horizontal, la tête relevée par un traversin ou un oreiller.

S'il s'agit d'un malade très affaibli, le maintien trop prolongé dans la même position peut constituer une source de dangers : modifiez-la donc alors fréquemment, par exemple en calant de temps à autre le malade sur l'un et l'autre côté avec des oreillers.

Quelquefois enfin vous vous trouverez bien alors de l'emploi du *lit mécanique*, dans lequel le malade, placé sur une sorte de hamac de sangles mobiles, peut être soulevé à l'aide d'un treuil (fig. 289).

Enfin il faudra toujours vous préoccuper d'empêcher le malade de se refroidir (surtout lorsque vous emploierez l'aération continue) et même de le réchauffer (faiblesse extrême, coma).

Vous placerez donc dans son lit une ou plusieurs *boules d'eau chaude*. Assurez-vous toujours de la perfection de leur bouchage et surtout, pour ne pas risquer de brûler votre malade, enveloppez-les toujours d'une serviette ou mieux d'un molleton et même, si vous avez affaire à un sujet inerte, inconscient, placez-les au-dessus des couvertures, qui en tamiseront la chaleur.

### D. — ENTRETIEN DU MALADE.

Changez les alèzes, les draps, le linge de corps fréquemment (pour la manière de procéder, reportez-vous au *Guide de l'infirmière-hospitalière*).

Ayez pour le malade lui-même des soins de propreté constants : débarbouillez-le matin et soir avec de l'eau et un savon non irritant (jamais de savon noir) ; savonnez, en outre, avant chaque repas, ses mains si souvent souillées ; frictionnez son corps quotidiennement à l'alcool. Quant aux orifices naturels, ils seront l'objet de soins spéciaux, dont nous parlerons par la suite.

Chez les sujets obèses, poudrez en outre soigneusement les plis de la peau pour en prévenir l'eczématisation, en vous servant de poudre minérale (talc) plutôt que de poudre végétale (amidon, lycopode).

Chez les sujets très affaiblis (apoplectiques, comateux, cachectiques), surveillez encore l'altération, toujours à redouter en pareil cas, des parties du corps qui portent directement sur le plan du lit (coudes, talons, région sacrée) ; pour l'éviter, changez le malade, comme nous l'avons dit, fréquemment de position, et veillez à ce que les draps ne forment pas de plis. Si quelque rougeur appa-

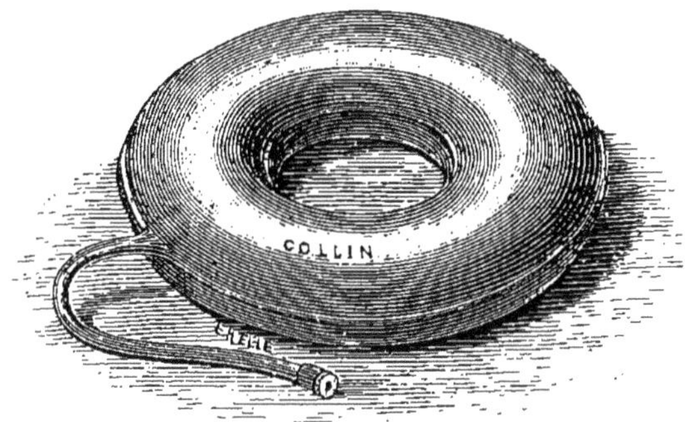


Fig. 290. — Rond de caoutchouc.

raît, interposez entre les téguments et le plan du lit une couche d'ouate ou une peau de chamois et, au besoin, un *rond de caoutchouc* (fig. 290) rempli d'air ou d'eau tiède. Vous pourriez encore avoir recours au *matelas*

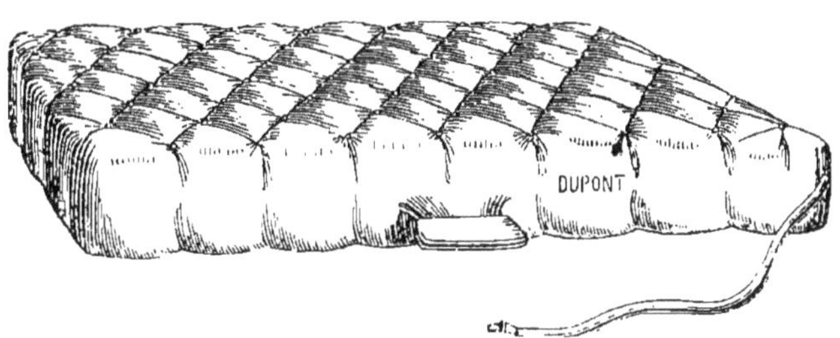


Fig. 291. — Matelas d'eau.

*d'eau* (fig. 291), matelas de caoutchouc creux, qu'il vous faudra remplir sur place, sous peine de ne pouvoir ensuite le transporter et en vous servant toujours, à cet effet, d'eau tiède pour ne pas refroidir le malade.

## E. — SURVEILLANCE DU MALADE.

Surveillez toutes les modifications qui peuvent se produire dans l'aspect et l'état du malade, pour les signaler rétrospectivement au médecin et *accessoirement* pour apporter à celles qui sont pénibles un soulagement à l'aide de quelques petits moyens que nous étudierons plus loin.

Au premier plan se placent les *variations de la température* du malade; pour les apprécier, vous ne devez vous en rapporter qu'au thermomètre. Le *thermomètre médical* (fig. 292) ne diffère du thermomètre ordinaire que par ses dimensions, par sa graduation (qui ne va que de 35° à 42°) et par un dispositif intérieur, qui empêche la colonne de mercure de refluer d'elle-même dans le réservoir par refroidissement, après qu'elle a atteint son degré maximum (*thermomètre à maxima*).

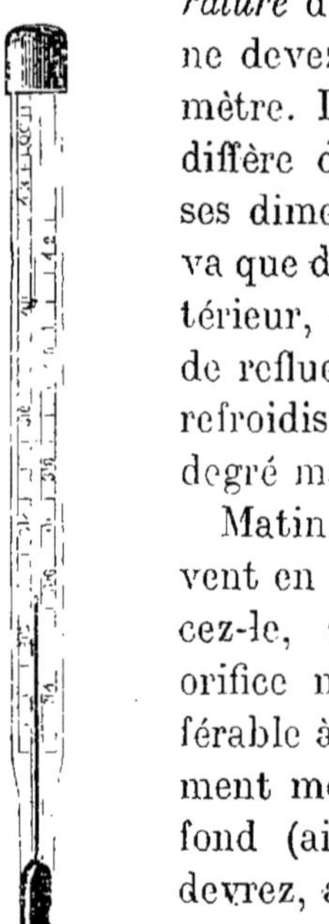

Fig. 292. — Thermomètre médical.

Matin et soir, à heure fixe (et plus souvent en cas de prescription spéciale), placez-le, soit, ce qui est l'idéal, dans un orifice naturel (et de ceux-ci l'anus est préférable à la bouche), soit, ce qui est infiniment moins précis, dans un pli cutané profond (aisselle, aine); dans ce cas, vous devrez, au préalable, bien assécher les téguments, veiller à la conservation rigoureuse de la bonne attitude.

La durée d'application doit surtout, avec les modèles un peu volumineux, atteindre dix minutes.

La température prise et lue (normalement elle est comprise entre 36° C. et 37° C., avec une différence d'environ un demi-degré entre la température prise dans l'aisselle et dans l'anus; au delà commence la fièvre), faites redescendre la colonne de mercure dans le réservoir en imprimant au thermomètre quelques brusques secousses; nettoyez-le ensuite à l'eau et au savon, puis immergez-le dans une solution antiseptique non irritante (sublimé, par exemple).

Marquez les températures par des points sur une feuille spéciale comportant deux séries de lignes : les unes horizontales, correspondant aux degrés et aux dixièmes de degré ; les autres verticales, séparant les jours de maladies et divisant ceux-ci en demi-journées. Les points successifs sont ensuite reliés entre eux par un trait formant ce que l'on appelle la *courbe de la maladie* (fig. 293).

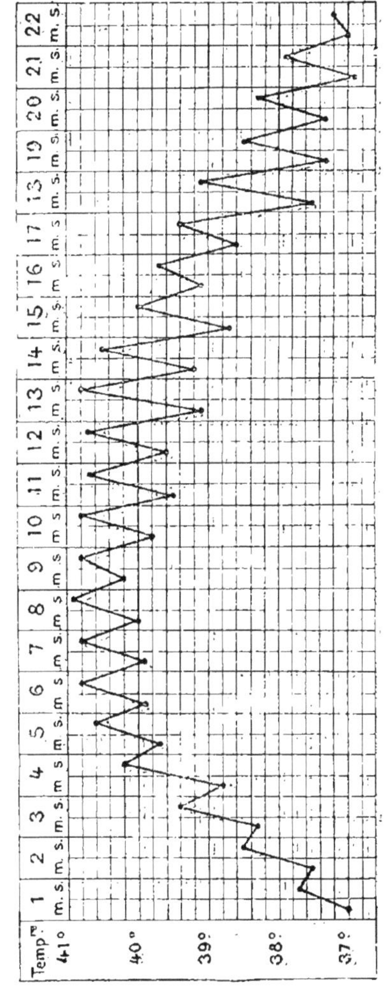


Fig. 293. — Courbe de température.

Sur la même feuille peuvent encore être représentées par des courbes spéciales les variations dans le nombre des pulsations ou des respirations ou dans les quantités quotidiennes d'urines.

## F. — ALIMENTATION DES MALADES.

Les principes généraux de l'hygiène alimentaire ont été déjà exposés ; il nous suffira donc ici d'insister sur l'importance, plus grande que jamais dans les cas des malades, de la régularité des repas et de la fragmentation de la ration journalière.

D'autre part, étant donné que l'on *vit de ce que l'on digère et non de ce que l'on ingère*, les circonstances peuvent nécessiter des formules de régimes variées à l'infini ;

nous ne pouvons donc donner ici que quelques superficielles indications.

Dans la *diète absolue*, le malade ne prend absolument *rien* : il vous est cependant permis de lui rafraîchir la bouche et les lèvres en les frottant avec des tampons imbibés d'eau fraîche et, *exceptionnellement*, de tromper légèrement sa soif en lui faisant sucer de petits morceaux de glace, ce qui n'est pas d'ailleurs sans présenter quelques inconvénients (inflammation de la bouche), en attendant que des injections de sérum la calment d'une façon plus complète.

La *diète*, ou *régime hydrique*, consiste dans l'emploi exclusif de l'eau sous forme soit d'eau minérale, soit d'eau bouillie ou filtrée, qu'il y a avantage à sucrer ou même à alcooliser légèrement, pour en augmenter le pouvoir alimentaire, soit de *tisanes*, dont la *décoction de céréales*, l'*eau de riz*, l'*eau d'orge*, l'*eau albumineuse*, sont les plus fréquemment employées (pour leur préparation, voir la *Petite Pharmacie*).

La quantité prise à chaque fois doit être faible, mais les prises seront répétées très souvent, et il y a lieu de pousser le malade à boire plutôt que de le retenir.

Dans la *diète* ou *régime lacté*, le lait consommé sera ou bien cru (il doit alors provenir d'une traite aseptique et être consommé rapidement après la traite), ou bien le plus souvent stérilisé ou longuement bouilli. Les prises en seront régulièrement espacées, ordinairement de deux heures et demie ou de trois heures ; parfois cependant il ne peut être toléré que par doses très faibles renouvelées d'heure en heure.

La quantité moyenne absorbée dans les vingt-quatre heures par un individu adulte étant de 2 litres environ, chaque prise sera donc en moyenne, en tenant compte du repos nocturne, d'environ 200 grammes, *que le malade devra toujours absorber lentement, par gorgées séparées par des arrêts.*

Sauf indication spéciale, donnez-le au gré du malade,

chaud, tiède, froid ou même glacé. Quand il n'est pas bien toléré, vous pourrez avoir, mais *seulement sur indication médicale*, à l'additionner d'eau de chaux médicinale, d'eau de Vichy, de Vals ou d'Évian, à la dose d'une cuillerée à soupe par bol ou d'un peu de farine (bouillies), ou bien à remplacer le lait de vache par du lait de chèvre ou d'ânesse, ou bien encore par une préparation spéciale comme le képhir.

En cas de dégoût, vous pourrez l'aromatiser avec un peu de café, de rhum, de kirsch, de caramel, d'essence de vanille ; ce dégoût se produira du reste rarement si vous avez soin de *faire rincer la bouche du malade à l'eau alcaline aussitôt après chaque prise de lait*, pour prévenir le mauvais goût qui résulterait des fermentations buccales.

Les *bouillons* ont joui dans l'alimentation des malades d'une vogue considérable, aujourd'hui bien atténuée. Si vous employez le bouillon de bœuf, ne le donnez jamais que de préparation récente et soigneusement dégraissé, ce qui ne peut être fait qu'après refroidissement complet.

Le *thé de bœuf* en est une sorte de dérivé instantané : pour le préparer, versez de l'eau bouillante sur de minces tranches de bœuf, et laissez infuser.

On préfère, d'ailleurs, de plus en plus à ces préparations soit le bouillon fait avec des os de veau, des abattis de poulet et des carottes, que l'on soumet à une ébullition d'au moins sept heures, soit surtout le *bouillon de légumes*.

Pour le préparer, mettez bouillir pendant quatre heures, dans 1 litre d'eau, 60 grammes de carottes, 60 grammes de pommes de terre, 25 grammes de navet, 25 grammes de pois, haricots ou lentilles ; ne salez qu'après avoir retiré du feu ; filtrez sur un linge fin. Vous pouvez y ajouter, au moment de servir, une cuillerée à café par 100 grammes de fleur de riz, de façon à avoir une sorte de lait végétal.

Dans l'alimentation spéciale des malades rentre encore souvent la *viande crue* : pour la préparer, prenez une tranche bien maigre de filet, de faux filet ou de gigot de bœuf, de mouton ou de cheval ; débarrassez-la de toutes les parties blanches (graisses, tendons) ; grattez avec un couteau pour avoir une pulpe, que vous administrerez soit en boulettes roulées dans du sucre, soit dans un peu de bouillon tiède ou incorporées à de la confiture, soit encore sous forme de sandwiches.

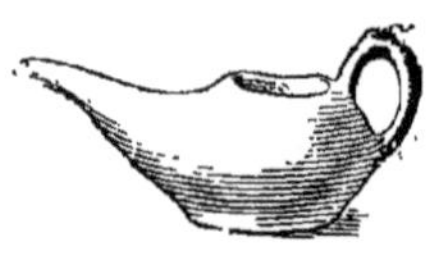

Fig. 294. — Aiguière d'alimentation dite canard.

Pour les *boissons*, en ce qui concerne leur nature, suivez strictement les prescriptions du médecin ; mais, pour la répétition des prises et leur quantité, sauf recommandation spéciale, vous pouvez vous en rapporter à peu près à l'instinct du malade, en l'exhortant simplement à toujours boire avec lenteur.

Il peut arriver que votre malade soit trop faible pour se soulever : mettez alors les liquides alimentaires dans un biberon, ou bien faites-les aspirer au moyen d'un chalumeau (fig. 295), d'un tube de verre ou d'une sonde de caoutchouc. S'il ne peut aspirer, versez le liquide dans la bouche au moyen d'une aiguière à bout effilé (fig. 294). S'il est dans le coma et rejette le liquide, vous pourrez *à la rigueur* le verser par petites doses dans ses narines avec une cuiller à café.

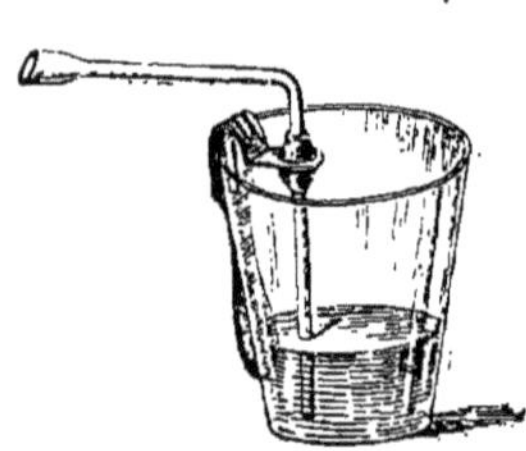

Fig. 295. — Alimentation au chalumeau.

Enfin, dans des cas relativement rares, il est à peu près impossible de faire absorber au malade par ces moyens les substances destinées à le soutenir : on a alors recours au *lavement alimentaire* ou à l'*alimentation forcée ou gavage*.

Le *lavement alimentaire* doit :

1° Être précédé d'un lavement évacuateur simple (dont nous verrons plus loin la technique) ;

2° Être d'un faible volume (200 à 250 grammes au plus)

et composé d'aliments facilement assimilables (jaunes d'œuf, lait, bouillon, peptones, glycose), auxquels on ajoute quelques gouttes de laudanum pour en empêcher le rejet ;

3° Être introduit profondément avec une sonde molle de 30 centimètres de longeur.

Le *gavage* se pratique en passant soit par le nez, soit par la bouche. Le premier mode constitue une délicate intervention, fertile

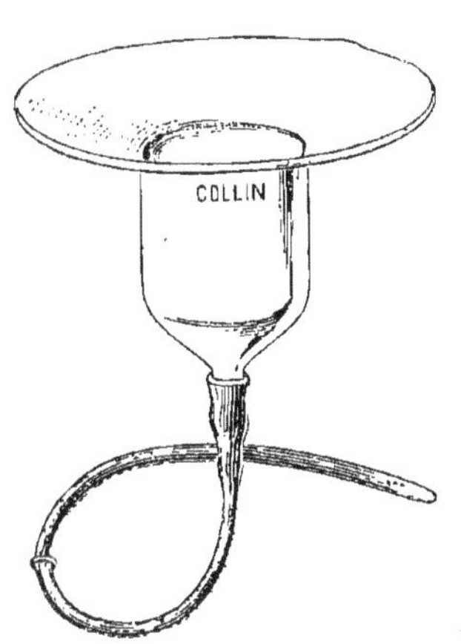


Fig. 296. — Tube à gavage du nouveau-né.

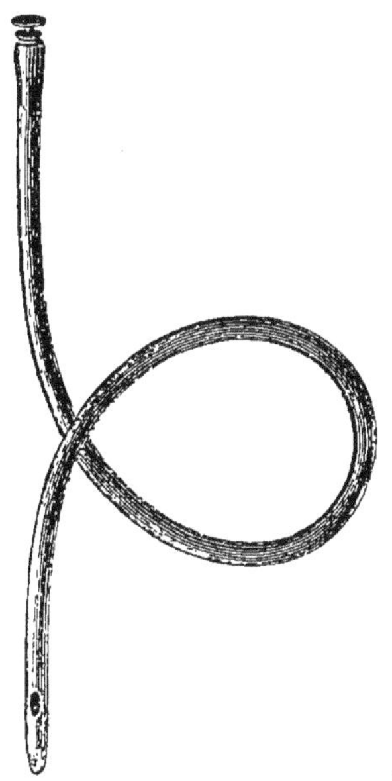

Fig. 297. — Sonde de Nélaton.

en incidents, que vous n'aurez guère à pratiquer vous-mêmes.

Le deuxième, surtout employé chez les nouveau-nés, se pratique avec une simple *sonde de Nélaton* n° 14 ou 16 (fig. 297) et un petit entonnoir de verre (fig. 296), soigneusement stérilisés. Poussez la sonde à fond dans la bouche et, à partir de ce moment, les mouvements réflexes de déglutition la feront progresser ; quand une longueur de 15 centimètres aura été introduite, faites pénétrer le liquide, puis enlevez la sonde d'un mouvement brusque. Chez l'adulte, l'outillage et la technique seraient les mêmes que pour le lavage d'estomac, dont il sera parlé plus loin.

---

# TROISIÈME PARTIE

## SOINS SPÉCIAUX ET PRATIQUES THÉRAPEUTIQUES DIVERSES.

### A. — APPAREIL TÉGUMENTAIRE.

Les troubles de l'appareil tégumentaire consistent essentiellement en éruptions de divers types, que vous serez souvent les premières (et parfois les seules, si elles sont fugaces) à constater. Résistez à la tentation de faire un diagnostic et d'appliquer un traitement; contentez-vous de redoubler de précautions et, s'il y a de la fièvre, pratiquez un isolement relatif en attendant le médecin.

Quant aux pratiques thérapeutiques courantes portant sur cet appareil, la *révulsion* a été étudiée, les *frictions* l'ont été partiellement (*frictions stimulantes* et *rubéfaction*); seules donc nous arrêteront les *frictions médicamenteuses*, les *bains* (avec les *lotions* et les *affusions*, qui peuvent les remplacer) et les *enveloppements*. Quant aux pratiques d'hydrothérapie proprement dites, elles ne rentrent pas dans notre cadre.

I. ***Frictions médicamenteuses.*** — Quand la friction est destinée à faire absorber à travers la peau des médicaments tels que la pommade au collargol ou l'onguent mercuriel, il faut :

1° La faire avec la main nue ou recouverte d'un gant de caoutchouc, au niveau d'une région riche en vaisseaux sanguins (pli du coude, aines, jarrets, aisselles, flancs), en changeant de région chaque fois pour permettre à l'irritation produite de s'éteindre. On recommande parfois (pommade au collargol) de dégraisser au préalable la peau à l'eau, au savon à l'éther et à l'alcool ;

2° La prolonger jusqu'à ce qu'à la sensation onctueuse produite sur la peau par la pommade succède une sensation de résistance au frottement (le minimum nécessaire est de dix minutes) ;

3° Recouvrir la région frictionnée avec un taffetas sans l'essuyer et ne la nettoyer que douze heures plus tard, en employant d'abord de la vaseline, puis de l'eau et du savon. Il est généralement utile de poudrer ensuite pour calmer l'irritation produite.

II. ***Bains***. — Les bains jouent un grand rôle, non seulement en hygiène, mais encore en thérapeutique, du fait de l'action produite soit par leur seule thermalité (bains simples), soit par les substances diverses incorporées à l'eau (bains composés).

A. Les **bains simples** ont une action favorable à la fois sur l'agitation qu'ils réfrènent, sur la fonction urinaire qu'ils excitent et sur la température qu'ils régularisent.

Ils sont dits *tièdes* ou *tempérés* quand leur température est comprise entre 34° et 36° et *chauds* ou *froids* selon qu'elle est au-dessus ou au-dessous de ces chiffres ; on les emploie en thérapeutique depuis 20° jusqu'à 38°.

Quelle que soit leur température, vous devez :

1° En les préparant, ne jamais vous en rapporter à vos sensations pour en apprécier la chaleur, mais toujours vous servir d'un thermomètre ;

2° Toujours employer un fond de bain pour atténuer la souillure de la baignoire ;

3° S'il s'agit d'une femme, natter ses cheveux, les enrouler dans un bonnet ; il peut même être utile d'en faire le sacrifice dans les cas graves où il y a lieu de pratiquer des affusions sur la tête ;

4° Ne jamais le donner moins de deux heures après une prise importante d'aliments ;

5° Ne jamais laisser un malade seul dans sa baignoire ;

il faut, en effet, être là pour intervenir en cas de menace de syncope ou d'asphyxie.

Voyons maintenant ce qui concerne plus spécialement les principales espèces de bains simples :

1° Le *bain chaud* se donne à 38° ; il faut, pendant sa durée, pratiquer des affusions répétées d'eau fraîche sur la tête du malade ;

2° Le *bain froid* se donne ordinairement à 28°, température qui peut encore être abaissée, soit lors des bains successifs, soit au cours même du bain. Quand le malade vient d'y être plongé, il est pris de suffocation pénible ; frictionnez alors avec la main le haut de sa poitrine et les épaules pour activer la reprise de sa respiration. Ensuite, à deux ou trois reprises pendant la durée du bain, faites sur la tête recouverte d'une compresse des affusions avec de l'eau de la baignoire.

Au bout du temps prescrit, c'est-à-dire ordinairement au bout dix minutes, et, à défaut d'autre indication, au moment où le malade, qui s'était à peu près habitué à la température du bain, accuse un nouveau frisson, sortez-le de la baignoire, transportez-le dans son lit, roulez-le dans un drap sec et chaud et dans une couverture de laine; recouvrez-le d'une autre couverture; donnez-lui un peu de breuvage chaud (lait ou cognac par exemple); un quart d'heure plus tard, vous lui passerez une chemise chaude et vous prendrez sa température. Ce bain est répété ordinairement toutes les trois heures, tant que la température atteint ou dépasse 39°.

3° Le *bain progressivement refroidi*, beaucoup plus rarement employé, doit être préparé à une température primitive inférieure de 2° à celle du malade (38° par exemple pour un sujet ayant 40°). Puis, toutes les dix minutes, vous y ajouterez une quantité suffisante d'eau froide, pour en abaisser la température de 1° jusqu'à ce qu'elle n'atteigne plus que 30°. Les autres détails de son emploi, à la durée près, sont les mêmes que dans le cas précédent.

B. Les **principaux bains composés** sont : le *bain salé* (1 à 5 kilogrammes de sel par bain) ;

Le *bain alcalin* (préparé avec 250 grammes de carbonate de soude) ;

Le *bain de son* (le son, à la dose de 1 ou 2 kilogrammes, doit être enveloppé dans un sac de toile que l'on immerge dans l'eau d'un bain ordinaire) ;

Le *bain sulfureux* (mélangez 125 grammes de monosulfure de potassium à l'eau, et, en raison de son action sur les métaux, n'employez que des baignoires en bois ou en pierre) ;

Le *bain sinapisé*, qui est soumis aux règles suivantes :

1° Pour éviter que la moutarde ne pénètre dans les orifices naturels, placez-la dans un nouet de linge ;

2° Pour éviter d'en détruire l'activité, ne la mettez jamais en contact avec de l'eau trop chaude, comme vous seriez tentées de le faire ;

3° Pour éviter une action exagérée, retirez-en le malade quand il se sera produit une rubéfaction manifeste de la peau, ou bien quand votre main, immergée en même temps que lui, ressentira une légère cuisson.

Les bains simples ou composés peuvent encore être *partiels* : de ceux-ci les plus usités sont le *bain de pieds*, sur lequel il n'y a pas à insister, et le *bain de siège*, que l'on administre dans des baignoires circulaires en zinc, munies d'un dossier, contenant de l'eau en quantité suffisante pour que le niveau s'élève jusqu'au milieu de l'abdomen.

Enfin, dans le *bain de vapeur*, le corps est exposé soit en totalité (*bain d'étuve*), soit en partie (*bain de caisse*) à l'action de la vapeur d'eau. L'air surchauffé peut encore être employé de la même façon (*bain turc*): la température que l'on arrive à supporter est alors notablement plus élevée.

III. ***Lotions et affusions***. — Pour les *lotions*, passez pendant deux ou trois minutes sur le corps du malade préalablement dévêtu une éponge imbibée d'eau fraîche, soit pure, soit alcoolisée ; enveloppez-le ensuite dans une couverture, où il restera environ un quart d'heure.

Pour pratiquer l'*affusion*, placez le malade complètement nu dans une baignoire vide, puis, avec un seau maintenu à quelques centimètres au-dessus de sa tête, versez le liquide de façon à le faire tomber en larges nappes sur son corps. Les effets varient suivant la température de l'eau, la durée et la répétition des affusions. Chaque cas sera donc l'objet d'instructions particulières.

IV. ***Enveloppements***. — L'enveloppement peut être total ou partiel.

Pour l'*enveloppement total* :

1° Préparez de l'eau à la température de la pièce, alcoolisée ou vinaigrée, un drap plié en deux ou en quatre, une couverture de laine ;

2° Étendez la couverture sur une table ou un lit ; placez sur elle le drap plié préalablement trempé dans l'eau et modérément exprimé ;

3° Posez le malade dessus et enveloppez-le de telle façon que seuls les pieds soient au sec dans la couverture ; appliquez en même temps une compresse humide sur sa tête ;

4° Au bout du temps prescrit (ordinairement dix à vingt minutes) ou à son réveil si, comme il arrive souvent, le malade s'est endormi, séchez-le et faites-lui revêtir du linge sec et chaud.

Pour l'*enveloppement partiel*, placez des compresses ou des serviettes autour de la partie indiquée (le thorax, par exemple, dans le cas de congestion pulmonaire) ; par-dessus, appliquez une couche de taffetas et enroulez le malade dans une couverture.

La durée et la fréquence de son renouvellement varient suivant les circonstances et relèvent de la seule initiative du médecin.

Il faut en rapprocher enfin la *compresse chauffante*, moyen sédatif puissant des douleurs abdominales et thoraciques, que vous réaliserez avec une compresse humide recouverte d'un imperméable laissé en place plusieurs heures consécutives.

## B. — ORGANES DES SENS.

### 1° Œil.

L'œil des malades doit être préservé des fatigues causées par l'excès de lumière et des infections dues à des causes extérieures.

Vous avez vu ce qu'il faut faire pour atteindre le premier de ces buts; quant au second, vous l'atteindrez en lavant chaque jour, quelle que soit la maladie, les yeux à l'eau boriquée tiède, surtout si les cils tendent à s'agglutiner, et en empêchant le malade de les frotter avec les mains ou de les essuyer avec un mouchoir sale.

Si l'œil s'enflamme, redoublez de soins d'asepsie, car nombre d'affections oculaires sont contagieuses, et vous risqueriez, avec des mains insuffisamment nettoyées, d'inoculer vos propres yeux. Résistez aussi à la tentation de recouvrir l'œil malade d'un mouchoir formant bandeau, qui, inconsidérément appliqué, irait trop souvent à l'encontre du but poursuivi.

Vous serez chargées fréquemment d'appliquer des *compresses humides.* Pour cela, trempez une épaisse galette d'ouate ou de gaze hydrophile pouvant dépasser largement l'orbite dans de l'eau de 0 à 14° (compresses froides) ou de 37° à 38° (compresses chaudes) ; puis, le malade ayant la tête renversée en arrière, placez-la sur son œil, dont le pourtour aura été enduit de vaseline. Au bout de quelques minutes, mouillez-la à nouveau afin de lui redonner sa température initiale, et ainsi de suite pendant un quart d'heure, quatre ou cinq fois par jour.

Vous aurez encore à introduire au contact de l'œil des *pommades* ou des liquides médicamenteux. Pour les pommades, déposez la quantité prescrite (ordinairement la valeur d'une lentille) dans l'angle externe de l'œil, les paupières étant légèrement écartées.

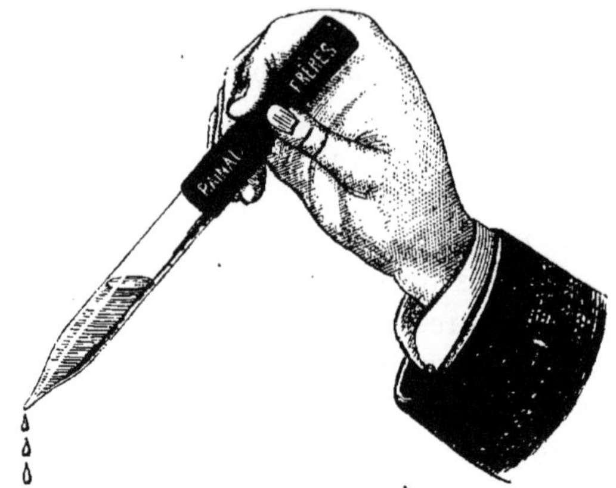


Fig. 298. — Compte-gouttes.

Quant aux liquides médicamenteux, vous aurez à les

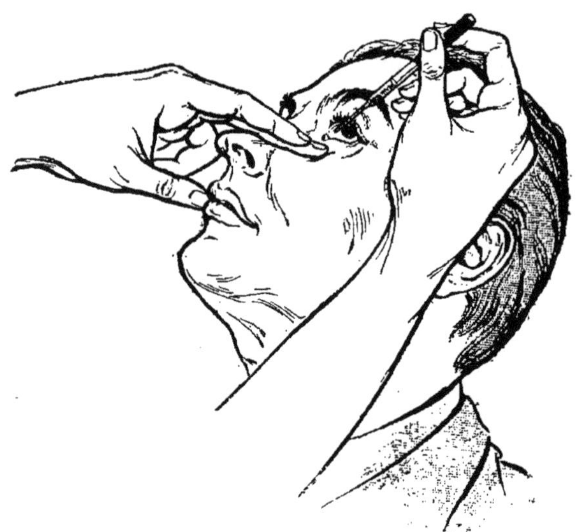

Fig. 299. — Instillation de collyre.
(Tuffier et Desfosses, *Petite chirurgie pratique.*)

employer soit par très petites quantités (*instillation de collyres*), soit par quantités plus importantes (*lavages*).

Si le *collyre* est contenu dans un *flacon compte-gouttes*, mettez simplement la rainure du bouchon en regard de celle du flacon, et penchez ce flacon pour faire couler le liquide. Si vous employez un *compte-gouttes* (fig. 298), lavez-le chaque fois à l'eau bouillante et conservez-le dans l'eau boriquée.

Pour faire l'instillation (fig. 299), renversez la tête du patient en arrière; écartez légèrement ses paupières, en lui

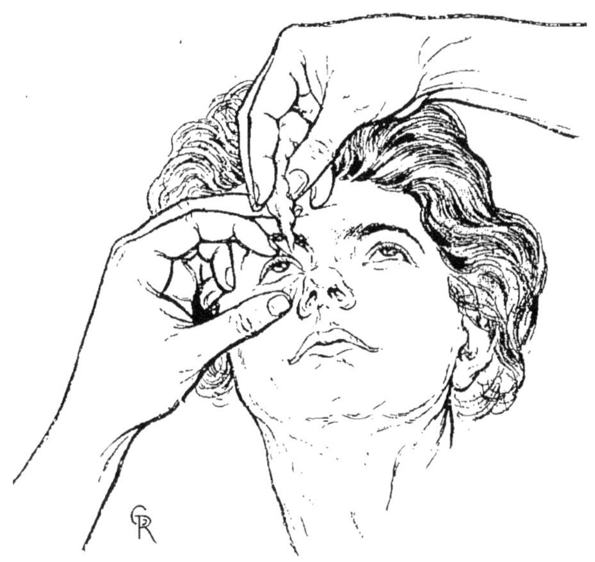

Fig. 300. — Lavage de l'œil par affusion. (Tuffier et Desfosses.)

ordonnant de regarder en haut; laissez tomber sur le cul-de-sac inférieur le nombre de gouttes prescrit, puis maintenez encore les paupières quelques instants écartées pour empêcher la projection du liquide par leur contraction spasmodique.

Les *lavages de l'œil* se font soit sans pression (*lavage par affusion*), soit avec pression (*lavage par irrigation*).

Le *lavage par irrigation*, compliqué et s'adressant à des cas graves, est ordinairement pratiqué par le médecin.

Pour le *lavage par affusion*, la tête du patient étant

renversée en arrière (sur les genoux d'un aide, s'il s'agit d'un enfant), écartez les paupières avec le pouce et l'index gauche, tandis que de la main droite vous exprimerez dans l'œil le contenu d'un ou plusieurs tampons imbibés de la solution prescrite *préalablement tiédie* (fig. 300). C'est un moyen que vous pourrez employer à la rigueur de vous-même, si le malade auprès de qui vous vous trouverez vient à accuser une sensation désagréable de *corps étranger* à la surface de son œil. Empêchez, en outre, le malade de se frotter, et gardez-vous surtout de toute tentative d'extraction à l'aveuglette, d'autant plus que souvent cette sensation ne correspond pas à une réalité objective.

## 2° Oreille.

Savonnez chaque jour les replis du pavillon et le sillon profond qui se trouve en arrière de lui. Pour le conduit, n'usez ni de cure-oreille en os ou en métal, rude et dangereux, ni des petites éponges montées du commerce forcément malpropres; utilisez seulement des tampons d'ouate montés sur une épingle à cheveux ou une tige spéciale et ne servant qu'une seule fois.

*Si vous constatez, lors de ces soins, un écoulement de pus ou de sang, ne tardez pas à en avertir le médecin.*

Comme soins, vous aurez à donner des *bains d'oreille* et à faire des *instillations* ou des *lavages*.

Pour le *bain d'oreilles* ou les *instillations*, la tête du patient étant appuyée sur l'oreille saine, versez dans l'oreille malade soit une cuilleré à café (*bain*), soit quelques gouttes (*instillations*) du liquide prescrit, qui doit toujours être tiède ; laissez cinq à dix minutes en contact, puis laissez le malade redresser la tête et essuyez-le avec un tampon d'ouate.

Le *lavage d'oreilles* (fig. 301) *est, entre autres indications, la seule manœuvre qu'il vous soit permis d'employer en cas de corps étranger de l'oreille, que vous ne devrez jamais chercher à extraire avec des instruments.*

Pour le pratiquer, préparez : 1° une douche d'Esmarch, avec un tuyau de 1 mètre, une seringue de 150 centimètres cubes ou un Énéma ; 2° une canule fine garantie par un embout protecteur en caoutchouc ; 3° le liquide prescrit toujours tiède ; 4° un bassin en forme de haricot.

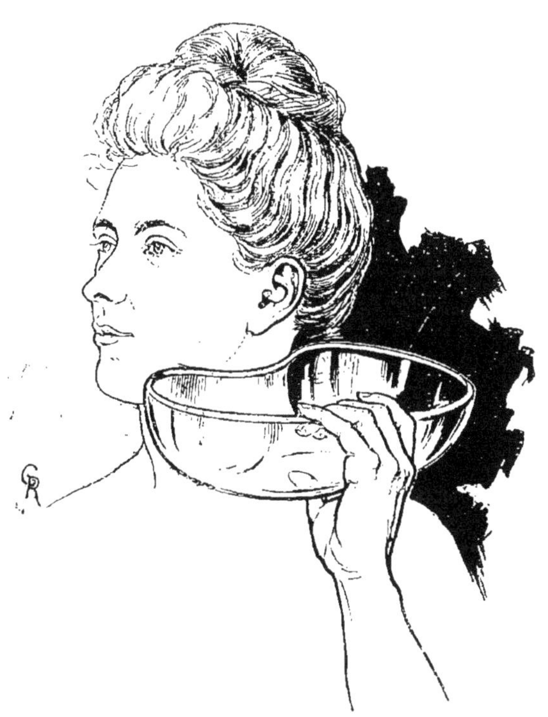

Fig. 301. — Position pour le lavage d'oreille (Tuffier et Desfosses, *Petite chirurgie pratique*.)

Faites alors asseoir le malade ; appliquez le bassin sous le lobule de l'oreille, puis, attirant le pavillon en haut et en arrière, introduisez la canule à une faible profondeur, en suivant la paroi supérieure du conduit. Faites alors passer le liquide avec une force modérée, à moins qu'il ne s'agisse d'enlever un bouchon de cérumen ou un corps étranger ; ensuite séchez soigneusement le conduit avec de la ouate ou de la gaze.

### 3° Nez.

Les soins du nez présentent une importance considérable. Par de fréquentes onctions à la glycérine, vous préviendrez les dépôts noirâtres qui se produisent au pourtour des narines dans certaines maladies inflammatoires.

S'il se forme des croûtes qui empêchent la respiration, introduisez des tampons d'ouate hydrophile roulés en forme de cigarettes remplissant exactement la cavité; laissez-les un quart d'heure, puis retirez-les ; la sécrétion abondante de mucus provoquée suffira le plus souvent pour détacher les croûtes.

Vous aurez encore à introduire dans les fosses nasales des médicaments sous une forme quelconque (*pommades*, *instillations*, *pulvérisations*) et plus rarement à y faire des *lavages*.

La *pommade* doit être déposée à l'entrée de la narine : si elle est contenue dans un pot, vous devez l'y puiser avec une compresse propre ou un manche de cuiller ébouillanté, mais jamais avec le doigt.

Les *instillations* se font avec un compte-gouttes ou une seringue spéciale, qui doivent être strictement individuels et tenus aseptiques par passage à l'eau bouillante; jamais vous ne les tremperez dans le flacon.

*N'employez jamais de votre propre initiative les lavages du nez* (même pas, contrairement à ce qui se passait pour l'oreille, en cas de corps étranger) ; *c'est une pratique délicate et qui, malhabilement ou inopportunément pratiquée, peut être dangereuse.* Avez-vous à la pratiquer sur prescription médicale, vous emploierez la douche d'Esmarch et un embout en forme d'olive aplatie sur un côté; pour ne pas provoquer de douleurs et réduire au minimum les graves risques de contaminer l'oreille, vous devrez, en outre, observer sévèrement les quatre grandes précautions suivantes :

1° Dirigez le jet parallèlement au plan de la bouche et jamais dans la direction de la racine du nez ; le liquide introduit par une narine doit ressortir facilement par l'autre ;

2° N'employez que des solutions stériles, tièdes et sous faible pression ;

3° Recommandez au patient de respirer largement par la bouche. Si toutefois, en dépit de cette précaution, le liquide tend à tomber dans sa gorge, faites-lui éviter formellement tout mouvement de déglutition et invitez-le à tenir le son *aaa*; vous devrez alors arrêter de temps en temps le jet pour permettre au malade de reprendre haleine ;

4° Faites éviter ensuite tout mouchage violent et gardez le malade au moins une demi-heure à l'abri du froid.

Enfin vous vous trouverez souvent en présence d'un *saignement de nez* ou *épistaxis*, accident banal, relevant des causes les plus diverses. D'une manière générale, sauf en cas de traumatisme, ne vous pressez pas d'arrêter l'hémorragie, qui peut constituer une saignée providentielle, et ne mettez jamais en œuvre que des moyens simples, tels que le pincement des narines entre le pouce et l'index ou l'obturation de la narine avec un tampon d'ouate sèche ou imbibée d'une solution d'antipyrine, *mais jamais de perchlorure de fer*. Les jours suivants, pour prévenir le retour de l'hémorragie, empêchez le malade de se gratter, et lubréfiez copieusement sa muqueuse nasale avec de la vaseline. Ces moyens suffisent ordinairement ; dans le cas contraire, l'application d'une thérapeutique vraiment active (tamponnement, cautérisation) est affaire essentiellement médicale.

## C. — APPAREIL DIGESTIF.

### 1° Bouche, langue, pharynx.

Dans les maladies fébriles, humectez souvent les lèvres

avec de l'eau alcaline (Vichy, Vals), et enduisez-les d'un corps gras pour en éviter la gerçure.

Gardez-vous de toucher aux boutons d'*herpès* (bouton de fièvre) qui se montrent quelquefois dans ces circonstances.

La bouche est le réceptacle habituel de microbes de toute nature capables de greffer sur une maladie en cours des affections secondaires. Obligez donc le malade à nettoyer sa bouche au réveil et, après chaque repas, à enlever les débris alimentaires arrêtés dans les interstices dentaires avec un fil de caoutchouc, qui ne risque pas de blesser les gencives. Puis brossez ou faites brosser les dents avec une brosse assez dure enduite de savon blanc et d'une poudre dentifrice. Tous ces soins seront particulièrement sévères en cas de traitement mercuriel.

Si la langue tend à devenir sèche, fendillée, rôtie, humectez-la et nettoyez-la également d'une manière répétée à l'eau alcaline.

Chez les jeunes enfants, les vieillards, les malades atteints d'affections graves, vous verrez souvent la bouche et la langue se recouvrir d'un enduit blanc crémeux, appelé *muguet*, rappelant le dépôt de lait caillé, dont il diffère toutefois par son adhérence intime à la muqueuse. Il faut bien le connaître, car il est contagieux.

Pour le traiter, vous détacherez l'enduit avec un linge un peu rude; vous imbiberez plusieurs fois par jour les parties malades avec un collutoire au borate de soude (*surtout n'employez jamais de citron*), et vous pratiquerez des lavages de la bouche avec de l'eau de Vichy.

L'*examen de la gorge* présente une extrême importance pour le médecin ; vous préparerez donc toujours ce qu'il faut pour le pratiquer; l'instrumentation la plus simple consiste dans une bougie et deux cuillers à soupe, destinées l'une à abaisser la langue et l'autre à servir de réflecteur.

Pendant l'examen, s'il s'agit d'un adulte, votre rôle se réduira à maintenir sa tête horizontale ou très légèrement inclinée en arrière; s'il s'agit d'un enfant, vous devrez le prendre sur vos genoux, enroulé dans une alèze, la tête appuyée sur votre poitrine; vos jambes immobili-

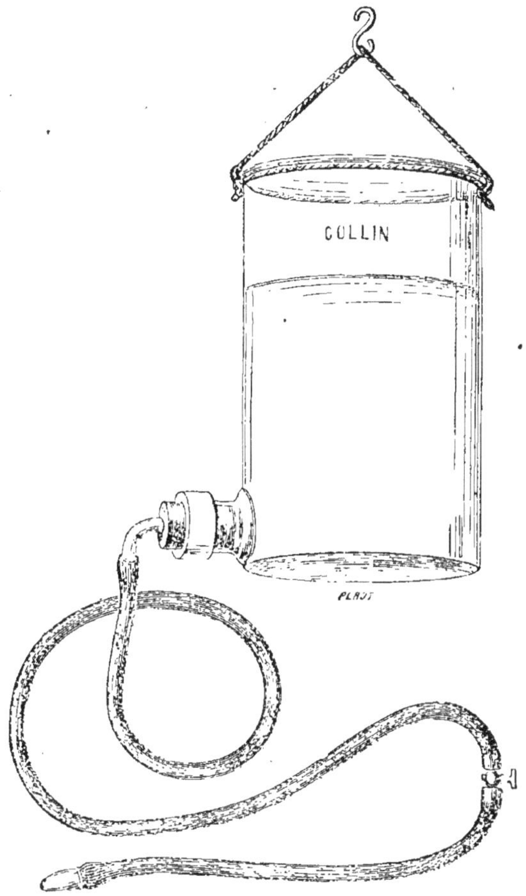


Fig. 302. — Douche d'Esmarch.

seront les siennes, tandis que de l'une de vos mains vous fixerez la tête et de l'autre les bras.

Les inflammations du fond de la gorge constituent les *angines* ; ce sont des maladies contagieuses ; vous ne sauriez donc trop redoubler de soins d'asepsie, surtout dans les cas où elles se traduisent par des dépôts blancs,

Les soins qu'on leur oppose consistent surtout en *gargarismes*, *badigeonnages* et *lavages*.

Pour le *badigeonnage*, n'employez jamais de pinceaux, instruments malpropres, mais des tampons d'ouate, que vous brûlerez après vous en être servis. Portez la ouate, solidement montée sur une tige de bois ou sur une pince et imbibée du liquide prescrit, bien à fond au contact de la surface malade, sans craindre de provoquer des nausées et en vous protégeant dans la mesure du possible contre la projection de crachats.

Pour les *lavages de gorge*, il faut une douche d'Esmarch (fig. 302), une canule spéciale en caoutchouc ou en os plutôt qu'en verre, et au moins 1 litre de la solution prescrite, qui doit toujours être chaude.

Le patient, s'il s'agit d'un adulte, sera assis, une serviette ou mieux un imperméable noué autour du cou, la tête penchée au-dessus d'une cuvette; s'il s'agit d'un enfant, il sera tenu dans la même position que pour l'examen de la gorge, l'opérateur placé devant lui, déplaçant sa langue avec une cuiller ou un abaisse-langue.

Pour être efficace, le lavage doit être :

1° Assez fort pour enlever tous les exsudats et pour empêcher les mouvements de déglutition ; la douche sera donc placée au moins à $0^m,50$ de hauteur ;

2° Dirigé de façon à atteindre successivement tous les points de la gorge ;

3° Interrompu fréquemment pour permettre au malade de cracher et de reprendre haleine ; on l'arrêterait définitivement au cas de suffocation grave ou de menace de syncope.

### 2° Estomac.

Votre attention peut être attirée sur l'estomac, soit par un phénomène banal, la *douleur*, soit par un phénomène spécial, le *vomissement*.

Dans le premier cas, contentez-vous d'appliquer au

niveau de cet organe des compresses chaudes humides, des compresses chauffantes ou même de la glace, ou de faire des pulvérisations d'éther (dans ce cas, tenez-vous à distance de toute flamme vive, pour éviter l'inflammation des vapeurs).

Le deuxième cas est plus complexe, car le vomissement se rencontre dans les maladies les plus diverses, dépendant ou non de l'estomac. Votre rôle consiste surtout à noter si le vomissement s'est fait sans effort ou si, au contraire, il a été pénible et à conserver les matières vomies pour que le médecin puisse par lui-même s'assurer de leur nature (résidus d'aliments, bile, vers, sang rouge ou noir, etc.).

Au surplus, bornez-vous à mettre le malade au repos et à la diète, à lui faire absorber des boissons gazeuses

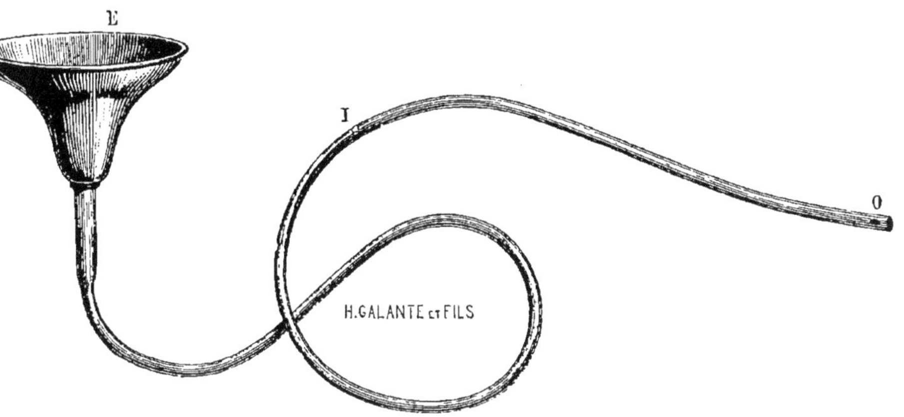


Fig. 303. — Tube de Debove.

en petite quantité ou même, à la rigueur, de petits fragments de glace et à faire des pulvérisations froides sur le creux de l'estomac.

Sachez, d'ailleurs, qu'il est nombre de cas où ce symptôme joue un rôle réellement providentiel en débarrassantles voies digestives de substances irritantes ou dangereuses (poisons, aliments en excès) ; il faut alors non pas le combattre, mais le faciliter en faisant absorber au malade des boissons tièdes en abondance et mieux le provoquer en titillant la luette.

Le *lavage de l'estomac* permet encore d'arriver au même but, avec plus de précision et moins de souffrances. On

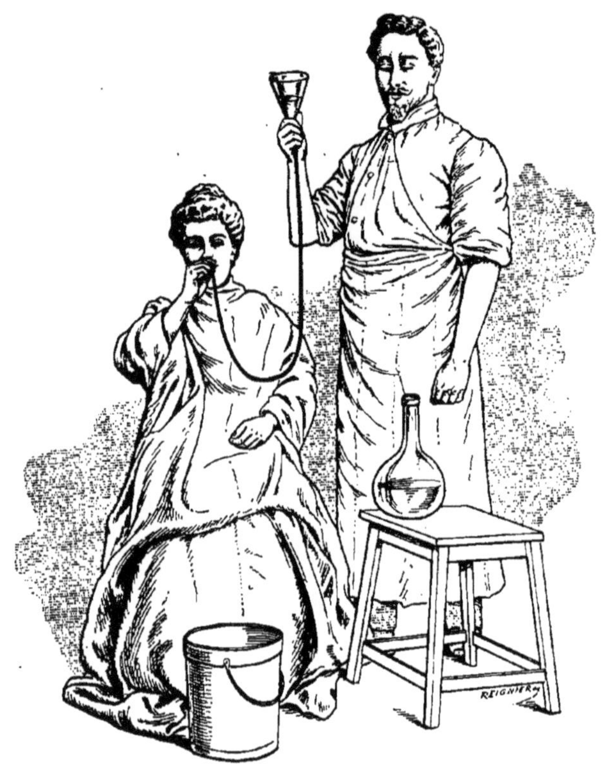


**Fig. 304. — Lavage d'estomac. (Tuffier et Desfosses, *Petite chirurgie pratique*.)**

le pratique avec un des tubes de Faucher ou de Debove (fig. 303), qui consistent essentiellement en un tube de caoutchouc percé d'un œil à l'une des extrémités, évasé à l'autre pour recevoir un entonnoir et portant une marque à 0m,50 de la première.

Faites asseoir votre malade, une alèze nouée autour du cou; recommandez-lui de ne pas serrer les dents, de laisser sa salive couler librement de sa bouche et de respirer largement de façon qu'on l'entende. Ceci fait, trempez la sonde dans un peu d'eau fraîche et introduisez-la dans l'arrière-bouche. La base de la langue atteinte, faites exécuter des mouvements de déglutition, et continuez à pousser le tube jusqu'à ce qu'il atteigne la marque. Adaptez alors l'entonnoir; remplissez-le du liquide prescrit, puis, au moment où celui-ci va disparaître à sa partie inférieure, abaissez-le rapidement; les liquides contenus dans l'estomac vont s'écouler dans le seau (fig. 304).

### 3° Intestin.

Les troubles de l'intestin se traduisent par des douleurs et des modifications des évacuations alvines.

Les douleurs sont soit fixes, localisées en un point quel-

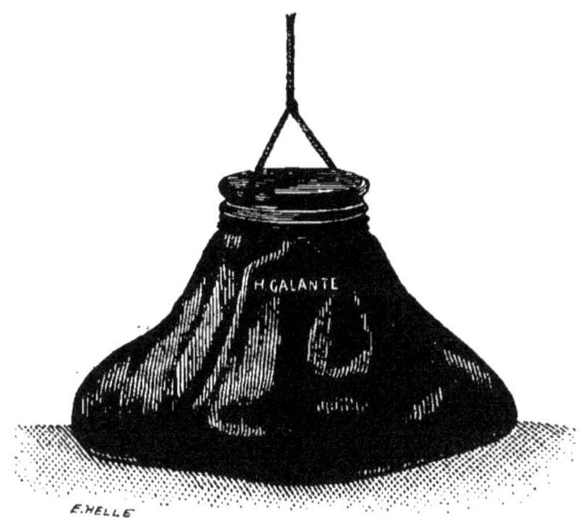


Fig. 305. — Vessie à glace.

conque ou généralisées, soit mobiles, revêtant alors le caractère de *coliques*. Quelles qu'elles soient, vous leur opposerez, dans les cas légers, l'application de *cataplasmes* ou de *compresses chauffantes* et, dans les cas graves, la diète absolue et l'*application de glace*.

Pour pratiquer celle-ci, prenez une vessie en caoutchouc à large fond (fig. 305); remplissez-la de glace concassée et suspendez-la à un cerceau au-dessus de l'abdomen recouvert simplement d'une mince flanelle, destinée à empêcher la gelure de la peau.

Pour que l'application ait toute son efficacité, *il importe que la réfrigération de l'abdomen soit totale et ininterrompue*; réglez donc la suspension de la vessie, de telle façon qu'elle porte par toute sa surface sur le ventre, et veillez à ce qu'il y reste toujours de la glace non fondue.

La *surveillance des fonctions intestinales* constitue une partie très importante de votre rôle ; vous devez, en

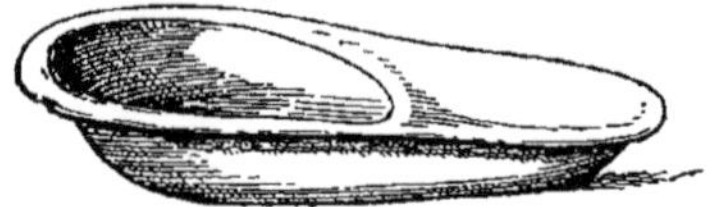
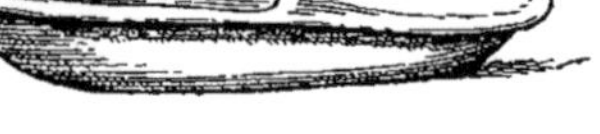

Fig. 306. — Bassin plat.

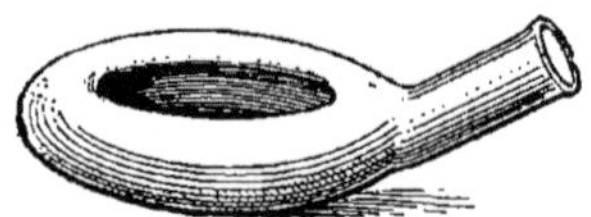

Fig. 307. — Bassin rond.

particulier, solliciter l'évacuation régulière des matières fécales, en mettant votre malade sur le bassin au moins une fois par jour. Le bassin (fig. 306 et 307), choisi de préférence plat, devra être chauffé légèrement avec de l'eau chaude ; pour essuyer le malade, vous emploierez de la ouate plutôt que du papier, dont les plis irritants peuvent causer des excoriations douloureuses.

*Examinez toujours les garde-robes avant de les jeter*; notez si elles sont moulées, pâteuses, liquides ou si elles contiennent quelque substance anormale (glaires, vers, sang); n'hésitez pas à les mettre de côté jusqu'à la visite.

Dans les cas de maladies contagieuses portant sur le tube digestif (fièvre typhoïde, choléra, dysenterie), désinfectez-les toujours avant de les jeter avec une solution de sulfate de cuivre ou du lait de chaux, mais jamais avec du sublimé, dont vous pourriez être tentées de vous servir, l'ayant toujours sous la main et qui serait sans efficacité.

Il n'entre pas dans notre cadre de parler des traitements à opposer aux différents troubles des déjections alvines. Sachez simplement que, *de même que le vomissement, l'exagération du flux de matières, qui constitue la diarrhée, ne doit pas être combattue d'une manière systématique* et qu'il est tels cas (indigestion, empoisonnement) où il faut savoir la respecter. La seule arme dont vous puissiez de vous-mêmes user sans inconvénient en face de ces troubles est la *diète hydrique.*

Quant à la *constipation*, rétention plus ou moins complète et prolongée des matières, sa thérapeutique consiste essentiellement, en dehors du traitement de sa cause, dans l'emploi des *purgatifs*, des *suppositoires* et des *lavements.*

*Méfiez-vous des purgatifs* et ne les employez chez vos malades que sur prescription médicale, car il est des cas où leur usage intempestif présente un réel danger. Quant à leur administration, non plus que celle des suppositoires, elle ne comporte guère d'enseignement particulier, sauf peut-être en ce qui concerne l'emploi de ces derniers, la recommandation, en apparence superflue et enfantine, d'enlever avant de les introduire dans l'anus le papier d'étain qui les enveloppe parfois.

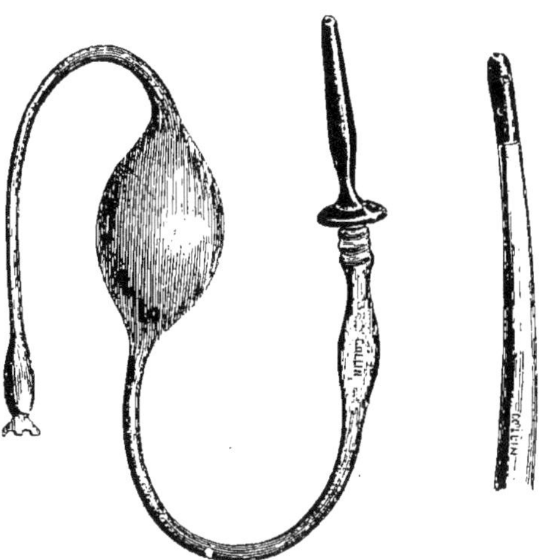

Fig. 308. — Énéma.

La *technique du lavement* nécessite, au contraire, quelques développements. Comme matériel, préférez la douche d'Esmarch (dont nous avons déjà vu de multiples applications) à l'éméma ou à la seringue, aujourd'hui à peu près abandonnés, à la poire de caoutchouc réservée à l'enfance, et à l'irrigateur Eguisier, de plus en plus délaissé, comme compliqué, coûteux et d'une propreté discutable.

N'y adaptez pas un tube de caoutchouc de plus de $0^{m},75$ de longueur, pour ne pas être tentées d'exagérer la pression. Quant à la canule, donnez la préférence à celles

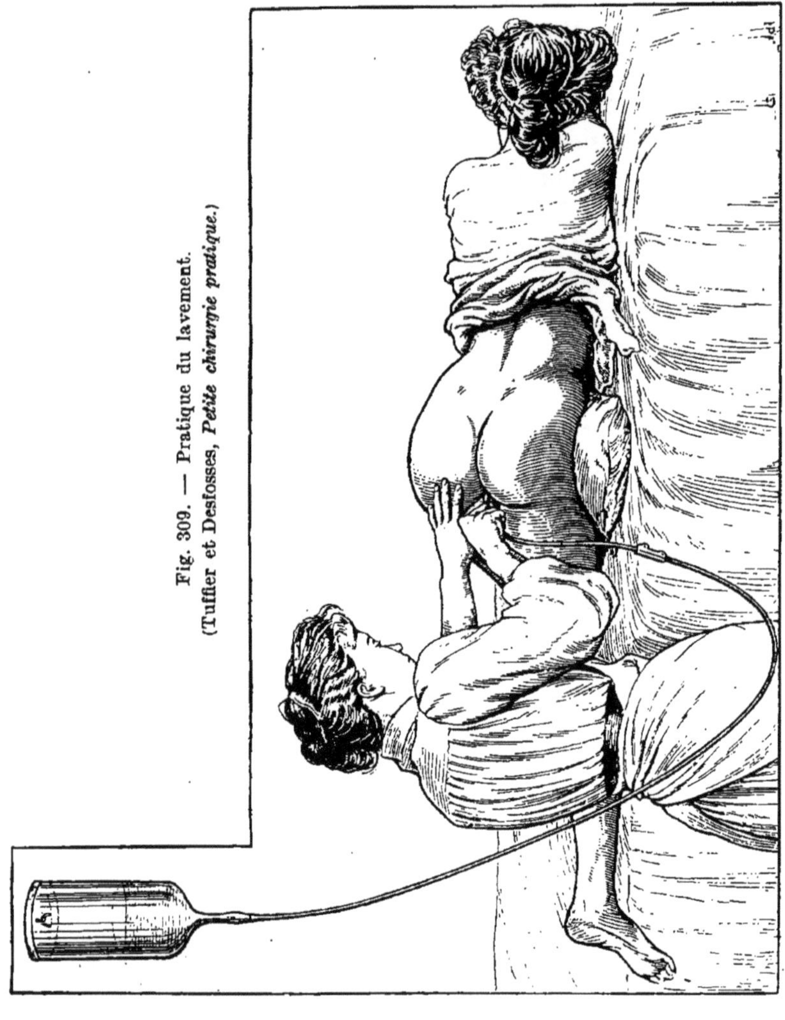

Fig. 309. — Pratique du lavement.
(Tuffier et Desfosses, *Petite chirurgie pratique.*)

en ébonite, plus souples, sur celles en os, trop rigides; prenez même, si le liquide doit être introduit très loin, une sonde de caoutchouc rouge de gros modèle n^os^ 20 à 22 capable de se plier aux flexuosités de l'intestin.

La nature du liquide (lavement simple, lavement laxatif, lavement purgatif, etc.) et sa température dépendent des prescriptions médicales ; quant à sa quantité, elle peut atteindre et même dépasser un litre quand on veut faire ce que l'on appelle le *grand lavage d'intestin.*

*Ne laissez jamais votre malade prendre son lavement accroupi* ; faites-le toujours coucher sur le côté ou sur le dos (fig. 309) ; dans le cas du grand lavage, on recommande souvent de lui faire prendre successivement la première, puis la deuxième de ces positions, quand environ la moitié du liquide a pénétré.

Introduisez la canule, soigneusement graissée, dans

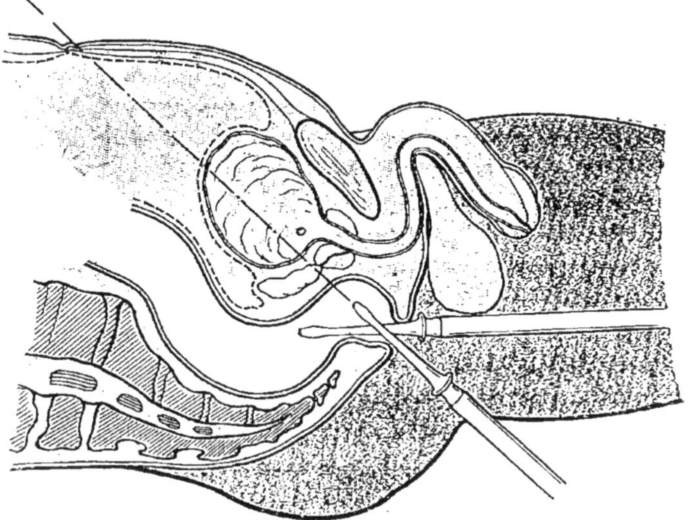

Fig. 310. — Introduction de la canule à lavement. (Tuffier et Desfosses.)

l'anus en suivant la même direction que si elle devait ressortir par l'ombilic (fig. 310), puis, quand 2 ou 3 centimètres auront pénétré, vous la redresserez parallèlement à l'axe du corps. Élevez alors la douche à 0m,40 ; *le liquide doit entrer lentement et sans jamais provoquer de douleur.*

Quand, au lieu d'un liquide simple ou médicamenteux, on emploie l'huile, la technique doit être modifiée,

L'huile devant, en effet, être gardée dans l'intestin pendant plusieurs heures, vous ne devez en employer qu'une faible quantité (ordinairement 50 à 250 centimètres cubes) ; d'autre part, du fait de sa viscosité, sa progression rencontre une résistance considérable, et, en outre, par sa nature, elle encrasse les irrigateurs et altère les tubes de caoutchouc. Vous aurez donc recours soit à une seringue, soit à un flacon à deux tubulures analogue à celui qui sert pour l'injection de sérum, l'une d'elles se continuant par la sonde et l'autre par une soufflerie (celle du thermocautère, par exemple). Ayez enfin soin, en pareil cas, de protéger la literie avec plus de soin que jamais, car l'huile a une fâcheuse tendance à filtrer à travers le sphincter anal à l'insu du malade.

## D. — VOIES RESPIRATOIRES.

### 1° LARYNX.

Les affections du larynx sont caractérisées par des troubles de la fonction physiologique de cet organe allant de l'enrouement simple à l'aphonie complète ; la douleur et la toux, réaction de défense de l'organe lésé, sont en outre à peu près la règle.

Contre ces symptômes, quelle qu'en soit la cause, il existe un certain nombre de prescriptions médicales que l'infirmière doit connaître. Ce sont :

*a.* ***Les applications humides.*** — Elles se font au moyen de gaze non apprêtée ou d'ouate hydrophile trempée dans une solution chaude ou froide et recouverte de taffetas gommé. Elles doivent recouvrir entièrement la partie antérieure et latérale du cou. Il faut les renouveler dès que la compresse est sèche, toutes les six heures environ.

*b.* ***Les inhalations.*** — Elles consistent à faire respirer au malade de l'air chargé de substances médicamenteuses antiseptiques ou balsamiques. L'appareil le plus simple est le flacon laveur, où, sous l'action de l'inspiration, l'air barbote dans un mélange médicamenteux avant d'arriver aux voies respiratoires. Citons également les inhalations d'oxygène.

*c.* ***La pulvérisation.*** — Elle consiste dans la projection de substances médicamenteuses liquides réduites en fines gouttelettes par le jet d'un pulvérisateur de Richard-

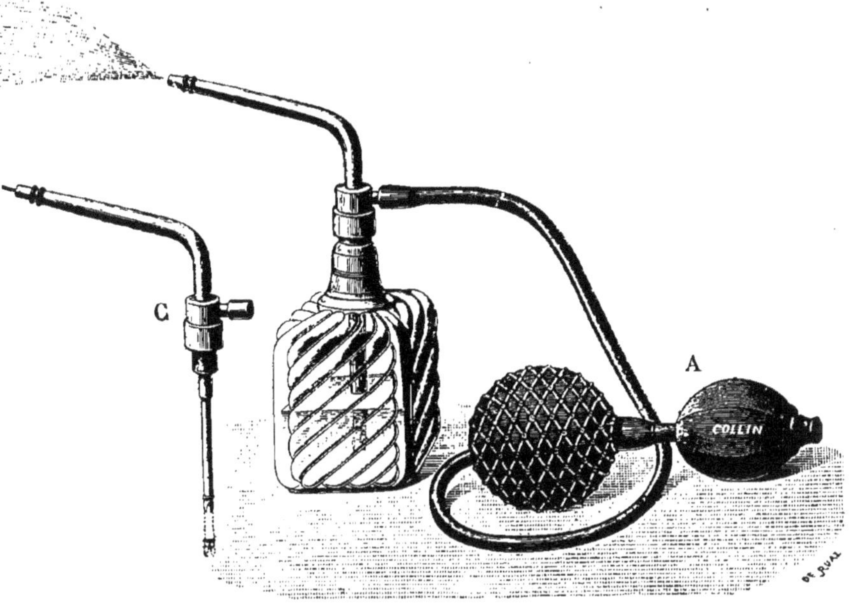


Fig. 311. — Pulvérisateur de Richardson.

son (fig. 311 et 312) ou d'un pulvérisateur à vapeur (fig. 313).

*d.* ***Les fumigations.*** — Elles consistent dans l'emploi de vapeurs médicamenteuses dégagées par la chaleur. Elles sont de deux ordres : *sèches*, obtenues en faisant brûler du papier nitré, du benjoin, des cigarettes médicamenteuses ; *humides*, obtenues en jetant dans de l'eau bouillante des substances dont la vapeur entraîne les principes (fleurs de sureau, menthol, goudron). Le malade s'assied devant un bol contenant la substance prescrite et recouvre sa tête d'une serviette en respirant

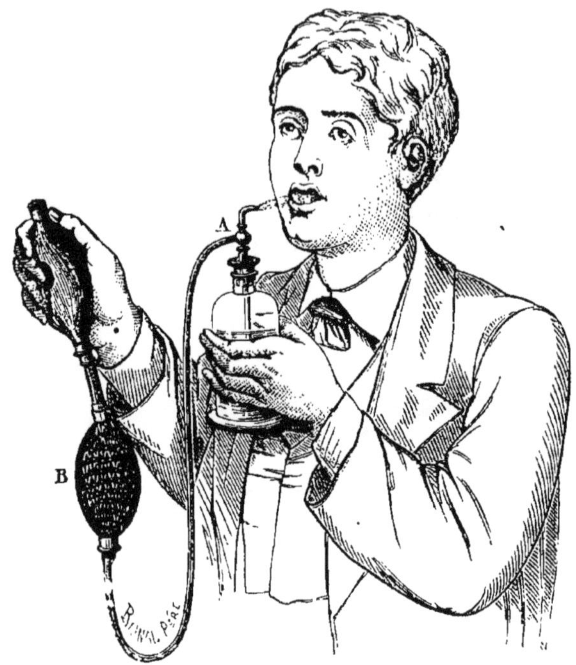


Fig. 312. — Emploi du pulvérisateur de Richardson.

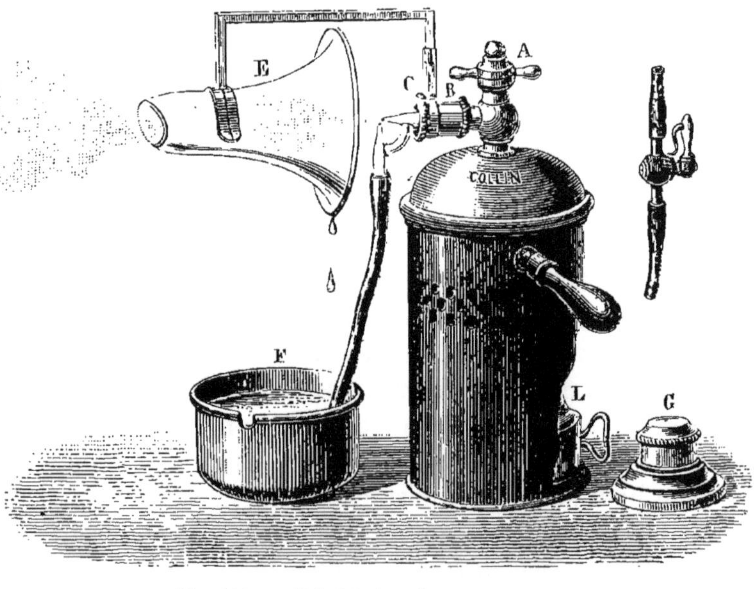


Fig. 313. — Pulvérisateur à vapeur.

par la bouche et le nez, ou mieux recouvre le bol d'un entonnoir conduisant directement les vapeurs actives

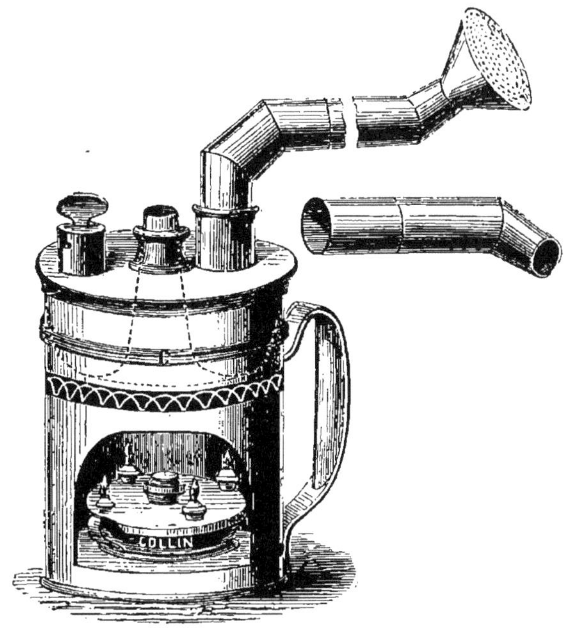


Fig. 314. — Appareil d'inhalation.

dans la bouche (c'est sur ce dernier principe que reposent les appareils industriels, dont un modèle est représenté par la figure 314).

## 2° Bronches, poumons, plèvres.

Le trouble de ces organes peut se manifester par quatre grands symptômes :

*a*. Par des *modifications de la respiration* (dyspnée) ; vous devez savoir en compter les mouvements ; normalement, ils sont au nombre de douze à quinze par minute et peuvent monter à vingt-cinq, trente et davantage ; observez-en encore le rythme et notez s'ils sont réguliers ou irréguliers, superficiels ou profonds ;

*b*. Par de la *douleur*, qui revêt ici la forme de *point de côté*, parfois très pénible ;

*c.* Par de la *toux*, qui est de règle ;

*d.* Enfin par de l'*expectoration*, qui accompagne ordinairement la toux. C'est par ce moyen que l'organisme débarrasse l'arbre respiratoire de produits contenant des germes microbiens souvent fort dangereux, source possible de contagion, que vous devez prévenir en empêchant absolument le malade de cracher dans son mouchoir. Au lieu de cette pratique malpropre et dangereuse, faites-lui recueillir les produits de son expectoration dans un *crachoir à couvercle* du genre de celui que représente la figure 316 ; à défaut, prenez un bol, qui devra être en permanence recouvert d'une soucoupe et, dans tous les cas, mettez au fond un peu d'une solution antiseptique (phénol, crésyl, etc.) ; quand le malade sort, faites-lui utiliser un crachoir de poche.

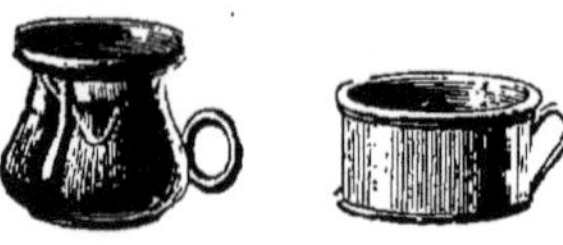

Fig. 315. — Types de crachoir.

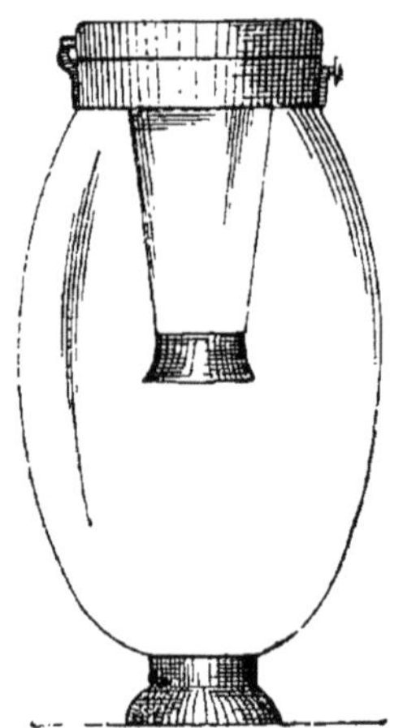

Fig. 316. — Type de crachoir de poche.

Matin et soir, et même plus souvent s'il est nécessaire, videz le crachoir dans les water-closets ou mieux dans le feu, et désinfectez-le quotidiennement par ébullition prolongée dans la lessive de soude.

Pour ce qui est des pratiques thérapeutiques que vous serez chargées d'opposer aux divers symptômes que nous avons incriminés, elles comportent au premier plan les *applications révulsives*, *enveloppements humides*, *cataplasmes*, *ventouses*, *vésicatoires*, qui ont déjà été étudiés (Voir *Petite chirurgie* et *Soins généraux aux malades*).

Nous n'avons donc qu'à nous occuper de la conduite que vous aurez à tenir d'urgence dans deux grandes circonstances : le *crachement de sang* ou *hémoptysie* et l'*asphyxie*.

L'*hémoptysie* peut aller depuis le rejet de crachats simplement teintés ou striés de sang jusqu'à celui de sang pur en plus ou moins grande abondance. Cet accident, de gravité variable, nécessite toujours de votre part de petits soins immédiats en attendant la venue du médecin : efforcez-vous de rassurer le malade ; *incitez-le au calme et surtout au silence absolu*; maintenez-le au repos au lit, le corps relevé ; faites-lui, en outre, absorber par petites quantités des boissons froides acidulées ; méfiez-vous par contre de la glace, dont les effets sont inconstants et même parfois contraires à ceux que l'on aurait pu souhaiter.

L'*asphyxie* peut résulter de causes multiples : pendaison, submersion, compression du thorax (éboulements, foules), inhalation d'air vicié, soit par insuffisance d'oxygène (air confiné de salles de réunion), soit par surcharge de gaz toxiques (poêles mobiles, cheminées tirant mal, fosses d'aisances), enfin altération du poumon lui-même.

Dans ces circonstances, le malade a la face vultueuse, les lèvres violacées; ses mouvements respiratoires, d'abord précipités et accompagnés de battements des ailes du nez, s'arrêtent ensuite, et il peut succomber.

Commencez par le placer à l'air pur, sur un lit ou une table, le buste légèrement relevé ; débarrassez-le de tout ce qui pourrait gêner le cou et la poitrine et enveloppez-le simplement d'une couverture.

Si les mâchoires sont contractées, desserrez-les avec une cuiller ; maintenez-les écartées au moyen d'un corps dur quelconque; débarrassez sa gorge des mucosités filantes qu'elle peut contenir ; saisissez la langue avec un mouchoir ; tirez-la en avant et faites-la maintenir hors de la bouche par un aide.

*Excitez alors la peau et les muqueuses :* celle-là par des frictions énergiques, des linges chauds, des sinapismes, le marteau de Mayor, des flagellations avec une serviette trempée dans l'eau froide ; celles-ci en chatouillant la

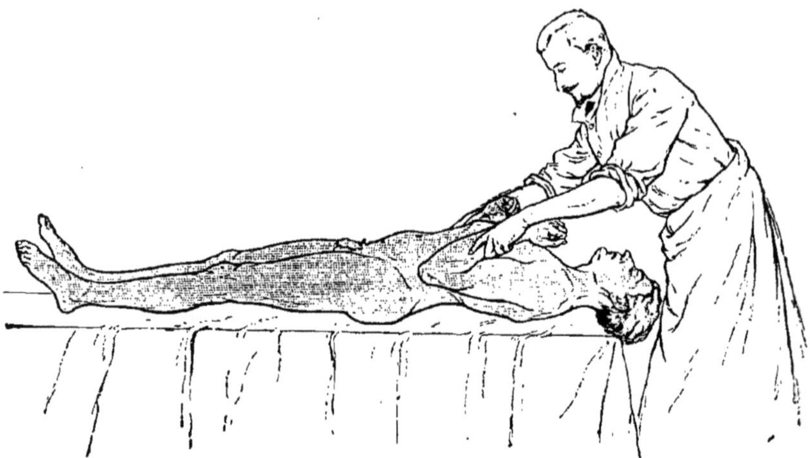

Fig. 317. — Respiration artificielle (Procédé de Sylvester). 1er temps. (Tuffier et Desfosses, *Petite chirurgie pratique.*)

pituitaire, le pharynx et la luette avec un pinceau ou les barbes d'une plume.

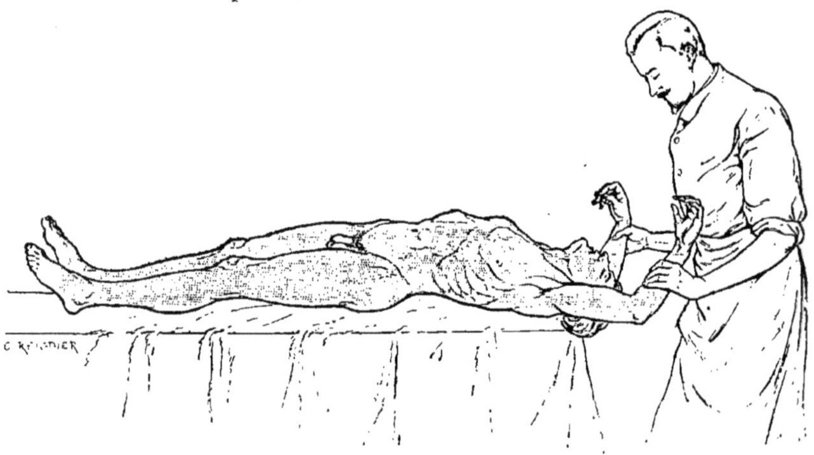

Fig. 318. — Respiration artificielle (Procédé de Sylvester). 2e temps. (Tuffier et Desfosses.)

Si cela ne suffit pas, pratiquez sans plus tarder la *respiration artificielle* par un des *deux procédés de Sylvester ou de Laborde.*

Le principe du premier est de soulever et développer les parois du thorax en agissant sur les muscles des épaules qui s'insèrent sur elles (fig. 317 et 318). Le sujet étant couché horizontalement sur le dos, les épaules soulevées et soutenues, placez-vous donc à sa tête ; saisissez ses bras à la hauteur des coudes ; tirez-les à vous doucement en les écartant l'un de l'autre, et relevez-les des deux côtés de la tête ; maintenez cette position pendant une ou deux secondes, puis abaissez les bras et appliquez-les avec force contre les parois latérales de la poitrine pendant qu'un aide la presse d'avant en arrière. Le premier temps agrandit le diamètre antéro-postérieur et produit l'inspiration ; le second détermine une respiration forcée.

Dans le ***Procédé de Laborde*** (fig. 319), *on cherche à exci-*

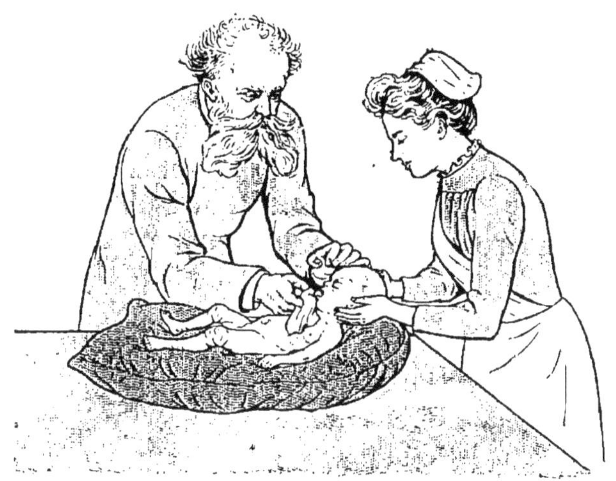

Fig. 319. — Procédé de Laborde. Tractions rythmées de la langue sur un nouveau-né. (Tuffier et Desfosses.)

*ter le réflexe respiratoire en exerçant des tractions rythmées sur la langue.* Pour les pratiquer, les mâchoires étant maintenues écartées à l'aide du manche d'une cuiller, enveloppez la langue d'un mouchoir pour avoir une prise plus solide, puis, la maintenant solidement entre le pouce et l'index, faites-lui exécuter sans brusquerie des mouvements énergiques d'avant en arrière, répétés d'une manière rythmée quinze à vingt fois par minute.

Vous serez averties que vos efforts sont sur le point d'être couronnés de succès par l'apparition d'une série de hoquets inspirateurs, bruyants, d'abord passifs, puis spontanés, avant-coureurs du rétablissement de la respiration.

Quelle que soit la méthode employée, vous devrez continuer longtemps vos efforts et n'abandonner la partie que lorsque la mort sera évidente. On a vu, notamment dans l'asphyxie par le charbon, des malades rappelés à la vie après des tentatives qui avaient duré plusieurs heures.

### E. — APPAREIL CIRCULATOIRE.

D'une manière générale, les petits soins ont dans les affections de l'appareil circulatoire une importance considérable. Dans les maladies du cœur en particulier, où, par l'observation rigoureuse de règles d'hygiène et de diététique appropriées on peut prolonger considérablement les jours du malade, il faut surtout faire éviter au malade toute fatigue, toute contrariété, tout excès.

Quant aux symptômes propres, par lesquels se traduisent les troubles du fonctionnement cardiaque, au premier plan se placent les *modifications du pouls*, dont l'observation a une importance extrême aussi bien dans les maladies aiguës générales que dans les maladies de cœur lui-même.

Vous devez donc savoir *prendre le pouls*, ce qui consiste non seulement à compter les pulsations, que vous inscrirez à côté des variations de température sur une courbe analogue à celle de la fièvre, mais encore à noter les modifications de sa force (pouls faible, fort, vibrant) et de son rythme (pouls rapide, pouls lent) : rappelez-vous que la normale est d'environ 70 pulsations par minute.

Les troubles de la circulation périphérique se traduisent :

*a*. Par l'*œdème*, infiltration des tissus, qui se reconnaît à la formation d'une dépression « en godet » lorsque l'on appuie le doigt sur la peau ; il se recherche le plus souvent aux membres inférieurs, au niveau de la face interne du tibia ;

*b*. Par la *cyanose*, coloration violacée des lèvres, des narines, des oreilles, des extrémités ; elle fait partie des symptômes de l'asphyxie.

Vous signalerez ces symptômes sans en tirer de déductions diagnostiques ou thérapeutiques et en vous contentant d'appliquer minutieusement les prescriptions et, en particulier, de veiller à la parfaite évacuation des urines, que vous devrez alors recueillir plus soigneusement que jamais, les oscillations de leur volume total quotidien constituant une sérieuse source d'indications pour le traitement.

Il n'est guère qu'un seul cas de troubles circulatoires où votre initiative aura à s'exercer avant la venue du médecin, c'est celui de *syncope*. On désigne sous ce nom un état dans lequel les fonctions cérébrales sont momentanément abolies. Tantôt cette perte de connaissance est brutale, tantôt le sujet commence par ressentir un malaise inexprimable, ses yeux s'obscurcissent, se couvrent comme d'un nuage ; des tintements d'oreille se manifestent, le visage pâlit, les lèvres se décolorent, la pensée s'évanouit, le sentiment s'éteint, le cœur se ralentit et cesse de battre, le pouls devient imperceptible, tout le corps se refroidit, se couvre de sueur ; les membres tombent comme des masses inertes ; les genoux se dérobent sous le poids du tronc, toutes les articulations se fléchissent, la respiration se ralentit et s'arrête, puis vient la perte de connaissance.

La *syncope* peut survenir dans des conditions extrêmement variées : c'est ainsi qu'elle peut aussi bien accompagner des émotions vives (peur, colère) ou des souffrances intenses, que résulter du manque d'air, d'une chaleur trop vive ou d'une hémorragie abondante ; c'est encore une complication redoutable des affections cardiaques.

Mais il est surtout une circonstance où vous devez tout spécialement vous en méfier et en épier les signes avant-coureurs, c'est lors de la convalescence des maladies longues, par exemple lors du premier lever d'un typhique ou d'un pleurétique.

Pour l'arrêter ou la combattre, rappelez-vous que le phénomène prédominant est l'insuffisant afflux du sang au cerveau : étendez donc votre malade sur le dos, la tête légèrement plus basse que le corps, les membres inférieurs légèrement relevés ; supprimez tout lien constricteur (col, cravate, ceinture). Puis mettez en œuvre tous les moyens que nous avons indiqués à propos de l'asphyxie, y compris la respiration artificielle. Vous pourrez encore y adjoindre les inhalations d'oxygène, susceptibles d'être de quelque efficacité, car il persiste ordinairement un rudiment de mouvements respiratoires.

Enfin, ici encore plus que dans l'asphyxie, sachez résister à la dangereuse suggestion de faire absorber au malade un « cordial » ou une boisson excitante quelconque, qui, en raison de l'inertie du moment, risqueraient de tomber dans les voies respiratoires et de provoquer de graves accidents.

Une fois la connaissance revenue, maintenez encore la même attitude et ne permettez que lentement et progressivement la reprise de l'activité, faute de quoi une nouvelle syncope, peut-être mortelle cette fois, pourrait se produire.

## F. — APPAREIL URINAIRE.

Ayez toujours présente à l'esprit l'importance de l'excrétion urinaire : c'est, en effet, par l'étude des modifications quantitatives et qualitatives de l'urine que l'on peut se rendre compte du bon fonctionnement de l'appareil rénal et, par suite, de l'élimination plus ou moins parfaite des poisons produits dans le cours d'une maladie.

Recueillez le volume total des urines rendues pendant les vingt-quatre heures dans un bocal gradué très propre : la quantité normale est de 1 200 à 1 500 centimètres cubes ; en dessous il y a *oligurie*, et au-dessus *polyurie* ; si la quantité est nulle, on dit qu'il y a *anurie*.

Notez également la fréquence des émissions, les difficultés éprouvées par le malade pour uriner ; observez soigneusement l'aspect de l'urine *au moment de l'émission* : est-elle limpide ou trouble, pâle ou colorée (la coloration rouge très vif pourra vous faire soupçonner la présence du sang dans l'urine ou *hématurie*) ?

Familiarisez-vous enfin avec *la recherche des principaux éléments anormaux de l'urine*, *l'albumine et le sucre* ou *glycose*.

A. La ***recherche de l'albumine*** se fait à chaud ou à froid.

a. *A chaud.* — Il vous faut : un tube a essai fermé à un bout, une lampe à alcool, un flacon d'acide acétique.

Versez dans le tube à essai, aux deux tiers de la hauteur, de l'urine fraîchement émise et filtrée ; faites chauffer au-dessus de la lampe à alcool la partie supérieure du liquide jusqu'à ébullition. Ajoutez deux à trois gouttes d'acide acétique, faites bouillir à nouveau ; s'il se produit un trouble persistant, vous pourrez conclure à la présence *probable* d'albumine.

b. *A froid.* — Il vous faut : un verre à pied conique et un flacon d'acide nitrique fumant.

Versez dans le verre à pied une certaine quantité d'urine fraîche filtrée, et ajoutez ensuite l'acide en le faisant couler lentement sur les parois du verre.

L'acide étant plus dense gagne le fond et, à la limite des deux liquides, s'il y a de l'albumine, vous verrez se produire un disque blanchâtre. Ce procédé est simple, mais moins précis que le précédent.

Le **dosage de l'albumine** se fait par le *procédé d'Esbach*. Il nécessite un flacon de liqueur d'Esbach, liquide jaune-citron, et un *tube d'Esbach*, tube à essai portant gravées deux marques, l'une inférieure marquée U, l'autre supérieure marquée R ; la partie inférieure du tube porte, en outre, une graduation en chiffres.

Versez dans le tube de l'urine fraîche filtrée jusqu'à la marque U ; ajoutez du réactif jusqu'à la marque R ; bouchez, agitez et laissez reposer pendant vingt-quatre heures. Il se fait un dépôt au fond du tube ; lisez le chiffre de la graduation, auquel répond son niveau supérieur : il exprime à peu près en grammes ou en fractions de grammes la quantité d'albumine par litre de l'urine examinée.

B. La **recherche du glycose** se fait par le *procédé de Fehling*. Elle nécessite un tube à essai, une lampe à alcool, un flacon de liqueur de Fehling (bleue) fraîchement préparée. Versez un peu de cette liqueur au fond du tube ; faites-la bouillir, elle doit rester bleue ; ajoutez alors deux tiers en plus d'urine filtrée ; faites bouillir à nouveau ; si l'urine contient du sucre, le mélange prend une couleur jaune orangé caractéristique.

Les renseignements fournis par l'emploi de ces méthodes comportent, au reste, un certain nombre de causes d'erreur, de telle sorte que, dans les cas où plane la moindre incertitude, il faut avoir recours à des méthodes plus complètes et plus précises.

### G. — APPAREIL NERVEUX.

Vous vous trouverez avec une fréquence extrême en présence de troubles du système nerveux, et ce au cours des maladies les plus variées, qu'elles atteignent ou non d'une manière spéciale le cerveau, le moelle ou les nerfs.

C'est ainsi que l'un d'entre eux, le *délire*, se rencontre aussi bien dans le cours des maladies infectieuses, dont il n'est qu'un accessoire, que dans les maladies mentales, dont il constitue le phénomène essentiel et souvent unique.

Isolez soigneusement tout malade délirant ; imposez le silence et le calme autour de lui. S'il est très agité, placez des *planches matelassées* de chaque côté de son lit, mais, en principe, n'employez jamais de liens constricteurs, ni la camisole de force, moyens barbares qui trop souvent n'ont d'autre effet que d'augmenter sa fureur ; surveillez sa respiration pour être prêtes à intervenir si, dans ses mouvements désordonnés, il venait à s'étouffer ou à s'étrangler ; enfin ne le perdez jamais de vue pour être à même de vous opposer à temps à toute tentative de suicide ou de meurtre.

Quelquefois enfin le malade dans son délire s'oppose absolument à toute ingestion d'aliments : c'est alors que vous aurez à mettre en œuvre les moyens cités plus haut d'alimentation forcée (lavement alimentaire, gavage).

Les *convulsions*, hors le cas de l'enfance, ne nécessitent guère de soins actifs, et il est inutile de chercher à abréger la crise d'hystérie ou d'épilepsie. Évitez seulement que le malade ne se blesse ; glissez des oreillers sous sa tête ; évitez qu'il ne se jette en bas de son lit ; empêchez la morsure de sa langue en interposant entre ses mâchoires un mouchoir roulé passé comme un mors. Après la crise, respectez le repos du malade et son sommeil ; exigez autour de lui le silence et le calme.

L'*apoplexie cérébrale* nécessite quelques soins d'urgence en attendant la venue du médecin. Relevez le malade ; couchez-le la tête haute ; appliquez des sinapismes, des bouteilles d'eau chaude aux membres inférieurs. Quant à la classique saignée par application de sangsues derrière l'oreille, vous n'aurez à l'appliquer que sur prescription médicale.

Ultérieurement, le malade ayant repris connaissance, présente souvent des troubles paralytiques plus ou moins étendus ; surveillez alors surtout, pour y remédier à temps, la rétention d'urine (sondage) ou la rétention fécale (purgation, lavement) ; enfin nous vous rappelons que c'est dans ce cas que les escarres sont le plus à redouter, appliquez donc sévèrement les précautions que nous avons énoncées (Voir plus haut *Entretien du malade*).

---

## QUATRIÈME PARTIE.

### A. — MODE D'ADMINISTRATION DES MÉDICAMENTS.

Les différentes formes pharmaceutiques et la posologie médicamenteuse devant être traitées au chapitre *Pharmacie*, il nous suffira ici d'attirer votre attention sur quelques points de pratique journalière.

Au premier plan doit figurer la nécessité absolue de suivre à la lettre les prescriptions de l'ordonnance médicale en ce qui concerne les doses èt les heures indiquées. Ne comptez pas une goutte en plus ni en moins; ne donnez pas une cuillerée de médicament à une heure plutôt qu'à celle indiquée.

En outre, par de petits stratagèmes, vous saurez faire accepter aux malades plus facilement leurs médicaments : c'est ainsi que vous mélangerez telle potion amère dans une tasse d'infusion sucrée, que vous ferez absorber les pilules avec une purée épaisse ou un peu de confitures ou les poudres dans un pain azyme ou entre deux couches de gelée de fruits, que vous ferez rincer la bouche du malade après la prise d'un médicament à goût désagréable : toutes ces précautions semblent enfantines, et pourtant leur importance est considérable.

### B. — SOINS AUX ENFANTS.

Ce petit chapitre n'a pas la prétention d'être un cours de médecine infantile; il a seulement pour but de vous indiquer quelques notions fondamentales de thérapeutique spéciale au jeune âge, que, moins que personne, une bonne infirmière ne doit ignorer.

Sachez d'abord que les réactions pathologiques du jeune âge sont beaucoup plus vives qu'à l'âge adulte : la fièvre monte facilement, souvent pour une cause insignifiante ; le système nerveux est très excitable.

Sachez encore que l'enfant n'a longtemps que ses cris pour témoigner que quelque chose lui est pénible : les causes qui le font crier ne sont donc pas fatalement d'ordre morbide (ce peuvent être une épingle défaite, un maillot mouillé ou trop serré, la faim) ; ce n'est qu'en les éliminant une à une que vous arriverez à conclure qu'il s'agit vraisemblablement d'un malaise. Prenez alors sa température, ce qu'il ne faut jamais négliger en médecine infantile de faire à la moindre alerte et de répéter tout le temps de la maladie ; le thermomètre sera toujours d'ailleurs dans ce cas introduit dans l'anus.

Sachez enfin que c'est dans des fautes d'alimentation qu'il faut chercher la cause de la plupart des maladies infantiles, ce qui nous amène, sans entrer dans de trop longs détails, à indiquer quelques règles d'alimentation des enfants.

Vous savez que le lait constitue la nourriture idéale et exclusive des nouveau-nés. Celui de la mère est le meilleur à beaucoup près, et l'allaitement au sein est infiniment plus sûr et plus facile à conduire que l'allaitement au biberon. A défaut de lait humain, on emploie le lait de vache, qui, étant trop fort pour l'enfant, doit être coupé avec de l'eau stérilisée par l'ébullition, de l'eau d'Évian ou de l'eau lactosée.

L'écart entre chaque tétée doit être respecté sous peine de graves accidents : jamais il ne sera inférieur à deux heures ; quant aux quantités données à chaque tétée, dans le cas de l'allaitement artificielle, elles doivent être rigoureusement mesurées, en vous reportant, *à titre d'indication générale*, au tableau suivant :

| Age. | Quantité par tétée Lait. | Eau. | Nombre de tétées pour 24 heures. | Espace entre chaque tétée, |
|---|---|---|---|---|
| 1er Mois. | Moitié 60 gr. | Moitié 60 gr. | 7 à 8 | 2 heures 1/2 |
| 2e Mois. | 2/3 90 gr. | 1/3 30 gr. | 7 | 3 heures. |
| 3e Mois. | 3/4 150 gr. | 1/4 50 gr. | 7 | 3 — |
| 4e Mois. | Pur. | 180 gr. | 7 | 3 — |
| 5e Mois. | Pur. | 180 gr. | 7 | 3 — |

*C'est, du reste, la balance qui vous renseignera sur la valeur de l'alimentation donnée à un enfant :* pesez-le donc régulièrement, d'abord quotidiennement, puis tous les huit jours, et n'hésitez pas, si le poids n'augmente pas régulièrement, à consulter le médecin pour éviter d'être surprises trop tard par l'apparition d'affections gastro-intestinales souvent fort graves.

Surveillez également de très près les selles des enfants; au moindre trouble de ces fonctions, demandez un avis médical, et ne négligez jamais les modifications qu'elles peuvent présenter, surtout en cas d'allaitement artificiel, car elles peuvent être l'annonce d'une affection capable de s'aggraver rapidement.

Enfin, sans faire de diagnostic, vous devez apprendre à regarder la gorge d'un enfant, comme il vous a été indiqué aux *Soins généraux*, pour voir s'il y a de la rougeur ou un dépôt blanc. Dans l'un ou l'autre cas, l'appel du médecin s'impose, mais en attendant, par mesure de prophylaxie, l'enfant sera isolé ; il en serait de même pour toute éruption du côté de la peau ; en procédant ainsi, vous éviterez la possibilité d'une propagation à l'entourage.

La *thérapeutique des maladies de l'enfance* comporte surtout l'application de moyens physiques. Vous avez déjà vu la manière de pratiquer l'enveloppement humide. Nous ne reviendrons donc ici que sur quelques détails de l'emploi du *maillot humide*, en raison de son usage particulièrement fréquent dans les affections broncho-pulmonaires du jeune âge. Dans le cas particulier, vous le préparerez de la façon suivante : prenez de la tarlatane non apprêtée, que vous plierez en huit ou en dix doubles, ou une serviette de toile fine mesurée de façon à envelopper le thorax de l'enfant en son entier. Imbibez-la soit d'eau chaude, soit d'eau à la température de la chambre, suivant l'avis du médecin, puis appliquez-la et recouvrez-la de taffetas gommé ou de taffetas-chiffon. Maintenez le tout en place avec une bande de flanelle. Vous en répéterez l'application toutes les trois heures.

La *balnéation tiède* est également un mode thérapeutique fréquemment employé chez les enfants. Le *bain froid* (18-25°) est, au contraire, d'un emploi beaucoup moins courant que chez l'adulte : on ne doit jamais le donner sans avis médical ; il sera, en outre, toujours de faible durée et d'autant plus court que l'enfant sera plus jeune. Dans tous les cas, le mode d'application des bains est réglé par la courbe de température, qui doit être soigneusement notée.

Les *convulsions de l'enfance* nécessitent quelques soins d'urgence : en attendant la venue du médecin, mettez l'enfant dans une chambre aérée, desserrez son maillot, donnez-lui un bain tiède et un lavement ; recommandez le calme, évitez le bruit et les vives lumières.

### C. — SOINS SPÉCIAUX AUX VIEILLARDS.

Quand une maladie se produit chez un sujet d'âge avancé, il faut surtout surveiller de près la sécheresse de sa langue et surtout son pouls et sa respiration, dont les caractères seront soigneusement notés.

Évitez encore le décubitus dorsal trop longtemps prolongé en faisant asseoir le malade ou en le changeant de côté pour éviter les congestions pulmonaires.

L'alimentation sera à la fois légère et tonique (gelées de viande, thé de bœuf, consommé, lait, purée par petites quantités à la fois).

Enfin vous surveillerez de plus près que jamais l'émission des urines et des matières.

### D. — MALADIES INFECTIEUSES ET ÉRUPTIVES.

Vous ne trouverez pas ici une description de ces maladies, car c'est au médecin seul qu'en incombe le diagnostic, souvent fort complexe en dépit des apparences, même dans les banales fièvres éruptives, et votre rôle se bornera à appliquer les prescriptions thérapeutiques.

Rappelez-vous surtout les grandes notions de contagion et d'infectiosité qui caractérisent ces maladies et les précautions prophylactiques (isolement, désinfection) qui en découlent (Voir *Hygiène et soins généraux aux malades*) ; les négliger serait encourir une grave responsabilité envers l'entourage et envers vous-mêmes.

*a.* Dans la *fièvre typhoïde*, où l'évolution de la température est une de nos principales sources de renseignements, la courbe de température devra être tenue d'une façon particulièrement rigoureuse ; le thermomètre sera placé avant et après les bains, qui sont le traitement classique de cette affection depuis Brandt.

Dans cette maladie à détermination intestinale, le régime est capital : vous surveillerez donc votre malade et ne lui permettrez aucune infraction au régime institué par le médecin ; bien des accidents graves et même mortels ont été causés par une imprudence d'alimentation. Vous n'oublierez pas non plus de le faire boire souvent et abondamment.

*Surveillez les selles* ; si elles présentent une coloration rouge ou noirâtre due au sang (hémorragie intestinale), mettez le malade à la diète absolue et cessez les bains.

Désinfectez les selles, versez dans les vases une solution de sulfate de cuivre à 25 p. 1 000, de crésyl ou de phénol avant de les jeter dans les water-closets ; à la campagne, évitez de les jeter sur le sol ou à proximité des puits ou des sources.

Enfin ne négligez pas non plus les mesures de précaution pour vous-mêmes (désinfection soignée des mains, surtout avant les repas).

*b.* La *rougeole*, maladie éruptive, demande un isolement sévère *précoce*, qui, pour être efficace, devrait être fait bien avant l'apparition de l'*éruption*. Vous surveillerez l'antisepsie de la bouche, des oreilles, des yeux, et vous éviterez tout refroidissement (bronchite).

*c.* La *scarlatine*, en plus de ces mêmes précautions, demande une surveillance spéciale de la gorge (lavages, collutoires) ; évitez également au malade toute cause de refroidissement. Le régime y sera le régime lacté ; enfin vous y surveillerez longtemps les urines et y rechercherez fréquemment l'albumine.

*d.* La *variole* est de plus en plus rare : sa propagation sera combattue par la vaccination et la revaccination, qui devra être pratiquée à de courts intervalles (naissance, onzième et douzième années et plus souvent en cas d'épidémie), l'immunité vaccinale se perdant assez vite.

*e.* La *diphtérie*, combattue si victorieusement par le sérum (que vous aurez quelquefois à employer même à titre préventif), demande, en plus des lavages de gorge et des collutoires, qui trouvent ici une indication formelle, une alimentation tonique, la vaporisation dans la chambre de vapeurs antiseptiques, une désinfection rigoureuse de tout ce qui a touché le malade.

*f.* Enfin nous terminerons cet exposé, forcément incomplet, en vous rappelant l'importance de votre rôle dans la lutte contre la propagation de ce fléau qu'est la *tuberculose* : par les notions de prophylaxie que vous répandrez inlassablement autour de vous, et, par les désinfections soigneuses des crachoirs, des couverts, des instruments de toilette, vous rendrez de grands services au malade lui-même et à son entourage.

## CONCLUSION.

Nous croyons devoir, pour mieux affirmer encore certains points essentiels et fondamentaux que nous avons traités et même les compléter, revenir sur tout ce qui précède en les résumant en une série de préceptes :

1° Ne négligez aucune précaution d'isolement et de désinfection, même si la maladie devant laquelle vous vous trouvez ne semble pas de nature directement microbienne ;

2° Une propreté rigoureuse, chirurgicale, est indispensable pour traiter le malade ;

3° Notez tous les incidents, même les plus menus ; faites-le même par écrit pour n'en omettre aucun au moment d'un rendre compte au médecin ;

4° Rappelez-vous que, placées près d'un malade, vous êtes les mandataires du médecin et que, *sauf certains cas d'urgence que nous avons nettement spécifiés, vous ne devez rien faire de votre autorité propre ;*

5° *Ne cherchez jamais à faire des diagnostics ;* contentez-vous d'appliquer avec un soin méticuleux les prescriptions de l'ordonnance ; ne cédez jamais aux sollicitations du malade ou de l'entourage pour éluder ou modifier une prescription ; appliquez-la toujours *sans violence, mais avec fermeté* ;

6° Faites tout ce que vous avez à faire avec ordre, les yeux fixés sur la pendule, sans rien négliger et *sans cependant fatiguer le malade par une agitation inutile* ;

7° Enfin que, lors de sa viste, le médecin trouve préparé tout ce qui lui est nécessaire. Au chevet du malade, la courbe de température ; — près de lui, le crachoir, le bocal à urine, une serviette fine pour l'auscultation. Sur une table voisine : une cuvette avec de l'eau tiède, une brosse à ongles et un savon propre, — une seconde cuvette avec une solution antiseptique ; sur une autre table, le nécessaire pour rédiger son ordonnance.

Dès l'arrivée du médecin, rendez-lui compte de tout ce qui s'est passé depuis sa dernière visite, sans omettre le moindre détail, car la plus petite chose a son importance.

L'ordonnance rédigée, prêtez une oreille attentive aux indications fournies, et prenez note de ce que vous pourriez oublier, ne craignant pas de faire répéter ce que vous n'auriez compris qu'imparfaitement.

Écrivez-les même, au besoin, sous forme d'une sorte d'horaire journalier des soins à donner à votre malade.

---

VI

# NOTIONS USUELLES DE PHARMACIE

Par **MM. JABOIN**
**DUFAU, HENRI MARTIN et PREUD'HOMME**
Membres de la Société de pharmacie,
Professeurs à l'Union des Femmes de France.

---

## I. — GÉNÉRALITÉS. — FORMES PHARMACEUTIQUES.

Rôle de l'infirmière. — Définition de la pharmacie ; le médicament. — Matière médicale. — Médicaments officinaux et magistraux. — De l'ordonnance : ordonnances anciennes ; médicaments vieillis. — Étiquettes : toxiques et separanda. — Procédés de mesure usités en pharmacie : en poids ; en volume ; alcoomètre. — Formes pharmaceutiques avec l'exposé des principales.

### I. — GÉNÉRALITÉS.

***Rôle de l'infirmière.*** — L'art de la pharmacie demandant un sérieux apprentissage et une culture scientifique approfondie, il est évident que l'infirmière n'a pas à en posséder et en apprécier toutes les lois. Son rôle n'est pas de *préparer*, ce qui ne doit arriver qu'exceptionnellement, et encore quand les médicaments sont très simples comme les boissons et les tisanes par exemple, mais plutôt de s'attacher à apporter le plus grand soin à ce que ces médicaments soient administrés aux malades dans les meilleures conditions et le plus régulièrement possible. Pour cela, elle se conformera scrupuleusement aux indications médicales relativement aux doses, aux heures prescrites et au mode d'emploi.

Le plus grand ordre doit régner dans la disposition de ce qui doit servir à soigner le malade. Les médicaments ne doivent pas être placés au hasard, mais ils doivent être rangés, avec un ordre méticuleux, dans un endroit spécial où on les trouvera à l'heure voulue. Pour éviter toute erreur, il faut séparer les substances destinées à être ingérées des produits destinés à l'usage externe. De même, on met à part les solutions antiseptiques.

L'infirmière doit s'imposer, comme une règle absolue et sans jamais y manquer, de lire, plutôt deux fois qu'une, l'étiquette d'un flacon pour être sûre que c'est bien celui qui lui est nécessaire.

L'observation indispensable de toutes ces précautions n'offre guère de difficultés; il n'existe pas néanmoins d'occupation dans laquelle on doit apporter plus d'attention. En procédant ainsi, l'infirmière facilitera beaucoup sa tâche et se mettra dans les meilleures conditions pour éviter toute erreur sans fatiguer le malade par des allées et venues inutiles.

On comprend dès lors la nécessité pour l'infirmière de posséder quelques connaissances générales de pharmacie, ne serait-ce que pour arriver à distinguer rapidement les principaux médicaments. Les quelques notions usuelles et pratiques de pharmacie qui sont exposées ici lui rendront donc de grands services dans l'exercice de ses fonctions.

***Définition de la pharmacie.*** — La pharmacie, qui est par définition l'*art de préparer les médicaments*, est une science très complexe, qui tient à la fois de la chimie, de la physique et de l'histoire naturelle.

Ces sciences, dont on trouve des stigmates dans les temps les plus reculés, n'ont cependant fait des progrès réels qu'à des dates toutes récentes. Aussi peut-on dire que c'est surtout dans le siècle dernier qu'elles se sont perfectionnées. La pharmacie les a suivies et a subi de ce fait une véritable transformation, illustrée comme elle le fut par des savants célèbres tels que PARMENTIER, SOUBEYRAN, PELLETIER et CAVENTOU, BERTHELOT, MOISSAN, pour n'en citer que quelques-uns.

En effet, nos aïeux employaient pour guérir les produits

les plus disparates. Leur arsenal thérapeutique renfermait depuis le *bouillon de vipère* jusqu'à la fameuse *pilule perpétuelle*, transmise comme un héritage, et qui, par ses services successifs, avait d'autant plus de valeur qu'elle avait accompli de fois son voyage à travers l'organisme humain.

On comprend les progrès que la pharmacie dut accomplir pour arriver jusqu'au *Codex de 1908*, lequel vient de supprimer de l'arsenal thérapeutique 91 médicaments chimiques, plus de 500 préparations galéniques et plus de 200 drogues tombées en désuétude.

La thériaque elle-même a dû s'effacer. Sa préparation était cependant une cérémonie officielle, à laquelle étaient convoqués cérémonieusement les personnages de l'époque. Sous la présidence du doyen de la Faculté de médecine, puisque la pharmacie n'avait pas son autonomie d'aujourd'hui, les maîtres apothicaires invitaient leur famille et leurs amis : la préparation s'effectuait publiquement et la réunion se terminait par des fêtes et des libations.

Les préparations effectuées de nos jours sont moins bruyantes ; elles se font dans le silence du laboratoire et par des procédés scientifiques : elles sont basées sur des méthodes bien définies, déterminées par la propriété même des substances employées.

***Le médicament.*** — Toute substance qui, introduite dans l'économie ou appliquée à la surface du corps, est susceptible de guérir une maladie ou d'apporter une amélioration dans un état pathologique *est un médicament.* Celui-ci a donc toujours, par définition même, une indication thérapeutique bien marquée.

Les aliments et même les poisons peuvent devenir parfois des médicaments. La délimitation n'est donc pas très marquée ; tel est par exemple le bouillon spécial préparé pour un convalescent. On sait que l'*aliment* est la substance qui, ingérée par l'organisme, s'assimile et augmente son accroissement en rénovant la cellule vivante, ce qui rend cet aliment nécessaire à l'entretien de la vie ; le poison, au contraire, par son action néfaste sur l'économie, peut altérer la santé et parfois même amener la mort. Cependant, très souvent les poisons sont employés dans l'art de guérir, la dose seule détermine la limite bienfaisante : ainsi l'opium, à doses appropriées, jouit de propriétés calmantes et soporifiques, alors qu'à doses élevées il entraîne, comme la morphine qu'il renferme, l'abrutissement et la mort.

**Matière médicale.** — Les produits employés pour préparer les médicaments sont tirés de ce que l'on appelle la *matière médicale.* Ils peuvent provenir des trois règnes de la nature :

1° Le *règne végétal* fournit les *fleurs*, les *plantes*, les *feuilles*, les *racines*, d'où l'on extrait souvent des *alcaloïdes* qui forment une des bases les plus puissantes de la thérapeutique moderne ;

2° Le *règne animal* fournit le *musc*, le *castoréum*, sécrétés l'un et l'autre par des glandes spéciales de certains animaux ; les *cantharides* ; les *sangsues* ; l'*huile de foie de morue*, d'un usage si répandu.

A propos de l'huile de foie de morue, détruisons la croyance vulgaire qui veut que le foncé de sa couleur corresponde à sa teneur en principes actifs, si bien que l'huile de foie de morue brune aurait des effets thérapeutiques bien plus supérieurs ; au contraire, il est préférable d'employer l'huile de foie de morue blanche, extraite par simple expression des foies frais de morue. La coloration de cette huile tient, lorsqu'elle est légère, à une expression plus puissante des foies, ou, si elle est très foncée, à l'ébullition qu'on fait subir aux foies pour obtenir la majeure partie de l'huile qui renferme dès lors des substances altérées.

La thérapeutique moderne fait encore des emprunts importants au règne animal avec les *produits opothérapiques* ou *organothérapiques* et les *sérums thérapeutiques.*

Les extraits des divers *organes d'animaux* sont préparés et desséchés pour être absorbés ou injectés.

Les *sérums thérapeutiques*, tel que le sérum de Roux contre la diphtérie, proviennent du sang d'animaux, notamment de chevaux, immunisés contre diverses maladies contagieuses. Ils sont limpides au moment de leur préparation, mais à la longue ils laissent un léger dépôt, qui n'est pas un signe d'altération.

Citons l'emploi de substances encore vivantes, les *ferments*, qui s'est généralisé durant ces dernières années, avec les ferments de la digestion, de l'intestin (ferment lactique), etc. Ils sont classés dans le règne végétal et tiennent aussi une place dans le règne animal, puisqu'on les extrait souvent, comme la *pepsine*, la *pancréatine*, des organes des animaux. Une température supérieure à 37° est nuisible à ces ferments ; cette observation est importante pour l'infirmière chargée de les administrer : ne jamais chauffer, par exemple, une préparation de pepsine.

3° Le *règne minéral* fournit peu de matières directement employées, mais ces matières forment la base des nombreux produits chimiques minéraux, qui sont d'un usage si répandu dans la pharmacopée. C'est de ce dernier règne que sont tributaires les sels de sodium, de potassium, de calcium, de radium, d'argent, de mercure, etc.

D'autres médicaments enfin sont tirés de tous les règnes de la nature, n'utilisant pas seulement les propriétés chimiques des corps, mais encore leurs propriétés physiques, donnant naissance à toute une thérapeutique nouvelle. Tels sont les médicaments à base ou additionnés de *radium* qui conservent en permanence leur pouvoir *radioactif*. Ils deviennent ainsi une source d'énergie, émettant constamment de l'*émanation* et jouissant de propriétés *électriques* spéciales.

Ils ont été utilisés longtemps, sans qu'on s'en rende compte, par l'emploi de certaines eaux minérales, telles que celles de Plombières, de Bussang, etc.

Les *drogues simples* désignent les substances d'origine animale, végétale ou minérale qui n'ont pas subi de transformations. Elles sont rarement employées ainsi, et les produits pharmaceutiques proviennent, le plus souvent, des transformations successives que l'on a fait subir aux drogues simples pour former les divers médicaments.

***Médicaments officinaux et magistraux.*** — Les médicaments se divisent en deux grandes classes : les *médicaments officinaux* et les *médicaments magistraux*.

Les *médicaments officinaux* sont toujours prêts dans les officines, d'où leur nom. Ils se conservent longtemps sans altération et sont préparés d'après les formules officielles inscrites au *Codex* ; tels sont, par exemple, le *sirop simple*, le *cérat de Galien*, l'*extrait de quinquina*, l'*alcoolat de Fioraventi*, le *sirop de Tolu*, etc.

Les *médicaments magistraux*, au contraire, sont préparés d'après les indications du médecin, au moment de leur emploi : tels sont les *pilules*, les *liniments*, les *collyres*, etc.

Ces médicaments officinaux et magistraux se divisent eux-mêmes en *médicaments simples* et en *médicaments composés*, suivant qu'il entre dans leur composition une ou plusieurs substances.

**Médicaments internes et externes.**— De même, on pourra les diviser en médicaments *internes* et en médicaments *externes*, suivant qu'ils sont destinés à être introduits dans l'intérieur de l'organisme ou à être appliqués à sa surface. Cependant, cette dernière division n'est pas absolue, car certains médicaments sont employés à la fois pour l'usage interne et pour l'usage externe. La *teinture d'iode* s'emploie par gouttes à l'intérieur et en application avec un pinceau sur la peau ; l'*extrait d'opium* sert à confectionner des emplâtres et des liniments et entre dans la composition de certaines pilules.

***De l'ordonnance.***— Le médecin, après la visite qu'il vient de faire au malade, a établi son diagnostic, puis prescrit le régime à suivre et enfin inscrit les médicaments qui doivent être administrés : *il a fait une ordonnance*.

L'ordonnance est généralement composée de trois parties.

1° L'énumération des substances composantes avec l'indication des doses à employer.

2° L'indication du mode de préparation. Cette seconde partie est le plus souvent remplacée par les lettres F. S. A. : *Fac secundum artem*, ce qui signifie : Faites selon l'art ; cela veut dire que le médecin se rapporte aux connaissances professionnelles du pharmacien, qui doivent offrir assez de garanties pour mériter cette confiance.

3° Les instructions relatives à l'administration des médicaments et aux soins à apporter au malade. Cette partie de l'ordonnance est la plus importante pour l'infirmière.

Nous indiquerons, en dehors de F. S. A. cité plus haut, certaines abréviations qui figurent sur les ordonnances, sans que cela soit d'une extrême utilité pour une infirmière, plutôt chargée d'administrer les médicaments que de déchiffrer les hiéroglyphes qui servent à leur préparation :

♃ ou R veut dire : *recipe* ou prenez.
āā ou *ana* veut dire : *de chaque*, même quantité.
P. Æ., ou Æ., ou P. E : *partes æquales*, parties égales.
Q. S. : *Quantum satis*, quantité suffisante.
Q. V. : *quantum volueris*, quantité que vous voudrez.
N° : *numéro*, nombre d'objets.

**Ordonnances anciennes**. — Il est nécessaire de se défier des ordonnances anciennes, car il ne faut pas croire que tel médicament administré à une certaine époque puisse toujours être repris sans inconvénients.

Cependant il arrive souvent que, dans un moment de malaise, on croit ressentir des symptômes que l'on a éprouvés antérieurement, ou que l'on a cru remarquer chez un de ses proches. L'idée qui vient naturellement à l'esprit est de reprendre le traitement suivi à ce moment. Quelquefois cela peut réussir, mais cette action est nuisible dans la majorité des cas. Outre que l'on n'est pas apte à juger soi-même, bien que les symptômes ressentis soient identiques, sait-on si les circonstances dans lesquelles on se trouve permettent le même traitement et s'il n'est pas survenu de contre-indication ? Tel traitement, parfait, par exemple quand le cœur est en bon état, peut être nuisible si cet organe marque des défaillances. C'est donc le médecin qui doit être seul juge.

**Médicaments vieillis.** — Une remarque analogue peut se faire pour les médicaments vieillis, qu'il faut impitoyablement rejéter.

Quelques-uns, d'ailleurs, sont très altérables, comme les potions, les sirops qui fermentent et forcent d'eux-mêmes à s'en débarrasser; d'ailleurs, une fois guéri, on ne les garde pas pour les prendre par plaisir. Mais d'autres, au contraire, et principalement ceux que l'on garde en provision, ne paraissent pas se modifier et peuvent cependant causer des accidents. La teinture d'iode, avec le temps, devient très acide et a une action des plus irritante sur la peau; dans certains cas, elle peut même avoir une action vésicante.

Les teintures végétales, par suite de l'évaporation de l'alcool, se concentrent et acquièrent une dose supérieure de substance active. Dans les solutions de morphine, de cocaïne et autres pour injections hypodermiques, il se forme des cristaux microscopiques, causes de phlegmons douloureux.

On ne doit donc pas être surpris de constater qu'un médicament vieilli provoque des accidents ou n'a plus d'efficacité.

***Étiquettes.*** — Tous les médicaments doivent être soigneusement étiquetés.

La première étiquette, l'*étiquette blanche*, mentionne le genre de médicament tel que : *potion*, *alcoolat*, *élixir*, *collyre*, etc.

Si le médicament est destiné à l'usage externe, on appose une seconde étiquette, rouge orangé, avec l'indication : *Médicament pour l'usage externe.* De plus, il est préférable de se servir, dans ce cas, de flacons colorés et de forme particulière, généralement de flacons jaunes, ce qui rend la confusion presque impossible.

Si les substances employées dans la confection d'un

médicament ne sont ni miscibles, ni solubles entre elles, le flacon doit porter une troisième étiquette avec ces mots : *Agiter la bouteille avant de s'en servir.*

D'autres étiquettes sont en usage pour les produits dangereux, mais leur emploi est plus rare. Elles sont rouge orangé et portent soit une lugubre *tête de mort*, soit les mots *toxique*, *poison* ou *dangereux*.

Enfin une étiquette peu fréquente, et dont l'usage devrait être répandu, est celle-ci : *A employer avec précaution*, qui devrait être appliquée sur le flacon toutes les fois qu'il s'agit d'une substance très active et offrant un certain danger. De même, l'étiquette *inflammable* devrait figurer sur les produits qu'il est dangereux d'approcher du feu et de la lumière. Souvent encore une contre-étiquette portant le *mode d'administration* serait utile.

**Toxique et separanda.** — Quand il s'agit de la conservation des médicaments dans les officines, le *Codex* de 1908 a distingué, parmi les produits, d'abord les *substances vénéneuses*, puis une deuxième catégorie de substances médicamenteuses, qu'il est prudent de tenir *séparées* des autres.

Sur les vases contenant les *substances vénéneuses* sont collées :

1° Une étiquette rouge orangé portant en caractères noirs le nom du médicament ;

2° Une bande rouge orangé faisant le tour du vase et portant en caractères noirs la mention *toxique*.

Pour les seconds produits, les *separanda*, on colle sur le vase :

1° Une étiquette à fond vert portant le nom du médicament en caractères noirs ;

2° Une bande à fond vert faisant le tour du vase et portant en caractères noirs la mention : *A séparer*. Cette désignation indiquera des produits qu'on devra toujours employer avec précaution, quoique moins dangereux que ceux indiqués comme toxiques.

L'infirmière aura le plus grand intérêt à observer ces

prescriptions du *Codex* si elle a à sa disposition une petite pharmacie pour les cas d'urgence.

***Procédés de mesure usités en pharmacie.*** — Les principaux procédés de mesure usités en pharmacie sont ceux en *poids* et en *volume.*

Le degré d'une solution alcoolique se mesure avec l'*alcoomètre.*

**Mesures en poids.** — Elles se pratiquent au moyen de *balances.* Les balances employées en pharmacie sont les suivantes :

1° Les balances dites de *Roberval*, à fléau dissimulé dans une boîte située en dessous des plateaux ;

2° Les *balances ordinaires* à fléau supérieur, dites *à colonne*, auxquelles nous n'hésitons pas à donner la préférence, car elles sont généralement plus sensibles ;

3° Les *trébuchets* ou *balances de précision*, qui sont d'une sensibilité beaucoup plus grande et peuvent peser des quantités très petites. Il faut toujours faire fonctionner ces balances avec la plus grande précaution, ne jamais laisser au repos le fléau appuyé sur le couteau et ne pas oublier de manier à cet effet la vis spéciale. Il faut éviter avec soin d'exécuter des pesées trop fortes avec ces instruments très faciles à fausser et qui deviennent, par suite, hors d'usage.

Les pesées se font habituellement avec des poids marqués ; si l'on en manque, on peut les remplacer par des pièces de monnaie.

| | | | | |
|---|---|---|---|---|
| Une pièce de | 5 | francs en argent pèse............ | 25 | grammes. |
| — | 2 | — — ............ | 10 | — |
| — | 1 | franc — ............ | 5 | — |
| — | 0,50 | — ............ | 2,5 | — |
| Une pièce de | 0,10 | en bronze pèse.................... | 10 | grammes. |
| — | 0,05 | — .................... | 5 | — |
| — | 0,01 | — .................... | 1 | gramme. |

Dans les pesées méticuleuses, on emploie le système de la *double pesée*, qui consiste à *tarer* le corps, puis à le remplacer dans le plateau par des poids marqués.

**Mesures en volume.** — Il arrive fréquemment qu'au

lieu d'avoir à prendre un poids donné d'un liquide il faille en mesurer un certain volume. Divers instruments servent à cet usage.

Ce sont, lorsque la quantité de liquide doit être assez forte, les *éprouvettes* et *verres gradués*. On emplit tout simplement le vase jusqu'au trait indiquant la quantité de centimètres cubes à obtenir.

Pour des quantités moindres, on emploie la *pipette*.

La pipette consiste en un tube dont l'extrémité inférieure est effilée. Elle est graduée en volumes. On aspire le liquide, on ferme avec le doigt, qu'on soulève légèrement pour faire écouler la quantité voulue de ce liquide.

Quand on veut mesurer des quantités minimes d'un liquide, on se sert du *compte-gouttes*.

Le compte-gouttes ordinaire consiste en un petit tube de verre effilé par un bout, et qui porte, à l'autre extrémité, un tube ou une poire de caoutchouc qu'il suffit de presser pour faire tomber les gouttes. L'extrémité effilée du compte-gouttes est constituée par un tube capillaire, de 3 ou 4 centimètres de longueur, qui permet d'avoir des gouttes de grosseur constante, par suite comparables entre elles.

Pour un compte-gouttes régulièrement calibré, le *compte-gouttes normal*, voici, d'après le *Codex de 1908*, le nombre de gouttes nécessaires pour faire 1 gramme de liquide :

| | | |
|---|---|---|
| Eau distillée | XX | gouttes. |
| Eau distillée de laurier-cerise | XXII | — |
| Alcool à 95° | LXIV | — |
| Ammoniaque | XXIII | — |
| Alcoolature de feuilles d'aconit | LIII | — |
| Teinture d'aconit | LVII | — |
| Chloroforme anesthésique | LX | — |
| Éther officinal | XCIII | — |
| Huiles diverses | L | — |
| Laudanum (formule nouvelle) | XLIII | — |
| Liqueur de Fowler | XXXIV | — |
| Teinture d'iode | LXI | — |
| Teintures alcooliques en général | De LIV à LVII | |

Souvent on place directement le liquide dans un flacon spécial, le *flacon compte-gouttes*, dont le goulot comporte, d'une part, une rainure munie d'un bec qui s'ajuste sur une autre rainure incrustée dans le bouchon à l'émeri, et, d'autre part, un système de rainure analogue, mais sans bec, qui permet l'entrée de l'air de la même façon : ainsi les gouttes tombent sans qu'il y ait lieu à transvasement.

Enfin on emploie encore la mesure empirique dite à la *cuillerée.*

La cuillerée à soupe d'eau est évaluée à 15 grammes.
La cuillerée à dessert d'eau est évaluée à 10 grammes.
La cuillerée à café d'eau est évaluée à 5 grammes.
La cuillerée à soupe de sirop est évaluée à 20 grammes.

**Alcoomètre ou pèse-alcool.** — Cet instrument, placé dans le liquide, sert à déterminer le degré d'une solution alcoolique.

Il peut arriver fréquemment qu'ayant de l'alcool à un degré élevé, à 95° par exemple, on ait besoin de le réduire à un degré inférieur, supposons à 60°. On peut y arriver par tâtonnement, en ajoutant peu à peu de l'eau et prenant chaque fois le degré avec l'alcoomètre. Il existe des tables indiquant d'une façon exacte la proportion d'eau à ajouter à l'alcool pour le réduire à un degré déterminé.

Autant que possible, il faut employer de l'eau distillée pour réduire l'alcool. Une eau un peu calcaire donne, après quelques heures, un liquide trouble.

## II. — FORMES PHARMACEUTIQUES.

Les *drogues simples* exigent de nombreux soins pour être employées en pharmacie. Il faut les recueillir à l'époque convenable, et leur conservation demande de nombreuses précautions.

Les fleurs et les feuilles sont récoltées à des époques déterminées ; elles sont séchées à l'ombre et conservées dans des endroits secs et obscurs. C'est pourquoi les flacons de pharmacie qui les renferment sont souvent colorés. A ce sujet, notons que les flacons jaunes remplissent mieux leur mission que les bleus, qui sont facilement pénétrés par les rayons chimiques.

Mais les drogues simples sont rarement employées dans leur état naturel. Elles subissent des transformations successives pour être présentées sous la *forme pharmaceutique* appropriée.

La préparation des médicaments est souvent longue et compliquée. Elle nécessite l'emploi de divers instruments et appareils spéciaux, ainsi que des connaissances théoriques étendues.

Le pharmacien apprend en détail les propriétés des substances, leur usage, leur préparation, leur lieu d'origine, les moyens de s'assurer de leur pureté et de doser leur matière active. C'est donc à lui qu'incombera le soin de préparer les médicaments.

Pourtant il en est parmi eux, d'un usage courant, que chacun doit être apte à préparer : tels sont les tisanes, les cataplasmes, les sinapismes et quelques solutions désinfectantes. D'un autre côté, il est utile que l'infirmière connaisse le nom, l'apparence, la forme des principaux médicaments, les signes de leur altération, leur mode de conservation. Nous citerons donc rapidement les principales formes pharmaceutiques, nous arrêtant ensuite sur celles qui présentent un intérêt plus direct pour l'infirmière.

La nomenclature méthodique des formes pharmaceutiques a été tentée sans grand succès. Cependant une classification de ce genre est indispensable pour étudier avec ordre les divers médicaments de la pharmacopée usuelle. C'est dans ce but que nous avons établi la classification suivante, nécessairement arbitraire.

## *Principales formes pharmaceutiques.*

### I. — Médicaments obtenus par un procédé mécanique.

Poudres. — Substances pharmaceutiques réduites en particules ténues.

Les *poudres composées* sont préparées avec des poudres simples.

Sucs. — Substances extraites des divers organes des végétaux. Exemple : les *gommes*, les *baumes*, les *résines*, les *huiles*, d'une part (gomme arabique, baume de tolu) ; les *sucs d'herbes* (cresson), les *sucs de fruits* (cerise, citron, coing, framboise, groseille, mûre, nerprun), d'autre part.

### II. — Médicaments obtenus par l'intervention d'un véhicule quelconque.

#### A. — Mélanges ou solutions.

1° Mélanges ou solutions avec l'eau ; hydrolés proprement dits.

*Solutés.* — Résultent de la dissolution d'un corps solide dans l'eau. Exemple : *soluté d'iodure de potassium*, *soluté d'arsénite de potasse* (liqueur de Fowler renfermant un centième de son poids d'acide arsénieux), *soluté de morphine.*

*Tisanes.* — Hydrolés servant de boissons ordinaires aux malades.

*Apozèmes.* — Tisanes concentrées à caractères médicamenteux définis.

*Limonades.* — Sortes de tisanes acides.

*Bouillons.* — Solutions des principes de la viande et des légumes.

2° Mélanges ou solutions avec l'eau ; potions et émulsions.

*Potions et juleps.* — Préparations magistrales s'administrant par cuillerées.

*Émulsions.* — Suspensions de substances grasses ou résineuses dans un liquide aqueux (lait, émulsion d'huile, de tolu, etc.).

*Loochs.* — Potions émulsives à base d'amandes ou d'huile d'amande.

3° SOLUTIONS AVEC L'ALCOOL.

*Teintures.* — Liquides résultant de l'action de l'alcool à différents titres (de 60 à 95°) sur diverses substances. Exemple : *teinture d'aconit, teinture de quinquina*, etc.

*Alcoolatures.* — Résultent de l'action dissolvante de l'alcool (à 95 ou 80°) sur les plantes fraîches. Exemple : *alcoolature d'aconit, alcoolature de citron.*

4° SOLUTIONS AVEC L'ÉTHER.

*Solutions éthérées.* — Médicaments divers dissous dans l'éther (*teintures éthérées qui figuraient dans l'ancien Codex*).

5° SOLUTIONS AVEC LE VIN.

*Vins médicamenteux.* — Obtenus par l'action du vin sur une ou plusieurs substances médicamenteuses contenant des principes solubles dans ce véhicule.

Vins employés : *vins rouges* et *vins blancs* de France (10 p. 100 d'alcool) ; *vins de muscat* (13 à 15 p. 100 d'alcool) ; *vins* dits de *liqueur* : malaga, madère (au moins 15 p. 100 d'alcool). Exemple : *vin de quinquina,* qui se prépare avec 25 grammes de quinquina rouge en poudre demi-fine, qu'on met à macérer pendant vingt-quatre heures avec 75 grammes d'alcool à 60° contenant 2 grammes d'acide chlorhydrique dilué, avant d'ajouter le vin rouge en quantité suffisante pour faire un litre.

6° SOLUTIONS AVEC LE VINAIGRE.

*Vinaigres médicamenteux.* — Le vinaigre employé en pharmacie est du vinaigre de vin blanc, qui renferme environ 6 p. 100 d'acide acétique. Exemple : *vinaigre de scille.*

7° SOLUTIONS AVEC LA BIÈRE.

*Bières médicinales.* — La bière sert de véhicule à certaines substances solubles. Exemple : *bière de Malt.*

8° SOLUTIONS AVEC LES CORPS GRAS.

*Huiles médicinales.* — Résultent de l'action dissolvante des huiles sur des substances végétales ou animales. Exemple *huile de camomille, baume tranquille.*

### B. — Médicaments préparés par distillation.

*Eaux distillées.* — Proviennent de la condensation de l'eau qu'on a fait bouillir avec des plantes et des fleurs. Cette distillation s'effectue dans un *alambic* et donne, entre autres, les *eaux distillées de fleur d'oranger*, de *tilleul*, de *laurier-cerise*, de *menthe*, de *rose*, etc.

*Alcoolats.* — Distillation avec l'alcool comme véhicule. Exemple : *alcoolat de mélisse, alcoolat de cochléaria.*

### C. — Médicaments résultant de l'évaporation d'une solution.

*Extraits.* — Produits de l'évaporation, jusqu'à un degré déterminé, d'une solution obtenue en traitant une substance végétale par un véhicule tel que l'eau, l'alcool ou l'éther.

Diverses sortes d'extraits suivant la consistance : *extraits liquides* ou *fluides*, correspondant à poids égal de la drogue sèche employée (*cola, cascara*) ; *extraits mous*, à consistance de miel épais (*quinquina, gentiane*) ; *extraits fermes*, qui ne coulent pas à froid (*belladone, colchique*) ; *extraits secs*, se réduisant facilement en poudre (*quinquina, ratanhia*).

### D. — Médicaments contenant du sucre (saccharolés).

*Sirops.* — Saccharolés liquides contenant les deux tiers de leur poids de sucre. Exemple : *sirop de tolu, sirop antiscorbutique.*

*Mellites.* — Médicaments ayant pour base le miel (*mellite de mercuriale, miel rosat*) ; ils contiennent parfois du vinaigre, ce sont les *oxymellites* (*oxymel scillitique*).

*Pâtes.* — Saccharolés presque solides formés d'un mélange de sucre et de gomme (*pâte de gomme* ou *de guimauve* ; *pâte de lichen* et *pâte pectorale*, dont 100 grammes contiennent 2 centigrammes d'extrait d'opium).

*Pastilles.* — A base unique de sucre aromatisé : *pastilles de menthe-goutte.*

*Tablettes.* — A base de sucre en poudre, aggloméré par la

gomme *arabique* ou *adragante* ; on y mélange des poudres médicamenteuses. Exemple : *pastilles de bicarbonate de soude*, de *kermès*, de *soufre*, etc.

*Granulés.* — Les saccharures granulés sont des médicaments résultant du mélange du sucre avec des principes médicamenteux. Grains de grosseur sensiblement uniforme, sphérique ou régulière. Exemple : *granulés de cola*, de *coca*, de *glycérophosphate de chaux.*

*Électuaires.* — Mélanges de poudres avec du sucre et du miel. Exemple : *électuaire diascordium*, dont 1 gramme contient 6 milligrammes d'extrait d'opium.

### III. — Médicaments composés ne rentrant pas dans les groupes précédents (souvent magistraux).

*Pilules, granules, bols.* — Les *pilules* sont des médicaments de forme sphérique destinés à être avalés (*pilules d'Anderson*, de *Meglin*, etc.).

Les *granules* sont de petites pilules dont le poids n'excède pas 5 centigrammes (*granules d'alcaloïdes*). Les granules dosés à 1 dixième de milligramme d'alcaloïde sont colorés en rose (*aconitine, digitaline, strophantine*).

Les *bols* sont de grosses pilules qui pèsent au moins 50 centigrammes (*bols de Diascordium*).

*Cachets.* — Sont constitués par deux feuilles de pain azyme, de forme ronde ou ovale, plates sur leurs bords et concaves dans la partie centrale, destinées à recevoir des poudres médicamenteuses ; les bords sont soudés à l'aide d'un instrument spécial. Exemple : *cachets de quinine*, *d'antipyrine*, etc.

*Comprimés.* — Poudres agglomérées par la compression, par suite très transportables et d'une conservation facile. Exemple : *comprimés de rhubarbe.*

*Capsules et perles.* — Elles sont constituées par une enveloppe de *gélatine*, de *gluten* ou de *kératine*, qui renferme les substances médicamenteuses. Les enveloppes de gluten et de kératine ne s'ouvrent que dans l'intestin.

Les *perles* sont rondes et plus petites que les *capsules*, qui sont de forme ovoïde.

*Dragées.* — Pilules ou comprimés enrobés d'une couche de sucre qui assure la conservation et facilite l'ingestion.

Certaines dragées peuvent avoir leur noyau enrobé de gluten ou de kératine et d'une seconde couche saccharifiée, ce qui permet de porter les médicaments dans l'estomac, d'une part, et dans l'intestin, d'autre part (dragées à double enveloppe).

*Espèces.* — Mélanges de plantes ou de parties de plantes qui servent à obtenir des tisanes ou des bains. Exemple : *espèces pectorales* (bouillon blanc, coquelicot, guimauve, mauve, pied-de-chat, tussilage et violette), *espèces vulnéraires*, *espèces purgatives*.

### IV. — Médicaments pour usage externe ayant pour base les corps gras.

*Pommades.* — Médicaments de consistance molle destinés aux soins de la peau.

*Cérats.* — Pommades à base de cire.

*Onguents.* — Pommades dans lesquelles il entre des produits résineux, ce qui leur donne une consistance pâteuse et gluante.

*Emplâtres.* — Constitués par un savon de plomb pour être appliqués sur la peau.

*Glycérés ou glycérolés.* — A base de glycérine (composant des corps gras).

### V. — Médicaments essentiellement magistraux, prescrits par le médecin au moment du besoin, se rattachant tantôt à l'un, tantôt à l'autre des genres cidessus.

*Suppositoires.* — A base de glycérine solidifiée ou de beurre de cacao, destinés à être introduits dans le rectum.

*Bains.* — Ils sont minéraux, gélatineux ou végétaux (infusés de plantes).

*Cataplasmes.* — De consistance pâteuse, destinés à l'usage externe et composés d'un mélange de farine ou de poudre avec un liquide.

*Sinapismes.* — Préparation à base de moutarde, destinée à produire une révulsion sur la peau.

*Collyres.* — Solutions, pommades ou poudres destinées au traitement des maladies des yeux.

*Gargarismes.* — Composés liquides qu'on fait circuler dans la bouche et dans le pharynx sans les avaler.

*Collutoires.* — Préparation de consistance sirupeuse ou de miel, destinée à être appliquée dans la bouche et dans la gorge à l'aide d'un pinceau, ou mieux à l'aide d'un tampon de coton qu'on rejette chaque fois.

*Mixtures.* — Les mixtures sont des mélanges de médicaments divers, tantôt employés pour l'usage externe, tantôt pour l'usage interne.

*Suspensions.* — Mixtures qu'il est nécessaire d'agiter avant l'emploi, parce qu'elles renferment une substance solide non dissoute.

*Liniments.* — Généralement à base de matières grasses ou de substances alcooliques, destinés à oindre ou à frictionner la peau.

*Fixateurs.* — Médicaments tels que le collodion ou le silicate de potasse, employés pour l'usage externe.

*Injections.* — Préparations destinées à être injectées dans les cavités formées par les muqueuses, ou encore sous la peau (*injections hypodermiques*), dans les muscles (*injections intramusculaires*), etc.

## II. — EXAMEN PARTICULIER DE DIVERSES FORMES PHARMACEUTIQUES.

**Poudres simples (sulfate et sels de quinine, sous-nitrate de bismuth, calomel, émétique, ipéca) et composées. — Hydrolés : tisanes et généralités, préparation, tisanes composées ; apozèmes ; limonades ; bouillons ; potions : juleps et potions diverses. — Émulsions : lait, émulsions artificielles. — Teintures : alcool, teintures diverses (drogues actives, camphre, iode, élixir parégorique, laudanum de Sydenham). — Sirops : sucre, préparation et conservation des sirops simples et composés, utilité et substances actives des sirops. — Pommades, cérats, glycérés, ammoniaque : divers excipients et pommades, emplâtres. — Bains, cataplasmes, sinapismes. — Fixateurs : collodion (éther), solutions de gutta-percha (chloroforme), silicate de potasse. — Médicaments injectables : chlorhydrate de morphine injectable.**

### I. — POUDRES.

Les ***poudres***, soit *simples*, soit *composées*, constituent l'une des formes pharmaceutiques les plus usitées.

Elles sont le résultat de la pulvérisation des substances, opération ayant pour but de diviser les corps solides en particules plus ou moins ténues.

Les poudres présentent de grands avantages :

1° Elles permettent de multiplier les surfaces, ce qui donne une activité plus grande au médicament ;

2° Elles sont aptes à former des mélanges intimes avec les sirops, les potions, etc., et à se laisser pénétrer par les dissolvants ;

3° Leur administration est facile, car, en général, elles sont prescrites à petites doses.

Elles doivent être conservées dans les flacons bien bouchés et à l'abri de l'humidité. Elles s'administrent soit délayées dans un peu d'eau, lorsqu'elles sont insipides ou à peu près, soit enrobées dans du pain azyme ou dans un cachet. On peut également mettre la poudre entre deux couches de confiture, de pain de soupe bien trempé, dans une feuille de papier à cigarette, etc.

Parmi les poudres qu'on emploie le plus fréquemment, nous citerons : le *sulfate* et les *sels de quinine*, le *sous-nitrate de bismuth*, le *calomel*, *l'émétique*, *l'ipéca*, qui figurent dans la boîte de secours de l'Union des Femmes de France.

**Sulfate et autres sels de quinine.** — La *quinine* est retirée du quinquina, dont elle est l'alcaloïde principal. On l'emploie sous forme de sulfate, de bromhydrate, de chlorhydrate, de lactate, etc.

Le sulfate ne devient soluble qu'à l'état de bisulfate; le bromhydrate est un peu plus soluble, et le chlorhydrate l'est davantage.

Les sels de quinine, qui s'emploient à des doses variant de 0gr,10 à 1 gramme, mais généralement de 0gr,25 et 0gr,50, sont des fébrifuges et des toniques. Ils s'administrent principalement en poudre et entrent dans la composition des pilules et potions. Ils sont très amers, mais cette amertume peut se masquer avec de l'infusion de café.

**Sous-nitrate de bismuth.** — Pulvérisé, il se présente sous la forme d'une poudre d'un beau blanc. Quand il est pur, il résiste assez bien à l'action de la lumière, mais il se colore vite au contact de certaines matières organiques. On l'emploie dans les diarrhées, il donne aux selles une coloration noirâtre.

**Calomel.** — Poudre blanche fine. C'est un protochlorure de mercure préparé par volatilisation. Le *calomel* peut devenir dangereux pour l'organisme s'il se produit des décompositions. Il s'emploie, comme purgatif, à la dose de 0gr,10 à 0gr,50 ; comme antiseptique intestinal, à la dose de quelques centigrammes.

Le *Codex* indique comme incompatibilités les agents oxydants et chlorurants. Le sel est donc interdit aux malades qui ont absorbé du calomel ; il ne faut pas l'associer aux loochs qui contiennent l'amande amère.

Il s'emploie en poudre et en pommade.

**Émétique.** — L'*émétique*, tartrate de potasse et d'antimoine, est l'agent vomitif par excellence, mais c'est un agent d'une force brutale. Sa dose habituelle est de 5 à 10 centigrammes.

L'émétique est également employé comme purgatif, à la dose de 5 à 10 centigrammes dissous dans 1 litre d'eau (émétique en lavage), à prendre en plusieurs fois dans le courant de la journée.

A l'extérieur, il est employé comme rubéfiant, soit en pommade, soit étendu sur un emplâtre.

**Ipéca.** — Lorsque l'action vomitive doit être moins active, on emploie la poudre d'*ipéca*, à la dose de 0gr,50 à 2 grammes, suivant l'âge des malades. Pour les tout jeunes enfants, on emploie le sirop d'ipéca, que l'on donne par cuillerées à café de dix en dix minutes, jusqu'à ce que l'effet soit obtenu.

***Poudres composées.*** — Les *poudres composées* sont un mélange de différentes poudres. Il faut apporter une grande attention dans leur préparation pour obtenir un mélange exact, surtout si l'on doit mélanger une très petite quantité de substances très actives dans une proportion assez grande de poudre inerte.

## II. — HYDROLÉS.

***Tisanes.*** — **Généralités.** — Les tisanes sont des hydrolés peu chargés de principes médicamenteux servant de boisson ordinaire aux malades.

Les tisanes sont utiles en raison de l'eau qu'elles font ingérer en quantité importante dans les maladies aiguës. Elles dissolvent les sels solubles que les plantes renferment, principalement les phosphates. Les tisanes contiennent, en très petite quantité, il est vrai, divers matériaux alimentaires, des principes immédiats azotés, propres à l'alimentation, des ferments digestifs.

On appelle *édulcoration* l'addition du sucre, qui contribue à rendre agréable le goût des tisanes. Il faut pourtant éviter d'en mettre une trop grande quantité, car une proportion trop élevée nuit à l'absorption des boissons aqueuses. 30 à 40 grammes de sucre ou 50 à 60 grammes de sirop sont suffisants pour un litre de tisane.

Les tisanes doivent être prises fréquemment, et chaque fois par petite quantité, selon le besoin et l'état de l'appareil digestif. Il ne faut pas oublier que l'ingurgitation continuelle de la boisson la plus inoffensive peut causer des pesanteurs d'estomac, des nausées, de la douleur ou d'autres inconvénients.

Ce sont en général des produits végétaux qui servent à la préparation des tisanes. Comme les substances cèdent d'autant plus facilement leurs principes solubles à l'eau qu'elles sont plus divisées, il faudra donc réduire les écorces, racines, plantes, tiges en petits fragments, sans qu'il soit nécessaire de faire cette opération pour les fleurs. Les produits employés doivent être parfaitement nettoyés et mondés de toute substance étrangère.

L'eau devra être choisie la plus pure et la moins calcaire possible. L'eau de puits, et surtout celle des puits de Paris et des environs, doit être rejetée. Elle est très *séléniteuse* (on donne ce nom aux eaux contenant une quantité trop forte de sulfate de chaux) et donne aux tisanes une saveur désagréable. Il vaut mieux, lorsqu'on n'a pas à sa disposition une eau assez pure, employer l'eau distillée.

Disons qu'on purifiera facilement une eau suspecte par l'ébullition prolongée, pendant dix minutes par exemple, ce qui la privera d'une partie du calcaire et détruira les microorganismes dangereux. Pour la destruction des microorganismes, on emploie aussi la filtration à travers la bougie Chamberland, « bon procédé » si le filtre est très propre et non fendu. On utilise encore des appareils qui stérilisent l'eau par la chaleur et la rende refroidie. Enfin on peut chimiquement traiter l'eau par un peu de permanganate de chaux, qui oxyde les microorganismes et donne naissance à des composés insolubles qu'on peut séparer par filtration.

Les vases dans lesquels on préparera les tisanes doivent être *extrêmement propres*. On n'ignore pas combien une tisane préparée dans un vase ayant contenu une matière grasse est désagréable à prendre. Les tisanes prennent en effet facilement l'odeur et le goût des vases qui les renferment, l'une et l'autre fussent-ils très faibles.

En général, il vaut mieux recourir, pour ces préparations, à des vases de poterie ou de porcelaine qu'à des vases en métal, sauf ceux en étain et en argent.

Si, dans beaucoup de cas, on peut employer des vases en fer, ils ont presque toujours des inconvénients, en particulier lorsqu'on doit préparer des tisanes avec des substances contenant du tanin, comme le ratanhia, l'écorce de chêne, le quina. On obtient dans ces cas une tisane noirâtre et ayant un goût de fer.

Les tisanes doivent être passées soit à travers un linge, soit à travers une passoire à toile métallique très fine. Quelques-unes doivent même être filtrées (bouillon blanc, bourrache) à cause des poils de la plante qui a servi à les préparer.

Certains ustensiles de ménage dispensent de passer les tisanes. Les *théières*, qui sont des vases à infusion, sont percées de trous à la naissance du déversoire, trous qui permettent l'écoulement du liquide à l'exclusion des substances solides ayant servi à la préparation.

Il existe aussi des pots à tisane en porcelaine et en faïence, dont le couvercle métallique, muni de trous dans sa partie cylindrique, vient clore l'orifice du bec.

Lorsqu'on doit ajouter des acides, des sels ou autres substances solubles à la tisane, on ne doit le faire que quand elle est passée ; de même, ce n'est qu'à ce moment qu'on doit y ajouter le sucre, le sirop ou le miel destiné à l'édulcorer. Les hôpitaux militaires le font avec de la glyzine (glycyrrhizate d'ammoniaque) ; ils obtiennent une tisane de réglisse qui ne trouble pas et ne donne lieu à aucune fermentation dans la bouche des malades.

Les tisanes étant très altérables, il faut autant que

possible ne les préparer qu'au moment du besoin, ce qui est facile dans beaucoup de cas. Lorsque leur préparation est longue, on peut en faire une certaine quantité, mais pas pour un temps supérieur à vingt-quatre heures. En effet, elles sont souvent un véritable milieu de culture pour les ferments, ce qui favorise leur altération rapide.

**Préparation des tisanes.** — Les tisanes se préparent de différentes manières : *solution*, *infusion*, *macération*, *digestion*, *lixiviation*, *décoction*.

*Tisanes par solution.* — Lorsqu'on met dans un liquide un corps capable de s'y *fondre entièrement*, comme par exemple le sucre dans l'eau, cela constitue la *solution* ou la *dissolution* ; on prépare ainsi les tisanes lorsque les substances à employer sont entièrement solubles dans l'eau. Exemple: tisane de gomme arabique (20 grammes par litre).

L'*eau albumineuse* se prépare avec quatre blancs d'œufs qu'on bat avec une petite quantité d'eau; on complète à un litre et l'on passe à travers une étamine. On aromatise et on sucre.

*Tisanes par macération.* — La macération consiste à mettre en contact avec un *liquide froid*, pendant un temps plus ou moins long, une substance afin d'en isoler les *parties solubles* qu'elle peut céder.

On prépare par macération les tisanes suivantes :

| | | |
|---|---|---|
| Gentiane........................ | 5 grammes | par litre. |
| Quassia amara.................. | — | — |
| Rhubarbe........................ | — | — |
| Réglisse........................ | 10 grammes | par litre. |

*Tisanes par lixiviation.* — La *lixiviation*, dénommée encore *percolation* ou méthode de *déplacement*, consiste à faire passer un liquide à travers une substance renfermant des principes solubles.

Le liquide qui passe sur la substance étant constamment renouvelé, il dissout beaucoup plus de principes actifs. De plus on disssout par ce procédé certains principes différents de ceux obtenus avec d'autres moyens.

Le *café*, à la dose de 10 grammes par litre, constitue

une tisane par lixiviation. Dans les ménages, le café s'emploie dans une proportion plus élevée qui est d'environ 100 grammes par litre.

*Tisanes par infusion.* — L'infusion consiste à verser un *liquide bouillant* sur les matières dont on veut extraire les parties solubles, puis à laisser en contact pendant un temps plus ou moins long. L'infusion s'emploie pour les substances se laissant facilement pénétrer par l'eau et cédant rapidement leurs principes solubles (fleurs, feuilles).

L'infusion est la forme la plus commune pour la préparation des tisanes.

Voici une liste de diverses tisanes :

Infusion d'une demi-heure :

| | | |
|---|---|---|
| Anis (fruits)..................... | 10 grammes | par litre. |
| Armoise (feuilles)................. | — | — |
| Busserole (feuilles)................ | — | — |
| Capillaire du Canda............... | — | — |
| Centaurée (petite) ............... | — | — |
| Chicorée (feuilles) ............... | — | — |
| Coca (feuilles) .................. | — | — |
| Eucalyptus (feuilles)............... | — | — |
| Guimauve (fleurs) ............... | — | — |
| — (racine) ............... | — | — |
| Houblon (cônes) ................ | — | — |
| Lierre terrestre (feuilles).......... | — | — |
| Lin (semences)................... | — | — |
| Maïs (styles).................... | — | — |
| Mauve (fleurs)................... | — | — |
| Polygala de Virginie (racine) ....... | — | — |
| Thé (feuilles) ................... | — | — |
| Tilleul (fleurs) .................. | — | — |
| Valériane (racine)................ | — | — |
| Violette (fleurs) ................ | — | — |
| Bouillon blanc (fleurs) ........... | 5 — | — |
| Bourrache (fleurs) ............... | — | — |
| Camomille (fleurs) ............... | — | — |
| Coquelicots (fleurs) ............... | — | — |
| Espèces pectorales ............... | — | — |
| Hysope (sommités fleuries) ....... | — | — |
| Mélisse (feuilles) ................ | — | — |
| Menthe (feuilles).................. | — | — |
| Oranger (feuilles)................. | — | — |
| Sauge (feuilles) .................. | — | — |
| Tussilage (fleurs) ................ | — | — |
| Safran ......................... | 0gr,20 | — |

Infusion de deux heures :

| | | |
|---|---|---|
| Asperge (racine) | 20 grammes | par litre. |
| Consoude (racine) | — | — |
| Douce-amère (tige) | — | — |
| Pin (bourgeons) | — | — |
| Quinquina (écorce) | — | — |
| Ratanhia (racine) | — | — |

*Tisanes par digestion.* — La digestion ressemble à la macération, parce qu'on laisse les substances plongées dans l'eau pendant un temps plus ou moins long, mais elle en diffère en ce qu'au lieu d'opérer à froid on maintient le liquide à une *température plus ou moins élevée, sans cependant atteindre l'ébullition.* C'est une macération à une température donnée.

Seule, la tisane de salsepareille, à la dose de 60 grammes par litre, se prépare par digestion à 80° après macération préalable.

*Tisanes par décoction.* — Lorsqu'on doit arriver à la *température de l'ébullition et la prolonger* un certain temps, l'opération prend le nom de *décoction.*

La décoction s'emploie *quand les substances ne cèdent à l'eau leurs principes que par une ébullition prolongée.* Mais il faut en faire usage le plus rarement possible, et seulement dans le cas où ce mode opératoire est indiqué. En effet, la décoction a l'inconvénient d'altérer les substances, ou d'introduire dans une tisane des principes qui ne doivent pas y figurer, par exemple les principes âcres de l'aunée et de la réglisse.

Les tisanes indiquées par le *Codex* comme préparées par ce moyen sont celles de *Carragahen*, de *chiendent*, de *lichen d'Islande* et d'*orge* :

| | | |
|---|---|---|
| Tisane de lichen. | Lichen | 10 grammes. |
| | Eau | Q. S. |

Faire bouillir une première fois ; jeter cette eau, qui renferme les principes amers du lichen. Laver le lichen à l'eau froide et remettre sur le feu avec une nouvelle quantité d'eau ; faire bouillir une demi-heure, de manière à obtenir un litre de liquide.

Tisane d'orge. { Eau........................ Q. S.
Orge........................ 20 grammes.

Faire bouillir dans quantité suffisante d'eau pour que la graine soit bien crevée et que le liquide soit réduit à un litre. Passer.

**Tisanes composées.** — On prépare parfois une tisane avec plusieurs substances : ce sont les *tisanes composées.*

Il faut employer pour chaque substance le mode qui lui convient en commençant par traiter la substance la plus difficile à attaquer.

Exemple : *Tisane de gaïac, chiendent et racine de fraisier.*

Préparer par décoction la tisane de gaïac et de chiendent, qui peuvent se faire ensemble. Passer, porter le liquide obtenu à l'ébullition et s'en servir pour faire l'infusion de racine de fraisier.

***Apozèmes.*** — Les apozèmes sont des tisanes concentrées ne pouvant servir de boisson ordinaire aux malades et présentant des caractères médicamenteux qui ne permettent de les employer que sur ordonnance du médecin.

Les principaux apozèmes sont la *décoction blanche de Sydenham*, l'*apozème purgatif* ou *médecine noire*, les *apozèmes de Cousso* et d'*écorce de racine de grenadier.*

***Limonades.*** — Les limonades sont des tisanes, en ce sens qu'elles servent de boisson habituelle aux malades, mais ce sont des tisanes *acides.*

**Limonade purgative.** — Cependant la limonade citro-magnésienne ou *limonade purgative* ne sert pas de boisson habituelle, puisque c'est un purgatif. C'est une solution de citrate de magnésie dans de l'eau gazéifiée, édulcorée avec du sirop de citron ou de groseille.

**Limonades diverses.** — Les *limonades citrique et*

*tartrique* se préparent en édulcorant 900 grammes d'eau distillée avec 100 grammes de sirop d'acide citrique ou d'acide tartrique.

La *limonade lactique* renferme 10 grammes d'acide lactique ; la *limonade sulfurique*, 20 grammes d'acide sulfurique dilué par litre ; elles sont édulcorées avec 100 grammes de sirop simple.

**Limonade commune.** — On prépare la limonade dite *limonade cuite* ou *limonade commune* avec du citron.

On prend deux citrons, dont on frotte le zeste avec du sucre en morceaux pour obtenir ainsi la partie aromatique; puis les citrons sont coupés par moitié et le jus recueilli par expression, avec la main ou avec un presse-citron ; le suc ainsi récolté dans un vase de faïence ou de porcelaine est étendu d'eau bouillante ; puis on ajoute ensuite le sucre aromatisé, on laisse en contact et on passe.

La saveur de cette limonade, préparée à froid, est plus acide.

***Orangeade.*** — Nous pouvons donner ici une formule d'*orangeade* qui s'emploie comme la limonade commune et se prépare d'une façon analogue, avec deux ou trois oranges et un citron pour un litre d'eau édulcoré, avec 60 grammes de sucre.

Elle s'absorbe très fraîche et même glacée.

***Bouillons.*** — Les bouillons sont des préparations qui sont plutôt du domaine domestique que du domaine pharmaceutique, mais leur utilité dans les maladies est incontestable, puisqu'ils sont absorbés presque sans travail par l'appareil digestif.

Les soins qu'ils exigent ont des rapports avec la pharmacie. On peut dire, en effet, qu'ils sont des tisanes nutritives ayant pour base tantôt les légumes seuls, tantôt la chair des animaux, tantôt la viande et les légumes.

**Bouillon de légumes.** — Les bouillons de légumes, doivent leur action bienfaisante aux composés solubles

**contenus dans les légumes. Ils sont utiles chez l'enfant et aussi dans le régime végétarien.**

*Recette de Méry.* — Faites bouillir pendant quatre heures dans un litre d'eau, où on les plonge à froid :

| | |
|---|---|
| Pommes de terre | 60 grammes. |
| Carottes | 45 — |
| Navets | 15 — |
| Pois secs / Haricots secs | āā 6 — |

Passez ensuite sur une toile bien propre ; complétez le volume de 1 litre avec de l'eau bouillie et ajoutez 5 grammes de sel (chlorure de sodium).

*Recette de Comby.* — Blé, orge perlé, maïs concassé, haricots bruts ou décortiqués, lentilles, pois, de chaque 30 grammes (soit une bonne cuillerée à soupe) ; faites bouillir pendant trois heures dans 3 litres d'eau, passez ensuite et complétez le volume de 3 litres, que vous additionnerez de 15 grammes de sel marin.

Voici enfin une formule moins précise, mais plus utile peut-être dans la pratique :

Épluchez et lavez :
- 6 carottes.
- 1 navet.
- 1 oignon ou poireau.
- 1 pomme de terre.

Coupez le tout en lames minces. Mettez gros comme un œuf de beurre dans une casserole; ajoutez les légumes, faites « revenir » sur le feu jusqu'à ce qu'ils aient pris une belle couleur ; ajoutez un litre d'eau ; passez après cuisson des légumes.

On peut faire un « potage lié », particulièrement utile dans les régimes. On opère comme précédemment, mais, au lieu de passer les légumes à la passoire, on les écrase sur un tamis lorsqu'ils sont cuits, pour en former une purée qu'on ajoute au bouillon. On délaye ensuite une cuillerée de crème de riz, que l'on ajoute et l'on fait bouillir pendant dix minutes.

**Bouillon de viande.** — Les bouillons de viande sont

souvent employés en médecine, tels sont, par exemple, le *bouillon de veau*, le *bouillon de poule* ou *de poulet*, le *bouillon de mou de veau*.

Ils se préparent tous de la même manière, avec la proportion de 120 grammes de viande coupée en morceaux pour 1 litre d'eau froide. Il est en effet très important de mettre la viande dans l'eau froide, car, dans le cas contraire, la chaleur coagulerait l'albumine de la chair musculaire, et cette couche albumineuse s'opposerait à la solution des matières solubles. On fait ensuite bouillir à une douce chaleur, pendant deux à six heures, dans un vase couvert en terre, en fer émaillé ou en nickel. Généralement, on additionne de sel marin.

**Thé de bœuf.** — Quand le temps fait défaut, on fait une préparation désignée sous le nom de *thé de bœuf*. On prend des tranches minces de viande maigre, qu'on fait griller pendant une minute ou deux ; puis, après les avoir découpées en petits morceaux, on les recouvre d'eau bouillante dans un vase clos ; on fait ainsi une véritable infusion de viande pendant un quart d'heure.

**Bouillon de viande et de légumes.** — Le bouillon, préparé à la fois avec la chair des animaux, généralement celle du bœuf, et avec des légumes, se nomme vulgairement « pot-au-feu ».

Pour le préparer, on place la viande dans l'eau froide avec du sel marin ; on chauffe à feu très doux pour éviter que la chaleur ne décompose les principes volatils. Il faut ensuite enlever l'écume, provenant de la coagulation de l'albumine, qui se forme à la surface du bouillon. On ajoute alors les légumes préalablement lavés et apprêtés ; on chauffe pendant cinq à six heures et l'on passe. Souvent, on est obligé de dégraisser le bouillon.

Ce bouillon est facilement altérable, si bien qu'il est défendu à de nombreuses personnes, pour lesquelles il présente un véritable effet toxique. Il faut rejeter avec soin tout bouillon fermenté.

## III. — POTIONS.

Les potions sont des hydrolés concentrés, préparations magistrales, liquides et sucrées, que l'on administre par cuillerées.

Leur préparation est exclusivement du domaine du pharmacien, car elle exige beaucoup de soin et d'attention. La composition des potions est en effet très variable, et sous cette forme on peut administrer de nombreux médicaments. On y rencontre des sirops, des eaux distillées, des infusés et des décoctés, des teintures, des sels, des poudres.

***Juleps.*** — Certaines potions sont également prescrites sous le nom de *julep*; ce nom ne s'applique plus guère qu'à la *potion gommeuse*, qui contient 10 grammes de poudre de gomme pour 30 grammes de sirop simple et 10 grammes d'eau de fleur d'oranger pour 100 grammes d'eau distillée.

***Diverses potions.*** — La *potion simple* se compose de 100 grammes d'eau distillée, sucrée par 30 grammes de sirop simple et aromatisée par 20 grammes d'eau distillée de fleur d'oranger. Elle sert de véhicule à de nombreuses potions.

La *potion gazeuse* est encore nommée *potion antivomitive de Rivière.*

Cette potion se divise en deux flacons contenant des liquides destinés à réagir l'un sur l'autre : le flacon n° 1 est la *potion alcaline* à base de bicarbonate de soude, et la potion n° 2 est la *potion acide* à base d'acide citrique.

Pour administrer cette potion, on donne d'abord une cuillerée du flacon n° 1, puis ensuite une cuillerée du flacon n° 2. On peut encore mettre deux cuillerées dans un verre et faire absorber rapidement, mais, par ce deuxième procédé, le dégagement d'acide carbonique commence avant que l'absorption stomacale ne soit effectuée.

Citons encore, parmi les potions, la *potion de Todd*, ou potion alcoolisée, à base de teinture de cannelle et d'alcool.

## IV. — ÉMULSIONS.

Les émulsions sont des liquides d'apparence laiteuse qui sont constitués par une matière grasse ou résineuse, tenue en suspension dans l'eau au moyen soit d'une matière albuminoïde naturelle, soit d'une gomme ou de jaunes d'œufs, soit par tout autre procédé.

***Lait.*** — Le lait est le type des émulsions naturelles. Il se compose d'une substance grasse, le beurre, émulsionné dans un liquide, sucré par la lactose ou sucre de lait, contenant de l'albumine et de la caséine. Par coagulation au moyen d'un acide ou de présure, le lait donne le fromage, formé en partie de caséine.

Le lait est si précieux en thérapeutique que l'on peut presque e considérer comme un médicament naturel. L'hygiène doit donc exiger sa grande pureté. Nulle substance cependant n'est plus falsifiée.

Le bon lait doit contenir de 3 à 4 p. 100 de beurre, de 5 à 6 p. 100 de lactose ou de sucre de lait, 3 p. 100 de caséine et environ 13 p. 100 de matières solides.

Il ne doit avoir aucune mauvaise odeur.

Il est difficile d'apprécier le lait au simple examen : l'analyse est nécessaire, mais elle est indispensable toutes les fois que ce lait est livré en grande quantité.

***Émulsions artificielles.*** — Parmi les émulsions, nous citerons celle d'*huile de foie de morue*, dans laquelle cette huile est maintenue en suspension par une décoction de *Carragahen.*

***Loochs.*** — Nous citerons encore les loochs, qui sont des émulsions d'amandes.

Le *looch blanc*, ou *potion émulsive gommée*, est composé d'un lait d'amandes douces, aromatisé par quelques amandes amères, qu'on bat en l'additionnant d'un peu de gomme et d'eau de fleur d'oranger.

Il est dangereux d'ajouter du calomel au looch qui contient des amandes amères.

Cette potion émulsive est essentiellement altérable et ne doit être préparée qu'au moment du besoin. En effet, elle se sépare seule ; à plus forte raison, l'addition de substances acides, astringentes et alcooliques, détermine aussi cette décomposition.

Le *looch huileux* est une potion émulsive dans laquelle les amandes sont remplacées par de l'huile d'amande émulsionnée par de la gomme.

## V. — TEINTURES.

Les teintures alcooliques ou alcoolés sont des médicaments liquides qui résultent de l'action dissolvante de l'alcool sur diverses substances.

***Alcool.*** — L'alcool est un liquide incolore, d'une odeur vive, d'une saveur brûlante, obtenu soit par la distillation du vin, soit par celle de substances renfermant du sucre et capables de subir la fermentation alcoolique, tels les fruits sucrés, les grains, les fécules.

Anciennement, la plus grande partie de l'alcool provenait du vin. Actuellement, la presque totalité de l'alcool provient soit de la betterave (alcool du Nord), soit des grains ou de la fécule. On l'amène au degré de pureté nécessaire par plusieurs rectifications.

On appelle *titre* de l'alcool la quantité pour 100, en volumes, qu'il contient d'alcool pur à 100°.

Les titres où l'alcool est le plus employé en pharmacie sont ceux de 60°, 70°, 80°, 90°, 95°.

L'alcool étant un corps assez inflammable, il faut prendre des précautions lorsqu'on le manie près d'une lumière.

***Préparation des teintures.*** — Les teintures sont *simples* quand elles sont préparées avec une seule substance ; *composées* dans le cas contraire. Elles se préparent par macération ou par lixiviation, dans un appareil en fer, porcelaine ou fer-blanc, dénommé *percolateur*, comme pour le café. Les substances qui servent à la préparation des teintures doivent être bien divisées pour augmenter l'action de l'alcool. Le degré de celui-ci est approprié à la nature de la substance, suivant les titres ci-dessus.

***Teintures diverses.*** — *Teintures de drogues actives.* — Toutes les teintures de drogues très actives doivent être préparées par lixiviation, avec de l'alcool à 70°, de telle façon que, suivant la décision de la *Conférence internationale de Bruxelles* (1902), *le poids de la teinture obtenue soit égal à dix fois le poids de la substance employée.*

Exemples : *teintures de racine d'aconit*, *de belladone*, *de camphre*, *d'iode*, etc.

*Teintures de camphre.* — La teinture de camphre concentrée, ou *alcool camphré*, contient 1 partie de camphre pour 9 d'alcool. Elle se reconnaît à son odeur bien franche de camphre, n'ayant aucun parfum secondaire, pouvant résulter de l'emploi d'alcool inférieur. Elle laisse par évaporation à l'air libre un résidu blanc de camphre.

La teinture de camphre faible, ou *eau-de-vie camphrée*, contient seulement 1 partie de camphre pour 39 d'alcool à 60°.

*Teinture d'iode.* — La *teinture d'iode* renferme 1 partie d'iode pour 9 d'alcool à 95°, soit le dixième de son poids d'iode.

Il est nécessaire, comme nous l'avons vu, qu'elle soit fraîchement préparée pour éviter la formation d'acide iodhydrique, qui produit une sensation de brûlure sur la peau.

On fait encore usage de solutions alcooliques d'iode d'un titre moins élevé, notamment pour l'emploi chirurgical.

*Élixir parégorique.* — La teinture d'opium camphrée ou d'opium benzoïque, désignée généralement sous le nom d'*élixir parégorique*, renferme du camphre et de l'acide benzoïque dissous dans de l'alcool à 60° aromatisé à l'anis.

Dix grammes de cette solution renferment en outre 5 centigrammes de poudre d'opium, qui correspondent à 25 milligrammes d'extrait d'opium et à 5 milligrammes de morphine.

Cet élixir parégorique du *Codex 1908* n'est donc pas un élixir à prendre par *gouttes*, puisqu'une cuillerée à café correspond à peine à 1 centigramme d'extrait d'opium et à 2 ou 3 milligrammes de morphine.

*Laudanum de Sydenham.* — La teinture d'opium et de safran est indiquée sous le nom de *laudanum de Sydenham.* C'est une macération d'opium et de safran dans l'alcool à 30°, aromatisée par la cannelle et la girofle. 1 gramme de ce laudanum correspond à 10 centigrammes de poudre d'opium, à 5 centigrammes d'extrait et à 1 centigramme de morphine.

Le laudanum est très employé : à l'intérieur, à la dose de quelques gouttes, en lavements et potions ; à l'extérieur, dans les liniments et pour arroser les cataplasmes.

## VI. — SIROPS.

Les sirops sont des médicaments liquides, ayant une consistance visqueuse, qu'ils doivent à une forte proportion de sucre formant environ les deux tiers de leur poids.

**Sucre.** — Le sucre blanc ou saccharose est souvent employé comme véhicule dans la préparation des médicaments, en raison de sa saveur caractéristique. Il provient de produits naturels tels que la canne à sucre (sucre colonial), la betterave (sucre de betterave). Il se transforme en glucose dans certaines conditions et devient alors susceptible de subir la fermentation alcoolique.

**Préparation et conservation.** — Les liquides qui servent à dissoudre le sucre des sirops sont les eaux distillées, les solutés, les sucs de plantes, les infusés et décoctés, les liqueurs émulsives ou vineuses.

On ne doit employer que du sucre blanc, dont la proportion, fixée pour chaque cas particulier, est moins élevée pour les sirops préparés avec les liqueurs vineuses ou avec les sucs acides.

Les sirops doivent être renfermés, après refroidissement, dans des bouteilles bien sèches, que l'on place dans un endroit frais.

Les sirops s'altèrent facilement, particulièrement les sirops à base de substances végétales, lorsqu'ils sont laissés dans un endroit un peu chaud et qu'ils sont entamés. Cette altération se reconnaît à une odeur particulière *sui generis*, à l'aspect gazeux du liquide et aux bulles qui viennent surnager à la surface, au son sourd que rend la bouteille quand on la frappe légèrement ; souvent aussi le bouchon de la bouteille saute. Un sirop fermenté doit être rejeté. Ce phénomène se produit surtout avec les sirops ne contenant pas assez de sucre et qui ne sont pas *assez cuits* ; si les sirops sont *trop cuits*, le sucre cristallise au fond de la bouteille.

Les sirops se divisent en *sirops simples* et en *sirops composés*, suivant qu'ils sont préparés avec une ou plusieurs substances médicamenteuses.

***Sirops simples.*** — Le type du sirop simple est celui ayant pour base l'eau distillée ordinaire. D'autres sirops de ce genre se préparent avec une infusion, le suc des plantes, le suc des fruits ou *sucs acides* ou avec une seule substance dissoute (acide citrique).

**Sirops préparés avec les sucs acides.** — Les *sucs acides* sont retirés des fruits, dont on les extrait en soumettant ceux-ci à la presse après les avoir écrasés à la main ou après qu'ils ont été déchirés à la râpe.

Souvent les sucs de fruits subissent une légère *fermentation*. Cette fermentation a la propriété de clarifier les sucs acides ; on doit l'arrêter dès que le suc est suffisamment éclairci pour traverser aisément les filtres. On conserve alors ces sucs acides dans des bouteilles soumises à la chaleur d'un bain-marie ou mieux, stérilisées.

Il est souvent préférable de les transformer en sirops immédiatement après leur préparation. Il importe que la fermentation n'ait pas été poussée trop loin pour les sucs acides, car elle altérerait leur saveur et leurs propriétés, mais il faut que cette transformation soit suffisante, ce qui demande environ vingt-quatre heures. Dans le cas contraire, si l'on opérait par exemple avec des groseilles et que la fermentation ne soit pas poussée assez loin, on ferait de la *confiture* au lieu de préparer du sirop, car la substance dénommée *pectine,* qui fait prendre la gelée de groseille par refroidissement, ne serait pas complètement modifiée.

C'est avec des sucs de *cerise*, de *citron*, de *coing*, de *framboise*, de *groseille*, de *mûre*, de *nerprun*, qu'on prépare les sirops de mêmes noms.

Les *sirops tartrique* et *citrique*, qui servent à faire les limonades tartrique et citrique, se préparent en dissolvant 10 grammes d'acide tartrique ou citrique dans 10 grammes d'eau distillée, et en ajoutant ce soluté à 980 grammes de sirop de sucre. En additionnant le sirop citrique d'alcoolature de citron ou d'orange, on obtient des sirops très agréables, dénommés sirops de *limon* ou d'*orange*.

***Sirops composés.*** — La préparation des sirops composés est en général fort longue, peu facile, et demande beaucoup de soins.

***Utilité des sirops.*** — Les sirops facilitent donc l'administration d'un grand nombre de substances ; ils aident aussi à leur conservation, fournissent aux médecins des sortes de solutions médicamenteuses actives préparées d'avance et de concentrations connues.

**Substances actives des sirops.** — Il est utile de donner ici la contenance en substances actives de certains sirops, par cuillerées à soupe de 20 grammes :

| | |
|---|---|
| Sirop de belladone............... | 2 grammes de teinture. |
| — de biiodure de mercure..... | 0gr,01 de biiodure. |
| — de codéine................ | 0gr,04 de codéine. |
| — diacode.................. | 0gr,01 d'extrait d'opium. |
| — de digitale................ | 1 gramme de teinture de digitale. |
| — iodo-tannique............ | 0gr,04 d'iode. |
| — d'iodure de fer............ | 0gr,10 d'iodure de fer. |
| — d'ipéca.................. | 0gr,20 d'extrait d'ipécacuanha. |
| — de morphine............ | 0gr,01 de chlorhydrate de morphine. |
| — d'opium................ | 0gr,04 d'extrait d'opium. |
| — raifort iodé.............. | 0gr,02 d'iode. |

## VII. — POMMADES. — CÉRATS. — GLYCÉRÉS. AMMONIAQUE.

***Pommades.*** — Les pommades sont des médicaments de consistance molle qui ont pour base l'axonge, la lanoline, les corps gras ou la vaseline. Ces pommades renferment des substances médicamenteuses diverses, auxquelles elles doivent leurs propriétés thérapeutiques

Elles s'emploient pour l'absorption des médicaments par la voie cutanée.

**Axonge et corps gras.** — Les pommades à base d'*axonge* (retirée de la panne de porc) rancissent facilement ainsi que beaucoup d'autres pommades ayant pour base certains corps gras.

Les corps gras sont formés par la combinaison d'un acide gras, tels que les acides oléique, palmitique, stéarique, etc., avec la glycérine. On voit par cet exposé le rapport de la glycérine avec les corps gras.

**Vaseline.** — Les pommades à base de *vaseline* ne rancissent pas, puisque la vaseline, qui est retirée du résidu de la distillation de l'huile de pétrole, est absolument inaltérable. Elle n'est donc pas, à proprement parler, un corps gras.

**Graisse de laine.** — La *graisse de laine* provient du suint purifié des moutons. Cette graisse de laine est susceptible d'absorber deux fois son poids d'eau sans que sa consistance soit modifiée ; aussi la graisse de laine s'emploie rarement à l'état pur pour faire les pommades : on lui substitue la *lanoline* ou *lanoléine*, qui comporte 3 parties de graisse de laine pour 1 partie d'eau. La lanoline est un produit pâteux, blanc jaunâtre, presque inodore.

Souvent on prépare des pommades avec un mélange de lanoline et de vaseline; elles pénètrent plus facilement le derme et ne rancissent pas.

**Pommades diverses.** — Parmi les pommades les plus usitées, nous citerons la pommade d'acide borique ou *vaseline boriquée* ; la *pommade antipsorique* ou d'Helmerich, à base de soufre sublimé et de carbonate neutre de potassium ; la *pommade belladonée*, à base d'extrait de belladone ; la *pommade de calomel* ; la pommade de *chlorure mercurique*, qui doit porter l'étiquette *poison*.

Citons encore les *pommades citrine*, de *goudron*, d'*iodoforme*, d'*iodure de potassium* ; les *pommades mercurielles*, d'*oxyde de mercure*, de *précipité blanc*, etc.

***Cérats.*** — Les cérats sont des pommades à base de cire et d'huile : tels sont le *cérat de Galien* formé de cire blanche, d'huile d'amande et d'eau distillée de rose ; le *cold-cream* est un cérat dans lequel figurent du blanc de baleine, du benjoin et de l'essence de rose.

***Emplâtres.*** — Les emplâtres sont des médicaments destinés à l'usage externe, qui ont pour base tantôt un savon d'oxyde de plomb, tantôt un mélange de corps gras et de résine.

On sait qu'un savon est la combinaison d'acides gras avec un métal ; par exemple, le savon ordinaire et dur est un *savon de sodium* ; le savon mou est un *savon de potassium* ; le *savon d'oxyde de plomb* forme les *emplâtres* proprement dits.

Certains emplâtres, qui présentent une couleur brune par suite de l'altération d'une partie des corps gras, sont dénommés *emplâtres brûlés* (onguent de la mère).

Parmi les emplâtres, nous citerons : l'*emplâtre brun* ou *onguent de la mère Thècle*, l'*emplâtre de cantharide* ou de *mouches de Milan*, l'*emplâtre caoutchouté*, l'*emplâtre de diachylon gommé*, l'*emplâtre mercuriel* ou *emplâtre de Vigo*, l'*emplâtre vésicatoire*.

Quand ces emplâtres sont étendus sur des bandes de tissus, de fil ou de soie, ou même sur des feuilles de papier, on les nomme des *sparadraps*.

***Glycérés*** (*glycérine*). — Les glycérés ou glycérolés sont des pommades à base de glycérine. Le principal est le glycéré d'amidon.

**Glycérine**. — Nous avons vu que la *glycérine* provenait de la saponification des corps gras neutres, ainsi lorsqu'on soumet un corps gras à l'action de la soude, ou de la potasse, ou de tout autre oxyde métallique, il se produit de la glycérine. Cette glycérine se purifie par distillation dans le vide et par cristallisation. La glycérine, quand elle est desséchée, est un liquide de consistance sirupeuse, onctueuse au toucher, incolore, sans odeur à froid, mais qui laisse dégager, sous l'action d'une température assez élevée, une odeur forte d'*acroléine*; sa saveur est chaude, douce et sucrée; sa densité est voisine de celle d'un sirop.

La glycérine est miscible à l'eau et l'alcool ; elle est insoluble dans l'éther. Son pouvoir dissolvant participe à la fois de celui de l'eau et de celui de l'alcool; il s'étend à un grand nombre de substances médicamenteuses.

***Ammoniaque***. — L'*ammoniac*, à son état naturel, est un produit gazeux. Dissous dans l'eau, c'est un liquide incolore, l'*ammoniaque*, d'une saveur âcre, d'une odeur caractéristique, vive et suffocante. L'*ammoniaque* peut causer des cas d'asphyxie. Il faut se garder d'en respirer et surtout d'en faire respirer à quelqu'un par surprise.

Lorsqu'un flacon d'ammoniaque est débouché, le gaz s'en va peu à peu, et le liquide perd de sa force. Il faut donc le conserver dans des flacons bien fermés.

Lorsqu'on chauffe l'ammoniaque liquide, elle perd son gaz; vers 80°, presque tout le gaz ammoniac est parti; à l'ébullition, il n'en reste plus trace.

L'ammoniaque est rarement prescrite à l'intérieur. On l'emploie quelquefois comme remède contre l'ivresse à la dose de 1 gramme dans 150 grammes d'eau sucrée. Mais ce moyen est assez dangereux et, parfois, risque de déterminer l'asphyxie.

L'ammoniaque entre dans un certain nombre de préparations, dans quelques alcoolats, le *liniment ammoniacal*, l'*eau sédative*, le *baume Opodeldoch*, etc.

Elle sert également comme caustique pour faire des

vésicatoires et pour cautériser les morsures des animaux venimeux, ou les piqûres d'abeilles.

## VIII. — BAINS. — CATAPLASMES. — SINAPISMES.

***Bains.*** — Les bains médicinaux peuvent être préparés avec des solutés salins, alcalins, sulfureux, quelquefois de la gélatine, des infusés de plantes, des boues (bains radioactifs).

La quantité d'eau nécessaire pour un bain d'adulte est de 200, 250 ou 300 litres.

Le *bain alcalin* contient 250 grammes de carbonate de soude cristallisé.

Le *bain de Barèges* contient du monosulfure de sodium cristallisé, associé au sel marin et au carbonate de sodium.

Le *bain gélatineux* renferme 500 grammes de gélatine concassée.

Le *bain de sublimé* se prépare avec 20 grammes de chlorure mercurique coloré avec du carmin d'indigo.

Le *bain sulfuré* contient 100 grammes de sulfure de potasse et doit être donné dans des baignoires en zinc ou de préférence non métalliques.

Le *bain dit de Vichy* contient 500 grammes de bicarbonate de soude.

Le *bain de tilleul* se fait avec 500 grammes de tilleul.

***Cataplasmes.*** — On désigne sous ce nom une bouillie épaisse destinée à être employée en applications externes.

De nombreuses substances servent à la fabrication des cataplasmes : ce sont des farines, des poudres, des pulpes de plantes sèches ou fraîches.

Mais, de toutes ces substances, la plus commune est la *farine de graine de lin*, qui contient une grande quantité de matière mucilagineuse. D'autres farines peuvent servir à cet usage ; on peut employer les farines de *blé*, d'*orge*, de *seigle*, d'*amidon*, et surtout la *fécule de pommes de terre*. En général, les cataplasmes préparés avec les farines sont d'autant meilleurs que celles-ci conservent plus longtemps l'eau qu'elles ont absorbée.

La préparation des cataplasmes est assez simple.

Pour le cataplasme de farine de lin, on prend la quantité nécessaire de farine; on la dilue dans l'eau froide de manière à faire une bouillie très claire, puis on chauffe en remuant continuellement jusqu'à ce que la masse ait pris une consistance convenable. On peut également employer l'eau bouillante au lieu de l'eau froide.

La farine de lin doit être employée fraîche, car son ancienneté la fait devenir rance et acide. La bonne farine de lin se tasse en une seule masse dans la main fermée et conserve sa forme après qu'on a cessé la pression. Elle est à peu près inodore, d'une saveur douce; elle graisse instantanément le papier sur lequel on la presse.

Pour les cataplasmes de *farine de blé* et *d'orge*, on opère de la même manière.

Le cataplasme *de fécule* se prépare avec :

| | |
|---|---|
| Fécule | 100 |
| Eau | 1 000 |

On délaie la fécule dans le double de son poids d'eau. On porte le restant de l'eau à l'ébullition; on y ajoute peu à peu, en remuant continuellement, la bouillie de fécule, et on fait bouillir le tout quelques instants.

Il arrive souvent que le cataplasme doit être additionné de poudre, de teinture, de laudanum. Dans ce cas, il vaut mieux *répandre la substance à la surface du cataplasme* que de l'incorporer dans la masse. Lorsque la substance à ajouter est volatile, comme le camphre, il faut attendre que le cataplasme soit tiède.

Les cataplasmes *maturatifs* doivent être appliqués chauds; les *révulsifs*, plus chauds encore, à moins qu'ils ne contiennent de la moutarde. Les cataplasmes *calmants* demandent à être mis tièdes; enfin, lorsque la région sur laquelle il faut les poser est rouge, enflammée et très douloureuse, il faut qu'ils soient employés froids.

**Cataplasmes spéciaux.** — Enfin on trouve tout préparés dans le commerce des cataplasmes dont la base est le *fucus*. Il suffit de les tremper dans l'eau chaude jusqu'à gonflement, et l'on s'en sert comme d'un cataplasme ordinaire. Ils sont enveloppés parfois d'un peu d'ouate : ce sont les *cataplasmes ouatés*.

***Sinapismes.*** — Les cataplasmes qui ont pour base la farine de moutarde prennent le nom de *sinapismes*. Pour préparer un sinapisme, on délaie la farine de moutarde dans l'eau à la température ordinaire, 15 à 20° environ, de façon à faire une pâte que l'on applique sur la partie indiquée. Il est absolument nécessaire de se servir d'eau à peine tiède pour faire le sinapisme, et il faut surtout se garder d'ajouter du vinaigre sous prétexte de l'avoir plus fort car on obtiendrait le résultat opposé. Il existe en effet dans la moutarde deux principes qui, en réagissant l'un sur l'autre, donnent l'essence de moutarde, l'agent actif des sinapismes. Or, l'une de ces substances est détruite par la chaleur ou par les acides, par conséquent il est de toute nécessité de les éviter.

On doit *surveiller l'action d'un sinapisme* et le retirer lorsque l'action rubéfiante s'est produite, car un contact prolongé peut amener des brûlures.

**Cataplasmes sinapisés.** — Lorsqu'on a fait le cataplasme de farine de lin et qu'on le saupoudre de farine de moutarde, au moment de l'appliquer sur la peau, on a préparé un *cataplasme sinapisé*. Il peut encore se préparer en mettant parties égales de farines de lin et de moutarde dans l'eau légèrement chaude, qu'on délaie rapidement et qu'on applique sur la peau.

Les *sinapismes en feuilles* consistent dans l'application de farine de moutarde déshuilée sur des feuilles de papier, au moyen d'un liquide agglutinatif qui ne contient ni eau, ni alcool, ni matières grasses. Quand on veut les employer, on les trempe dans l'eau froide avant de les appliquer sur la peau. On le recouvre d'une serviette pliée pour assurer le contact.

## IX. — FIXATEURS.

Parmi les fixateurs, nous citerons le *collodion*, les *solutions de gutta-percha*, le *silicate de potasse*.

***Collodion.*** — Lorsqu'on plonge du coton cardé dans un mélange d'acides sulfurique et nitrique pendant un certain temps et qu'on le lave ensuite pour enlever l'excès d'acide, on obtient, après dessiccation, un produit qui ressemble extérieurement au coton primitif, mais qui a acquis des propriétés nouvelles, entre autres celle de constituer un explosif des plus violent. C'est le *fulmi-coton* ou *coton-poudre*, appelé aussi *pyroxiline*.

Le fulmi-coton ainsi obtenu est devenu soluble dans un mélange d'alcool et d'éther; cette solution constitue le *collodion*.

En y ajoutant de l'*huile de ricin*, le collodion devient *élastique*.

Le collodion est un liquide sirupeux, d'une odeur éthérée. Lorsqu'on l'étend sur une surface, l'éther s'évapore, et il reste une pellicule adhérente que l'on rend aussi épaisse qu'il est nécessaire par des applications répétées.

Le collodion est employé en chirurgie et en médecine pour les petites plaies, contre certaines hémorragies et pour faire de petits appareils compressifs.

**Éther**. — L'*éther*, dont il vient d'être parlé, est un liquide incolore, très mobile, d'une odeur particulière, forte et suave, qui laisse dans la bouche une impression de fraîcheur.

L'éther est un liquide très volatil et très inflammable. Sa vapeur, mêlée à l'air, constitue des mélanges qui détonnent violemment au contact d'une flamme. Il faut donc absolument ne pas manier ce produit à la lumière. L'éther est un médicament très employé. A l'intérieur, on s'en sert comme antispasmodique; on le fait respirer dans les syncopes et on l'applique sur le front pour soulager les maux de tête.

L'éther a été le premier anesthésique connu. Les premières opérations, sur un sujet endormi par son influence, ont été faites en 1846. Actuellement, l'éther sert surtout à provoquer de petites anesthésies locales. On le répand sur la partie à insensibiliser, et il agit par le froid produit par son évaporation rapide. On le remplace souvent par le *chlorure d'éthyle*, qui agit plus rapidement et d'une manière plus intensive.

***Solutions de gutta-percha.*** — Les *solutions de gutta-percha* se font généralement dans le chloroforme. Elles recouvrent la peau d'une pellicule caoutchoutée, à laquelle on peut incorporer des médicaments, par exemple l'*acide chrysophanique.*

**Chloroforme.** — Le *chloroforme* est un liquide incolore, très mobile, difficilement inflammable, d'une assez grande densité, d'une odeur éthérée rappelant celle de la pomme de reinette, d'une saveur sucrée.

Le chloroforme est une des substances les plus employées dans les liniments, où il est associé soit au baume tranquille, au baume de Fioraventi, au laudanum, etc.

Mais ce qui le rend encore plus précieux, ce sont ses *propriétés anesthésiques.* Dans ce cas, il faut qu'il soit absolument pur. L'anesthésie par le chloroforme demande de grandes précautions et doit être nécessairement pratiquée par le médecin.

On emploie le chloroforme à l'intérieur comme antispasmodique, par exemple dans l'*eau chloroformée.*

***Silicate de potasse.*** — Le *silicate de potasse*, en solution concentrée, se présente sous la forme d'un liquide très épais, visqueux, d'une couleur un peu jaune verdâtre. Cette solution, abandonnée à l'air en couches minces, se dessèche rapidement et jouit de la propriété de réunir entre elles deux couches de solution juxtaposées.

La chirurgie a utilisé les qualités adhésives du silicate pour en faire des appareils inamovibles afin d'obtenir l'immobilité d'un membre, après une fracture par exemple.

Les avantages des bandages au silicate sont leur légèreté relative, leur résistance à la déformation et le temps assez court qu'il leur faut pour sécher. Le silicate de potasse a presque exclusivement remplacé la *dextrine*, autrefois très employée pour cet usage.

Il faut se servir bien exactement de silicate de potasse. Le silicate de soude, qui lui ressemble extérieurement, ne donne pas de bons résultats. Il sèche à peine, colle peu ; il est donc impropre à faire les bandages inamovibles.

## X. — MÉDICAMENTS INJECTABLES.

Les médicaments injectables renferment des substances actives qui sont destinées à être introduites dans l'organisme, soit directement sous la peau (*injections hypodermiques*), soit dans l'intérieur des muscles (*injections intramusculaires*), soit dans les veines (*injections intraveineuses*), soit dans le liquide céphalo-rachidien (*injections intrarachidiennes*).

La quantité à injecter est très variable. Elle n'est très souvent que de 1 centimètre cube, mais elle va jusqu'à 2, 5, 10, 50, 100, 200, 500 et même 1 000 centimètres cubes.

Les injections d'un petit volume contiennent généralement des substances très actives, telles que la *caféine*, la *morphine*, les *sels mercuriels*. Au contraire, quand les injections sont d'un grand volume, elles ne contiennent généralement que des solutions de sel marin à 7 p. 1 000 ; on les appelle improprement *sérums physiologiques*, puisqu'on doit désigner plutôt sous le nom de *sérum* un produit provenant du sang des animaux.

Les liquides qui servent de véhicule aux médicaments injectables sont généralement l'eau, souvent l'huile et parfois l'éther, lequel s'injecte d'ailleurs le plus souvent seul et sans addition d'aucune autre substance.

Presque toujours, ces médicaments injectables sont en solution dans les véhicules appropriés, mais souvent aussi ils sont en suspension.

Les médicaments injectables doivent toujours être *stériles* c'est-à-dire exempts de tous germes infectieux. Si les substances ne craignent pas la chaleur, on les stérilise à la *chaleur sèche* (150°) ou à la *chaleur humide* au moyen de l'autoclave (110 à 120°). Si au contraire les substances peuvent être altérées par l'élévation de la température, la stérilisation se fait à *froid* et à la *bougie* de porcelaine dégourdie; elle peut aussi se pratiquer en portant quotidiennement la substance d'une température assez basse pour ne pas l'altérer et assez élevée pour détruire les germes (60° environ). C'est le procédé de *chauffage discontinu* ou *tyndallisation.*

Il est préférable de conserver les médicaments stérilisés dans des *ampoules* qui ont l'avantage d'éviter le contact de l'air et d'être titrées de manière à pouvoir être employées en une seule fois; mais on peut, par exception, conserver aussi ces produits dans des flacons bouchés à l'émeri.

Le liquide à injecter doit être absolument limpide et ne pas présenter de dépôt. Cependant, nous l'avons vu, les dépôts des sérums d'animaux, provenant d'une légère oxydation, ne sont pas une altération.

Les médicaments injectables sont entrés dans la thérapeutique moderne. On injecte même de l'*eau de mer* puisée à une certaine distance des côtes.

Comme type d'injection hypodermique à faible volume, nous citerons l'*injection de morphine.*

*Chlorhydrate de morphine injectable.* — Le chlorhydrate de morphine se présente sous la forme de petites masses, généralement cubiques, ou d'une poudre blanche grenue. C'est un alcaloïde retiré de l'opium, par suite l'un des poisons les plus dangereux. Il sert, comme nous l'avons dit, de base au sirop de morphine, qui est administré comme calmant. Cependant il s'emploie plus souvent en injections hypodermiques.

La solution de chlorhydrate de morphine est une solution au cinquantième dans l'eau distillée. Le *Codex* se contente simplement de la stériliser en la plaçant, pendant un quart d'heure, au bain-marie, en laissant légèrement entr'ouvert le bouchon à l'émeri, au moyen d'un fil interposé entre le goulot et ce bouchon.

Les injections de morphine se font à la dose habituelle de un centimètre cube renfermant 2 centigrammes de chlorhydrate de morphine. Elles ne doivent être pratiquées que sur ordonnance formelle du médecin, qui en détermine la dose et le nombre. L'infirmière doit donc résister, d'une façon absolue, à toute demande d'injection de morphine en dehors de ce qui est prescrit. L'abus de ces injections amène rapidement une perturbation des forces physiques et intellectuelles, détermine un état de faiblesse et de débilité extrême, occasionnant parfois la mort d'une façon très rapide (morphinomanie).

# III. — ASEPSIE ET AGENTS ANTISEPTIQUES. TOXICOLOGIE. ANALYSES DES LIQUIDES BIOLOGIQUES.

## I. — ASEPSIE ET AGENTS ANTISEPTIQUES.

**Différence entre l'asepsie et l'antisepsie. — Désinfection. — Agents désodorants. — Agents antitoxiques : action mécanique et action chimique. — Agents antiseptiques : agents antiputrides (physiques et chimiques). — Agents antivirulents : physiques ; chimiques (phénol, acide thymique, acide borique, sublimé ; antiseptiques divers comme l'eau oxygénée, le perborate de soude, permanganate de potasse, iodoforme, fumigations de formol).**

### *I. — Différence entre l'asepsie et l'antisepsie.*

Lorsqu'une substance animale ou végétale est abandonnée à l'air, dans certaines conditions de chaleur et d'humidité, il ne tarde pas à s'établir un phénomène de décomposition de ce corps, qui éprouve ce qu'on appelle la *fermentation putride.* Cette fermentation est déterminée par de petits corpuscules vivants contenus dans l'air atmosphérique ; ces germes, au contact de la matière organique, se développent en détruisant peu à peu cette matière. Cette altération est accompagnée de la production de gaz qui répandent parfois une odeur insupportable.

Une substance est *aseptique* quand elle ne renferme aucun germe. Si la substance n'est pas aseptique, elle acquiert cette propriété par l'action de divers agents physiques ou chimiques. Les agents chimiques ainsi employés sont les *antiseptiques* ou destructeurs de germes.

Nous n'avons pas à nous étendre ici sur l'utilité ou l'inconvénient de la privation des germes. Disons seulement que, s'il existe des germes nuisibles, comme les *germes pathogènes*, qui sont susceptibles d'engendrer les maladies, d'autres sont utiles, comme différents *ferments* qui sont nécessaires à la vie. N'est-ce pas d'ailleurs sous l'action de ces derniers que se produisent les fermentations qui donnent naissance au vin, au vinaigre ; n'emploie-t-on pas la pepsine, le ferment lactique et bien d'autres encore, qui favorisent les fonctions de l'organisme humain?

Quoi qu'il en soit, nous ne nous occuperons ici que de l'opération pratique de la *désinfection*.

## *II. — Désinfection.*

La désinfection a pour but de neutraliser et de rendre inoffensifs les gaz toxiques qui peuvent se produire en certains cas, de détruire les germes infectieux et, enfin, accessoirement, de se priver d'une mauvaise odeur.

Souvent, on confond vulgairement le but accessoire avec le but principal : on dit que l'on a « désinfecté » quand on est parvenu à détruire ou à chasser une mauvaise odeur, soit avec du parfum, soit en aérant la pièce. C'est une erreur, car la désinfection consiste dans la *destruction de la source infectieuse* plutôt que dans l'absence d'odeurs désagréables.

Pour arriver à ce résultat, on a recours à divers agents de désinfection. La classification suivante, dont le principe est dû à M. Vallin, donne les renseignements généraux utiles.

## Agents de désinfection.

|  |  |  |  |  |
|---|---|---|---|---|
| 1° Désodorants... | Ne sont nullement désinfectants et se bornent à substituer une odeur agréable à une odeur mauvaise : clous fumants, pulvérisations d'eau de senteur, etc. | | | |
| 2° Antitoxiques... | Généralement sans action sur les germes, agissant en s'opposant à l'action des gaz méphytiques.... | Agissant mécaniquement ou absorbants physiques...... | | Charbon. |
| | | Agissant chimiquement en se combinant aux gaz délétères...... | | Sulfate de fer.<br>— de zinc.<br>— de cuivre.<br>Chlorure de zinc. |
| 3° Antiseptiques.. | 1° Antiputrides ... | Action retardatrice de la putréfaction, mais pas de destruction des germes putréfiants.. | | Physiques : froid, vide.<br>Chimiques : sel, tanin. |
| | 2° Antivirulents... Sont les antiseptiques vrais, tuant les germes putréfiants ou pathogènes. | Physiques...... | | Chaleur sèche à 140°.<br>— humide à 115°. |
| | | Chimiques. | Lavages et pulvérisations. | Bichlorure de mercure.<br>Sulfate de cuivre.<br>Chlorure de zinc.<br>Permanganate de potasse.<br>Phénol, sublimé, eau oxygénée, etc. |
| | | | Fumigations. | Chlore.<br>Acide sulfureux.<br>Formol. |

**Agents désodorants.** — Les agents désodorants ne sont donc que de simples palliatifs.

Le *benjoin*, les *clous fumants*, le *papier d'arménie*, les pulvérisations d'*eaux de senteur* ne sont pas des désinfectants. S'ils remplacent ou couvrent une odeur désagréable par une autre, ils ne valent pas la simple ventilation, qui fait disparaître encore mieux, par l'aération, la mauvaise odeur des salles.

Le sucre, qu'on emploie beaucoup pour cet usage, a une action légèrement antiseptique à cause de l'aldéhyde formique qu'il produit en brûlant.

La combustion ou la décoction de feuilles d'eucalyptus agit de la même manière.

**Agents antitoxiques.** — AGENTS AGISSANT MÉCANIQUEMENT OU ABSORBANTS PHYSIQUES. — Ces agents agissent en absorbant les gaz. Le plus employé est le *charbon de bois* réduit en poudre grossière. On a calculé que la surface des pores contenus dans un gramme de charbon de bois représente huit mètres carrés.

Un volume de charbon de bois de chêne absorbe :

90 fois son volume de gaz ammoniac ;
55 fois son volume d'acide sulfhydrique ;
35 fois son volume d'acide carbonique.

Le charbon en poudre est également un élément puissant de conservation de l'eau. Dans les navires, l'eau est maintenue potable grâce à l'addition d'une certaine quantité de charbon dans les récipients contenant ce liquide.

AGENTS AGISSANT CHIMIQUEMENT. — Se combinent aux gaz méphytiques de manière à former avec eux des composés insolubles, inodores et inoffensifs.

On emploie principalement le *sulfate de fer*, *de cuivre*, *de zinc*, dont on se sert en solutions généralement de 5 à 10 p. 100.

Ils servent pour les besoins journaliers : désinfection

des fosses d'aisances, lavage et nettoyage des éviers et conduites d'eau usée.

En général, il faut donner la préférence aux sulfates de fer ou de cuivre, dont la couleur attire l'attention. Le sulfate de zinc cristallisé ressemble beaucoup aux sulfates de soude et de magnésie, et, comme il est un poison dangereux, son emploi demande une grande attention.

Le chlorure de zinc du commerce pour désinfection est à l'état liquide, ce qui le rend commode à utiliser. C'est une solution un peu caustique, quelquefois colorée en vert. De même que les sulfates de cuivre et de zinc, il est toxique. Il faut donc, dans son emploi, prendre les précautions d'usage.

**Agents antiseptiques.** — AGENTS ANTIPUTRIDES. — Les agents antiputrides agissent soit en retardant la putréfaction, soit en se combinant à la matière organique pour former un composé imputrescible.

L'application des agents antiputrides se retrouve à chaque instant dans l'économie domestique.

On conserve fort longtemps les viandes en les maintenant à une température au-dessous de 0°.

C'est par immersion dans l'alcool que l'on fait les fruits à l'eau-de-vie et que l'on peut conserver certaines pièces anatomiques.

Le sel, la fumure servent à la conservation des viandes.

La privation de l'air, après stérilisation, trouve son emploi dans la fabrication des conserves de légumes, où l'on applique journellement le procédé d'Appert.

Le tannage des cuirs en est encore une application. Le tanin contenu dans l'écorce de chêne, ou tan, mis en contact avec les peaux fraîches, se combine avec elles et les rend utilisables.

Ces exemples pourraient être multipliés, mais sont suffisants pour donner une idée de l'importance des agents antiputrides.

*Agents antiputrides interdits.* — Quelques-uns de ces agents, bien qu'aidant à la conservation des aliments et des boissons, sont interdits, en raison des dangers qu'ils peuvent produire sur la santé générale, notamment l'acide borique, le salicylate de soude, l'acide salicylique, le formol, etc.

AGENTS ANTIVIRULENTS. — Ces agents agissent en détruisant les microorganismes ; ce sont les vrais désinfectants.

Les *agents physiques* employés sont :

1° La *chaleur sèche* à plus de 140° ;

2° La *chaleur humide* à plus de 115°, moyen employé dans l'autoclave ;

3° Le procédé de *chauffage discontinu* ou *tyndallisation* ;

4° Les *rayons ultra-violets*, d'un usage récent, en particulier pour la stérilisation de l'eau et du lait.

Les *agents chimiques* sont extrêmement nombreux. Nous donnons ci-dessous une liste qui comprend les principaux, liste tirée du tableau dressé par le Dr Miquel, dans laquelle les antiseptiques sont classés suivant leur énergie, dans l'ordre de décroissance.

1° *Substances éminemment antiseptiques.*

Biiodure de mercure.
Eau oxygénée.
Bichlorure de mercure.
Azotate d'argent.

2° *Substances très fortement antiseptiques.*

Acide chromique.
Chlore.
Iode.
Acide cyanhydrique.
Iodoforme.
Bromoforme.
Chloroforme.
Sulfate de cuivre.

3° *Substances fortement antiseptiques.*

Acide salicylique.
Acide benzoïque.
Bichromate de potasse.
Acide picrique.
Gaz ammoniac.
Chlorure de zinc.
Acide thymique.
Acide chlorhydrique.
Acide nitrique.
Acide sulfurique.
Acide phosphorique.
Acide phénique.
Permanganate de potasse.
Alun ordinaire.
Tanin.
Acide citrique.
Acide tartrique.

*4° Substances modérément antiseptiques.*

Bromhydrate de quinine.
Acide borique.
Hydrate de chloral.
Salicylate de soude.
Sulfate de fer.

*5° Substances faiblement antiseptiques.*

Éther sulfurique.
Borate de soude.
Alcool éthylique.

*6° Substances très faiblement antiseptiques.*

Iodure de potassium.
Chlorure de sodium.
Glycérine.
Bromure de potassium.
Hyposulfite de soude.

Nous allons examiner les plus vulgaires parmi les plus couramment employés.

*Phénol.* — L'emploi de l'*acide phénique* ou *phénol* a marqué la première étape dans le progrès des pansements antiseptiques. On utilise sa solution en pulvérisation pour agir sur les organismes contenus dans l'air, ou lorsqu'on doit désinfecter des substances solides.

Le *phénol* ou *acide phénique* est quelquefois désigné sous le nom d'acide carbolique. A l'état naturel, il est cristallisé en masse solide. Son odeur est vive, pénétrante, plutôt désagréable. C'est un caustique violent : appliqué sur la peau, il produit des taches brunes ou blanches qui causent de vives douleurs. Il faut donc le manier avec de grandes précautions. A l'état de dissolution, son action est affaiblie, ce qui permet de l'employer dans les pansements.

L'acide phénique se dissout en faible proportion dans l'eau : le formulaire des hôpitaux indique une solution avec 10 grammes d'acide et 990 d'eau.

Le maniement du phénol cristallisé est assez difficile; lorsqu'on en a besoin d'une certaine quantité, il faut le faire fondre au bain-marie, ce qui demande un certain temps; par le refroidissement, il cristallise de nouveau.

On peut rendre l'acide phénique liquide en ajoutant à l'acide dissous au bain-marie 15 grammes d'alcool à 95° par kilogramme d'acide. Dans ces conditions, il ne se prend plus en masse par le refroidissement.

Une manière plus commode de s'en servir consiste à le faire fondre et à l'incorporer à son poids de glycérine : on a un liquide dont 2 grammes contiennent 1 gramme d'acide phénique, solution mère pour faire les eaux phéniquées.

On emploie deux solutions : l'une à 5 p. 100, *solution forte*; l'autre à 2 p. 100, *solution faible*. Il est utile de colorer ces solutions avec un peu de cochenille ou de fuchsine.

Depuis quelque temps, les propriétés antiseptiques du phénol ont été contestées ; il n'est plus admis par tout le monde que l'acide phénique seul puisse détruire les germes morbides. Néanmoins, l'on s'accorde généralement à reconnaître qu'il est suffisant dans la plupart des cas ; s'il ne tue pas complètement les microbes, il en suspend au moins la vitalité.

*Acide thymique.* — L'*acide thymique*, ou *thymol*, que l'on retire de l'essence de thym, est analogue au phénol et sert aux mêmes usages.

*Acide borique.* — L'*acide borique*, cristallisé, sel blanc au toucher soyeux, est un antiseptique peu actif, de faible acidité, qui sert surtout aux besoins de la toilette journalière à la dose de 20 à 30 grammes par litre.

*Sublimé.* — Contrairement à l'acide borique, le *sublimé*, très usité pour les lotions et les lavages, est un poison violent, et son emploi demande une grande attention. La solution la plus fréquente est de 1 gramme pour 1000 grammes d'eau distillée. L'addition d'acide tartrique, à la dose de 1 gramme par 0gr,25 de sublimé, permet de faire la solution avec de l'eau commune. Il est d'usage de colorer en bleu les solutions de sublimé afin d'éviter toute confusion.

Les infirmières se rappelleront que les vases contenant la solution de sublimé doivent porter une étiquette rouge (usage externe ou toxique).

En outre, cette solution attaquant en général les métaux, surtout l'argent, il faut éviter l'emploi d'ustensiles de métal lorsqu'on en fait usage.

*Antiseptiques divers.* — Les antiseptiques, qui agissent surtout en vertu de leur pouvoir oxydant, sont principalement l'eau oxygénée, le perborate de soude, le permanganate de potasse.

*Eau oxygénée.* — L'*eau oxygénée*, prise à 12 volumes, est la solution officinale. Elle peut dégager 12 fois son volume d'oxygène actif. Elle s'emploie généralement à la dose d'une partie pour 9 parties d'eau.

*Perborate de soude.* — Sous l'action de l'eau, il donne naissance à du borate de soude et à de l'eau oxygénée, d'où son action éminemment antiseptique.

*Permanganate de potasse.* — Agit aussi en vertu de la forte proportion d'oxygène qu'il contient et qu'il abandonne au contact de matières organiques qu'il colore en brun. On fait disparaître les taches de permanganate de potasse avec une solution de *bisulfite de sodium.*

Citons encore, parmi les antiseptiques, ceux qui servent à saupoudrer les plaies, comme l'*iodoforme*, l'*aristol*, le *salol.*

*Iodoforme.* — Il se présente en paillettes ou écailles cristallisées, souvent réduites en poudre pour l'usage thérapeutique, de couleur jaune-citron, d'une odeur caractéristique. Il est insoluble dans l'eau, soluble dans l'alcool, l'éther, le chloroforme, la benzine, les huiles. Il est souvent employé pour saupoudrer les plaies; il s'injecte en solution dans l'huile.

*Salol.* — Poudre blanche à odeur aromatique agréable, insoluble dans l'eau, soluble dans l'alcool, l'éther, le chloroforme, la benzine, la vaseline et les huiles grasses. S'emploie en solution et pour saupoudrer les plaies.

*Fumigations.* — Les vapeurs antiseptiques sont des désinfectants très actifs. Le *chlore*, l'*acide chlorhydrique*, l'*acide sulfureux* remplissent merveilleusement ce rôle. Le dernier sert, entre autres, dans l'industrie du blanchiment, à désinfecter les gilets de flanelle. Mais, comme ces gaz détériorent souvent les objets, on préfère employer les vapeurs d'*aldéhyde formique* ou *formol.*

Rappelons à ce propos un petit appareil très simple, dont le principe consiste à faire passer la vapeur d'alcool méthylique sur une coiffe de platine chauffée qui se maintient ensuite incandescente. On peut remplacer l'alcool méthylique par l'alcool ordinaire parfumé, il se forme de l'aldéhyde éthylique, et les parfums se répandent dans les pièces. Les lampes ainsi construites sont journellement employées dans les appartements pour détruire les mauvaises odeurs, et en particulier celle du tabac.

Mais la quantité d'aldéhyde produite n'est pas suffisante pour obtenir une désinfection sérieuse ; il faut se servir d'appareils spéciaux, ou encore de certaines préparations qu'on allume dans les pièces fermées et qui dégagent la quantité de formol nécessaire ; ce sont des *brûleurs.* Un seul brûleur suffit généralement pour désinfecter 20 mètres cubes.

On peut aussi tout simplement décomposer par la chaleur les composés de trioxyméthylène.

## II. — TOXICOLOGIE.

Poisons : différence avec les corps étrangers ; absorption et élimination. — **Empoisonnement : symptômes généraux, indications et traitement, neutralisation et antidotes généraux. Empoisonnements divers : sels métalliques (mercure, cuivre, plomb, bismuth, zinc, argent) ; alcalis ; acides ; cas spéciaux (antimoine, arsenic, phosphore, chlore, eau de Javel, sel d'oseille, chloroforme). Empoisonnements par les poisons organiques : origine végétale (champignons) et animale (moules et viandes gâtées) ; venins et virus (piqûres d'abeilles, morsures de vipères, piqûres de mouches suspectes, morsures de chiens enragés).**

### *I. — Poisons.*

On entend par *poison* ou *substance toxique* toute substance susceptible de causer la maladie ou la mort lorsqu'elle se fixe sur nos humeurs ou sur nos tissus.

**Principaux poisons.** — Nous donnons ci-dessous une liste des principaux poisons.

| | | |
|---|---|---|
| Poisons inorganiques ou du règne minéral. | | Sels métalliques.<br>Alcalis.<br>Acides minéraux. |
| Poisons organiques ou du règne végétal...................... | d'origine végétale. | Opium.<br>Ses préparations.<br>Ses alcaloïdes : morphine, codéine.<br>Tabac : nicotine.<br>Digitale : digitaline.<br>Belladone : atropine.<br>Ciguë : cicutine.<br>Noix vomique : strychnine.<br>Champignons. |
| | d'origine animale.. | Moules.<br>Viandes gâtées.<br>Cantharides.<br>Venins (abeilles, vipères). |

**Corps étrangers. — Il peut y avoir introduction dans le tube digestif de substances qui, par elles-mêmes, ne sont pas des poisons, mais qui créent un danger d'ordre mécanique en**

raison de leurs formes anguleuses et tranchantes. Elles peuvent amener des lésions graves, tels sont l'émail et le verre pilé. Il faut gorger le malade de panade, de soupe épaisse, de manière à envelopper ces objets, dont on provoque ensuite l'évacuation par le vomissement. Dans le cas d'un os ou d'une arête de poisson, on peut donner de la limonade chlorhydrique pour dissoudre au moins partiellement et arrondir les angles.

Absorption. — Un corps ne peut agir comme poison qu'après son *absorption*. Cette absorption s'effectue soit par la *peau*, soit par les *voies digestives* ou *respiratoires*.

L'absorption par la peau saine se fait difficilement; elle est au contraire rapide lorsque la peau est dénudée ou si l'on pratique des injections sous-cutanées.

Par les muqueuses et les voies digestives, l'absorption est assez difficile et se fait d'autant plus facilement que les substances toxiques sont plus divisées ou en solution.

L'action des substances introduites par la bouche est plus vive quand l'estomac est vide que lorsqu'il est plein.

Par les voies pulmonaires, l'absorption se fait avec une extrême rapidité. Les poisons gazeux agissent, en général, avec la plus grande énergie.

Élimination. — Lorsqu'un corps appartenant à la série des poisons est ingéré, une élimination tend à s'effectuer, soit par la peau, les muqueuses, les voies respiratoires ou l'urine. C'est cette élimination qui permet d'employer en médecine des substances toxiques comme médicaments.

## *II. — Empoisonnement.*

L'empoisonnement est l'ensemble des effets produits par l'absorption d'une matière toxique.

Les empoisonnements proviennent parfois de causes ignorées, par exemple dans le cas de l'oxyde de carbone, qui, sans odeur, traîtreusement intoxique l'économie.

Souvent l'empoisonnement est volontaire : il est provoqué

par la personne elle-même ou, le plus souvent, par des mains criminelles.

**Symptômes généraux.** — En général, on devra penser à un empoisonnement quand, chez une personne en état de santé parfaite, on verra surgir quelques-uns des symptômes suivants :

Syncopes.
Nausées.
Coliques.

Douleurs épigastriques accompagnées de : Soif ardente. Sueurs froides. Saveur âcre et brûlante.

Souvent : vomissements pénibles ou sanguinolents.
Parfois : mouvements convulsifs ou prostration.

**Indications générales.** — Toutes les fois que l'on soupçonnera l'empoisonnement, il faut tâcher, *mais avec la plus grande rapidité*, de savoir en présence de quel genre d'empoisonnement on se trouve. A cet effet, il faut interroger le malade, s'il peut répondre, ou les assistants, s'il s'en trouve. Chercher des traces qui peuvent éclairer, sur le sol, sur les vêtements, le visage, les mains; sentir l'haleine : on reconnaît ainsi des empoisonnements par le phosphore (odeur alliacée) ou l'acide phénique, etc. Une intoxication par le laudanum sera décelée par la couleur jaune que l'on verra autour de la bouche ; des traces de brûlures indiqueront l'emploi d'un acide. Mais ces constatations doivent être faites pour ainsi dire en un clin d'œil, et il arrivera souvent que l'on n'aura aucun indice sur la nature du poison.

**Traitement général.** — PREMIÈRES PRÉCAUTIONS. — La voie d'introduction du poison, lorsqu'elle est connue, donne la première indication sur la conduite à tenir :

S'agit-il de la voie stomacale? il y aura lieu, le plus souvent, de chercher à débarrasser l'estomac ;

Le poison a-t-il pénétré par la voie cutanée? il faut, sans délai, enlever le pansement ou la pommade toxique ;

Est-ce la voie pulmonaire qui a été suivie? on amènera

immédiatement le malade au grand air et on lui fera respirer de l'oxygène.

Dans les trois cas, il sera vraisemblablement nécessaire de remonter les forces du malade. On préparera donc, en attendant l'arrivée du médecin, tout le matériel nécessaire pour une injection d'eau salée à 7 p. 1000.

1° Évacuation. — Il faut éviter d'abord, autant que possible, l'absorption du poison, et, à cet effet, procéder sans retard à l'évacuation.

L'évacuation, indispensable lorsqu'il y a peu de temps que le poison a été absorbé, est encore très utile quelques heures après.

Il faut provoquer les vomissements par les moyens les plus rapides : la titillation de la luette avec une barbe de plume, l'introduction du doigt dans la bouche, puis enfin les vomitifs. Pour l'emploi de ces derniers, on attendra autant que possible l'arrivée du médecin. En cas d'urgence absolue, on fera dissoudre 10 centigrammes d'émétique dans un demi-verre d'eau, que l'on administrera en plusieurs fois, à quelques minutes d'intervalle. On se sert également, comme vomitif, de 20 centigrammes de sulfate de cuivre, dans deux cuillerées d'eau, et enfin de poudre d'ipéca, à la dose de 1gr,50 à 2 grammes, moyen généralement préférable.

Lorsque plusieurs évacuations ont eu lieu, on fait boire force eau tiède pour faciliter la fin de l'évacuation et laver l'estomac. Mais il ne faudrait pas donner de l'eau tiède en grande quantité au début, car, dans la plupart des cas, cette eau aiderait à la dissolution du poison et pourrait faciliter l'absorption. Il faut, nous le répétons, ne la donner qu'après plusieurs vomissements.

Lorsque ces moyens sont insuffisants, ou impraticables, il faut avoir recours à la sonde œsophagienne ou à la pompe gastrique.

En outre, et surtout si l'ingestion a eu lieu depuis quelques heures, il faut administrer un purgatif énergique, soit par la bouche, soit en lavement. En général, sauf les cas d'empoisonnements par le phosphore, l'huile de ricin sera préférée.

Lavement purgatif .. { Infusion de 20 grammes de séné dans un demi-litre d'eau. Passer et ajouter : sulfate de soude, 20 grammes.

Le lavement purgatif est presque toujours utile et ne serait nuisible que dans le cas exceptionnel d'un caustique introduit par la voie rectale.

On peut également, au début d'un traitement, employer l'éméto-cathartique suivant :

| | |
|---|---|
| Sulfate de soude ........................ | 30 grammes. |
| Émétique........................... | 0gr,10 |
| Eau............................... | 500 grammes. |

(On désigne sous le nom d'éméto-cathartique un médicament agissant à la fois comme vomitif et purgatif.)

2° Neutralisation. — Aussitôt l'évacuation pratiquée, il faut appliquer l'antidote convenable, c'est-à-dire la substance capable de neutraliser le poison.

*Antidotes généraux.* — Il n'existe pas, malheureusement, d'antidote pouvant réussir à combattre tous les empoisonnements en général.

Cependant, parmi les antidotes généraux des poisons métalliques (alcalis, eau de Javel exceptés), on peut citer :

| | | |
|---|---|---|
| 1° Eau albumineuse. | Blancs d'œufs ..................... | N° 4 |
| | Eau ............................ | 1 litre. |

2° Magnésie calcinée : 2 cuillerées par demi-litre d'eau.

| | | |
|---|---|---|
| 3° Mélange. | Hydrate de peroxyde de fer ......... | āā : P. E. |
| | Charbon ........................ | |
| | Magnésie calcinée ................ | |

dont on gorge le malade par cuillerées.

Les empoisonnements par les acides sont combattus par les alcalis, et réciproquement ceux par les alcalis auront pour antidotes les acides.

3° Stimuler le malade. — Il faut enfin stimuler le malade, surtout dans les empoisonnements par les narcotiques.

Boissons chaudes et toniques, affusions d'eau froide, massage, sinapismes (en surveiller l'action à cause des brûlures), bouteilles d'eau chaude aux pieds, éther, injections de solution saline à 7 p. 1 000, etc.

**Empoisonnements divers.** — Sels métalliques (mercure, cuivre, plomb, bismuth, zinc, argent, etc.). — Recourir au traitement général, évacuation, puis neutralisation au moyen des antidotes généraux; l'eau albumineuse devra être préférée.

*Indication spéciale pour le nitrate d'argent.* — Si l'on a ingéré une solution de nitrate d'argent, ou bien qu'un crayon de nitrate d'argent se soit cassé et que le débris ait pénétré dans l'estomac, il faut faire absorber immédiatement une grande quantité d'eau salée, puis provoquer le vomissement et recommencer jusqu'à ce que, dans les déjections, on ne remarque plus une substance blanche ressemblant à du lait caillé.

Empoisonnements par les alcalis. — Les alcalis caustiques (ammoniaque, potasse, soude) agissent très rapidement. Il faut commencer par les neutraliser avec des substances acides comme l'eau vinaigrée (1/10 de vinaigre), le jus de citron, ou de préférence des solutions faibles d'acides tartrique ou citrique.

Empoisonnements par les acides. — Comme pour les alcalis, recourir le plus rapidement possible à la neutralisation. Certains acides minéraux concentrés agissent avec une telle violence que le temps manque souvent pour porter secours.

Le meilleur antidote à employer est la magnésie calcinée, dont il faut gorger le malade avant de provoquer, de temps en temps, les vomissements.

A défaut de magnésie, donner ce que l'on peut avoir sous la main en fait de substance alcaline : eau de savon, cendres de bois délayées dans de l'eau, solution de cristaux de soude, blanc d'Espagne, etc. L'essentiel est d'agir rapidement.

Cas spéciaux. — *Acide arsénieux et préparations arsenicales.* — Faire vomir, neutraliser de préférence par l'hydrate de peroxyde de fer ou le mélange de magnésie, d'oxyde de fer ou de charbon. A défaut, se servir d'eau de chaux mêlée à du lait ou à de l'huile, d'eau albumineuse.

*Préparations antimoniales.* — Faire vomir, mais pas avec de l'émétique. Si l'empoisonnement a été occasionné par ce produit, les vomissements se produisent seuls. Dans tous les cas, les faciliter par l'ingestion d'une grande quantité d'eau albumineuse. Comme antidote, solution de tanin ou décoction de quinquina gris ou d'écorce de chêne.

*Phosphore ou préparations phosphorées.* — Administrer de la magnésie calcinée ou de l'eau albumineuse. Faire vomir. Donner ensuite le contrepoison suivant :

| | | |
|---|---|---|
| Julep gommeux | 100 | grammes. |
| Essence de térébenthine | 8 | — |
| Eau de fleur d'oranger | 20 | — |

Dans un cas d'empoisonnement par le phosphore, il faut éviter de donner de l'huile ou des corps gras qui, dissolvant le phosphore, en faciliteraient l'absorption.

*Chlore.* — Donner de la magnésie calcinée ou du lait en abondance, puis faire vomir ; faire prendre ensuite une grande quantité d'eau albumineuse.

*Eau de Javel.* — Dans le cas d'un empoisonnement par l'eau de Javel, il ne faut pas chercher à neutraliser la potasse par les acides, car on augmenterait le dégagement de chlore. Eau tiède en quantité pour diluer le poison et favoriser les vomissements.

*Sel d'oseille.* — Poison rapide. Ne pas attendre le médecin pour donner de l'eau de chaux ou de la magnésie.

*Chloroforme.* — Mettre le malade à l'air, desserrer les vêtements, faire des affusions d'eau froide, pratiquer la respiration artificielle. Mettre la tête plus bas que le reste du corps et tirer la langue avec une pince pour dégager la bouche.

**Empoisonnements par les poisons organiques.** — Origine végétale. — Les poisons de ce genre sont en général assez énergiques avec la plante elle-même, mais leur intensité est plus grande avec l'alcaloïde ou principe actif de la substance : une très faible quantité suffit dans ce cas pour produire une grave intoxication.

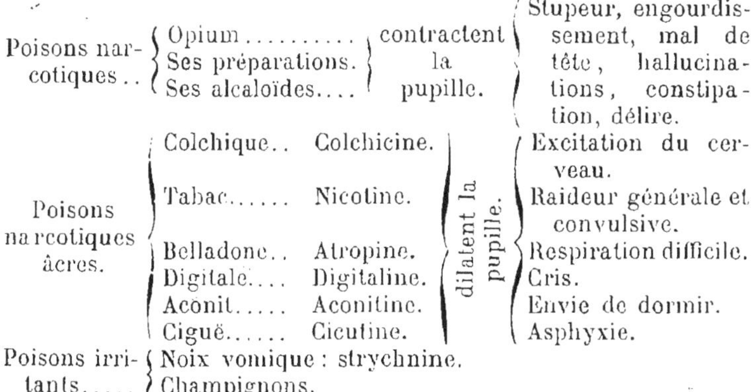

| | | | | |
|---|---|---|---|---|
| Poisons narcotiques.. | Opium.......... | | contractent la pupille. | Stupeur, engourdissement, mal de tête, hallucinations, constipation, délire. |
| | Ses préparations. | | | |
| | Ses alcaloïdes.... | | | |
| Poisons narcotiques âcres. | Colchique.. | Colchicine. | dilatent la pupille. | Excitation du cerveau. |
| | Tabac...... | Nicotine. | | Raideur générale et convulsive. |
| | Belladone.. | Atropine. | | Respiration difficile. |
| | Digitale.... | Digitaline. | | Cris. |
| | Aconit..... | Aconitine. | | Envie de dormir. |
| | Ciguë...... | Cicutine. | | Asphyxie. |
| Poisons irritants..... | Noix vomique : strychnine. | | | |
| | Champignons. | | | |

Le traitement est le suivant :

1° Faire vomir ;

2° Empêcher de dormir par tous les moyens possibles (affusions d'eau froide, frictions sèches, sinapismes, forcer le malade à marcher, etc.) ;

3° Forte infusion de café noir, qui combat le narcotisme et agit en outre par le tanin qu'elle contient ; elle peut être donnée en lavements.

4° Potion contenant 2 p. 100 de tanin ou décocté de noix de galle ou d'écorces de chêne contenant beaucoup de tanin; plus tard, purger avec le sulfate de soude.

Lorsque l'absorption des narcotiques a eu lieu par la peau dénudée, ou par suite d'injections hypodermiques, un des effets du toxique est de déterminer des vomissements. Le traitement est le même, sauf qu'on ne fait pas vomir.

*Champignons.* — Il faut se méfier même des champignons de couche lorsqu'ils sont un peu avancés, car ils produisent un genre spécial d'alcaloïdes, que l'on a désignés sous le nom de *cryptomaïnes*, qui les rendent presque aussi dangereux que les champignons d'espèces mauvaises.

L'empoisonnement par les champignons est particulièrement grave, car l'on s'en aperçoit le plus souvent lorsque l'absorption est presque terminée.

Le traitement consiste à faire vomir avec une solution contenant :

| | |
|---|---|
| Émétique.................... | $0^{gr}$,10 centigrammes. |
| Sulfate de soude.............. | 30 grammes. |

Puis, donner de l'eau de riz sucrée avec du sirop de menthe, une potion éthérée ou du sucre imbibé d'éther.

Éviter de donner de l'eau vinaigrée.

Poisons organiques d'origine animale. — *Moules.* — Intoxication très rapide, pas de diarrhée, mais paralysie, angoisse, refroidissement et mort en quelques heures. Donc débarrasser l'estomac, sans perdre une minute.

*Viandes gâtées.* — Symptômes tardifs. Le poison n'est plus dans l'estomac, mais dans l'intestin. Donc vomitifs inutiles, mais lavements purgatifs indiqués.

Venins et virus. — *Piqûres d'abeilles.* — Lorsqu'on se sent piqué, éviter de chasser brusquement l'insecte de façon que l'aiguillon ne reste pas dans la plaie, puis cautériser avec une goutte ou deux d'ammoniaque concentrée.

Si l'aiguillon est resté, l'enlever, puis cautériser.

*Morsures de vipères.* — Bien faire saigner la plaie, au besoin l'ouvrir en croix avec un canif, puis la presser ; ensuite cautériser avec de l'ammoniaque, de l'acide phénique ou mieux un fer rouge, en attendant l'arrivée du médecin.

Injections de sérum antivenimeux.

*Piqûres de mouches suspectes et morsures de chiens enragés.* — Cautériser de suite au fer rouge dans le second cas et faire prévenir le médecin.

Pour les morsures de chiens enragés, après la cautérisation, diriger le malade sur l'endroit le plus proche où on pourra lui appliquer le traitement de Pasteur.

## III. — ANALYSES DES LIQUIDES BIOLOGIQUES.

***Façon de recueillir les urines.*** — Aujourd'hui le médecin, pour éclairer son diagnostic, a souvent besoin d'analyses des liquides biologiques provenant de l'économie.

On fait donc des analyses de tous ces liquides, en particulier de l'urine. Évidemment, elles sont du domaine du pharmacien-chimiste, et ce n'est pas une fonction pour laquelle l'infirmière peut s'improviser.

Si l'on recherche l'albumine au moyen de l'acide azotique ou par l'action de la chaleur, qui sont les moyens les plus simples que tout le monde croit avoir à sa portée, on peut très souvent se tromper et confondre cette albumine avec des corps tels que les phosphates ou d'autres composés organiques n'ayant pas les mêmes propriétés pathologiques que l'albumine.

De même pour le sucre, on le recherche avec la liqueur de Fehling, dont la belle coloration bleue se trouble en donnant naissance à un précipité rouge-brique lorsque le liquide contient du sucre. Il faut un œil exercé pour reconnaître le précipité et savoir l'apprécier, car d'autres corps produisent la réduction de la liqueur de Fehling.

Nous donnerons donc seulement à l'infirmière le moyen de recueillir le liquide, qu'elle fera parvenir au chimiste chargé d'en faire l'analyse.

Il faut recueillir les urines de préférence dans des vases gradués, que l'on tiendra bouchés, et, si l'on peut, à une température fraîche.

Les procédés habituels d'analyse comportent des recherches sur un échantillon moyen d'une urine de vingt-quatre heures.

Pour obtenir celui-ci, à une heure quelconque de la journée, on fait uriner le patient pour vider la vessie, et l'on conserve toute l'urine provenant des émissions successives jusqu'au lendemain à la même heure, en y comprenant l'urine émise à cette dernière heure. Il suffit d'apporter le liquide ainsi recueilli au laboratoire.

Si on doit faire un transport assez lointain, on peut noter le poids ou le volume de l'urine recueillie, l'indiquer en envoyant au chimiste, après agitation préalable pour mélanger le dépôt, un demi-litre de l'urine obtenue.

Les autres liquides pathologiques sont généralement recueillis par le chimiste ou le médecin, et le soin n'en incombe pas à l'infirmière.

---

VII

# ORGANISATION ET FONCTIONNEMENT DES HOPITAUX AUXILIAIRES DU TERRITOIRE

Par M. le Dr P. BOULOUMIÉ
Secrétaire général de l'Union des Femmes de France,
et
M. l'Officier d'administration principal VOIZARD
Délégué régional de l'Union des Femmes de France.

## RÈGLEMENTS GÉNÉRAUX.

L'étude de l'organisation et du fonctionnement des hôpitaux auxiliaires du territoire ne saurait être traitée ici dans tous ses détails.

Le cadre du manuel ne le permettrait pas, et nous renvoyons, pour une étude plus complète, les membres de l'Union des Femmes de France aux documents ci-après :

1° Le décret du 19 octobre 1892, portant règlement pour le fonctionnement de l'Union des Femmes de France ;

2° L'instruction du 5 mai 1899, sur l'utilisation, en temps de guerre, des ressources du territoire national pour l'hospitalisation des malades et des blessés ;

3° Les règlements sur le service de santé militaire à l'intérieur et en campagne, résumés dans le « règlement pour l'organisation et le fonctionnement des hôpitaux auxiliaires de la société ».

Il est entendu que nous n'avons pas à nous occuper des formations sanitaires de l'avant, qui sont du ressort du service de santé militaire. Il ne s'agira ici que des hôpitaux auxiliaires du territoire, créés par l'Union des Femmes de France.

Cette étude peut se diviser en deux parties : la première comprendra l'organisation, la seconde le fonctionnement.

---

# PREMIÈRE PARTIE

## ORGANISATION DES HOPITAUX AUXILIAIRES DU TERRITOIRE.

L'organisation des hôpitaux auxiliaires du territoire doit être faite, dès le temps de paix, par les soins des conseils d'administration de chaque comité et être l'objet de toute leur sollicitude.

Elle concerne les locaux, le personnel, le matériel et les fonds.

### I. — LOCAUX.

Ils sont à peu près les mêmes que ceux d'un hôpital militaire ; savoir :

Local pour le concierge, chambre de garde du médecin, local pour l'infirmière-major de garde, cabinet du médecin chef, cabinet de la directrice, bureau des entrées, vestiaire pour les entrants, magasin pour les effets du malade, salles communes de malades ou de blessés, salle ou cabinets d'isolement pour les contagieux, salle d'officiers, salles de sous-officiers, réfectoire à l'usage des malades, salles d'opérations et de pansements, pharmacie-tisanerie, salle de bains, dépense, locaux pour la boucherie et les approvisionnements de denrées, magasin de combustible ou bûcher, cuisine, lingerie, magasin pour le linge sale, locaux pour la désinfection, buanderie avec séchoirs, dortoir pour les infirmières, réfectoire pour les infirmières, greniers et caves, latrines et urinoirs.

Les hôpitaux auxiliaires du territoire sont établis dans les lycées, collèges, pesionnats, asiles, grands hôtels meublés, qui, possédant déjà des lits, des objets de couchage, un matériel de cuisine, etc., peuvent être facilement transformés en hôpitaux, s'ils remplissent, d'ailleurs, les conditions hygiéniques requises pour cette destination.

Ils doivent être installés autant que possible dans des localités desservies par les chemins de fer, ou les canaux et rivières navigables. Ils doivent contenir 20 lits au moins et avoir une contenance qui assure 40 mètres cubes d'air pour chaque malade ou blessé.

C'est le ministre de la Guerre qui concède, dès le temps de paix, aux sociétés d'assistance le droit d'utiliser, à la mobilisation, certains établissements pour l'installation des hôpitaux auxiliaires du territoire.

Le ministre de la Guerre ne concède un établissement à la société d'assistance qui l'a demandé que dans le cas où cette société se trouve en mesure de constituer un hôpital auxiliaire du territoire, susceptible d'être classé en première ou en deuxième série.

Au point de vue de leur destination, les hôpitaux auxiliaires du territoire sont généraux ou spéciaux ; les premiers reçoivent à la fois des malades, y compris les contagieux et des blessés; les seconds ne traitent que des malades, y compris les contagieux, à l'exclusion des blessés, ou des blessés seulement.

Quelques hôpitaux peuvent être également affectés au traitement exclusif des convalescents.

Toutefois, en cas de nécessité, les hôpitaux spéciaux devront recevoir tous les militaires malades ou blessés, qui leur seront adressés par le directeur du service de santé de la région.

Dans chaque corps d'armée, les hôpitaux auxiliaires de l'Union des Femmes de France sont numérotés, sans distinction de série, et quelle que soit leur destination spéciale, de 101 à 200.

## II. — PERSONNEL.

Le personnel des hôpitaux auxiliaires du territoire est fixé par la notice n° 8 de l'instruction du 5 mai 1899.

Afin de fixer les idées, voici quelle serait la composition du personnel d'un hôpital auxiliaire de 100 lits de blessés :

A. ***Personnel supérieur :***

| | |
|---|---|
| Médecin-chef | 1 |
| Médecin-traitant | 1 |
| Médecin-adjoint | 1 |
| Pharmacien | 1 |
| Directrice | 1 |
| Secrétaires | 2 |
| | 7 |

B. ***Personnel secondaire :***

| | |
|---|---|
| Infirmières-majors | 3 |
| Infirmières | 10 |
| Infirmière pour la salle de chirurgie | 1 |
| Infirmières pour la cuisine et la dépense | 3 |
| Infirmière pour la pharmacie | 1 |
| Infirmières pour la lingerie | 2 |
| Infirmières commises aux écritures | 3 |
| Infirmières pour la propreté et l'entretien de l'établissement | 3 |
| Infirmière-surveillante | 1 |
| Concierge | 1 |
| | 28 |

C. ***Hommes de peine.*** — Le chiffre des hommes de peine varie suivant les nécessités du service; il peut être de 10 à 15 environ.

Le personnel des hôpitaux auxiliaires du territoire peut être recruté par les sociétés d'assistance, dans les conditions prévues par le décret du 19 octobre 1892 et l'instruction ministérielle du 5 mai 1899.

Les médecins sont désignés par le conseil d'administration des comités, sur la présentation des médecins membres de la commission médicale d'enseignement. Ils doivent être agréés par le ministre de la Guerre. A cet effet, des états de présentation sont établis par les délégués régionaux et adressés, dans chaque corps d'armée, au directeur du service de santé, qui les fait parvenir au ministre de la Guerre.

Les directrices d'hôpital, les secrétaires, les infirmières, la préposée à la dépense et à la lingerie, sont nommées, sur la présentation de la directrice du personnel, par le conseil d'administration du comité dont dépend l'hôpital.

Les hommes de service, la cuisinière, l'aide de cuisine, la femme de service et le gardien de la porte d'entrée sont choisis par la directrice de l'hôpital.

Les médecins, le pharmacien, la directrice, les secrétaires, les infirmières, qui constituent le personnel volontaire, ne reçoivent aucune rétribution.

Les hommes de service, la cuisinière, l'aide de cuisine, les femmes de service et le gardien de la porte constituent le personnel pouvant être rétribué.

En cas de nécessité, une rétribution peut également être allouée aux secrétaires et aux infirmières.

Le montant de ces rétributions, qui peut varier avec les localités, est fixé par le conseil d'administration.

Le personnel rétribué est seul nourri à l'hôpital auquel il est attaché. Néanmoins, dans les cas de force majeure ou dans l'intérêt du service, le personnel volontaire peut également être nourri, soit à titre gratuit, soit à titre remboursable, suivant la décision du comité.

Toutes les personnes, hommes ou femmes, qui consentent à faire partie du personnel des hôpitaux auxiliaires du territoire doivent signer une déclaration d'engagement envers la société intéressée, qui sera annexée au *Journal de mobilisation.*

Ces déclarations sont établies sur papier libre et contresignées successivement par la présidente du comité local et le délégué régional.

Le personnel des hôpitaux auxiliaires du territoire doit être pourvu, à la mobilisation, du brassard de neutralité et de la carte nominative d'identité (article 10 du décret du 19 octobre 1892).

L'approvisionnement de ces brassards et de ces cartes d'identité est constitué dès le temps de paix par la société.

Les brassards doivent porter les inscriptions suivantes:

1° Cachet du ministre de la Guerre ;

2° Numéro de la région de corps d'armée sur le territoire de laquelle est situé chaque hôpital auxiliaire ; dans le gouvernement militaire de Paris ou de Lyon, et en Tunisie, ce numéro est remplacé par les lettres G. P., G. L., et T. ;

3° Une lettre spéciale à chaque société d'assistance, savoir :

La lettre S. pour la Société de secours aux blessés ;

La lettre F. pour l'Union des Femmes de France ;

La lettre A. pour l'Association des Dames Françaises;

4° Un numéro d'ordre appartenant à une série, qui dans chaque région de corps d'armée, ou gouvernement militaire, commencera à 1, pour s'étendre indéfiniment.

Toutes les personnes, hommes ou dames, employées dans les hôpitaux auxiliaires du territoire doivent porter un insigne distinctif, déterminé par le ministre de la Guerre, sur la proposition des sociétés d'assistance, et après avis de la commission supérieure desdites sociétés (art. 9 du décret du 19 octobre 1892).

L'approvisionnement de ces insignes est également constitué, dès le temps de paix, par les sociétés d'assistance.

Le personnel des hôpitaux classés en première série doit être rendu au lieu de destination le deuxième jour de la mobilisation, exception faite pour le médecin chef et la directrice de chaque hôpital, qui doivent y arriver le premier jour.

Le personnel des hôpitaux, classés en deuxième série, doit être rendu au lieu de destination le neuvième jour de la mobilisation, exception faite pour le médecin-chef et la directrice de chaque hôpital, qui doivent y arriver le septième.

Les personnes affectées aux hôpitaux auxiliaires du territoire de première ou de deuxième série reçoivent, dès le temps de paix, un avis de convocation pour le temps de guerre, lequel est établi d'après les indications ci-dessus et signé par la présidente du comité local et le délégué régional.

Pendant la guerre de 1870, le nombre de nos malades et de nos blessés a atteint les chiffres suivants :

| | |
|---|---|
| Malades | 328 000 |
| Blessés par l'ennemi | 137 536 |
| Blessés par la marche | 11 421 |

Ce qui donne un total de 476 957 hommes qui ont dû être l'objet de soins prolongés. Ces chiffres ont leur éloquence ; ils indiquent clairement quelles sont, et surtout quelles seront, dans l'avenir, les immenses obligations du service de santé de l'armée, et de quelle nécessité est l'organisation d'un corps d'infirmières nstruites et dévouées, capables de servir d'auxiliaires au personnel du corps de santé militaire.

Nous devons donc demander à notre personnel toutes les garanties d'instruction qu'il est posible d'exiger, et toutes les personnes, laïques ou religieuses (sœurs de charité ou diaconesses), pourvues des connaissances techniques nécessaires, trouveront un accueil également favorable dans les formations sanitaires de l'Union.

## III. — MATÉRIEL.

Le matériel nécessaire pour assurer le fonctionnement des hôpitaux auxiliaires du territoire est déterminé par la notice n° 9 de l'instruction du 5 mai 1899.

Les quantités de matériel et d'objets varient suivant l'importance de l'établissement et suivant qu'il est destiné à recevoir des malades, y compris les contagieux, et des blessés, ou des malades, y compris les contagieux, à l'exclusion des blessés.

Le matériel ainsi prévu se compose de nombreux objets ou effets, classés par catégories, de la manière suivante :

Instruments de chirurgie, objets et accessoires de pansement, matériel de désinfection, matériel de pharmacie, objets de couchage, habillement, lingerie, chaussures, lingerie et objets spéciaux à l'usage des malades, objets pour le service des bains, de la buanderie, de la cuisine, de la dépense et de la cave ; objets et vaisselle pour les repas, objets et ustensiles pour les ateliers ; balances, poids et mesures, chauffage, éclairage, meubles, objets de bureau, objets mobiliers et ustensiles, objets pour le service en campagne ; médicaments, accessoires de pharmacie, matières et objets de pansements, tissus pour pansements, objets et accessoires de pansements, appareils et objets pour fractures, objets de consommation.

Les comités qui ont pris charge d'organiser des hôpitaux auxiliaires doivent avoir soin de constituer tout ce matériel de la manière suivante :

A. Certains objets doivent être acquis, et en leur possession dès le temps de paix, ce sont :

Les instruments de chirurgie, les objets et accessoires de pansements, certaines pièces de linge, certains objets spéciaux à l'usage des malades, certains objets pour les bains, les objets de bureau, les objets pour le service en campagne, les matières et objets de pansement, les tissus pour pansements, les objets et accessoires pour pansements, les appareils et objets pour fracture.

B. Certains objets doivent être constitués, dès le temps de paix, par promesses écrites de personnes les possédant ; ce sont :

Les objets de couchage, quelques effets de lingerie, les objets et vaisselle pour les repas, etc.

C. Certains objets doivent être constitués, dès le temps de paix, par marchés conditionnels, ce sont :

Les effets d'habillement pour malades, en drap ou en

laine; les médicaments et accessoires de pharmacie; les objets en caoutchouc ou en gomme ;

D. Enfin, une dernière catégorie d'objets peut n'être acquise qu'au moment de la mobilisation et suivant les besoins, ce sont :

Le matériel de désinfection, le matériel de pharmacie, le matériel de cuisine, les objets pour le service de la cave, etc.

Le journal de mobilisation, dont la tenue est prescrite pour chaque hôpital par l'instruction du 5 mai 1899, donne le détail du matériel de ces quatre catégories.

Les directrices d'hôpital doivent prendre connaissance du journal de mobilisation de leur hôpital et se conformer en tous points à ses indications.

## IV. — FONDS.

L'Union des Femmes de France constitue en outre, au titre de chaque hôpital, un fonds de réserve comprenant :

A. Les fonds nécessaires pour l'exécution, s'il y a lieu, des travaux d'adaptation, dans les locaux où doit être installé l'hôpital ;

B. Une somme, variant suivant l'importance de l'hôpital, calculée à raison de 2 francs par lit et par jour, pendant deux mois.

La société reçoit en outre sur les fonds du service de santé, à titre de part contributive de l'État, une indemnité fixe de 1 franc par jour, pour chaque journée de malade, ou de blessé, traité dans ses établissements ;

C. Les fonds nécessaires pour acquitter le prix des objets à livrer par marchés conditionnels : effets d'habillement, objets en caoutchouc, médicaments, blanchissage et désinfection.

Telles sont les dispositions que doivent prendre, dès le temps de paix, les conseils d'administration de la société, en ce qui concerne les locaux, le personnel, le matériel et les fonds.

Ces dispositions sont toujours contrôlées et vérifiées par une commission militaire, nommée par le directeur du service de santé de chaque corps d'armée.

---

# DEUXIÈME PARTIE

## FONCTIONNEMENT DES HOPITAUX AUXILIAIRES DU TERRITOIRE.

Les hôpitaux auxiliaires du territoire, organisés par l'Union des Femmes de France, sont placés sous l'autorité du commandement et des directeurs du service de santé.

Les conditions de traitement des malades ou des blessés, admis dans les hôpitaux auxiliaires de la société, en ce qui concerne le régime alimentaire, les prescriptions et le fonctionnement du service intérieur doivent, autant que possible, se rapprocher des prescriptions du règlement sur le service de santé militaire.

Le soin de régler cette partie du service incombe au délégué régional.

Néanmoins, ces hôpitaux demeurent placés, tant au point de vue du contrôle et de la discipline qu'à celui de l'hygiène et de l'exécution du service, sous l'autorité du commandement local et du directeur du service de santé ou du médecin-chef du ressort.

Le personnel des sociétés d'assistance, employé dans la zone de l'arrière, est soumis aux lois et règlements militaires ; il est passible des tribunaux militaires, par application des articles 62 à 75 du Code de justice militaire.

Il ressort des dispositions qui précèdent qu'il doit exister une assimilation étroite entre les hôpitaux militaires et les hôpitaux auxiliaires de l'Union des Femmes de France.

Les imprimés et les registres nécessaires aux hôpitaux auxiliaires du territoire sont les mêmes que ceux en usage dans les hôpitaux militaires. Ils sont fournis gratuitement par le service de santé, par les soins des délégués régionaux, qui demeurent chargés d'en faire la répartition dans les divers hôpitaux.

Pour se faire une idée plus exacte du fonctionnement des hôpitaux auxiliaires du territoire, on ne saurait mieux faire que d'étudier le rôle des divers membres du personnel de ces établissements, et d'en passer en revue les attributions et les obligations, qui sont aussi nombreuses que variées.

Nous commencerons par la directrice d'hôpital, puis nous passerons en revue les attributions dévolues à la secrétaire, à la préposée à la dépense, à la préposée à la lingerie et enfin aux infirmières.

Nous ne nous occuperons pas des médecins ni des pharmaciens. Il n'est pas utile de préciser ici leurs fonctions, ce manuel s'adressant tout spécialement aux membres du personnel désignés ci-dessus.

## I. — FONCTIONS DE LA DIRECTRICE (1).

La directrice est chargée de l'administration, de la gestion et de la surveillance générale de l'hôpital auxiliaire.

Elle veille à la stricte exécution des ordres et prescriptions donnés par le médecin au personnel des salles de malades.

Elle prend charge des objets et matériaux dont la réception a été prononcée.

Elle adresse en temps opportun au comité directeur toutes les demandes concernant le personnel et le matériel.

(1) Voir le règlement pour l'organisation et le fonctionnement des hôpitaux auxiliaires de l'Union, article 10 et instruction spéciale.

Elle vise les pièces et tient les registres prescrits par le règlement.

Elle fait partie de la commission chargée de recevoir le matériel, les denrées et objets de consommation livrés à l'établissement.

En ce qui concerne le personnel, la directrice, après entente avec le médecin-chef, en fait la répartition dans les divers services de l'hôpital. Les mutations sont autorisées par elle.

Les demandes de permission et toutes les réclamations lui sont adressées.

Elle a, en un mot, la haute main sur tout le personnel.

## II. — FONCTIONS DE LA SECRÉTAIRE (1).

La secrétaire habite l'hôpital.

Elle dirige le bureau des entrées et tient la comptabilité en journées ; elle est chargée de la tenue des registres et de l'expédition de toutes les pièces militaires ou autres concernant l'exécution du service (état A).

Elle s'occupe de la correspondance.

Elle tient la comptabilité en deniers.

A. ***Bureau des entrées et comptabilité en journées.*** —Le bureau des entrées, ainsi nommé parce que, dans les hôpitaux militaires, il a été créé en vue des formalités à remplir concernant l'entrée et la sortie des malades, n'a plus dans les hôpitaux auxiliaires cette affectation spéciale. C'est là que la secrétaire, indépendamment du service des entrées et des sorties, établit sa correspondance, fait ses opérations de caisse, etc. On pourrait donc appeler aussi cette pièce le *secrétariat* de l'hôpital.

Pour mieux faire comprendre le rôle de la secrétaire dans la tenue des bureaux des entrées, nous allons prendre un malade à son arrivée à l'hôpital, et nous le suivrons jusqu'à sa sortie.

(1) Voir le règlement pour l'organisation et le fonctionnement des hôpitaux auxiliaires de l'Union, article 14 et instruction spéciale.

X... est un blessé adressé à l'hôpital de l'Union des Femmes de France par un régiment de la garnison.

**Billet d'hôpital.** — Il est muni d'un billet. En principe, nul n'est admis dans une formation sanitaire sans un billet d'entrée régulièrement établi.

Le billet d'entrée se compose de trois parties : le certificat de visite, qui est toujours rempli et signé par le médecin militaire ; la partie administrative, qui est toujours signée par le capitaine, et l'inventaire des effets (modèle B).

Ce billet d'entrée sert en même temps de billet de salle et de billet d'évacuation, s'il y a lieu.

Quand le militaire rentre à son corps, la partie administrative du billet reste entre les mains de la secrétaire pour justifier du séjour et de la sortie du malade ; la partie médicale est remise au médecin du corps pour servir à l'établissement de la statistique.

**Admission sans billet régulier.** — Dans les cas urgents, le malade est admis à l'hôpital, sur l'invitation du médecin qui l'a visité, ou, s'il y a lieu, d'après le certificat du médecin de garde de l'hôpital auxiliaire.

La directrice fait établir et signer par le médecin de garde un billet provisoire, qui doit être remplacé le lendemain par un billet d'hôpital régulier.

**Entrée par évacuation.** — Si le malade arrive d'un hôpital ou d'une ambulance, où il a séjourné, son entrée est dite *entrée par évacuation*. Les évacuations peuvent être individuelles ou collectives, et elles sont autorisées par le commandement.

**Registre des entrées.** — Le blessé ou le malade, à son arrivée, est conduit au bureau des entrées, et il est inscrit au registre des entrées.

**Registre des dépôts.** — On lui fait déposer les objets de valeur dont il est porteur, et la secrétaire en fait l'inscription au registre des dépôts. Elle en délivre un reçu particulier au malade et les dépose immédiatement dans la caisse.

**Registre des militaires non catholiques.** — Si le malade appartient à un autre culte que le culte catholique, il est inscrit sur un registre spécial.

**Registre des effets déposés par les entrants.** — Puis il passe au vestiaire, où il quitte sa tenue, revêt ses vêtements d'hôpital, après avoir eu les pieds et les mains soigneusement lavés, sauf contre-indication.

Il est remis au malade, en remplacement de ses vêtements militaires, les effets ci-après :

Un mouchoir, une chemise, une capote, une cravate, un pantalon, des chaussettes, des pantoufles, un bonnet de coton.

La secrétaire inscrit ses effets militaires au registre des effets déposés.

L'infirmière chargée du vestiaire réunit, en un paquet, tous les effets appartenant à l'entrant et y fixe l'étiquette inventaire, qu'elle détache du billet d'entrée.

Les effets des malades atteints de maladie contagieuse sont désinfectés avant d'être remis en magasin. Le linge sale est mis à part pour être blanchi, avant d'être réuni aux autres effets.

Le malade passe ensuite à la salle qui lui est désignée par le médecin de garde. Il est conduit à son lit, il est couché, pansé s'il y a lieu, et reçoit les médicaments et les aliments qui lui ont été prescrits par *bon* (modèle D).

Toutes les prescriptions faites en dehors de la visite sont établies sur un bon signé du médecin de garde et qui est annexé au relevé.

Le malade qui entre d'urgence à l'hôpital est dispensé des formalités à remplir, soit au bureau des entrées, soit au vestiaire.

Il est conduit ou porté à son lit, et c'est dans la salle que la secrétaire reçoit ses valeurs et ses effets et qu'elle prend tous les renseignements nécessaires à son hospitalisation.

**Sortie par guérison.** — Quand la sortie du malade est ordonnée par le médecin traitant, son billet est complété par la mention de la maladie, la date de la sortie et la signature du médecin, puis envoyé au bureau des entrées.

Les valeurs et les effets déposés sont remis le lendemain matin au malade, qui rentre à son régiment.

**Sortie par convalescence ou réforme.** — Si le médecin traitant juge qu'un malade a besoin d'un long repos, il le constate par un certificat, qu'il adresse à l'autorité militaire.

Si le malade est jugé incapable de rester au service, il en est également rendu compte à l'autorité militaire.

**Sortie par évacuation.** — Les sorties par évacuation peuvent être individuelles ou collectives. Elles sont autorisées par le commandement et donnent lieu à l'établissement de *feuilles d'évacuation*.

**Sortie par évasion.** — Lorsqu'un malade s'évade, la directrice en informe immédiatement le commandant d'armes, le commandant de la gendarmerie et le conseil d'administration du corps auquel appartient le militaire.

**Secours religieux.** — Tous les malades sont informés, à leur entrée, que des ministres des divers cultes sont désignés pour faire le service des établissements de l'Union.

Dès qu'ils le désirent, surtout quand la terminaison de la maladie doit être fatale, toute facilité leur est donnée pour recevoir les secours de leur religion.

**Décès.**—En cas de décès, la société est chargée de faire procéder, à ses frais, à l'inhumation ainsi qu'à la célébration du service mortuaire.

Dès qu'un décès a lieu, l'infirmière en avertit le médecin de garde, qui, après l'avoir constaté, fait transporter le corps dans la salle des morts.

Le billet est immédiatement remis à la secrétaire, qui en informe la directrice. Celle-ci, qui a déjà dû informer la famille de l'état grave du malade, lui donne avis du décès par un télégramme, adressé au maire de la commune où elle est domiciliée.

**Déclaration de décès.** — La secrétaire adresse, dans les vingt-quatre heures, à l'officier de l'état civil du lieu, une déclaration, certifiée par le médecin traitant et la directrice. L'officier de l'état civil constate le décès conformément à la loi.

**Registre des décès.** — Dès que la déclaration a été faite à l'officier de l'état civil, la secrétaire inscrit le décès sur un registre, dit registre des décès, qui doit être tenu avec la plus scrupuleuse exactitude.

**Annotation du médecin traitant.** — Le médecin traitant annote le registre dit registre des décès, en désignant la maladie ou la blessure qui a occasionné la mort, et signe.

**Extrait du registre des décès.** — Aussitôt après l'inscription du décès sur le registre, il est établi par la secrétaire deux extraits du registre, lesquels, après avoir été certifiés par le médecin-chef et la directrice, sont adressés, comme suit : l'un, sur lequel on n'indique pas la cause du décès, va, sans délai, au maire du domicile de la famille du décédé, et, s'il est né hors de France, au ministre de la Guerre, qui le transmet au ministre des Affaires Étrangères ; l'autre, sur lequel on indique la cause du décès, est adressé au directeur du service de santé, qui le fait parvenir au ministre de la Guerre.

**Notification des entrées d'urgence.** — La directrice doit, sans délai, donner connaissance des entrées d'urgence et des entrées des malades dont le corps ne stationne pas dans la place au conseil d'administration du corps par l'envoi d'un bulletin d'entrée (modèle C).

**Notification des sorties.** — La direction doit donner connaissance de toutes les sorties, sans exception, par l'envoi d'un bulletin de sortie (modèle C) aux conseils d'administration. Ce bulletin est mis à l'appui de la comptabilité du régiment pour justifier du séjour à l'hôpital du militaire.

**Comptabilité en journées.** — La comptabilité en journées est établie par la secrétaire et consiste dans la production des documents suivants :

1° La situation journalière : elle est établie en trois expéditions, sur les imprimés fournis par le ministère de la Guerre, et elle fait ressortir, chaque matin, les entrants et les sortants de la veille.

La première expédition est adressée au major de la garnison ;

La deuxième, au médecin-chef dont relève l'hôpital auxiliaire ;

La troisième est conservée par l'hôpital.

2° Le compte trimestriel en journées. Il est établi au moyen des situations journalières, dont les totaux sont reportés, chaque jour, sur ce compte et récapitulés en un total général, qui fait ressortir le nombre de journées de traitement de chaque hôpital à la fin du trimestre.

3° L'état des mutations des cinq jours. La secrétaire établit tous les cinq jours l'état de mutation des malades (entrées et sorties pendant les cinq jours écoulés), et l'adresse au bureau de renseignements et de comptabilité.

**Successions.** — Les hôpitaux auxiliaires sont chargés, dans une certaine mesure, de la liquidation des successions.

Nous disons dans une certaine mesure, parce qu'ils ne remettent pas eux-mêmes aux familles les valeurs ou objets faisant partie des successions. Ils se bornent à les faire parvenir au bureau de comptabilité et de renseignements et à fournir les éléments nécessaires à ces liquidations, en se conformant aux prescriptions qui émanent de l'autorité militaire.

**Carnet des successions.** — Ce carnet est divisé en quatre chapitres :

*Chapitre Ier.* — Les objets et valeurs dépendant de chaque succession et appartenant aux héritiers ;

*Chapitre II.* — Le compte numérique des effets du service de l'habillement et du campement, en dépôt.

*Chapitre III.* — Le compte numérique des armes en dépôt.

*Chapitre IV.* — Les papiers de valeur appartenant à l'état, à remettre au commandement.

**Bordereau des sommes laissées par les décédés.** — La secrétaire établit, en deux expéditions, le bordereau des sommes laissées par les décédés ; elle en verse le montant dans la caisse du trésor, au titre de la caisse des dépôts et consignations, et retire un récipissé de ce versement.

**État des mandats ou bons de poste.** — Elle établit un état des mandats ou bons de poste laissés par les décédés et les verse au receveur de la poste, qui en donne reçu au bas dudit état.

Les effets d'habillement, laissés par les décédés, sont remis par la secrétaire, après désinfection, au magasin le plus proche qui en donne récépissé.

Les armes sont également remises au service de l'artillerie.

**Relevé des successions.** — Enfin la secrétaire fait emballer les effets de propriété particulière, les papiers, les lettres, les valeurs, les récépissés des sommes versées à la caisse des dépôts et consignations, les récépissés des mandats de poste, les récépissés des effets et armes, et les expédie, par la voie la plus sûre et la plus directe, au bureau de comptabilité et de renseignements.

Cet envoi est accompagné d'un relevé de succession, établi en double expédition, dont l'un est renvoyé à l'hôpital expéditeur, avec mention de prise en charge.

B. ***Correspondance.*** — C'est la secrétaire qui rédige la correspondance avec l'autorité militaire, le comité directeur, les maires, les autres hôpitaux auxiliaires et diverses personnes.

La correspondance avec l'autorité militaire peut se faire sous forme de lettre, de note de service ou de demande de renseignements comportant la réponse en regard de la demande.

Les lettres envoyées doivent recevoir un numéro d'ordre et être enregistrées. Elles se terminent sans aucune formule de politesse.

La correspondance reçue doit être enregistrée et classée dans des chemises spéciales, indiquant, en résumé, l'objet de la correspondance.

C. ***Comptabilité en deniers.*** — La comptabilité en deniers est celle qui est relative aux finances d'un hôpital. C'est la justification des fonds reçus et dépensés.

Elle doit être simple, mais claire.

C'est la secrétaire qui en est chargée et qui tient la caisse.

L'autorité militaire qui a prescrit la tenue d'un certain nombre de registres et de documents, ainsi que la comptabilité en journées, reste étrangère à l'établissement de la comptabilité en deniers et en matières des hôpitaux auxiliaires.

Les opérations de la comptabilité en deniers consistent en entrées et en sorties de fonds, autrement dit en recettes et en dépenses, et donnent lieu à la tenue du livre de caisse et du journal des recettes et dépenses.

Le livre de caisse est celui que toute maison de commerce tient, c'est-à-dire un carnet sur lequel on inscrit les espèces qui entrent dans la caisse et qui en sortent, à mesure qu'on les reçoit et qu'on le donne.

Il est disposé par folio et s'établit par *DOIT* et *AVOIR* ou *DÉBIT* et *CRÉDIT*.

Il est d'une tenue très simple et très facile (modèle E).

Le registre des recettes et dépenses reproduit toutes les opérations de caisse réellement consommées. Il est tenu sans rature ni surcharge et arrêté à la fin de chaque mois.

Ce registre est la copie du livre de caisse, qui en est pour ainsi dire le brouillon, et, de plus, il fait ressortir les dépenses, par catégorie, savoir :

Achat de matériel, médicaments et pansements, alimentation, chauffage, éclairage, blanchissage et désinfection, entretien, propreté, réparations, bâtiments, salaires, inhumation, dépenses diverses.

Enfin la secrétaire adresse au comité directeur l'état des dépenses, effectuées pendant la semaine écoulée, et l'état approximatif des dépenses, prévues pour la semaine suivante.

## III. — FONCTIONS DE LA PRÉPOSÉE A LA DÉPENSE (1).

La préposée à la dépense est chargée de tout l'approvisionnement alimentaire et de l'approvisionnement médical, pour tout ce qui n'est pas de la compétence obligatoire du pharmacien.

Elle veille à la réception, à la conservation et à la consommation des denrées alimentaires ; elle contrôle la qualité et le poids des livraisons journalières, veille à l'économie de la dépense et livre aux heures des repas les aliments portés sur les relevés alimentaires.

Tous les matins, elle reçoit des infirmières les relevés des prescriptions alimentaires faites à la visite du médecin.

La préposée à la dépense doit porter plus particulièrement son attention sur la nature et la qualité des denrées. Elle devra, par exemple, savoir distinguer une viande saine et bonne d'une viande malsaine et mauvaise, etc.

Lors d'un arrivage de vin, elle en prélèvera un échantillon, qui sera soumis à l'analyse d'un chimiste.

Le lait sera aussi l'objet d'une attention toute particulière et soumis à de fréquentes analyses de contrôle.

Il n'est pas possible que l'on attende les relevés pour remettre à la cuisine les denrées diverses, dont la cuisson doit être assurée pour dix heures et demie du matin. La préposée se base donc sur les quantités de la veille pour préparer les repas du matin.

(1) Voir le règlement pour l'organisation et le fonctionnement des hôpitaux de l'Union, article 13 et instruction spéciale.

Mais il faut, pour l'exécution de son service, qu'elle connaisse le régime alimentaire et le tarif des allocations, qui sont les mêmes que ceux des hôpitaux militaires. Elle doit avoir aussi une notion très exacte du relevé alimentaire, puisqu'elle est chargée de le contrôler et d'en assurer l'exécution.

Elle trouvera au paragraphe V : *Fonctions des infirmières*, la description du régime alimentaire et l'explication du relevé alimentaire.

La comptabilité qu'elle est appelée à tenir est des plus simple ; elle se borne à la vérification des factures d'achat, soit par marché, soit sur place sans marché, à la tenue du carnet des recettes et dépenses journalières, et du livret mensuel des entrées et sorties en objets de consommation de toute nature.

## IV. — FONCTIONS DE LA PRÉPOSÉE A LA LINGERIE (1).

La préposée à la lingerie est spécialement responsable du matériel qui lui est confié par la directrice.

Elle veille à ce que le linge et les vêtements des entrants soient immédiatement lavés et leur soient, à leur sortie, rendus dans un état parfait de propreté et d'entretien.

Elle est chargée : du magasin du matériel, literie, mobilier, ustensiles, etc.

De la lingerie, de l'atelier de réparation et de pliage du linge ;

Du magasin du linge sale et de l'échange du linge ;

Des désinfections ;

De l'entretien des bâtiments ;

Des inhumations et sépultures ;

Des approvisionnements en linge et en matériel.

Une consigne fixant les jours et heures des échanges du linge est affichée à la lingerie (consigne F).

La notice n° 9 qui fait suite à l'instruction du 5 mai 1899

(1) Voir le règlement pour l'organisation et le fonctionnement des hôpitaux auxiliaires de l'Union, article 14 et instruction spéciale.

donne la liste complète du linge, des effets et du matériel nécessaires aux hôpitaux auxiliaires du territoire. Les désignations sommaires en ont été données au paragraphe III : *Matériel.*

La préposée à la lingerie devra se conformer exactement aux indications de cette nomenclature et veiller à ce que les approvisionnements de toutes sortes soient toujours maintenus au chiffre réglementaire.

La préposée à la lingerie aura aussi à tenir une petite comptabilité pour l'aider à mener à bien la tâche difficile dont elle est chargée.

Cette comptabilité consiste dans la tenue des registres de réparation du linge et du matériel, du carnet de blanchissage et de désinfection, du registre-inventaire du matériel en service dans l'établissement, du livret mensuel des entrées, sorties en objets de consommation, et du carnet des recettes et dépenses journalières.

Mais ce qu'il importe surtout de trouver dans une préposée à la lingerie, ce sont les qualités solides d'une maîtresse de maison, qui peuvent se résumer en ces trois mots :

Économie, ordre et propreté.

## V. — FONCTIONS DES INFIRMIÈRES (1).

Les infirmières remplissent, dans les hôpitaux auxiliaires du territoire, les fonctions des infirmiers de visite dans les hôpitaux militaires.

L'une d'elles, placée à la tête de chaque division de malades, prend le titre d'infirmière-major et est chargée de la direction du groupe d'infirmières, sous la direction et le contrôle immédiat et absolu du médecin traitant.

Elle tient l'inventaire du linge et du mobilier de la division.

Elle est responsable de la bonne tenue de la division.

(1) Voir le règlement pour l'organisation et le fonctionnement des hôpitaux auxiliaires de l'Union, article 12, et instruction spéciale.

Elle a sous ses ordres directs un certain nombre d'hommes de service, qui sont chargés des travaux de force et de propreté, et qui remplissent les mêmes fonctions que les infirmiers d'exploitation dans les hôpitaux militaires.

Les fonctions des infirmières sont fort nombreuses ; les principales sont les suivantes :

Tenue des cahiers de visite ;

Établissement du relevé des aliments ;

Établissement du relevé des médicaments ;

Distribution des aliments ;

Distribution des médicaments ;

Exécution des pansements et opérations de petite chirurgie sous le contrôle du médecin ;

Prise de la température des malades ;

Service de garde ;

Réception des entrants ;

Propreté des malades. Échange de linge ;

Armoire à pansements et médicaments (Tenue de l') ;

Arsenal chirurgical (Tenue de l') ;

Formalités en cas de décès ;

Police et surveillance des malades ;

Tenue des salles, aération, chauffage, éclairage ;

Statistique médicale (Établissement de la) ;

Fonctions de vaguemestre ;

Tenue de l'inventaire de la division.

Ces diverses branches du service des infirmières devraient toutes faire l'objet d'une étude approfondie ; mais, n'ayant pas à faire dans ce manuel un cours complet des fonctions des infirmières, nous nous bornerons à étudier les principales, qui sont les suivantes :

Régime alimentaire ;

Tenue des cahiers de visite ;

Établissement des relevés journaliers alimentaires ;

Distribution des aliments ;

Établissement des relevés journaliers des médicaments ;

Distribution des médicaments.

A. ***Régime alimentaire.*** — Le régime alimentaire des hôpitaux auxiliaires de l'Union doit se rapprocher, autant que possible, du régime alimentaire des hôpitaux militaires.

Les malades sont traités suivant un des trois régimes ci-après :

1° Grand régime ;
2° Petit régime ;
3° Régime des diètes.

**Alimentation des sous-officiers et soldats.** — Le grand régime comprend 4 degrés, composés aux repas du matin et du soir de la manière suivante :

| ALIMENTS. | 4 DEGRÉS. | 3 DEGRÉS. | 2 DEGRÉS. | 1 DEGRÉ. |
|---|---|---|---|---|
| Pain .......... | 320 grammes | 240 | 160 | 80 |
| Soupe.......... | 40 centilitres | 40 | 40 | 40 |
| Viande ........ | 150 grammes | 150 | 150 | 75 |
| Légumes ....... | 25 centilitres | 25 | 125 millilitres. | 125 |

Le petit régime comprend 3 degrés, composés aux repas du matin et du soir de la manière suivante :

| ALIMENTS. | 2 DEGRÉS. | 1 DEGRÉ. | 1/2 DEGRÉ. |
|---|---|---|---|
| Pain .................. | 160 grammes. | 80 | 40 |
| Soupe ou potage....... | 40 centilitres. | 40 | 40 |
| Aliments du tarif....... | Deux. | Deux. | Deux. |

Les sous-officiers, à quelque régime qu'ils soient, peuvent toujours recevoir un dessert à chaque repas.

Au réveil, les malades, à 3 ou 4 degrés du grand régime, peuvent recevoir du café noir avec 25 grammes de pain.

Tous les autres malades peuvent recevoir soit du café noir ou au lait, soit du chocolat au lait ou à l'eau, avec

25 grammes de pain ou 25 centilitres de lait simple.

Le régime des diètes comprend 3 degrés, composés aux repas du matin et du soir de la manière suivante :

*Diète avec aliments :* deux aliments du tarif ;

*Diète lactée :* lait, 1 litre ;

*Diète absolue :* néant.

**Alimentation des officiers.** — Le grand régime des officiers est le même que celui des sous-officiers et soldats, avec cette différence que les officiers ont toujours droit au potage au lieu de soupe, et qu'ils reçoivent cinq aliments du tarif au lieu de deux.

Le petit régime des officiers est le même que celui des sous-officiers et soldats, en comprenant toutefois cinq aliments du tarif des allocations alimentaires au lieu de deux.

Le régime des diètes est commun aux officiers, sous-officiers et soldats.

Les officiers supérieurs ont droit à un aliment de plus.

**Boissons alimentaires.** — Les boissons alimentaires sont indépendantes du régime alimentaire. Les prescriptions qui peuvent être faites, pour chaque repas, sont les suivantes :

| | VIN. | LAIT. | BIÈRE OU CIDRE. | THÉ. |
|---|---|---|---|---|
| | Centilitres. | Centilitres. | Centilitres. | Centilitres. |
| Officiers | 50 | 50 | 75 | 50 |
| | 25 | 25 | 50 | 25 |
| Sous officiers et soldats. | 20 | 50 | 50 | 25 |
| | 15 | 25 | 25 | » |
| | 10 | » | » | » |

**Menus communs aux différents régimes.** — Les menus communs pour le grand régime et le petit régime des officiers et sous-officiers et soldats sont préparés à l'avance par les soins de la directrice et soumis à l'approbation du médecin-chef.

B. ***Tenue des cahiers de visite.*** — Les cahiers de visite portent les prescriptions et indications de toute nature données par le médecin traitant. Il est absolument nécessaire qu'ils soient bien tenus, pour éviter des erreurs qui pourraient être préjudiciables aux malades.

Ils ont de plus une valeur réelle comme pièce de comptabilité, car ils constituent la justification fondamentale des consommations de toute nature.

Une infirmière est chargée de les tenir ; elle accompagne le médecin pendant la visite et inscrit, sous sa dictée, toutes les prescriptions au fur et à mesure qu'elles sont faites.

Ces cahiers, renouvelés tous les mois, comprennent le nombre de feuilles présumées nécessaires pour le service, à raison d'une page par lit de malade ; ils sont au nombre de deux, l'un pour les jours pairs, l'autre pour les jours impairs (modèle G).

En passant la visite, le médecin tient à la main le cahier de la veille, tandis que l'infirmière inscrit les prescriptions sur celui du jour.

La couverture porte les inscriptions réglementaires. En tête de chaque page, on inscrit les numéros de la salle et du lit, les noms, prénoms du malade, etc.

Les prescriptions alimentaires et médicamenteuses du matin et du soir sont inscrites chaque jour, en regard de la date correspondante du mois.

Pour pouvoir écrire sous la dictée, il y a nécessité d'employer les abréviations, soit pour le régime alimentaire, soit pour les médicaments; mais il est bien recommandé à l'infirmière de n'employer les abréviations, pour les médicaments, que lorsqu'elles lui sont très familières et pour les médicaments non dangereux.

**Abréviation des régimes.** — L'adoption des menus communs a beaucoup simplifié l'inscription des aliments prescrits au cahier de visite.

Chaque degré du grand régime s'inscrit par le chiffre correspondant : 4, 3, 2, 1.

Pour le petit régime, on ajoute la lettre *p* à la suite du numéro correspondant au degré du petit régime prescrit ; soit : 2 *p*, 1 *p*, 1/2 *p*.

Les diètes sont également faciles à noter.

La diète absolue s'inscrit par un grand *D*, soit dans la colonne du matin ou du soir, s'il y a lieu, soit sur la ligne de séparation, si elle est prescrite pour la journée.

La diète lactée s'inscrit par un grand *D* avec un *L*, ou, mieux encore, en portant 50 centilitres de lait matin et soir dans la colonne des aliments.

Enfin, pour la diète alimentaire, il suffit de noter dans la colonne du matin ou du soir, ou à cheval sur les deux, les deux aliments du tarif qui ont pu être prescrits.

## Abréviations des aliments.

| | | |
|---|---|---|
| *o.* | signifie | 1 œuf à la coque. |
| *oo.* | — | 2 œufs à la coque. |
| *om.* | — | 1 œuf en omelette. |
| *oom.* | — | 2 œufs en omelette. |
| *opl.* | — | 1 œuf sur le plat. |
| *oopl.* | — | 2 œufs sur le plat. |
| *Pois.* | — | Poisson. |
| *Pr.* | — | Pruneaux. |
| *Rais.* | — | Raisin. |
| *Gros.* | — | Groseille. |
| *Pom.* | — | Pomme. |
| *Conf.* | — | Confiture. |
| *Bis.* | — | Biscuit. |
| *Choc.* | — | Chocolat. |
| *Café l.* | — | Café au lait. |
| *Sal.* | — | Salade. |
| *V.* | — | Viande. |
| *V. rôt.* | — | Viande rôtie. |
| *Côt.* | — | Côtelette. |
| *Vol.* | — | Volaille. |

Pour les boissons, on inscrit, dans la colonne correspondante, les chiffres qui représentent le nombre de centilitres prescrits, en les faisant suivre de l'exposant correspondant : *L* pour lait, *B* pour bière, *T* pour thé ; pour le vin, le chiffre seul est inscrit sans exposant.

**Abréviations des médicaments.**— Les abréviations pour les médicaments sont également nécessaires et doivent être réglementées, afin d'éviter les erreurs, qui seraient inévitables, si chacun faisait des abréviations à sa fantaisie.

On trouvera les plus usuelles ci-dessous :

Pour les médicaments, les mots courts, comme les suivants : *fer*, *lait*, *lin*, *miel*, *seltz*, *son*, *zinc*, sont écrits en entier ; pour les autres, on se contente d'écrire la première syllabe du mot et de la lettre qui la suit :

| | | |
|---|---|---|
| *Pav.* | pour | pavot. |
| *Guim.* | — | guimauve. |
| *Gent.* | — | gentiane. |
| *Rat.* | — | ratanhia. |

Dans quelques cas peu nombreux où cette abréviation ne suffit pas, il faut, pour éviter toute équivoque, augmenter le nombre de lettres, par exemple :

| | | |
|---|---|---|
| *Antisc.* | pour | antiscorbutique. |
| *Antisp.* | — | antispasmodique. |

Quant aux substances vénéneuses, le médecin doit les écrire lui-même en toutes lettres ; ainsi l'on écrit : *calomel*, *ciguë*, *morphine*, *vératrine*.

C. ***Relevé des aliments.*** — Tous les matins, après la visite, l'infirmière chargée de la tenue du cahier de visite doit établir le relevé particulier des aliments (modèle H).

Il doit être établi non seulement très exactement, mais aussi très rapidement, afin que la cuisine ait le temps de préparer les aliments destinés au déjeuner des malades.

A cet effet, elle fait d'abord un relevé préparatoire, qui est connu sous le nom de *musique* ou *minute*.

Cette minute se compose d'une feuille de papier réglé, sur laquelle se trouvent les indications du régime et des aliments. Chaque prescription alimentaire est inscrite à l'aide d'un simple trait vertical ; ce trait est placé à cheval sur la ligne horizontale, si le régime est le même le matin et le soir ; il est placé au-dessus pour le régime du matin, et au-dessous pour le régime du soir.

La minute achevée, l'infirmière remplit les trois tableaux du relevé d'aliments, en se conformant aux diverses indications de l'imprimé.

D. ***Distribution des aliments.*** — Les aliments sont distribués aux malades, le matin et le soir, à une heure fixe, en général dix heures et demie et cinq heures et demie.

Préparés à la dépense et à la cuisine, d'après le relevé alimentaire, ils sont livrés à l'infirmière, qui vérifie si toute les portions de pain et de vin, de viande et de légumes sont en nombre égal à celles qu'elle a portées sur le relevé.

Les aliments doivent arriver dans les salles de malades aussi chauds que possible et être distribués immédiatement.

L'infirmière fait la distribution, le cahier de visite à la main, en lisant à haute voix les prescriptions alimentaires.

Sont distribués, en premier lieu, le pain et le vin ; viennent ensuite les potages, les légumes et enfin les aliments particuliers et les desserts.

E. ***Relevé de médicaments.*** — L'infirmière chargée de faire le relevé des médicaments doit, comme pour le relevé des aliments, établir un relevé préparatoire ou musique. A cet effet, elle écrit d'avance, sur une feuille de papier, les médicaments internes le plus couramment en usage dans le service auquel elle appartient, en observant exactement l'ordre indiqué dans la nomenclature.

Chaque médicament interne prescrit est indiqué par un petit trait vertical, comme il est fait pour les aliments.

Chaque fiole à médicament doit porter une étiquette mobile, indiquant la nature du médicament, la dose et le numéro du lit du malade auquel il est destiné. Ces étiquettes sont faites à l'aide de la minute du relevé des médicaments. Pour ne pas retarder la préparation de ceux-ci, il est bon de remettre les étiquettes à la pharmacie aussitôt qu'elles sont terminées. La préparation des potions peut se faire d'après leurs indications.

L'expédition du relevé des médicaments, faite ensuite, sert à vérifier les médicaments, au moment de la livraison par la pharmacie.

Les médicaments pour l'usage externe sont relevés sur un bon particulier et délivrés par la pharmacie dans des récipients en verre coloré, portant des étiquettes jaune orangé.

*L'emploi de bouteilles à vin est absolument interdit.*

La liste des tisanes est établie par une autre infirmière.

F. ***Distribution des médicaments.*** — Les médicaments sont distribués aux malades après la visite du matin, immédiatement avant les aliments. Ils sont en général distribués le matin, pour toute la journée, à moins d'avis contraire de la part du médecin.

Cette distribution est faite, le cahier à la main, par l'infirmière chargée du relevé des médicaments.

En remettant à chaque malade le médicament qui lui a été prescrit, l'infirmière explique la façon de le prendre; elle le fait prendre elle-même aux malades impotents ou trop gravement atteints.

Ceci dit des fonctions des infirmières, on voit que, selon leurs aptitudes variables, leur degré de force morale ou physique, leur instruction, elles peuvent remplir leurs fonctions avec une même utilité, pour le bien des malades et des blessés, dans les divers services d'un hôpital que nous avons énumérés. Le service des salles de malades ou de blessés réclame les aptitudes nécessaires aux fonctions dévolues, dans les hôpitaux militaires, aux infirmiers de visite, et les connaissances en petite chirurgie, en notion de médecine et de pharmacie, exigées des infirmières diplômées de l'Union des Femmes de France.

La bonne tenue physique et morale, la bonne conduite, l'obéissance indispensable à la bonne exécution des prescriptions, la ponctualité, nécessaire en toute circonstance, et surtout pour faire prendre aux malades un médicament à heure ou intervalle déterminé, ou pour renouveler telle ou telle pratique médicale ou chirurgicale, selon les prescriptions des médecins, sont indispensables à l'infirmière. Il en est de même de la patience, de l'aménité et de l'égalité d'humeur, qui rendent moins pénible aux malades leur séjour à l'hôpital, soutiennent leur moral et contribuent au soulagement de leurs souffrances.

Le service de la pharmacie demande une observation scrupuleuse des ordonnances médicales, une grande attention, nécessaire pour éviter une erreur qui pourrait être fatale aux malades, et quelques notions concernant la préparation de certains médicaments (tisanes, sinapismes, cataplasmes).

En terminant, rappelons une fois encore que les infirmières, désireuses d'être vraiment utiles aux malades et aux blessés, n'atteindront ce résultat qu'en ne prenant d'autre guide que les instructions de leur chef de service, et qu'en se conformant scrupuleusement à ses prescriptions sans jamais chercher à sortir de leur rôle. C'est là le seul moyen de seconder efficacement le médecin dans l'accomplissement de sa mission.

## ETAT INDICATIF DES PIÈCES ET IMPRIMES A FOURNIR

ÉTAT A

| DÉSIGNATION DES PIÈCES | DATES DE L'ENVOI | NOMBRE d'expéditions | DESTINATION | SIGNATURES | | | OBSERVATIONS |
|---|---|---|---|---|---|---|---|
| | | | | Directrice de l'hôpital. | Médecin-chef. | Délégué régional. | |
| Situation journalière des malades. | Tous les jours. | 1 | Autorité militaire locale. | | | | |
| — | — | 1 | Médecin-chef militaire dont relève l'hôpital. | | | | |
| État nominatif des sortants du lendemain. | — | 1 | Autorité militaire locale. | | | | |
| État nominatif de mutation des malades : Entrés. | Tous les 5 jours. | 1 | Bureau de comptabilité et de renseignements. | | | | |
| État nominatif de mutation des malades : Sortis. | — | 1 | — | | | | |
| Compte trimestriel en journées. | Fin du trimestre. | 2 | Directeur du service de santé. | | | | |
| Cahier de visite. | Mensuellement. | 2 | Bureau de comptabilité et de renseignem. | | | | |
| Bulletin d'avis d'admission. | Jour de l'entrée d'urgence. | 1 | Autorité militaire locale ou chef de corps. | | | | |
| — — de sortie. | Jour de la sortie. | 1 | Chef de corps. | | | | |
| Billet de sortie complété. | — | 1 | Archives de l'hôpital | | | | |
| Feuille d'évacuation. | Jour de l'évacuation. | 1 | Officier attaché à l'évacuation. | | | | |
| Avis télégraphique de l'état grave d'un malade. | Sur l'avis du médecin. | 1 | Maire de la commune où habite la famille du militaire. | | | | |
| Avis télégraphique d'un décès. | Après décès. | 1 | — — — | | | | |
| Avis de décès. | — | 1 | Commandant d'armes et chef de corps. | | | | |
| Déclaration de décès. | — | 1 | Officier de l'état civil. | | | | |
| Extrait du registre des décès. | — | 1 | Maire de la commune du dernier domicile du décédé. | | | | |
| — — — | Mensuellement. | 1 | Directeur du service de santé. | | | | |
| Bordereau des sommes laissées par les décédés. | Après décès. | 2 | Caisse des dépôts et consignations. | | | | |
| État des mandats ou bons de poste. | — | 1 | Receveur des postes. | | | | |
| Relevé des successions. | — | 2 | Bureau de comptabilité et de renseignem. | | | | |
| Compte annuel de destination. | En fin d'exercice. | 1 | — — — | | | | |
| État des dépenses effectuées pendant la semaine écoulée. | Chaque semaine. | 1 | Comité directeur. | | | | |
| État des dépenses prévues pour la semaine suivante. | — | 1 | — | | | | |

MODÈLE B.

## BILLET D'HOPITAL
**concernant :**

Nom ..........
Prénoms ..........
Grade ..........
Corps ..........
.......Bon, .......Cie, No matricule ..........
Né le .......... 18......., à ..........
canton d .........., dép. d ..........
Fils de .......... et de ..........
domiciliés à .......... canton d ..........
dép. d ..........
Domicilié de droit à ..........
canton d .........., dép. d ..........
Marié à D..........
actuellement domiciliée à ..........
canton d .........., dép. d ..........

A .........., le (1) .......... 189.......

*Le Capitaine-commandant,*

CASES DESTINÉES A L'APPOSITION DU TIMBRE HUMIDE
INDIQUANT

| La date de l'**Entrée**. | La date de la **Sortie**. |
|---|---|
| No .......... d'enregistrement à l'hôpital. | |

(1) Date en toutes lettres.

Modèle B[1].

MATRICULE — N° ..........

CASE — N° ..........

# INVENTAIRE D'EFFETS

**CORPS** ..............................

NOM ..............................................................

*Entré le* .............................................. *190*......

## HABILLEMENT

- Capote .................. ..........
- Ceinture de flanelle .......... ..........
- Dolman .................. ..........
- Épaulettes (Paire d') .......... ..........
- Pantalon de drap .......... ..........
- — de toile .......... ..........
- Tunique .................. ..........
- Veste .................. ..........
- .................................. ..........
- .................................. ..........
- Képi .................. ..........
- .................................. ..........

## GRAND ÉQUIPEMENT

- Bretelle de fusil .......... ..........
- Cartouchière .......... ..........
- Casque .................. ..........
- Ceinturon .................. ..........
- Giberne .................. ..........
- Havresac .................. ..........
- Portemanteau .......... ..........
- Schako .................. ..........
- .................................. ..........

## ARMEMENT

- Fusil ou carabine .......... ..........
- Nécessaire d'armes .......... ..........
- Revolver .................. ..........
- Sabre .................. ..........
- .................................. ..........

## PETIT ÉQUIPEMENT

- Bas ou chaussettes (Paire de) .......... ..........
- Bottes (Paire de) .......... ..........
- Bretelles de pantalon (Paire de) .......... ..........
- Brodequins (Paire de) .......... ..........
- Caleçons .................. ..........
- Calottes .................. ..........
- Chemises .................. ..........
- Cravates ou cols .......... ..........
- Gamelle .................. ..........
- Gants (Paire de) .......... ..........
- Guêtres de cuir (Paire de) .......... ..........
- — de toile (Paire de) .......... ..........
- Mouchoirs .................. ..........
- Musette .................. ..........
- Pompon .................. ..........
- Quart .................. ..........
- Sac de petite monture .......... ..........
- Souliers (Paire de) .......... ..........
- Tricot .................. ..........
- Trousse .................. ..........
- .................................. ..........
- .................................. ..........
- .................................. ..........
- .................................. ..........
- .................................. ..........
- .................................. ..........
- .................................. ..........
- .................................. ..........

*Le Malade entrant.* *L'Infirmier*.......... *chargé du vestiaire,*

NOTA. — Dans le service en campagne, cette partie ne sera remplie qu'au moment de l'arrivée du malade dans un établissement de l'intérieur. En cas d'évacuation en temps de paix, l'inventaire suit toujours le malade.

Modèle B2.

Onglet servant à fixer le billet à la gauche du Livret individuel.

## CERTIFICAT DE VISITE

Le S[r] ..........

grade .......... corps ..........

sera admis à l'hôpital étant atteint de :

1° Indication de la blessure ou de la maladie.

2° Moyens curatifs déjà employés.

3° Observations générales.

A .........., le .......... 189.....

*Le Médecin-major,*

| OBSERVATIONS DU MÉDECIN TRAITANT AU MOMENT DE LA SORTIE. (Diagnostic, traitement, etc.) | SIGNATURE du MÉDECIN TRAITANT. |
| --- | --- |
| | |

MODÈLE B3.

## ORDRE DE VISITE

**pour les officiers sans troupe, les isolés, etc.**

M. ........................................................................

médecin ........................................................ est invité à visiter

M. ........................................................................

..........................................................................

..........................................................................

et à déclarer s'il est dans le cas d'entrer à l'hôpital et quels sont les motifs de son admission.

A ................................ le ................................ 190.......

*Le Commandant d'armes,*

## INDICATIONS SPÉCIALES

Anciens militaires traités en exécution de la loi du 12 juillet 1873 et militaires pensionnés ou réformés. (A remplir par le commandant d'armes.)

---

Domicilié à ..........................................................

canton d..................................., dép. d..................................

titulaire d'une pension de retraite de .................... sous le nº ..........

*ou*

d'un traitement de réforme de ........................................

*ou*

d'une gratification de réforme de ....................................

CORPS D'ARMÉE
ou
GOUVERNEMENT MILITAIRE
d..............................

Place d..............................

# UNION DES FEMMES DE FRANCE

MODÈLE C.

BULLETIN....... { D'ADMISSION A / DE SORTIE DE } L'HOPITAL AUXILIAIRE

*Exécution de l'article (1) .......... du règlement sur le service de santé.*

| NUMÉRO MATRICULE | NOM ET PRÉNOMS | GRADE | DÉSIGNATION | | | POSITION | DÉSIGNATION | DATE (en toutes lettres) | | OBSERVATIONS (2) |
|---|---|---|---|---|---|---|---|---|---|---|
| | | | DU CORPS | DU BATAILLON OU ESCADRON | DE LA COMPAGNIE OU BATTERIE | DU MILITAIRE | DE LA MALADIE | DE L'ENTRÉE A L'HÔPITAL | DE LA SORTIE DE L'HÔPITAL OU DU DÉCÈS | Indiquer, pour les anciens militaires, la quotité et le numéro d'inscription de la pension de retraite ou le montant du traitement ou de la gratification de réforme. |
| 1 | 2 | 3 | 4 | 5 | 6 | 7 | 8 | 9 | 10 | 11 |
| | | | | | | | | | | |

(1) Indiquer le numéro de l'article, suivant le cas.
(2) Indiquer dans cette colonne la mutation détaillée quand il y a lieu.

A .............................., le .............................. 191.....

Vu :
*Le Médecin chef,*

*La Directrice gestionnaire,*

MODÈLE D.

# UNION DES FEMMES DE FRANCE

---

*Hôpital auxiliaire d* ............................................................

---

## BON D'ALIMENTS
OU DE
## MÉDICAMENTS

---

BON pour

A ............................................., le ........................................ 191...... .

*Le Médecin de garde,*

VU :

*Le Médecin traitant.*

Modèle E.

## UNE PAGE DU LIVRE DE CAISSE

| DOIT | | | | Fr. | C. | AVOIR | | | | Fr. | . |
|---|---|---|---|---|---|---|---|---|---|---|---|
| 1911 | Mars | 15 | A solde en caisse.............. | 1 500 | » | 1911 | Mars | 16 | Par M. G. boucher, sa facture 15/3. | 62 | 70 |
| » | » | 18 | A Comité directeur............ | 200 | » | » | » | » | Par M. L. boul., sa facture 15/3. | 20 | 40 |
| » | » | 19 | A Mme C..., don en espèces... .. | 200 | » | » | » | 17 | Par préposée à la dépense, remis. | 100 | » |
| » | » | 20 | A Crédit Lyonnais, chèque n/ordre.............. ....... ... | 500 | » | » | » | » | Par préposée à la lingerie, remis. | 50 | » |
| | | | | | | » | » | » | Par Guimard, sa facture 15/3... | 520 | » |
| | | | | | | » | » | » | Par gages du personnel........ | 330 | » |
| | | | | | | » | » | 18 | Par Robert, sa facture 16/3...... | 307 | 50 |
| | | | | | | » | » | 19 | Par la préposée à la lingerie.... | 110 | » |
| | | | | | | » | » | 21 | Par la préposée à la dépense.... | 100 | » |
| | | | | | | » | » | » | Par Potin sa facture, 18/3 ...... | 202 | 75 |
| | | | | | | » | » | » | Par balance........ ........... | 596 | 65 |
| | | | | 2 400 | » | | | | | 2 400 | » |
| | Mars | 22 | A balance...................... | 596 | 65 | | | | | | |

NOTA. — Les chiffres 15, 16, 18, indiquent le jour et 3 le mois en paiement de la facture.

Modèle F.

# CONSIGNE

## FIXANT LES JOURS ET HEURES DES ÉCHANGES DE LINGE

---

Article premier. — Seront échangés par la lingerie :

1° Le linge à pansement, tous les jours, de 1 heure à 2 heures ;

2° Le linge d'hôpital à l'usage des malades, tous les jours, de 1 heure à 2 heures ;

3° Le linge à l'usage du personnel, lundi, mercredi, vendredi, de 2 heures à 3 heures et demie.

Art. 2. — Les membres du personnel chargé d'opérer l'échange du linge ne se présenteront à la lingerie que s'ils sont munis du bon réglementaire, établi à cet effet dans le service auquel ils appartiennent.

Art. 3. — En dehors des heures ci-dessus, la lingerie est rigoureusement fermée aux membres du personnel. Il n'est fait infraction à cette consigne que dans des cas de force majeure.

A ........................................, le ........................................ 191.......

*La Directrice gestionnaire,*

Vu :

*Le Médecin-chef,*

## UNE PAGE DU CAHIER DE VISITE

SALLE N° .................. LIT N° .................. MODÈLE G.

| NOMS ET PRÉNOMS | GRADES | DATES | | MUTATIONS |
|---|---|---|---|---|
| | | DE L'INVASION DE LA MALADIE | DE L'ENTRÉE A L'HÔPITAL | |
| | | | | |
| | | | | |
| | | | | |

| JOURS DU MOIS | ALIMENTS | | BOISSONS ALIMENTAIRES | | REMÈDES ET PRESCRIPTIONS | OBSERVATIONS |
|---|---|---|---|---|---|---|
| | DU MATIN | DU SOIR | DU MATIN | DU SOIR | | |
| 1 | Café. 4 | | 3 | | Tis. régl.<br>Pil. oxt. op. 0,05 c. g.<br>Teint. d'iod. | |
| 3 | Café. 3 | 2 | 2 | 2L | Tis. chiend.<br>S. p. d'éther (30 gr.).<br>Anolg. 2 gr. (4 paq.).<br>Be Oppodeldoch. | |
| 5 | Café l. 2<br>Verm. gr.<br>Vol.<br>Lég. fr. | p. 1<br>tap. l.<br>o. pl. 1<br>lég. fr. | 2 | 2L | Lim. tart.<br>Pot. Tood.<br>Vent. | |
| | | | | | | |

MODELE H.

# UNION DES FEMMES DE FRANCE

Mois de........................

HOPITAL AUXILIAIRE DE........................................................

## RELEVÉ PARTICULIER

*des prescriptions faites à la visite du.............................18...,*

*par M..............................................., médecin traitant.*

| Nombre de malades présents.. | | MATIN | SOIR |
|---|---|---|---|
| | Officiers....... | | |
| | Sous-officiers.. | | |
| | Soldats........ | | |

| | GRAND RÉGIME | | | | PETIT RÉGIME | | | DIÈTE | | | TOTAUX. |
|---|---|---|---|---|---|---|---|---|---|---|---|
| | 4 degrés. | 3 degrés. | 2 degrés. | 1 degré. | 2 degrés. | 1 degré. | Demi-degré. | avec aliments | lactée. | absolue. | |
| Matin ............. | | | | | | | | | | | |
| Soir............... | | | | | | | | | | | |

### BOISSONS.

| | MATIN | | SOIR | |
|---|---|---|---|---|
| | Litres. | Centi-litres. | Litres. | Centi-litres. |
| Vin..................... | | | | |
| Lait..................... | | | | |
| Lait (pour régime lacté).... | | | | |

| | MATIN | | SOIR | |
|---|---|---|---|---|
| | Litres. | Centi-litres. | Litres. | Centi-litres. |
| Cidre ....................... | | | | |
| Bière ....................... | | | | |
| Thé sucré.................... | | | | |

# ALIMENTS DU PETIT RÉGIME

| | MATIN | | | SOIR | | |
|---|---|---|---|---|---|---|
| | Gras. | Maigre. | Au lait. | Gras. | Maigre. | Au lait. |
| Bouillon | | | | | | |
| Soupe ordinaire | | | | | | |
| Panade | | | | | | |
| Potages. | | | | | | |
| | | | | | | |
| | | | | | | |

| | MATIN. | SOIR. |
|---|---|---|
| Soupe maigre (au réveil) | | |
| Café noir | | |
| Café au lait | | |
| Chocolat à l'eau | | |
| Chocolat au lait | | |

| | MATIN | SOIR |
|---|---|---|
| Viande rôtie | | |
| Côtelette | | |
| Bifteck | | |
| Volaille | | |
| Pigeon | | |
| Poisson frais | | |
| Œufs simples | | |
| — sur le plat | | |
| — en omelette | | |

| | MATIN | SOIR |
|---|---|---|
| Légumes. | | |
| | | |
| | | |
| Salade | | |
| Fromage | | |
| Pruneaux | | |
| Oranges | | |
| Biscuits | | |
| Confitures | | |
| Fruits. | | |
| | | |
| Dessert pour sous-officiers | | |

Nota. — Il sera toujours établi un relevé spécial pour les officiers.

Pour les boissons, ainsi que pour le lait des potages, cafés ou chocolats, la totalité des prescriptions devra ressortir en litres et centilitres ; pour les desserts au poids, en kilogrammes et grammes.

Pour les desserts au nombre, en unités.

Pour les œufs, en unités également.

Il est annexé au présent relevé.................. bons pour entrants après la visite du.................. au matin.

A.................. le.................. 18....

Certifié conforme au cahier de visite :

*Le Médecin traitant,*

*Relevé des sommes à payer et de celles à mettre en réserve, par les Comités, pour l'organisation d'hôpitaux auxiliaires du territoire de* première catégorie.

| | HÔPITAUX AUXILIAIRES DU TERRITOIRE | | | | | |
|---|---|---|---|---|---|---|
| | de blessés. | | | de malades. | | |
| | de 100 lits. | de 50 lits. | de 20 lits. | de 100 lits. | de 50 lits. | de 20 lits. |
| **§ 1er. — *Sommes déboursées pour le matériel acquis dès le temps de paix.*** | | | | | | |
| Instruments de chirurgie ....... | 2065 | 2030 | 2030 | 490 | 446 | 444 |
| Objets et accessoires de pansement. | 435 | 219 | 219 | 40 | 20 | 12 |
| Objets de couchage (1).......... | » | » | » | » | » | » |
| Habillement, lingerie, chaussures. | 1822 | 944 | 285 | 1822 | 944 | 508 |
| Lingerie........................ | 500 | 245 | 118 | 500 | 250 | 118 |
| Objets à l'usage des malades.... | 136 | 68 | 62 | 156 | 78 | 30 |
| Objets pour le service des bains. | 47 | 31 | 31 | 47 | 30 | 15 |
| Objets de bureau............... | 25 | 24 | 24 | 25 | 25 | 25 |
| Objets pour le service en campagne..................... | 145 | 92 | 92 | 85 | 61 | 30 |
| Matières et objets de pansements. | 1790 | 850 | 850 | 160 | 75 | 59 |
| Tissus pour pansements......... | 90 | 60 | 60 | 90 | 80 | 60 |
| Objets et accessoires pour pansements..................... | 18 | 12 | 12 | 6 | 5 | 4 |
| Appareils et objets pour fractures, | 430 | 240 | 240 | » | » | » |
| Totaux.................. | 7503 | 4815 | 4023 | 3421 | 2014 | 1305 |
| **§ 2. — *Sommes mises en réserve en vue du traitement des malades pendant deux mois.*** | | | | | | |
| A raison de 2 francs par jour et par lit...................... | 12000 | 6000 | 2400 | 12000 | 6000 | 2400 |
| **§ 3. — *Sommes mises en réserve en vue du payement du matériel qui fait l'objet des marchés ci-après.*** | | | | | | |
| Médicaments.................. | 980 | 490 | 196 | 980 | 490 | 196 |
| Accessoires de pharmacie...... . | 40 | 20 | 7 | 40 | 20 | 7 |
| Objets en gomme ou en caoutchouc. .................... | 60 | 51 | 51 | 15 | 8 | 8 |
| Effets en laine et en drap....... | 1986 | 980 | 400 | 1986 | 980 | 400 |
| Tissus pour pansements......... | 250 | 195 | 195 | 15 | 10 | 7 |
| Blanchissage et désinfection..... | 1800 | 900 | 360 | 1800 | 900 | 360 |
| Totaux............ | 5110 | 2636 | 1209 | 4836 | 2408 | 978 |
| ***Récapitulation.*** | | | | | | |
| § 1er......................... | 7503 | 4815 | 4023 | 3421 | 2014 | 1305 |
| § 2.......................... | 12000 | 6000 | 2400 | 12000 | 6000 | 2400 |
| § 3.......................... | 5110 | 2636 | 1209 | 4836 | 2408 | 978 |
| Totaux.......... | 24613 | 13451 | 7622 | 20257 | 10422 | 4683 |

(1) Ces objets sont autant que possible constitués par promesses écrites.

# TABLE DES FIGURES

# TABLE ALPHABÉTIQUE

## D

## N



## O

## P

Q



R



S

## T

## U



## V

# TABLE DES MATIÈRES

14859-11. — CORBEIL. IMPRIMERIE CRÉTÉ.

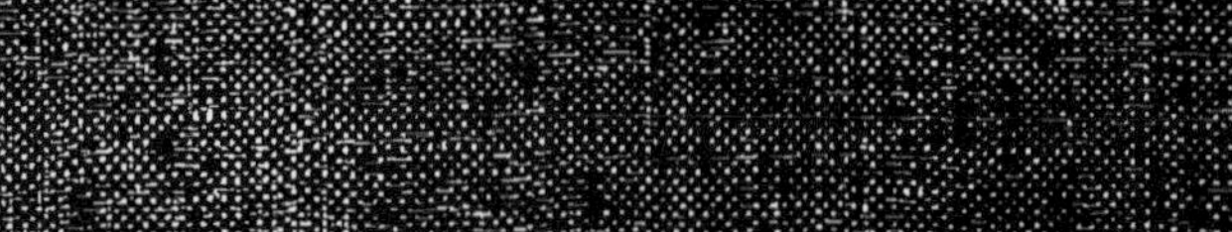
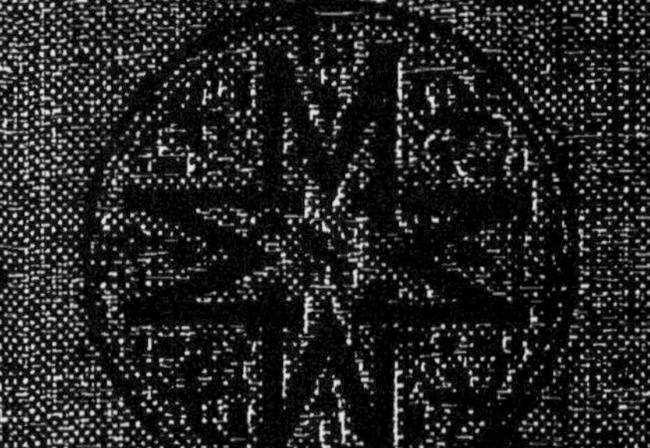

www.ingramcontent.com/pod-product-compliance
Ingram Content Group UK Ltd.
Pitfield, Milton Keynes, MK11 3LW, UK
UKHW020119240726
13926UKWH00011B/2312

9 782013 618168